호흡양상장애의 인지 및 치료

Recognizing and Treating Breathing Disorders

호흡양상장애의 인지 및 치료

조 준 희 외 옮김

Recognizing and Treating Breathing Disorders:

a multidisciplinary approach

Second edition

Edited by

Leon Chaitow ND DO

Registered Osteopathic Practitioner and Honorary Fellow, School of Life Sciences, University of Westminster, London, UK

Dinah Bradley DipPhys NZRP MNZSP

Private Consultant, Respiratory Physiotherapist, Breathing Works, Remuera, Auckland, New Zealand

Christopher Gilbert PhD

Psychologist, Chronic Pain Management Program, Kaiser Permanente Medical Center, San Francisco, California, USA

영 문 출 판 사

■ 대표역자

조준희 가정의학과 전문의
대한 노인병학회 인정의
인제 의과대학 졸업
일산 백병원 인턴 수료
가정의학과 전문의 취득
대한 일차진료학회 정회원
대한 가정의학회 정회원
울산) 템포병원 진료과장 역임
울산) 생생의원 대표원장 역임
전) 온누리 통증의원 원장
현) 생생척척의원 원장

■ 공동역자

김서형 부산대학교 의학전문대학원 의학석사
부산 온종합병원 수련의

김승수 마취통증의학과 전문의
현) 생생척척의원 원장

노학준 미국 팔머 카이로프랙틱 대학 Doctor of Chiropratic(DC)
이즈메디의원 원장

Recognizing and Treating Breathing Disorders, 2e 978-0-7020-4980-4
by Leon Chaitow, ND, DO (UK), Christopher Gilbert, PhD and Dinah Bradley, DipPhys, NZRP, MNZSP

주의(notice)

이 분야에서 지식과 가장 훌륭한 실습은 항상 변화하고 있다. 새로운 연구와 경험은 우리의 이해를 넓혀 주고, 연구 방법에 변화를 주며, 전문적인 실습이나 의료적인 치료를 요하게 한다. 임상의와 연구자들은 여기에 서술된 평가, 정보, 방법, 실험을 함에 있어서 항상 그들 자신의 경험과 지식에 의존해야만 한다. 이러한 정보나 방법들을 사용하는데 있어서, 그들은 그들 자신의 안전과 전문적 책임을 지고 있는 다른 사람들의 안전을 염두에 두어야 한다.

약이나 공인된 제약에 대해서, 독자들은 권장 복용량, 복용 방법, 약효 지속성, 그리고 금기사항을 확인하기 위해서 가장 최근에 제공된 정보 즉 (i) 주된 진행과정 또는 (ii) 각 생산물의 생산자에 의한 것인가를 점검하여야 한다. 임상의가 진단하고, 약 복용을 결정하며, 모든 안전과 함께 환자 각 개인에 대한 최선의 치료를 위해 그들 환자에 대한 자신의 경험과 지식에 의존해야 하는 것은 그들의 책임이다.

출판사, 저자, 기고자 또는 편집인 모두가 제품 책임, 과실 또는 기타 사용 또는 모든 제품, 방법, 지침 또는 아이디어 운영의 문제로 인하여 인명 또는 재산에 대한 어떠한 상해 및/또는 손해에 대해서도 책임을 지지 않는다.

호흡양상장애의 인지 및 치료 개정2판

2018년 5월 24일 초판인쇄
2018년 5월 30일 초판발행

지은이 : Leon Chaitow, Christopher Gilbert & Dinah Bradley
옮긴이 : 조준희 외 (역)
발행인 : 박병조
발행처 : 도서출판 영문출판사
등 록 : 1987년 12월21일 제2-419호
주 소 : 서울시 강남구 삼성동 69-1
전 화 : (02) 514-5590, 776-5590
팩 스 : (02) 756-8943
홈페이지 : www.ymsbook.net
E-mail : yeongmunsa@empal.com
정 가 : 28,000원
ISBN 978-89-7224-432-5 98510

조준희

※ 파본은 교환해 드립니다.

목차

머리말 ··· vii
서문 ··· ix
감사의 글 ··· xi
역자서문 ··· xiii
고지사항 ··· xv
웹사이트 ··· xvii
용어사전 ··· xix

1. 호흡 패턴 장애란? ··· 1
Leon Chaitow, Dinah Bradley, Chris Gilbert

2.1. 역동적 신경근 안정화: 발달 운동학: 호흡 고정관념 및 자세 운동 기능 ··· 13
Pavel Kolar, Alena Kobesova, Petra Valouchova, Petr Bitnar

2.2. 호흡의 구조와 기능 ··· 27
Leon Chaitow, Dinah Bradley, Chris Gilbert

2.3. 호흡에 미치는 코의 영향 ··· 51
Jim Bartley

3. 과호흡증후군의 호흡기능이상 양상과 호흡 패턴 장애 ··· 59
Dinah Bradley

4. 호흡의 생화학적 측면 ··· 69
Chris Gilbert(음식 민감성과 영양에 관한 언급: Leon Chaitow)

5. 심리적, 감정적인 변수와 호흡기능이상의 상호관계 ··· 89
Chris Gilbert

6.1. 역동적인 근신경 안정화: 평가방법 ··· 105
Pavel Kolar, Alena Kobesova, Petra Valouchova, Petr Bitnar

6.2. 호흡 패턴이상(BPD)과 관련된 구조적 변화에 대한 정골의학적 평가 ··· 113
Leon Chaitow

6.3. 물리치료 평가 접근법 ··· 135
Dinah Bradley

6.4. 호흡문제의 심리적인 평가 ··· 147
Chris Gilbert

6.5. 호흡기능이상평가 설문지 및 도수평가 ··· 157
Rosalba Courtney, Jan van Dixhoorn

6.6. 카프노그래피 평가 ··· 169
Laurie McLaughlin

7.1a. 호흡 조절의 간접적인 접근 ··· 179
Jan van Dixhoorn

7.1b. 역동적 신경 안정화: 치료기법 ··· 187
Pavel Kolar, Alena Kobesova, Petra Valouchova, Petr Bitnar

7.2. 가슴과 호흡 장애의 정골의학 치료 ………… 193
Leon Chaitow

7.3. 호흡 패턴 장애의 재활에서 물리치료 ……… 209
Dinah Bradley

7.4. 호흡 문제의 정신적 훈련 및 치료 …………… 223
Chris Gilbert

7.5. 말하기와 노래 부르기 ……………………… 231
Eva Au Zveglict

7.6. 운동선수에서의 호흡 패턴 장애 …………… 245
Tania Clifton-Smith

7.7. 호흡 패턴 장애(BPD) 치료에서의 카프노그래피 …………………………………………………… 257
Laurie McLaughlin

8.1. 오랫동안 지속되는 통증 장애에서의 호흡 패턴: 평가와 치료에 대한 신체인지적 접근 ……… 267
Gro K. Haugstad, Tor S. Haugstad

8.2. 부테이코 호흡법 …………………………… 277
Rosalba Courtney

8.3. Feldenkrais®의 호흡법 …………………… 285
John C. Hannon

8.4. 호흡 장애의 재활에 있어서의 필라테스 …… 295
Warrick McNeill, Suzanne Scott

8.5. 타이 치, 기공 그리고 호흡 ………………… 305
Aileen Chan

8.6. 호흡 장애에 요가 활용에 대한 검토 ……… 315
Shirley Telles, Nilkamal Singh

9. 자가-도움 어프로치 ……………………… 325
Leon Chaitow, Dinah Bradley, Chris Gilbert

색인 ………………………………………………… 337

머리말

이 책을 펼쳤다면, 아마 당신은 전문가일 것이다. 당신은 이미 이전 버전의 책에 신뢰를 하게 되고 최신정보를 얻고 싶어 할 수 있다. 환영합니다-실망하지 않을 것이다. 아니면 무언가가 호흡과 건강을 지지하거나 갑작스럽게 악화시키는 호흡의 힘에 대한 호기심을 불러일으켰을 수도 있다. 이것은 호흡 패턴 장애에 관한 책 그 이상이기 때문에 어떠한 경우이든 임상적 세계를 확장시킬 준비를 하라. 그 핵심은 적응과 보상 및 실패의 과정으로서 질병과 질환에 대한 심오한 전체론적 접근이다. 이것은 그 여정을 이해하고, 그것을 되찾는 것에 관한 책이다.

21세기 의학은 만성적인 환경적, 스트레스 및 생활습관에 의한 질병의 대유행에 직면해 있다. 질병에 '대항'하여 회복력을 쌓는 것에 대해 할 수 있는 만큼 지식을 습득하는 것이 시급하다. 편집자와 전문 저자는 어떤 방향이든 임상의에게 실질적인 의미가 될 수 있는 것을 조명한다. 참으로 놀라운 것은 이 책의 범위 이다; 독자들이 자신만의 통합을 만들어 내도록 초대함으로써, 다양한 관점에서 볼 수 있게 한다. 물론 호흡 패턴 장애는 전체 사람들에 있어서 문제이기 때문에 당연히 그렇다. 특히 호흡 기능장애가 정신과 근육, 기분 및 대사를 불안정하게 할 수 있는 장기간의 상황에서 그러하다.

따라서 대부분의 의사가 아직 이것을 받아들이지 않는 것은 의학에 큰 손실이다. 그러나 슬픈 것은 여전히 정말 많은 환자들이 겪게 되는 당황스러움이다; 특히 장기간의 복합적인 증상을 가지거나, 동반 질환을 가진 환자, 또는 (Medically Unexplained Symptom, MUS)를 가진 대부분의 환자에서 그러하다. 의학적으로 설명되지 않는 증상은 과호흡의 정신-신체 악순환이 이해되면 종종 보다 많이 설명될 수 있다. Leon Chaitow와 그의 공동 편집자인 Dinah Bradley 와 Chris Gilbert는 이러한 광범위한 무지를 다루기 위해 많은 노력을 기울였다. 의사에게만 국한되지 않고, 내 경험상으로는 너무 적은 물리치료사, 심리치료사 및 대체 치료사만이 만성 피로나 지속적인 통증, 섬유근육통 및 불안이나 우울증의 일부에 대해 역할을 하는 호흡 패턴 장애에 대해서 잘 이해하고 있다. 그럼에도 불구하고 호흡은 신체와 정신사이의 뛰어난 교량역할을 하다 아마도 이것이 그들의 전문성이 이 구분의 한 쪽에 놓여 있어야 한다고 느끼는 치료사의 무관심속에 남아있는 이유일 것이다. 감사하게도 이러한 거짓 경계를 극복하고 문제를 발견하는 것을 배우면, 치료사의 호흡 패턴 장애를 진단하는 능력이 그들과 그들의 환자를 근본적으로 다시 활성화 시킬 수 있다. 한번 호흡 패턴 장애라는 사실을 알게 되면-지속적인 지원이 필요한 경우가 많지만- 마침내 이러한 하향 곡선에 약간의 영향력을 행사할 수 있고, 심지어는 반전시킬 수 있다.

이 여정은 좀처럼 쉽지 않으며 그들을 이끄는데 필요한 모든 지식과 기술을 가진 치료사는 드물다. 그러나 대담한 임상-탐험가에게 이 본질적이며 종합적인 책은 과호흡 경향을 지속시키는 신체-정신 습관, 믿음, 대사 및 구조적 뒤틀림에 필요한 발견과 이정표를 제공할 것이다. 나는 이 책을 읽고, 이것을 사용하고 또한 좋은 동료들과 공유할 것을 권한다. 그래서 함께 길을 잃어버려 헷갈리고 있는 환자들을 도울 수 있다.

Professor David Peters
Director, Westminster Centre for Resilience
University of Westminster
London

서문

이 책의 두번째 판에서는 초판이 출간된 이후 12년 동안 주제에 대한 우리의 식견이 변화함에 따라 원문의 포괄적인 수정을 해야 했다.

10여년 남짓의 기간동안 어떤 변화가 일어났을까?

호흡 기능의 기본요소는 동일하게 유지되었지만, 관련 과정과 문제점에 대한 우리의 식견이 개선되었고 개정된 책 내용에는 새롭게 밝혀진 내용을 담고있다.

초판과 마찬가지로 우리는 병태생리에 초점을 맞추고 있는 것이 아니라 우리는 기능, 기능이상과 재활에 중점을 두고 있다.

좋지 않은 자세가 질병이 아닌 것처럼 나쁜 호흡 패턴은 질환은 아니다. 그러나 나쁜 자세는 통증과 제한(역자 주:움직임이나 관절)을 일으킬 수 있는 것처럼 종종 습관적인 균형 잡히지 않은 호흡(호흡 패턴 장애)은 다양한 증상을 일으키고 지속시키는 원인이 된다.

2009년 Lin & Peper의 연구를 통해 호흡 패턴 장애(BPD)를 악화시키거나 영향을 미칠 수 있는 것에 대해 새롭게 이해하게 된 것이 그 예라 할 수 있겠다. 이 연구에서는 휴대폰 문자 메시지를 주고 받는것이 익숙한 학생들이 메시지를 주고 받는 동안 모니터 된 상황을 보여준다. 흉부와 복부 뿐만 아니라 문자를 보낼 때 쓰지 않는 손의 변화도 측정 하기 위해 표면 근전도와 피부 전도도가 사용되었다. 그 결과, 평가된 모든 사람들은 기본 측정치와 비교했을 때 호흡 수, 심박수 및 피부 전도도(교감신경 자극)가 현저히 증가한 것으로 나타났다. 83%에서 문자 메시지 수신 시 손과 목의 통증을 호소하였고 숨을 멈추었으며 뿐만아니라, 메시지를 받을 때는 교감신경이 항진 되기도 했다. 테스트를 받은 대부분의 사람들은 이러한 생리적인 변화를 인식하지 못했다.

이러한 소견은 호흡 기능과 기능장애와 연관해서 광의의 함축적인 의미를 추론해 볼 수도 있지만, 호흡의 기본적인 틀은 유지한채로 많은 일반적인 상황에서 잠재적인 영향을 받는다는 것을 다시 한번 생각하게 된다.

이러한 이유로 책의 내용을 업데이트 하게 되었을 뿐만 아니라 제 2판에서는 치료의 범위를 넓히게 되었고 제목을 약간 수정하게 된 것이다.

새로 개정된 판에서는 정골의학(Ch 6.2, 7.2), 물리치료(Ch 6.3, 7.3)와 심리적(Ch 6.4, 7.4)인 관점에서 본 치료와 평가, 그리고 호흡(Ch 2.2), 생화학(Ch 4) 그리고 심리/감정의 구조와 기능에 관한 장(Ch)뿐만 아니라 호흡 패턴 장애에 대한 전반적인 개요를 제공하는 장(Ch)의 내용을 더 많이 포함하고 있다.

우리는 또한 여러 다양한(많은 선구자적 전문가들이 제공한) 추가적이고 관련성있는 관점과 옵션을 포함하는 여러장을 추가했다.

예를 들어, Ch 2.1(2장1절)에서 발달성 신체 운동학은 구조적 기능적 발달이 유년기에 일어나는 과정을 평가하게 되고 이러한 정보는 호흡 기능장애의 평가(Ch 6.1)와 관리(Ch 7.1b)에서 역동적 신경근 안정화의 적용에 어떻게 사용될 수 있는지를 알 수 있다. Ch 2.3(2.3장)에는 초판에서는 거의 내용이 없었던 주제, 호흡에 대한 코의 영향에 관해 평가된 중요한 추가 내용이 들어있다.

6.5장에서는 호흡 패턴 장애의 치료에 있어 중요한 설문지의 사용법(그리고 다른 평가 방법)에 대한 자세한 내용을 소개하였다.

6.6장에는 평가 상황에서 카프노그래피의 사용법에 대한 개괄적인 내용을 담았고 7.7장에서는 치료적 맥락에서 카프노그래피에 대한 내용을 담았다.

7.1장에는 호흡 패턴 장애를 조절하는 간접적인 방법에 대한 중요한 통찰력을 제공한다.

7.5장에서는 말하기와 노래에 영향을 미치는 호흡과 발성 장애 사이의 관계에 대해 자세히 설명해 놓았고 이러한 광범위한 문제에 대한 잠재적 해결책을 제시한다.

호흡 패턴은 운동선수에게 영향을 미치므로 치료 계획과 함께 생체 역학적, 생리적 및 심리적 관점에서 7.6장에서 분석된다.

호흡 및 만성 통증은 신체 인지적 관점에서 8.1장에서 논의된다.

Buteyko 호흡 재활 시스템의 중요한 평가법은 8.2장에서 제공되고 8.3장에서는 Feldenkrais 접근법에 대한 상세한 설명이 제시된다.

필라테스와 관련된 호흡 패턴은 8.4장에 설명되어 있고, 호흡에 영향을 줄 수 있는 다양한 잠재적 치료 모델로서 타이 치/기공(8.5장)과 요가(8.6장)를 선별해놓았다.

9장은 더 많은 설문지와 더불어 자가 연습 방법, 운동과 제안서를 제공한다.

다양한 분야의 전문가의 도움을 받아 우리가 해야 할 일은 현재 임상적 근거와 관찰을 근거로 호흡 패턴 장애를 이해하고 평가하고 치료하는 방법을 가능한한 명확히 제시하는 것이다.

개괄적인 치료방법, 특히 8장에 제시된 도수치료는 호흡 패턴 장애를 가진 모든 사람에게 권장되는 것이 아니라는 것을 명심해야 한다. 또한, 많은 치료 방법 및 기법은 특정 수련 및 전문적인 교육의 맥락에 달려 있다. 이 책이 서술된 내용이 완벽한 치료 방향의 설정은 아니며 적절하게 훈련된 의료 실무자들에게 의뢰하는 데에 도움이 되고 호흡장애에 대한 다양한 접근법에 대한 새로운 자극을 주는데 도움이 될 것이다.

책에 실린 내용에는 개개인의 수요와 적응증에 따라 채택 또는 비채택에 대한 옵션과 식견이 제공되도록 했다.

Leon Chaitow
Dinah Bradley
Chris Gilbert

참고문헌

Lin, I.M., Peper, E., 2009. Psychophysiological patterns during cell phone text messaging: a preliminary study. Appl Psychophysiol Biofeedback 34 (1), 53–57.

감사의 글

두번째 판은 훌륭한 스코틀랜드의 편집자와 영국의 출판사와 함께 뉴질랜드, 호주, 캐나다, 그리스, 홍콩, 인도, 체코 공화국, 네덜란드, 노르웨이, 미국, 영국에 흩어져 있는 저자들과의 진정한 국제적이고 다양한 학문의 행사였다.

그리스, 뉴질랜드 그리고 캘리포니아에 계신 편집자들과 마찬가지로 우리는 호흡 기능이상과 잠재적인 치료법에 초점을 맞추기 위해 특화된 정보를 특징으로 하는 숨이 멎을듯한(의도된 말장난) 다양한 학문 분야를 끌어옴으로써 책의 내용을 더 좋게 만들어주신 많은 장(chapter)의 기고자분들에게 경의를 표합니다. 주요한 목표로서 회복력의 복구를 강조하신 David Peters 교수님의 깊은 통찰력에 감사를 표합니다. 아울러 참여한 모든 사람들에게 그리고 서로에게 깊은 감사를 드립니다!

Leon Chaitow
Dinah Bradley
Chris Gilbert

역자서문

본인은 가정의학과 전문의로서 일차진료에 매진하고 있었고 첫 개업은 그러한 진료형태를 유지하고 있었다. 우연히 통증환자를 치료하는데 매우 흥미를 느끼게 되었고 조금씩 심도 높은 공부를 하게 되었던 것은 나에게는 큰 행운이자 시련의 연속이었다. 기존의 현대의학 치료법, 예를 들어, 약물, 주사, 물리치료 등으로는 한계점을 느끼기 시작했다. 그래서 새로운 학문에 대한 공부를 하게 된 것이다. 지독히도 공부를 싫어하지만 공부를 하지 않으면 미필적으로 환자에게 죄를 짓는 일이 되기 때문에 학문에 탐닉하게 될 수 밖에 없었다. 그래서 공부하게 된 것이 바로 도수치료이다. 도수치료를 공부하고 수많은 기법을 접목하자 많은 좋은 결과들이 나타났고, 사람이 항상 그러하듯, 어느 정도 시간이 지나자 근골격계 통증에 대한 오만함이 나타나기 시작했다. 그럴 때쯤, 나에게 새로운 시련이 닥치게 되었다. 바로 이 책에서 언급되는 '두꺼운 차트 증후군' 환자들이다. 이들은 일반적인 방법으로는 진단조차 내리지 못해서 대부분 내가 놓쳤던 환자들이고 내가 보는 환자가 아니라고 생각했던 것이다. 많은 환자들이 "꾀병"으로 치부 받고 있었던 환자들의 일부가 이 책에서 논하고 있는 BPD(호흡패턴장애) 일 수도 있다. 아직 우리나라에서는 이 질환에 대한 호흡재활치료가 전무한 실정이다. 이 책으로 인해 BPD로 인해 고통 받고 있는 환자들에 대한 시각이 달라졌으면 하는 바램이다.

이 책은 상당히 심도 깊은 책 인 듯 하다. 역자가 해석하는 데도 상당한 어려움을 겪었다. 일반인들이 읽기에는 조금 벅찬 면이 없지 않으나 적어도 몇 가지는 도움이 될 듯 하다. 가장 인상 깊었던 것은 호흡과 정신기제가 상당히 밀접한 관련이 있다는 사실이며, 식이 영양학적으로 고민해야 할 부분도 있다는 것이다. 그리고 또한 최근에 큰 이슈가 되고 있는 필라테스, 요가의 호흡에 관련한 내용도 있어 이 분야의 전문가분들에게도 도움이 될 듯 하다.

마지막으로 같이 번역에 참가한 마취통증의학과 전문의이자 나의 절친한 후배인 김승수 원장에게 심심한 감사를 전하며, 아울러 나의 친구이자 존경하는 이즈메디 의원의 노학준 원장님에게도 고개 숙여 감사드린다. 그리고 어려운 시간 내어주셔서 번역에 참가 해주신 김서형 선생님께도 진심으로 감사하다는 말씀을 전한다. 또한 퇴고 과정에 성실히 임해준 나의 사랑하는 물리치료사 송원빈 부장에게도 감사함을 표한다.

마지막으로 항상 나에게 한없는 응원을 보내주었고, 이 책을 번역하는 동안 나대신 집안 일을 챙기느라 엄청난 고생을 한 나의 사랑하는 아내에게 이 책을 바칩니다.

2018년 3월
역자대표 조준희

고지사항

여기에 서술된 치료 및 재활 방법은 전문 지식과 훈련이 필요한 의학적/병적 상태가 아닌 호흡 패턴 장애를 관리하기 위해 고안되었다. 저자는 자격을 가지고 있지 않는 경우에 이 책에 요약되어 있는 방법을 적용하지 않도록 강력하게 조언한다. 우리는 임상 치료사가 자신의 분야의 한계를 알고 있다고 믿는다.

웹사이트

Recognizing and Treating Breathing Disorders 2ed에서 나와 있는 방대한 양의 정보 외에 저자들은 책에 연계된 특별한 웹사이트를 개설했다 – www.chaitowbreathingpattern.com 이 사이트에는 이 책에 서술되어 있는 많은 기법을 보여주는 약 25개의 짧은 비디오가 포함되어 있다. 이러한 비디오 클립이 있는 경우 텍스트에 커서 화살표 기호가 동반된다. 우리는 이 짧은 영상 장면을 즐기길 희망한다.

사이트에 접속하려면 www.chaitowbreathingpattern.com으로 이동하여 표시된 간단한 로그온 지침을 따르시오.

용어사전/두문자어/약어

A

A alveolar (e.g. PaO_2) (폐포의) (예시 PAo_2에서의 A)

a arterial (e.g. PaO_2) (예시 PaO_2 에서의 a)

ACh achetylcholine (아세틸콜린)

anerobic threshold (무산소역치) highest oxygen consumption during exercise, above which sustained lactic acidosis occurs (운동시에 산소소모가 최대이며, 이 이상에서는 젖산 산증이 지속적으로 나타나게 된다.)

ASI Anxiety Sensitivity Index (불안민감도 지수)

ASIS anterior superior iliac spine, an anatomical location (전상장골극, 위앞엉덩뼈가시)

ATP adenosine triphosphate (삼인산 아데노신)

B

BPD breathing pattern disorder (호흡패턴장애)

BPR breathing pattern retraining (호흡패턴훈련)

BBT Buteyko breathing technique (부테이코 호흡 테크닉)

BUL, BUM backward upward laterally, backward upward medially (후상외측, 후상내측)

C

C cervical (경부의) (as in C7, or seventh cervical vertebra) (C7은 7번째 경추를 나타낸다)

CAL chronic airway limitation (e.g. COPD) (만성 기도 제한) (예시:COPD 만성 폐쇄성 호흡장애)

capnography measurement of end-tidal CO_2 (from the nostril) (코끝에서 측정하는 호기말 이산화탄소 분압 측정도구)

cathecholamines collective term for compounds with a sympathomimetic action (e.g. adrenaline) (교감신경유사 작용을 하는 전체 화합물을 일컫는 용어)

CHD coronary heart disease (관상동맥질환)

CNS central nervous system (중추 신경계)

CO_2 carbon dioxide (이산화탄소)

COPD chronic obstructive pulmonary disease (만성 폐쇄성 폐질환)

CP controlled pause (조절된 휴지)

CPAP continuous positive airways pressure (지속성 기도 양압)

CT cervicothoracic (경흉추)

D

DNS Dynamic Neuromuscular Stabilization (역동적 신경근 안정화)

dysphonia disorders of the voice (발성이상)

E

ECG electrocardiogram (심전도)

EIA exercise induced asthma (운동 유발성 천식)

EIH exercise induced hyperventilation (운동 유발성 과호흡)

EMG electromyography (근전도)

end-tidal CO_2 measure of CO_2 in exhaled air (호기에서 측정된 이산화탄소)

$ETCO_2$ end-tidal CO_2 (normal 4~6%) (호기말 이산화탄소)(정상 4~6%)

F

FVC forced vital capacity (노력성 폐활량)

FEV_1 forced expiratory volume in one second (1초간 최대 호기량)

G

GHJ Glenohumeral joint (견상완 관절)

H

HB (haemoglobin 헤모글로빈) respiratory pigment in red blood cells, combines reversibly with O_2 (normal: men: 14.0~18.0g/100 ml; women: 11.5~15.5g/100 ml) (산소와 가역적으로 결합하는 적혈구

내의 호흡색소)

HVPT hyperventilation provocation test (과호흡 유발 검사)

HVT high velocity thrust, a manipulative method (also known as HVLA – high velocity low amplitude – thrust) (고속 추력, 도수교정 치료 방법) (고속저폭 추력 이라고도 알려져 있다)

HRV Heart rate variability (심박수 변이)

hypocapnia increased blood CO_2 levels (저탄산증 평균보다 낮은 동맥내 이산화탄소 분압)

hypertonicity increased muscle tension, impairing normal muscle function (정상 근육 기능을 방해하는 증가된 근긴장)

hyperventilation CO_2 removal in excess of CO_2 production, producing P a CO_2 < 4.6 kPa or 35 mmHg (이산화탄소 생산보다 제거가 많아 이산화탄소 분압이 4.6kPa혹은 35mmHg이하가 됨)

I

IgE immunoglobulin E, an antibody involved in allergic reactions (이뮤노글로뷸린E, 알레르기반응과 관련된 항체)

IMT inspiratory muscle training (흡기 근육 훈련)

INIT integrated neuromuscular inhibition technique (a combination of different soft tissue approaches used to deactivate trigger points) (통합 신경근 억제 기법) (다양한 연부조직 기법을 조합하여 통증 유발점을 비활성화 시키는 접근법)

K

kPa kilopascal (킬로파스칼)

kyphotic excessive curvature of upper back (흉부의 과도한 후만)

L

L lumbar (as in L1, or fi rst lumbar vertebra) (요부) (L1은 첫번째 요추)

lordosis increased inward lumbar curve of the spine (요추의 전만)

LS lumbosacral (요천추의)

M

MARM Manual Assessment of Respiratory Movement (or Motion) (호흡 운동의 도수 평가)

MP maximum pause (최대 휴지)

MV resting minute volume (안정시 분당 호흡량)

µg microgram (마이크로그램)

mmHg millimetres of mercury (밀리미터 머큐리)

MET muscle energy technique, a treatment method (근에너지 기법, 치료 방법)

MFR myofascial release, a treatment method (근막이완, 치료기법)

MPI myofascial pain index (evaluation of the average current poundage required to evoke pain in an individual, on applied pressure, using a series of test points) (근막통증지수) (일련의 검사 지점에 압력을 가하여 통증이 유발될때의 평균 무게(파운드)로 평가하는것)

N

NANC nonadrenergic noncholinergic (비아드레날린성 비아세틸콜린성)

NO nitric oxide (산화질소)

NMT neuromuscular technique(s), a treatment method, or neuromuscular therapy, a therapeutic approach µg microgram (신경근 테크닉, 치료방법, 혹은 신경근치료, 치료적 접근법)

NQ Nijmegen Questionnaire (니지메겐 설문지)

O

OMT osteopathic manipulative therapy (or treatment) (정골의학 수기요법)

OA occipito–atlantal (후두–환추)

OSA obstructive sleep apnoea (폐쇄성 수면 무호흡증)

P

PEFR peak expiratory fl ow rate (최대 호기 유속)

PLB pursed–lips breathing (입술을 오므리고 하는 호흡)

PaO_2 partial pressure of oxygen in the blood (혈액내 산소 분압)

$PaCO_2$ partial pressure of carbon dioxide in the blood (혈액내 이산화탄소 분압)

$PETco_2$ measure of end–tidal CO_2 from exhaled air (호기말 이산화탄소 측정치)

pH relative alkalinity or acidity of body fl uids (체내의 상대적인 알칼리증이나 산증)

PIR post–isometric relaxation (an effect achieved in application of MET) (등척성 수축후 이완) (MET 적용후에 나타나는 효과)

PRT positional release techniques (자세이완기법)

Q

QL quadratus lumborum (요방형근)

QOL quality of life (삶의질)

R

REM rapid eye movement (급속 안구 운동)

RI reciprocal inhibition (an effect achieved in application of MET) (상호억제) (근에너지 기법의 효과)

RIP respiratory induction plethysmography (호흡 유발 혈량 측정법)

RoBE Rowley Breathing pattern disorders self-effi cacy scale (로울리 호흡패턴 장애 자가-효율 척도)

RSA respiratory sinus arrhythmia (호흡 동성 부정맥)

RV residual value (잔기량)

S

SaO_2 saturation of haemoglobin with oxygen from arterial sampling (동맥혈 산소 포화도)

SCS strain/counterstrain (an osteopathic treatment method) (긴장/역긴장(정골의학 치료 기법))

SEBQ self-evaluation of breathing questionnaire (호흡 자가 평가 설문지)

SI(J) sacroiliac (joint) (천장관절)

SCM sternocleidomastoid (muscle) (흉쇄유돌근)

SMT standardized Mensendieck test (표준화 멘센디에크 평가)

somatocognitive therapy a hybrid treatment of physiotherapy and psychotherapy (물리치료 및 심리치료의 혼합)

SpO_2 noninvasive estimation of arterial oxyhaemoglobin by pulse oximetry (산소포화도) (맥박산소측정법을 통한 비침습적인 동맥혈 산화혈색소 추정)

T

TFL tensor fasciae latae (muscle) (대퇴근막장근)

TL thoracolumbar (흉요추)

TMJ temporomandibular joint (측두하악관절)

torr mmHg (밀리미터 머큐리)

T thoracic (as in T1, or fi rst thoracic vertebra) (흉부(예시 T1은 첫번째 흉추))

TCM Traditional Chinese Medicine (전통 중의학)

TLC total lung capacity (총 폐용량)

VC vital capacity (폐활량)

VO_2 max volume of oxygen consumed while exercising at maximum capacity (최대 산소 섭취량)

VCD vocal cord/fold dysfunction (성대기능이상)

Vt tidal volume (일회 호흡량)

장 | 1 |

호흡 패턴 장애란?

Leon Chaitow, Dinah Bradley, Chris Gilbert

장목차

아주 심각한 호흡 패턴 장애/과호흡의 역사적 배경	2
호흡 패턴 장애와 증상의 다양성	2
과호흡증후군은 얼마나 흔하며, 어떤 사람이 가장 영향을 많이 받을까?	4
호흡 패턴 장애는 병이 아니다.	4
대단한 모방	4
Lum의 관점	5
적응	7
개개인들은 얼마나 슬기롭게 적응하고 있을까?	7
적응이 한계의 지점까지 다다랐을까?	8
지침이 되는 생물학적인 리듬	8
치료에 의한 기능성의 변화에 대한 증거	8
환자의 분류	9
항상성과 비항상성	9
스트레스 요인에 대한 치료	10
결론	10
다음의 내용은?	10
참고문헌	11

이 책의 초점은 정상과 비정상 호흡 패턴(이후 이책에서는 호흡 패턴 장애 라고 지칭한다)에 관한 것과 한번 정립된 변경된 패턴을 정상 기능으로 복구시키는 최선의 방법에 관한 것이다. 이것은 보통 확인 가능하다면, 원인 인자를 제거하고, 가능하다면, 습관적인, 후천적으로 습득한 기능장애성 호흡 패턴의 재활을 필요로 한다. 이를 가장 효율적으로 달성하기 위해서는 호흡의 기계적 측면(구조적 요소)을 회복하기 위한 어느정도의 구조적인 관절 가동술(mobilization)이 도움이 된다. 병인학적 특징을 고려하지 않거나 특징을 유지 하지(예를 들어, 늑골관절의 제한, 단축된 흉부 근육, 또는 심리사회적인 문제) 않고 재활치료를 시도한다면, 결과가 만족스럽지 않을 것이다.

아주 심한 호흡 패턴 변화의 한 예는 과호흡이다. 급성, 만성, 또는 만성 질환을 앓는 도중에 급성질환 상태의 과호흡과 이에 따른 영향은 이 책의 주요한 내용을 차지한다. 증상이 나타나는 과호흡이 아니라 할지라도, 확실히 정상적인 패턴이 아닌 기능성 호흡 패턴 장애를 전반적으로 조사할 필요가 또한 있다. 명백한 사실은 과호흡 증후군/호흡 패턴 장애(HVS.BPDs)가 21세기에 존재하고 많이 발생하고 있다는 점이다(Gardner 2004, Studer et al 2011). 기원전 5세기경 히포크라테스는 호흡이 정신과 신체 건강의 유지관점에서 균형을 잡는 힘이 있다는 것을 알아냈다. 그는 “뇌는 인류에게 가장 강력한 힘을 발휘했지만, 공기 공급은 뇌에 의미를 부여한다”고 표현했는데, 2500년전의 표현이 지금과도 관련이 있다. 최근에는 ‘인지를 요청하는 진단’(Magarian 1982)〈역자 주: 진단이 어려울 정도로 인지하기 어려운 질환이란 뜻으로 보인다〉이라고 불리우는 이러한 질환들은 여전히 진단 되지 않고 치료 되지 않는것을 감안하면 점점 더 건강을 해치는 주요 원인으로 인식되고 있다.

아주 심한 호흡 패턴 장애/ 과호흡의 역사적 배경

서양 의학 문헌에서의 과호흡에 대한 설명은 외과의사가 '과민성 심장: 기능적 심장 문제의 형태와 그에 따른 문제점에 대한 임상적인 연구'라는 논문을 발표하는 미국 남북전쟁 시대로 거슬러 올라간다(Da Costa 1871). 조사된 300명의 군인들은 호흡곤란, 현기증, 심계항진, 흉통, 두통과 수면장애를 겪었다. 이러한 증상들은 병사들이 전열에서 이탈했을 때 호전되었지만 회복은 느렸다. Da Costa는 기능적인 원인으로서 증상을 인지했지만, 그는 과호흡이 첫 번째 원인이라는 것을 알아차리지 못했다. 생리학자인 Haldane & Poulton(1908)은 과호흡과 감각이상, 지릿한 느낌과 어지러움을 관련지었다. 1년후, Vernon(1909)는 근긴장증가라는 새로운 증상을 추가했다. 이러한 증상들은 환자가 과호흡을 할 때 호흡성 알칼리증으로 일어나는 것이다. Kerr and colleagues(1937)은 '과호흡증후군'이란 용어를 소개했고 신체 여러 계통에서 발생하는 증세의 다양성과 가변성을 언급했다. 이러한 발표 이전에, Da Costa이후 많은 심장전문의들은 심장의 관련성 여부와 그들의 의견에 들어맞도록 표현을 만들어낸건 아닌지를 두고 논쟁을 벌여왔다. Thomas Lewis(1940)는 제1차 세계대전 이후 영국 군인과 관련하여 '군인의 심장'과 '노력 증후군'이라는 용어를 사용했으나 미국의 심장전문의들은 이런 증상을 심장으로 표시하거나 노력과 관련이 있다고 표시하는 것을 꺼려했다. 그들은 '신경-순환 무력증'이라는 용어를 선호했다.

논쟁들은 Soley & Shock(1938)이 '군인의 심장'과 '노력 증후군'에 대한 모든 증상이 과호흡과 그에 따른 호흡성 알칼리증에 의해 유발 될 수 있다는 것을 알아냈을 때 대략적으로 정리되었다. 그 이후로 일련의 복잡한 증상을 여러가지 이름으로 명명되였고 유행에 따라 변하기도 했다. '디자이너 청바지 증후군'(역자주:꽉끼는 청바지를 입게되면 복부가 압박되어 호흡이 불편해지고 가빠지는 것을 빗대어 표현함)(Perera 1988)은 1970년대에 인기가 있었고 최근에는 소위 걸프와 발칸 증후군은 이와 비슷한 같은 징후와 증상을 나타낸다. 포괄적으로 이야기하면, 과호흡증후군/호흡 패턴 장애는 미국에서는 정신적인 원인의 하나로서 받아들여졌고, 반면에 영국의사들은 이를 받아들이기를 꺼렸다. 여러가지 요인이 작용했을 수 있다. 대부분의 기록은 심리학과 정신학 문헌에 있고, 일반의나 내과의사들은 관심이 없었다. 영국의 심장 전문의 Paul Wood(1941)은 Da Costa 증후군을 검토하여 정신과 영역에 포함시켰다. 슬프게도 두 전문 분야 사이에는 대화가 거의 없었다.

최근에는, 캠브릿지에 있는 Addenbrooke and Papworth 병원의 흉부전문의 Lum(1977)은 평가와 치료 프로그램을 발달 시킨 물리치료사 Innocenti(1987) and Cluff(1984)와 함께 영국의 의료 종사들을 이해시키고 과학적 관심과 연구를 재점화 시키기 위해 많은 노력을 기울였다. 그 이후로 더욱 정교하고 접근하기 쉬운 연구 장비를 이용 할 수 있게 됨에 따라 그 주제에 관한 연구가 꽃을 피우게 되었다. 그럼에도 불구하고 여전히 많은 심장 전문의, 일반의와 전문의 또는 일반 의료종사자들은 과호흡 환자들을 위한 진단과 치료를 꺼려 한다(Hornsveld & Garsson 1997). 끝없이, 더욱더 정교한 테스트가 수행되었다. 또는 환자들은 다른 분야와 관련된 증상에 관한 진료를 위해 추가적인 전문의 진료를 위해 의뢰되거나 환자들은 '아무 이상이 없다'라는 이야기를 듣게된다. 원인요소로서 과호흡이 고려되지 않고 검사되지 않으면, 조사가 오래 걸릴수 있고 진단이 이루어지지 않으며 환자의 파일은 어렵고 결정내리기가 어려워 다른곳으로 밀쳐버리게 된다. 이로인해 환자는 병이 없다고 판달될 위험과 꾀병 부리는 사람으로 낙인찍힐 위험성에 처하게 된다. 예를 들어, 역사학자들은 나이팅게일과 찰스 다윈의 만성적인 허약상태가 이전에 믿어졌던 것처럼 크림반도와 안데스산맥 지역에서 제각기 발견된 감염의 결과로 인해 생긴 심장병보다는 만성 과호흡증후군과 더 연관성이 있을 것이다고 제안했다(Timmons & Ley 1994)

호흡 패턴 장애와 증상의 다양성

여러 다양한 증상이 있는데, 그 중 가장 극단적인 것은 과호흡 증후군인데, 이는 대사 요구량보다 호흡을 과하게 많이 하는것으로 정의되며, 혈액 내 이산화탄소 수

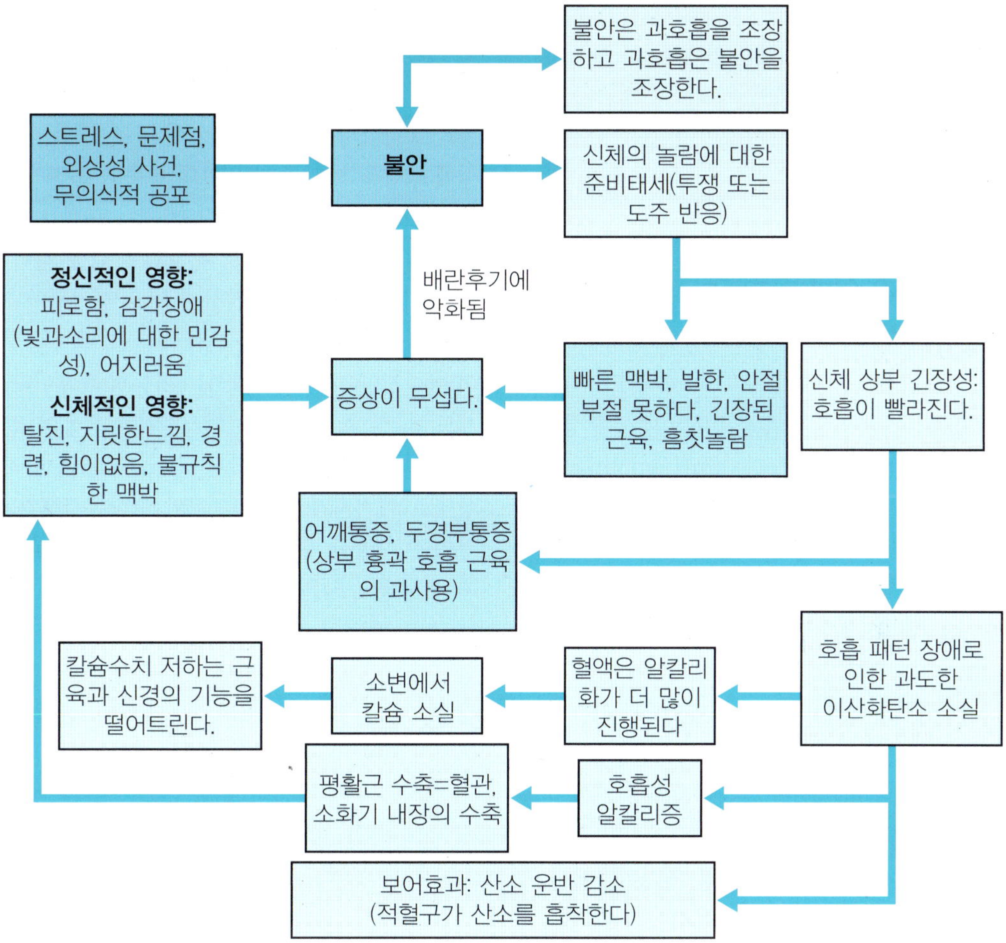

그림 1.1 호흡 패턴 장애로 인한 다양한 가능한 효과와 영향을 보여주는 스트레스-불안-호흡 순서도

치가 정상이하로 감소하게 된다. 이 결과 신체의 pH가 변하게 되고 알칼리도가 증가하게 되며 증상을 유발시키는 다양한 적응성 변화를 촉발시키게 된다-자세한 내용은 아래에 기술되었다. 또한 그림 1.1, a 에서 호흡 패턴 장애의 결과를 도식화한 순서도(flowchart)를 보라. 주목할 가치가 있는 다른 정의는 다음과 같다: 용어참조

- **저호흡**: 호흡이 너무 얕아서 필요한 가스 교환을 하기에 부적합하여 이산화탄소 농도가 증가(고탄산혈증) 하고 호흡기 또는 대사성 산증이 발생한다. 이는 흔히 병적인 비만(Resta et al 2004) 또는 당뇨병과 같은 다른 질환, 또는 호흡기 질환의 말기 단계와 관련이 있다.
- **저탄산혈증**: 과호흡의 결과로 인해 혈액 내 이산화탄소가 결핍이 된 상태로 호흡성 알칼리증으로 이행된다.
- **저산소증**: 조직내로의 혈액의 적절한 관류에도 불구하고 생리적 수준 이하의 조직내로의 산소 공급감소. 저산소증의 극단적인 형태는 무산소증이다.

일반적인 사람들의 경우에는 호흡 패턴의 다양한 범위가 존재하는 것으로 보이는데 한쪽의 끝에는 과호흡이 있고 다른 끝에는 이상적인 호흡이 있다. 호흡의 변화된 패턴은 이장과 다음 이어지는 장에서 소개되는 다양한 이유로 나타 날 수 있다. 많은 사람들이 (특정상황에서) 간헐적으로 호흡을 촉진하고, 더 빠르고 상부 흉

식 호흡 패턴을 지니지만 이는 진성 과호흡은 아니고 또한 이상적인 호흡 패턴도 역시 아니다. 호흡 패턴의 범위 중에서 기능장애의 끝쪽에 위치하는 경향이 있는 사람의 경우, 흔히들 명백한 이유없이 변동이 심한 증상을 경험한다.

과호흡증후군은 얼마나 흔하며, 어떤 사람이 가장 영향을 많이 받을까?

De Groot(2011)는 과호흡 증후군은 성인에서 흔하다고 보고했다. 전체 인구에서 빈도는 6%(Lum 1975)에서 10%(Rice 1950) 사이이다. 반 농촌에서 일반 진료를 받은 성인 인구에서 천식의 기왕력이 없는 환자의 8%는 니지메겐 설문지를 사용하여 과호흡의 존재가 입증되었다(Ch.6.5를 참조). 천식연구(Thomas et al 2005)에서 남자보다 여자에서 호흡 기능장애가 7배 많게 발견되었다. 어린아이의 경우 기능성 호흡장애에 관한 수치는 알려져 있지 않다. 하지만, 소아 과호흡증의 44 증례에서, Enzer & Walker(1967)은 여자와 남자의 비율이 70%:30%라고 보고했다. 1950년과 1975년 사이에 메이요 클리닉에서 13~15세 사이의 어린이들에서 가장 많은 과호흡 증례가 있었고, 남녀 사이의 유의한 차이는 없었다. 캐나다 벤쿠버에서 운동 유발성 천식으로 진단된 어린들의 26.9%는 천식이 아닌 운동 유발성 과호흡증으로 밝혀졌고, 남녀 차이는 없었다(Seear et al 2005).

호흡 패턴 장애는 병이 아니다

이 책의 초점은 광범위한 기능성 호흡 패턴 장애와 그로 인한 다양한 효과를 이해하는 데 있다. 건강,웰빙, 에너지와 정상적으로 기능 할 수 있는 잠재성에 호흡 기능장애가 미치는 영향이 아주 클지라도, 호흡 패턴 장애는 기관지확장증이나 심장질환과 같은 질환과 합병되어 있는 경우도 있긴 하지만 그 제목에서 알수 있듯이 질환이 아니라 장애라는 점을 강조 할 필요가 있다. 기질적 질환으로의 진행과정은 아니다. 이는 호흡 패턴 장애과 나쁜자세를 비교하게 되면 최고로 잘 인지하게 될것이다. 자세를 바르게 해서 서고 앉는것이 가능함에도 불구하고 습관적으로 몸을 움츠리고 있다면 이것은 병으로서 분류되지 않는다. 그럼에도 불구하고 자세가 좋지 않게 되면, 적응성 스트레스와 긴장이라는 결과로 나타나는데 이는 신체의 구조, 근육, 인대 및 관절에 영향을 끼칠 수가 있으며 통증과 움직임의 제한을 초래 할 수 있다. 좋지 않은 자세는 또한 다른 시스템애도 나쁜 영향을 주는데, 복강과 흉곽에 자리 잡고 있는 장기들이 몰려서 복잡하게 되고 장기들의 기능들에도 영향을 주게 된다. 따라서 나쁜 자세는 확실히 질환이 아니지만 증상을 유발하는 기능적 장애이다. 유사하게도, 나쁜 호흡 습관은 여러가지 부작용이 있지만 보통 확실한 병리학적 증거가 있는 천식과는 달리 병적인 상태로 여겨지지 않는다. 그리고 나쁜자세가 신체 각 영역에 다양한 부정적인 영향을 끼치는 것처럼 호흡 패턴 장애도 많은 기능에 부정적인 영향을 끼친다. 이는 호흡 패턴이 신체의 생화학적인 측면을 현저히 변형시켜 호흡과정과 관련된 근골격계 구조 뿐만 아니라 감정, 순환 그리고 소화기능에까지 심대한 영향을 끼치기 때문이다. 이것은 그림 1.1에 나와 있으며, 증상의 범위가 어쩔수 없이 종종 '순수한 습관' 이상으로 전개 됨에 따라 호흡 패턴 장애의 몇몇 여러가지 가능한 효과를 보여준다. Lum(1975)은 다음과 같이 표현했다:

> *과호흡은 본질적으로 나쁜 습관인 것으로 항상 여겨졌다: 나날이 이산화탄소가 상대적으로 낮아지도록 하는 방법으로 호흡하는 습관. 이러한 기본적인 나쁜 습관을 지니게 되면, 여타 신체 또는 감정적인 장애는 환기를 증가시키는 연쇄반응을 촉발시키게 되고 빠르게 저탄산혈증으로 인한 증세가 생기게 되고 이로 인해 불안하게 되어 교감신경을 자극하게 되고 결과적으로 환기와 증상이 심해지게 된다.*

'대단한 모방'

호흡 패턴 장애가 질병이 아니라는 것을 강조함과 동시에, 그 질환들은 실제 질병과 유사한 증상을 일으킬 수 있는 것으로 나타났다. 예시)

- 거짓-천식-활동/운동에 의해 촉발될 수 있다(Hammo 1999)

- 대장 경련 또는 과민성대장증후군(IBS)(Ford et al 1995)
- 거짓–협심증–과호흡으로 유발된 호흡성 알칼리증에 의해 촉발 될 수 있다[1].

그림 1.1에서 볼 수 있듯이 순서도(플로우차트) 중간 윗부분에서 불안과 과호흡 간의 연결 고리가 보인다. 우측으로 이동하면 불안/과호흡 배경에서 나타나는 교감신경의 흥분('투쟁 또는 도주반응')을 강조하는 여러 상자가 보인다. 차트의 우측 중간에 있는 상자는 두경부와 견갑대의 통증과 기능이상을 유발 할 수 있는 보조 호흡근육의 과사용으로 인한 기계적인 영향을 보여준다. 차트의 우측 하단 모서리 주위의 화살표를 따라가게 되면 혈류의 알칼리화(즉, pH의 상승)와 함께 과도한 이산화탄소 손실에 대한 호흡 패턴 장애의 핵심 요소를 강조 해 놓았다. 좌측 아래로 이어지는 긴 화살표는 호흡 패턴 장애의 이산화탄소/pH 효과의 직접적인 효과 중 하나를 설명하는데, 이는 근육의 수축으로 인해 장기, 조직과 뇌로 가는 혈류가 줄게되는 결과로 이어진다. 다른 증상뿐 아니라 피로도 추가적인 보상현상이 발생할 때 나타난다. pH의 균형을 맞추기 위해 중탄산염이 신장을 통해 배설되어 칼슘과 마그네슘의 불균형이 초래되어 신경 기능의 변화, 통증 역치의 감소, 어지럼증 그리고 경련 같은 다양한 증상을 유발한다.

LUM의 관점

호흡 패턴 장애의 배경에서 나타나는 일련의 관련 증상들이 나타나면, 자신감이 사라지게 되고 부수적인 문제점들이 나타난다. 회피행동과 공포증은 극단적인 불안증과 함께 더욱 증가 할 수 있다. 한숨을 쉬고 호흡이 불편한것은 당연히 공포의 징후로 보여지는데 사실은 습관적인 과호흡 그 자체는 스트레스와 불안의 주요한 원인이다. 수 년간의 고통을 해결하기 위해서는 시간과 인내가 필요하고 뿐만아니라, 그림 1.2에서 보다시피 근본 유발 원인의 출처와 영향을 확인하는 많은 조사작업이 필요하다. Lum(1975)은 단순 적응 모델(그림 1.2)을 제시했는데, 스트레스 요인은 과호흡을 유발하게 되고 이산화탄소가 감소하게 되어 걱정/불안을 포함한 증상들이 나타나고 그 결과 투쟁 또는 도주반응에서 나타나는 화학물질이 분비되고 결과적으로 불안증세가 더욱 심화되어 아주 심한 과호흡을 하게 되는 것이다.

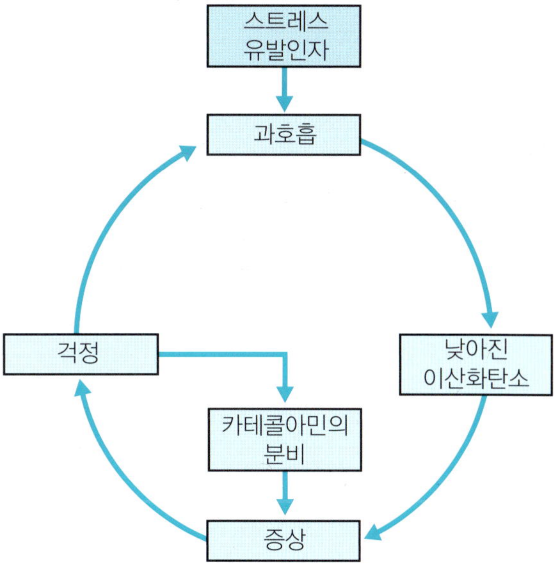

그림 1.2 악순환
From Lum 1975

따라서 호흡기능장애는 감정에 영향을 끼치는 것으로 보여진다. 사망, 이혼 또는 외상과 같은 잘 알려진 주요한 큰 사건에 대응하는 규정된 의식이 있는 반면에, 만성 호흡장애의 두려운 증상과 걱정스런 증상을 경험하는 사람에 대해서는 이해가 부족하다. 그들은 더 구체적인 일생일대의 사건에서는 주어지는 반사적인 사회적 지원없이 고통받거나 슬프게도 아주 예민하거나, 건강을 염려하거나 또는 꾀병을 부리는 사람으로 고민없이 분류된다. 이런 장애를 가진 사람들이 효과적인 도움과 치료를 위해 자유롭게 대화 할 수 있는 것이 허용 되도록 해야 할 시간이다. 호흡 패턴 장애에 기여하거나 유지하도록 돕는 생체 역학적, 생화학적 그리고 심리사회적인 여러가지 영향에 대한 인식과 이해는 모든 재활 과정에서 개인에게 큰 자원이 될 것이다. 세부사항은 다음 장에서 포괄적이고 타당성이 입증된 도움을 포함해서 충분히 설명될 것이다. 호흡 패턴 장애의 원인, 유발인자 및 효과에 대한 이러한 조사에는 때때로 복잡한 설명을 요약한 다이아그램, 목록,표 그리고

[1] http://emedicine.medscape.com/article/153943-overview or http://bit.ly/Q4hLuB (Accessed June 2013)

Box 1.1 과호흡은 언제 용인되나?

호흡 패턴은 흔히 다양한 증상의 원인이 되지만, 심리적, 생리적 또는 병적인 요구에 응하여 호흡을 빠르고 얕게 하는 상황이 있다.

- 불안증과 같은 감정상태와 호흡 사이의 복잡한 관계는 5장에서 심도있게 다룬다. 극심하게 움직여야 할 일이 임박하게 되면 활동에 대한 준비는 과호흡을 자극하게 된다. 왜냐하면 운동이 일어난다면 pH의 상승은 활동에 대한 생리학적인 준비 상태를 향상시키기 때문이다.
- 그림 1.1의 순서도(flowchart)에서 보듯이, 호흡이 얕아지고 빨라지게 되면 혈액의 산성도가 떨어져(즉, pH의 상승) 알칼리화로 진행되는 경향이 있다. 이러한 pH의 변화로 인해 평활근 수축이 발생하게 되는데 이는 혈관을 포함해서 우리 신체의 '관'을 좁히게 된다. 저탄산혈증이 뇌 허혈을 조장하기 때문에 혈관수축을 시키는 것은 뇌내출혈이 있을 때 잠재적으로 생명을 구하게 되는 것이다(Curley et al 2010).
- 간이나 신장 질환, 중증의 만성 폐쇄성 폐 질환 또는 임신 말기의 임신중독증으로 인해 신체의 산성도(대사성 산증)가 너무 심한 상황에서는 과호흡이 과도한 산도를 떨어트려주기 때문에 적절한 수단이 될 수 있을 것이다 (Kellum 2007, Jensen et al 2008).
- 생리 주기의 후반부에(배란후) 프로게스테론(황체호르몬) 수치가 자연적으로 상승한다. 프로게스테론이 호흡을 자극하기 때문에 휴식 과호흡의 성향을 지닌 여성은 호흡을 더 과하게 할 가능성이 있다(Ott et al 2006, Slatkovska et al 2006).
- 운동할 때 몸에서 산성(젖산, 피루브산 등) 수치가 증가하게 되는데, 이로인해 달리기 할 때 과호흡을 하는것은 적절하게 된다(Hammo 1999). 7.6장의 호흡 패턴 장애와 운동선수를 보라.
- 비출혈과 비폐색으로 인해 호흡 패턴의 변형이 생길 수 있는데 이 내용은 2.3장(Bartley 2006)에 자세히 나와있다.
- 만성 골반 통증과 복부 경직을 앓고 있는 경우 흔히 호흡 패턴 장애와 연관된다. 골반저근부와 횡격막의 해부학적 그리고 구조적 관계를 보면 이러한 사실이 이해가 된다. 8.4장을 보라
- 일반적인 디컨디셔닝(유산소운동의 반대 의미)은 산증을 조장하는 다른 에너지 형성(혐기성 당분해)을 유도하게 된다.–이러한 연유로 과호흡에 대한 강한 성향을 가지게 된다(Nixon & Andrews 1996, Smith & Talyor 2008).
- 해수면에서 사는 사람이 예로, 해발 약 2천 미터에 위치한 멕시코 시티, 요하네스 버그 또는 덴버로 여행하게 되면 과호흡 할 가능성이 크다(Harding & Mills 1983, Hodkinson 2011).
- 초기 상처 치유 과정을 보면 섬유아세포가 근섬유아세포로의 분화가 필요하며 또한 콜라겐 합성 증가가 필요하게 되므로 구조적인 상처 봉합이 촉진되려면 수축이 발생 되어야 한다(Falanga 2005, Ingber 2003). 과호흡으로 인한 저산소증은 종종 호흡성 알칼리증과 연관되는데 이는 핵심 역할을 하는 TGF–B1과 함께 콜라겐 합성을 유의하게 촉진시킨다(Jensen et al 2008)

순서도(flowcharts)가 포함된다. 이들 중 상당수는 환자와 고객을 돕기 위해 실무자, 치료사와 트레이너들이 사용 할 수 있도록 저작권이 없는 내용이 포함된다.

구조와 기능은 대부분의 다른 신체 대사 과정과 마찬가지로 호흡에서 서로 얽혀있고 상호 의존적이다. 습관적인 잘못된 자세와 같은 신체 활동의 변경으로 인해 지속적인 호흡의 수요에 복부와 흉부가 보조를 맞추는데 방해를 받는다. 어깨와 상부흉곽의 전완은 흉곽 확장을 압박하고 제한하게 된다. 복부 근육이 긴장된 상태가 되면 횡격막 움직임의 제한이 오게 되고 보조 호흡 근육의 과사용을 억지로 유발하게 된다. 잘못된 호흡 패턴은 신체적 손상, 사별, 테러 또는 학대의 과거력부터 만성 부비동염에 이르기 까지 다양한 포괄적인 원인이 있다. 이유가 사소한 것이든 심각한 것이든 간에 첫 번째 단계는 정상 호흡 기능을 복구하는 것이다.환자들이 그들을 두렵게 하고 종종 괴롭히는 증상을 일으키는 원인과 그들이 현재 경험하는 다양한 증상(그들을 가장 두렵게하는 증상 하나만이 아닌)을 이해하게 된다면 변화를 위해 더 노력하게 될 것이다. 호흡 패턴 장애의 결과는 신경학적, 심리적, 생화학적 그리고 생체 역학적 영향, 적응과 효과와 연관되어 있는 것으로 보인다. 호흡 패턴 장애가 병적이지 않기 때문에 대부분의 경우에 재교육과 재활을 통해 치료 될 수 있다. 호흡 패턴 증상에 대한 진단을 받으려는 사람들은 종종 의사에게 철저

한 검사후에 병적으로 문제 될게 없고, '가도된다', 심리 상담을 받아보세요', '요가 수업을 들으세요',마음을 편히 먹으세요'라는 이야기를 듣게되는 역설적인 상황에 직면하게 된다(BOX 1.1). 그러나 습관성 호흡 기능장애로 인해 증상은 지속되고 신체는 재난 신호를 보내게 된다. 그들은 무엇을 할 수 있을까? 누가 도울 수 있을까? 적어도 부분적으로 나마 그 질문에 대답을 하기 위해서는 적응 과정과 이러한 것들이 건강에 미치는 영향을 고려 할 필요가 있으며 몇가지 예시는 아래 단락에 기술 되어 있다.

적응

Traell & Simons(1992)는 그들의 통증유발점 지침서에서 호흡기능장애(역설적 호흡)에 대해 언급했다:

> *역설적인 호흡에서는 흉부와 복부위 기능이 서로 반대가 되는데, 횡격막을 이용해 환자는 숨을 내쉬고 흉부 근육을 이용해 숨을 들이 마신다. 결과적으로 정상적인 노력으로는 부적절한 1회 호흡량이 발생하게 되고 사각근을 포함한 상부 흉부 근육이 충분한 환기를 위해 과도하게 쓰이게 된다. 근육의 과부하는 호흡기의 다른 부분들이 서로 잘 조화되지 못하여 발생하는 것이다.*

Kolnes(2012)는 다음과 같이 언급했다:

> *호흡이 중지되거나(when breathing is withheld) 늑간근육, 호흡근육들이 끊임없이 과도하게 쓰일 때... 머리는 앞으로 튀어나오고 어깨는 구부정하게 되고 앞으로 튀어나온다. 허리 하부는 뒤로 기울어지게 되며 골반은 전방경사를 이루는 동시에 허리는 과신전되어 부정렬이 발생되는것을 흔히 보게 된다. 이는 허리와 골반의 인접근육에 통증을 유발 할 수 있다. 이러한 자세에서는 부드럽고 깊은 호흡을 할 가능성이 제한된다.*

호흡과 관련된 구조물의 잘못된 사용에 관련한 맥락에서는 과사용의 측면에 대한 고려를 하는 것도 유용하다. 정상 호흡하는 경우, 평균 분당 흡기/호기를 10~14회 반복하고(하루에 14400에서 20000회 반복), 과호흡 동안에는 분당 30회까지도(하루에 40000회 이상) 반복하므로 호흡과 관련된 구조물들의 반복적인 과사용이 절대적으로 이루어지고 있다(Costanzo 2007, Sherwood 2006).

개개인은 얼마나 슬기롭게 적응하고 있을까?

시간이 지남에 따라 발전하는 호흡 패턴 장애로 인한 기능이상의 적응과 진화의 일반적인 순서는 Garland (1994)에 의해 언급되었다. 이러한 적응과정은 과호흡 또는 만성 상부 흉식 호흡과 흔히 관련이 있거나 결과로 나타난다.

- 약화된 복부 근육과 긴장된 기립근의 불균형과 함께 내장의 정체와 골반저근의 약화가 나타난다(Chpter 2.2에서 'Janda'의 '교차증후군'에 대한 내용을 참조)
- 근막 움직임의 제한은 횡격막의 중심건으로부터 심낭주변 근막을 경유하여 후두 기저부까지 나타난다.
- 촉진 시 늑연골에 힘을 주게 되면 상부 늑골이 상승 될 것이다(상승과 하강된 늑골의 평가와 치료에 대한 내용을 Ch 6.2와 7.2에서 참조)
- 흉추는 늑골의 정상적인 관절의 움직임이 소실되면 기능에 방해를 받게 될 것이고, 이 분절의 교감신경의 신호 전도는 영향을 받게 될 것이다(Ch.6.2와 7.2에서 흉추의 제한에 대한 평가와 치료에 대한 내용을 참조)
- 특히 사각근, 상부승모근 및 견갑거근에 영향을 주는 보조 호흡 근육의 과긴장이 촉진되고 관찰 될 것이다(Ch 6.2와 7.2에 이에 대한 평가외 치료에 대한 내용을 참조)
- 이러한 근육에서 섬유화가 진행될 것이고 이는 근섬유 통증유발점이 될 것이다; Ch 6.2와 7.2
- 경추는 하부 경추의 흔한 특징인 고정된 전만이 나타나면서 점진적으로 경직 될 것이다.
- 2 번째 경추 분절과 2번째 늑골의 가동성 감소와 이 분절의 미주신경 신호의 전도가 장애를 받게 된다.
- 또한 호흡의 기능과 기능장에와 관련해서 주목할 가치가 있는 것은 요방형근, 장요근과 복횡근이고 이 모두는 횡격막 섬유와 병합된다. 스트레스를

받을 때 단축되는 경향이 있는 요방형근과 장요근은 자세 유지근이다; 이러한 기능장애가 횡격막에 있든 근육에 문제가 있든간에 이러한 편측 또는 양측성의 단축성 병변은 호흡 기능에 중요한 영향을 끼침을 알 수 있다(section 6과 7에서 이러한 근육의 평가와 치료 방법에 대한 내용을 볼 수 있다.)

- Garland 는 명쾌한 문구로 서서히 진행되는 기능장애에 대한 다음과 같은 요약을 하면서 결론 짓는다: *'이러한 변화는 생물학적으로 지속 가능한 패턴에 대해서 물리적인 그리고 생리적인 역방향으로 진행되는 악순환속에서 비정상적인 기능을 더욱더 가속화 시키며, 이로 인해 구조를 변경시키고 정상적인 기능으로 복구가 요원하게 된다.'*
- 이는 적응이 진행됨에 따라 적응 능력이 소진되는 시점에 도달하기 때문이고 통증, 관절의 제한과 기능장애의 정도가 증가되어 관련 증상들은 필연적으로 나타난다.

환자에게 스트레스를 잠재적으로 가중시키고 호흡기능에 직접적인 영향을 끼치는 기능장애 패턴에 초점을 맞추기 이전에 환자의 적응 상태에 대한 평가를 위한 질문을 고려하기 위해 잠시 주의를 환기 시킬 필요가 있다.

적응이 한계의 지점까지 다다랐을까?

Garland와 그의 동료들이 설명한 바와 같이 적응과정이 진행됨에 따라 Selye의 스트레스 증후군 모델(1980)에 설명된대로 피로가 풀리고 구조가 파괴 될 때까지 보상이 점점 어려워 진다. 모든 치료적 중재에는 적응에 필요한 다양한 부가적인 계층적 방법을 추가하기 때문에 임상적으로 고려해야 할 것으로 다음과 같은 질문이 포함된다:

- 우리는 개개인의 추가적인 보상/보상장애, 적응을 위한 잠재력을 최고로 잘 평가 할 수 있을까?
- 환자의 적응능력이 얼마나 손상되었나?
- 회복 가능성은 어느 정도인가?

지침이 되는 생물학적인 리듬

만성적으로 아픈 사람들은 적응력이 소진되고 보상패턴이 병적이 되는 보상기전이 상실이 되는 상태(Nixon & Andrews 1996)라고 표현 될 수 있다. 보상 능력이 더욱더 한계에 다다름에 따라 보상 기능의 붕괴의 신호가 건강과 증상으로 나타난다. 개개인이 현재 스트레스 요인(생화학적, 생체역학적 또는 정신적 아니면 이 모든 요인의 조합)에 얼마나 잘 대처하고 얼마나 잘 못 대처하는지에 대한 '스냅샷' 지표를 얻는 방법은 여러가지가 있다. 전반적으로 기초적인 생물학적 리듬(혈압, 심박수, 혈당 또는 주기적으로 측정하는 모든 것들이 여기에 포함된다.)이 하루동안 변동이 심할 수록 항상성의 기능은 덜 작동 된다. 이는 항상성의 효율성을 도출해내는 증거로서 확실한 의의가 있다(Ringsdorf & Cheraskin 1980).

치료에 의한 기능성의 변화에 대한 증거

치료와(또는) 재활후에 시간이 지남에 따라 긍정적인 주관적이고 객관적인 관점에서 향상되는게 관찰된다면 환자들에게 증세가 호전 될 수 있다고 설명할 수 있다. 다음과 같은 예가 있겠다.

- 아픈 구조물들이 덜 아프게 된다.
- 호흡 기능이 향상되거나 정상화 된다
- 단단하고 묶인 구조물들이 느슨하게 된다.
- 단축된 구조물들이 신장된다.
- 약한 구조물이 강해진다.
- 자세와 균형이 향상되거나 정상화 된다.
- 근육 발화 패턴이 정상화 되어간다.
- 기능적이 변화가 보고된다–'이제 숨이 차는 것 없이 100야드를 걸을 수 있어', 또는 나는 이제 누구의 도움 없이 혼자 옷을 입을 수 있어'

이러한 특징들은 설문지나, 신체 차트와 때로는 순전히 구술을 이용하여, 때로는 점수(10점만점에 몇점)를 사용하여 흔히 평가되는 것들이다. 일부는 객관적이고 다른 일부는 주관적이다. 그리고 치료 프로그램이 진행됨에도 불구하고 만약 증세가 호전 되지 않으면 치료 전략에 대한 재고가 필요하고 통합 치료가 고려된다.

환자의 분류

치료목표는 현실성이 있어야 한다. 넓게는 환자의 회복을 위한 치료적 중재의 유무에 따른 분류를 할 수 있을 것이다(아래에 나올 내용인, 항상성의 기능에 비추어 볼때 자연스레 정상화 되는 경향이 있다는 것을 명심해야 한다). 이러한 환자들은 치유가능 이란 제목으로 분류 될 수 있겠다. 많은 환자들은 완벽히 증상이 없는 상태까진 아닐지라도 증상이 호전 될 수 있다. 이러한 환자들은 유지가능한 경우로 분류 될 수 있다.

이전 그룹과 재발 방지(억제)가 최고의 희망인 사람의 컨디션과는 구분이 된다. –환자가 좋지 않은 상태가 일관되게 유지되는 상태이며 증상의 일시적인 호전을 도와주고 아마도 급격하게 안좋아지는 것을 덜어 주는 것이다.

고착된 상태, 유지가능 상태와 재발방지(억제) 상태로 분류하게 되면 진행해야 할 활동에 대한 현실적인 치료 계획을 세우게 된다. 이러한 모델에서는 새로운 증거가 나오면 평가를 수정하고 전략을 변경하려는 의지가 필요하다는 것은 두말할 필요가 없다.

항상성과 비항상성

신체는 자가 치유기전이 있다. 부러진 뼈도 스스로 낫고 베인 것도 대개 스스로 치유되고 대부분의 건강상의 문제(감염부터 배탈까지)는 치료가 있든 없든간에 좋아진다(종종 치료를 하지 않는게 더 빠르기도 하다.) 그리고 건강한 상태에서는 끊임 없이 건강의 정상화와 증진이 이루어 진다. 이를 두고 항상성 이라고 이야기 한다.

그러나 항상성 기능은 선척적인 특징 뿐만 아니라 생화학적, 정신사회적 그리고/또는 생체 역학적 원인(이 중의 하나 또는 모두)과 관련된 부정적 영향의 결과로 인해 너무 많은 부하와 수요에 의해 깨트려 질 수 있다. 잘못된 자세와 호흡 기능장애는 이러한 적응 과정 중의 다양한 스트레스의 부분적인 원인이 될 수 있다(그림 1.3A, B를 참조)

적응력이 소진되면 항상성에서 비항상성(불균형, 정체이형)으로 바뀌게 되고 이때 평가 및 치료라는 도움이 필요하게 된다(Selye 1952).

치료는 여러 형태로 이루어질 수 있으며, 일반적으로 3가지 폭넓은 전략 중 하나를 포함 하는 것으로 분류된다.

1. 몸에 영향을 주는 부담을 줄이거나 방어기전에 과부하를 일으키는 바람직하지 않은 적응적 요소를 가능한 한 많이 줄이거나 없애는 방법
2. 특별한 치료 방법이나 일반적이고 건강에 좋은 방법을 통해 방어와 치유과정을 강화하고 향상시키고 조절하는 방법
3. 방어 기제에 어떠한 부담도 가해지지 않도록 하면서 증상을 치료하는 방법

적응 및 치료 과정에 대한 부하가 충분히 감소되면,

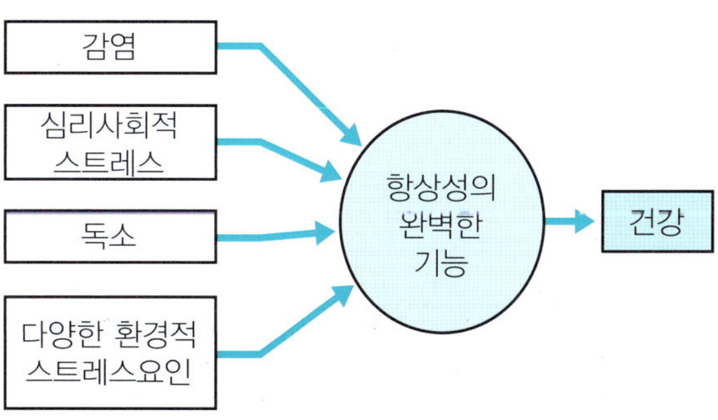

그림 1.3 A 항상성

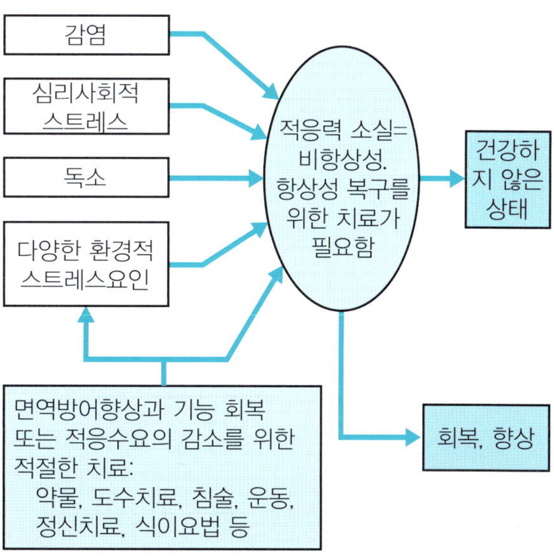

그림 1.3 B 비항상성(불균형, 정체이형)

어느 정도의 정상적인 항상성의 자가 제어 기능이 스스로 복구되고 치유 과정이 시작된다.

스트레스 요인에 대한 치료

거의 모든 형태의 치료가 추가적인 적응 수요와 관련되기 때문에 치료적인 개입은 치료에 반응하는 개인의 능력에 맞게 조정 될 필요가 있다는 것은 치료의 관점에서 당연한 이야기 일 것이다. 이미 적응력이 부족한 상태에 있는 개인에게 과도한 적응 수요는 문제를 더욱 악화시킬 수 있다. 저자중 한사람이 임상 경험으로 알게 된 것은 환자가 더 아플수록 더 많은 증상이 표출되고, 활력 징후가 약할 수록, 좀 더 가볍고 부드러운 그리고 개인의 체질에 맞는 치료가 필요하다는 것이다. 건강하고 활력넘치는 개인은 다양한 동시에 여러 치료에 긍정적으로 반응하는 반면에 허약한 사람은 이러한 적응 치료 공격에 몸이 잘 무너질 수 있다. 약한 사람들에게는 단일한 수정 전략과 치료적 변화가 요구 될 수 있고 충분한 시간을 기다려 개인이 치료에 적응할 시간을 주어야 한다. 건강 관리의 '기술'은 각 개인의 특별한 요구에 맞는 안전하고 적절한 개입을 필요로 한다-그들의 대응 능력을 충분히 고려하고 긍정적인 적응 변화가 나타나기까지 충분한 시간을 허락하여야 한다.

결론

호흡 패턴 장애는 다양한 방법으로 다양한 사람들에게 영향을 끼친다. 몇몇 사람은 정신적인 고통, 공포, 불안과 함께 자신감 상실을 겪는 경향이 있다. 또 다른 사람들은 목과 어깨 문제 및 만성 통증과 피로증세와 같은 근골격계와 신체적 증세를 나타낸다. 그림 1.1에 발생 가능한 다양한 증상을 보라. 많은 사람들은 정신적인 요소와 육체적인 요소를 모두 가지고 있기 때문에 증상과 내재된 원인에 대한 치료를 잘 하기 위해서는 이용 가능한 다양한 치료적 접근을 하는 것이 유용하다. 호흡 패턴 장애를 앓고 있는 사람은 호흡 재활 운동과 심리치료 및 카운셀링을 받을 필요가 있다; 또 다른 측면에서는 식이요법과 스트레스 감소가 도움이 될 수 있다; 면역기능의 향상과 자세교정과 운동을 이용한 구조적인 가동술은 가장 적절한 치료법이 될 수 있다. 하지만 모든 경우의 호흡 패턴 장애의 경우에, 호흡 패턴은 현재의 습관을 개선하는 치료적 중재가 반드시 필요하다. 이 책은 호흡 패턴 장애로 인한 일반적인 장애를 평가하고 치료하기 위한 물리치료, 정골의학, 심리학 및 기타 보완적인 접근에서 기인한 다양한 접근법을 제시한다. 언뜻 보기에는 과호흡 및 호흡 패턴 장애와 관련된 수많은 증상은 단순히 호흡의 속도와 깊이와는 관련이 없는 것으로 보일 수 있다. 이러한 연관관계에 대한 자세한 설명이 다음 장, 특히 3장에서 생화학적 기전으로 인해 부적절한 호흡 패턴을 다양한 증상(균형감각 소실, 소화불량, 마비, 시각장애 및 협심증성 통증)으로 변환되는 방법에 대해 명확히 나오게 된다. 이상적으로는, 즉각적이거나 또는 예상된 에너지 요구량, 예측되는 신체적 활동과 필요한 체위 변화와 같은 다양한 요소를 포함하여 호흡의 형태를 시시각각 변화하는 외부 환경에 대해 조화롭게 대응하는 것은 보통 원활하고 자동적으로 이루어진다. 심리적인 요소로 인해 비상 상황에서는 적절할 수 있는 호흡 패턴을 유발 할 수도 있지만, 이러한 상황이 아닐때 발생하는 이러한 호흡 패턴은 부정적인 결과를 나타낸다. 이러한 요인으로는 과거의 사건에 대한 조건화 반응, 위험에 대한 필요 이상의 예측 그리고 부적절하게 나타나는 습관들이 있다. 이로 인해 부적절한 호흡이 발생하게 되고 신체와 뇌로의 지속적인 산소 공급이 방해를 받게 되는데, 이는 확실히 재활성화된 회상과 잘못된 예측에 근거한 감정적인 이유이다. 6.4장과 7.4장에서 더 자세한 내용을 보자.

다음의 내용은?

이 장에서 제시된 호흡 패턴 장애의 효과와 영향 및 이에 상응하는 원인적 배경에 대한 내용을 포함한 호흡 패턴 장애에 대한 개요를 살펴 본 결과 재활에 필요한 것을 이해하기 위해서는 호흡의 기본적인 내용으로 돌아갈 필요가 있다.

다음 장에서는 호흡 기능과 관련된 통찰력있는 발생학적 및 진화론적인 관점에 대한 내용 이후에 호흡과 관련된 비강의 생리에 대한 자세한 평가뿐만 아니라, 호흡의 구조적, 생화학적 및 기능적 특징에 대한 내용을 살펴본다.

참고문헌 Reference

Bartley, J., 2006. Nasal congestion and hyperventilation syndrome. American Journal of Rhinology 19, 607–611.

Cluff, R.A., 1984. Chronic hyperventilation and its treatment by physiotherapy: discussion paper. Journal of the Royal Society of Medicine 77, 855–862.

Costanzo, L.S., 2007. Physiology, fourth ed. Lippincott Williams & Wilkins, Philadelphia.

Curley, G., et al., 2010. Hypocapnia and the injured brain: More harm than benefit. Critical Care Medicine 38 (5), 1348–1359.

Da Costa, J.M., 1871. On irritable heart: a clinical study of a form of functional cardiac disorder and its consequences. American Journal of Medicine 61, 17–51.

De Groot, E.P., 2011. Breathing abnormalities in children with breathlessness. Paediatr Respir Rev 12 (1), 83–87.

Enzer, N.B., Walker, P.A., 1967. Hyperventilation syndrome in childhood. A review of 44 cases.
J Pediatrics 70, 521–532.

Falanga, V., 2005. Wound healing and its impairment in the diabetic foot. Lancet 366, 1736–1743.

Ford, M., Camilleri, M., Hanson, R., 1995. Hyperventilation, central autonomic control, and colonic tone in humans. Gut 37, 499–504.

Garland, W., 1994. Somatic changes in hyperventilating subject. Presentation at International Society for the Advancement of Respiratory Psychophysiology Congress, Paris, 1994.

Gardner, W., 2004. Hyperventilation. Am. J. Respir. Crit. Care Med. 15, 2.

Haldane, J.S., Poulton, E.P., 1908. The effects of want of oxygen on respiration. Journal of Physiology 37, 390.

Hammo, A., 1999. Exercise-induced hyperventilation: a pseudo-asthma syndrome. Ann Allergy Asthma Immunol 82, 574–578.

Harding, R.M., Mills, F.J., 1983. Aviation medicine. Problems of altitude I: hypoxia and hyperventilation. British Medical Journal (Clinical research ed.) 286 (6375), 1408–1410.

Haugstad, G., Haugstad, T., Kirste, U., et al., 2006. Posture, movement patterns, and body awareness in women with chronic pelvic pain.
J Psychosom Res 61 (5), 637–644.

Herman, S., Stickler, G., Lucas, A., 1981. Hyperventilation syndrome in children and adolescents: long-term follow-up. Pediatrics 67, 183–187.

Hodkinson, P.D., 2011. Acute exposure to altitude. Journal of the Royal Army Medical Corps, 157 (1), 85–91.

Hornsveld, H., Garsson, B., 1997. Hyperventilation syndrome: an elegant but scientifically untenable concept. The Netherlands Journal of Medicine 50 (1), 13–20.

Ingber, D.E., Tensegrity, I., 2003. Cell structure and hierarchical systems biology. J Cell Sci 116 (7), 1157–1173.

Innocenti, D.M., 1987. Chronic hyperventilation syndrome. Cash's textbook of chest, heart and vascular disorders for physiotherapists, fourth ed. Faber and Faber, London,
pp. 537–549.

Jensen, D., Duffin, J., Lam, Y.-M., et al., 2008. Physiological mechanisms of hyperventilation during human pregnancy. Respiratory Physiology & Neurobiology 161 (1), 76–78.

Kerr, W.J., Dalton, J.A., Gliebe, P.A., 1937. Some physical phenomena associated with the anxiety states and their relation to hyperventilation. Annals of Internal Medicine 11, 961.

Kellum, J., 2007. Disorders of acid-base balance. Crit Care Med 35 (11), 2630–2636.

Kolnes, L.-J., 2012. Embodying the body in anorexia nervosa – a physiotherapeutic approach. Journal of Bodywork & Movement Therapies 16 (3), 281–288.

Lewis, T., 1940. The soldier's heart
and the effort syndrome. Shaw, London.

Lum, L.C., 1975. Hyperventilation: the tip and the iceberg. J Psychosom Res 19, 375–383.

Lum, L.C., 1977. Breathing exercises in the treatment of hyperventilation and chronic anxiety states. Chest Heart and Stroke Journal 2, 6–11.

Magarian, G.J., 1982. Hyperventilation syndromes: infrequently recognized common expressions of anxiety and stress. Medicine 61, 219–236.

Nixon, P., Andrews, J., 1996. A study of anaerobic threshold in chronic fatigue syndrome (CFS). Biol Psychol 43, 264.

Ott, H., Mattle, V., Zimmermann, U.S., et al., 2006. Symptoms of premenstrual syndrome may be caused by hyperventilation. Fertility and Sterility 86 (4), 1001.e17–1001.e19.

Perera, J., 1988. The hazards of heavy breathing. New Scientist 3 Dec 1988, pp 46–49.

Resta, O., Bonfitto, P., Sabato, R., et al., 2004. Prevalence of obstructive sleep apnoea in a sample of obese women: Effect of menopause. Diabetes Nutr Metab 17, 296–303.

Rice, R.L., 1950. Symptom patterns of the hyperventilation syndrome. American J Medicine 8, 691–700.

Ringsdorf, Jr., W.m., Cheraskin, E., 1980. Another look at the 'ideal' serum cholesterol level? Arch Intern Med 140 (4), 580–581.

Seear, M., Wensley, D., West, N., 2005. How accurate is the diagnosis of exercise induced asthma among Vancouver schoolchildren? Arch Dis Child 90, 898–902.

Selye, H., 1952. The story of the

adaptation syndrome. ACTA, Montreal, Canada.

Selye, H., 1980. Stress and holistic medicine. Fam Community Health 3 (2), 85–88.

Sherwood, L., 2006. Fundamentals of Physiology: A Human Perspective, Thomson Brooks/Cole, pp. 12–18.

Slatkovska, L., Jensen, D., Davies, G., et al., 2006. Phasic menstrual cycle effects on the control of breathing in healthy women. Respiratory Physiology & Neurobiology 154 (3), 379–388.

Smith, A., Taylor, C., 2008. Analysis of blood gases and acid-base balance. Surgery 26 (3), 86–90.

Soley, M.H., Shock, N.W., 1938. The aetiology of effort syndrome. American Journal of Medical Science 196, 840.

Studer, R., Danuser, B., Hildebrandt, H., et al., 2011. Hyperventilation complaints in music performance anxiety among classical music students. Journal of Psychosomatic Research, 70 (6), 557–564.

Thomas, M., McKinley, R.K., Freeman, E., et al., 2005. The prevalence of dysfunctional breathing in adults in the community with and without asthma. Prim Care Respir J 14, 78–82.

Timmons, B.H., Ley, R. (Eds.), 1994. Behavioral and psychological approaches to breathing disorders. Plenum, New York, p. 115.

Travell, J., Simons, D., 1992. Myofascial Pain & Dysfunction. Williams & Wilkins, Baltimore. Vol. 2 Lower Body.

Vernon, H.M., 1909. The production of prolonged apnea in man. Journal of Physiology 38, 18.

Wood, P., 1941. Da Costa's syndrome (or effort syndrome). British Medical Journal 1, 767.

장 2.1

역동적 신경근 안정화: 발달 운동학: 호흡 고정관념 및 자세 운동 기능

Pavel Kolar, Alena Kobesova, Petra Valouchova, Petr Bitnar

장목차

발달학적 관점에서의 횡격막 기능 14
발달학적 관점에서 이상적 호흡 패턴의 정의 15
횡격막의 자세와 자세적 기능 17
병리학적 호흡 자세 패턴 21
횡격막의 내장기능 및 괄약근 기능 22
횡격막의 압력 활동과 내부 장기 기능에의 영향 22
내장 운동과 연동운동 22
출산 22
배변 23
구토 23
횡격막의 하부 식도 괄약근으로서의 역할 23
참고문헌 24

호흡은 자세기능과 마찬가지로 모든 생명체의 필수 기능이다. 그러나 호흡이나 인체 자세 패턴에 있어서 이상적인 기능 모델이나 표준에 대한 것은 보편적으로 정의 되지 않는다. 다양한 저자와 과학 논문은 이러한 기본적인 '기능적 표준'을 상당히 다르게 정의한다. Dr. Lewit은 기능은 구조만큼 실제적이며; 생리는 해부와 연관이 있으며; 기능은 구조를 형성하고 구조는 기능을 제공하고, 이상적 기능의 고정관념은 오늘날 해부학적 정상이 정의되는 것처럼 명확하게 정의되지 않는다라고 기술하였다. 특히 임상적 관점에서 주어진 개인의 호흡 패턴이나 자세가 이상적인지 또는 부적절한지를 평가할 수 있는 지에 대한 합의가 없다. 두 명의 숙련된 임상의는 같은 환자를 매우 다르게 평가할 것이다. 그들은 여러가지 다른 추가 검사를 선택하고, 증상의 주요 병인에 대해 다른 의견을 가지며 선택된 치료전략이 상당히 다를 수 있다. 독립적이고 지식이 풍부한 관찰자가 누구의 접근 방식이 올바른지 결정하는 것은 상당히 어려울 것이다.

신경근 안정화(DNS)는 발달 운동학에 기초한 접근법이며 발달적 관점에서 기능적 표준을 정의한다. 많은 포유류와 비교하여 사람은 해부학적으로나 기능적으로 매우 미성숙한 상태로 태어난다–여기에는 중추신경계가 포함된다(Vojta 2004, Vojta & Schweizer 2009). 구조 발달은 불완전하다; 예로, 신생아는 명확하게 척추 만곡이 나타나지 않고(Kapandji 1992, Lord et al. 1995), 종형 흉곽이며(Openshaw et al.1984), 발의 구조가 완전하게 형성되지 않는다(Volpon 1994). 신생아는 미성숙된 중추신경계를 가지고 있어 그 결과 미성숙된 근육기능과 자세 운동, 호흡 및 괄약근 기능이 나타난다. 출생 후, 일련의 자궁 내 발달이 지속되고 수초형성, 시냅스 형성, 세포 사멸 및 신경전달물질 활성화를 포함하는 중추신경계의 성숙화는 이러한 발달의 중요한 측면이다. 특정 수준의 중추신경계 미성숙과 관련하여 건강한 유아는 주어진 연령에 특징적인 자세–운동 패턴을 보여준다(Hermsen–van Wanrooy 2006, Vojta 2005, Vojta & Schweizer 2009). 따라서 운동패턴은 유전적으로 결정되어 있고, 인간에게만 특이적인 것이라 말할 수 있다. 여기에는 중추 신경계 조절 및 해당 기능을 수행하는 해부학적 구조의 질에 의존하는 인간의 호흡 패턴 및 기능적 표준이 포함된다.

기능적 표준은 프로그램의 형태로 중추신경계 내에 부호화되며 병리학적 상태에서 다양한 방식으로 변경된다.

발달학적 관점에서의 횡격막 기능

인간 배아에서 횡격막의 기원은 아마 복직근의(또는 rectus cervicis muscle의 경부) 확장으로 경부에 집중되어 있다. 발달이 되면서 횡격막은 꼬리 쪽으로 하강하며 앞으로 기울어진다. 이 발달은 출생 후에 계속되며 4–6개월 사이에 거의 수평면인 명확한 위치에 이른다.

횡격막의 근육 부분은 늑골부와 횡경각부의 서로 다른 배아 기원을 가지는 두 가지 주요 부분을 가진다(Pickering & Jones 2002). 그들은 서로 다른 유형의 섬유에 의해 형성되고 흉곽과 의도적 운동에 특정한 영향을 미친다; 예로, 구토나 트림을 하는 동안 늑골부 섬유는 활성화되고 식도 주변의 횡경각부섬유는 불활성화 된다(Abe et al. 1993). 등쪽의 식도간막(mesesophagus)과 위간막(mesogastrium)은 횡격막의 괄약근 기능에 중요한 역할을 하는 횡경각부의 발달에 부분적으로 기여한다(langman 1981). 개체발생 발달 중에 횡격막은 초기에 호흡에 참여한다(Murphy & Woodrum 1998). 신생아 발달단계(생후 28일)가 끝나면 횡격막은 자세와 괄약근 기능에 기여하기 시작한다. 자세적 반중력 역할이 발달함에 따라 횡격막의 비호흡적인 기능이 나타난다–엎드린 자세로 있을 때 전완부로 받치고 머리를 들거나 바로 누워서 하지를 매트 위로 들어 올리기 시작한다(Hermsen–van Wanrooy 2006, Vojta 2004, Vojta & Schweizer 2009). 횡격막의 이 결합된 자세–호흡 기능은 몸통의 안정화와 뒤따르는 상 하지의 운동에 있어 중요한 전제조건이다(Hemborg et al. 1985, Hodges & Gandevia 2000a, Hodges & Gandevia 2000b, Kolar et al. 2010).

건강한 신생아의 횡격막은 편평하며 머리 쪽으로 위치한다(Devlieger et al 1991); 가슴은 짧고 원추형이다(Openshaw et al. 1984). 후방 늑골각은 가시 돌기의 앞쪽에 있으며 극상돌기 및 횡돌기는 모두 명확한 형태를 갖고 있지 않다. 횡돌기는 나이가 들면서 후하방으로 각형성을 보이며 흉추 아래로 이동한다. 그에 따라서 후관절도 각을 형성한다(Lord et al. 1995). 경정맥과 칼돌기사이의 거리 및 칼돌기와 치골 결합부의 거리는 성인과 다르다. 신생아는 '짧은' 가슴과 '긴' 복부를 가지고 있다. 신생아의 흉곽은 흉선에 의해 제한되고 횡격막의 움직임은 큰 간에 의해 제한된다. 횡격막의 활동에 의해서 호흡의 움직임만 나타난다; 아직 자세 및 괄약근 기능에 참여하지 않는다(Murphy & Woodrum 1998).

신생아 단계가 끝나면 중추신경계의 성숙과 함께 근육 공동–활성화가 발생한다. 주동근과 길항근의 동시적이면서 균형적인 활성은 중력장 내에서 능동적 신체 자세를 허용한다. 유아는 더 이상 매트 위에 수동적으로 누워 있지 않고, 머리와 팔을 매트위로 들어 올리기 시작하여 안정화와 평형 기능이 발달한다(Hermsen–van Wanrooy 2006, Vojta 2004, Vojta & Schweizer 2009).

횡격막, 복부, 등 및 골반 근육의 동시적이며 대칭적인 공동–활성화는 호흡 패턴과 안정화 기능 사이의 상호 연결을 하게 해준다(Hodges et al 2007, Hodges & Gandevia 2000a, Kolar et al. 2009). 이 결합된 근육 기능은 비교적 까다로우며 완벽한 운동 제어가 가능한 건강한 중추신경계에서만 가능하다(Assaiante et al. 2005, Hodges & Gandevia 2000a). 중추 신경계의 장애는 호흡 패턴을 포함한 운동패턴에 결손을 가져올 뿐만 아니라 구조적인 기형의 원인이 된다(Koman et al. 2004). 중추 신경계 발달에 장애가 있는 아이는 결코 이상적인 골격 구조를 가지지 못한다.

중앙 운동 프로그램은 성장판에 유의한 영향을 미치는 근육을 조정한다. 만약 근육 기능이 균형을 이루고 성장판 영역에서 대칭적인 당김을 보장한다면 해부학적 발달은 적절할 것이다. 개체 발생 동안 근육의 불균형은 골격 발달의 이상적이지 못한 결과를 가져온다. 극단적인 경우에서(예로, 뇌성 마비) 다양한 기형들이 사지 관절(예로, 외반고 antetorta neurogenes)과 흉곽에서 관찰 될 수 있다(koman et al. 2004). 호흡 기능은 이상적이지 못한 중추신경계 조절과 척추, 늑골, 쇄골 및 다른 구조물의 비정상적인 형태와 위치로 인해 조정될 것이다.

생리적으로 정상적인 상황에서 생후 3개월에는 근육 시너지의 안정화 정도가 증가하고 경추와 흉추가 똑바르게 되고 하부 가슴 호흡의 발달이 시작한다. 4½개월에는 말단기능의 분화가 지지 및 주먹쥐기 움직임(움켜잡기)의 형성으로 나타나고 몸통과 복강의 근육의 분화 기능이 계속된다. 아이는 지지를 위해 하나의 상지와 하지를 사용하기 시작하고 손을 움켜잡는 동작을 위해 반대 쪽의 상지와 하지를 사용하기 시작한다. 이러한 분화 기능은 능동적인 움켜잡기를 가능하게 하고 후에 기기와 보행을 가능하게 한다(Hermsen-van Wanrooy 2006, Vojta 2004).

몸통 근육은 이러한 운동패턴의 틀 안에서 사지의 기능을 위한 지지 기반 역할을 해야 한다. 복강 내압의 조절을 통해서 척추 안정화에 기여하며 동시에 호흡기능을 보장하고 다른 내장 기능에 영향을 준다(음식물 섭취, 연동운동, 배변, 구토 등). 4½개월 영아는 또한 발성과 함께 호흡을 조율하기 시작한다.

6개월에는 늑골 호흡이 완전히 확립된다. 횡격막의 요추부분의 결합된 활동이 발달하는 동안 아이가 손바닥과 근위 대퇴부로 지지할 때 하방으로 당겨지는 장요근의 근위 삽입부를 호흡 중에 동시에 안정화 시켜야 한다. 신생아에서 식도의 횡문근과 평활근의 조절 기전은 또한 불완전하게 발달하여, 신생아와 영아에서 역류기전에 관여한다.(Staiano et al. 2007). 식도와 횡격막의 결합된 괄약근 기능은 생후 6개월 동안 완전히 성숙된다.

발달학적 관점에서 이상적 호흡 패턴의 정의

흉곽의 운동 기능은 호흡과 자세(안정화) 기능에 중요하다. 두 가지 유형의 흉부 운동으로 구별된다. 첫 번째는 척추의 움직임과 관련이 있으며, 두 번째는 척추의 움직임에 독립적으로 늑골척추관절에서 일어난다. 이러한 움직임의 임상적 구분은 호흡과 안정화 기능의 질을 평가하는데 중요한 역할을 한다.

척추가 굴곡하면서 늑골은 하강하고 늑간 공간은 좁아진다. 척추가 신전하면서 모든 과정이 역으로 일어나고 흉부의 위치는 머리 쪽을 향한다. 흉곽은 또한 흉부 회전시에도 움직인다(Kapandji 1992). 생리적으로 정상인 상황에서 흉부는 흉추에 대하여 독립적으로 움직여야 하고 그 반대도 같다. 예로, 흉추 분절은 흉부의 움직임 없이 펴지게 된다. 이러한 기능의 장애는 현저한 운동학이나 운동병리학적 의미를 갖는다. 이러한 움직임 또는 흉부의 중립적인 하부정렬과 동시적인 척추의 바로 펴짐은 늑곡척추관절 또는 늑골의 움직임에 달려 있다. 건강 상태가 좋을 때, 이 자세는 4½ 개월의 유아에서 조기에 관찰된다.

호흡을 하는 동안 늑골은 늑골 머리의 중앙으로부터 비스듬하게 이어지는 늑골 횡돌기 관절에 등쪽, 가쪽으로의 축을 따라서 상승과 하강을 한다(Kapandji 1992). 늑골은 또한 몸통 안정화 동안 근육의 활성과 함께 움직인다; 그러므로 호흡에 독립적이다.

위쪽 7쌍의 늑골은 앞쪽으로 연골에 의해 흉골과 부착되어 있어, 그들의 움직임은 항상 흉골의 움직임에 연결되어 있다. 정상적인 패턴에서 흉골은 전방으로 움직이고(그림 2.1.1A), 보조(상부 가슴)호흡 패턴이 관찰될 때는 흉골이 머리 쪽으로 움직인다(그림 2.1.1B).

횡격막과 늑간근육의 활성화와 함께 흉부는 앞쪽으로 동시에 늑골 만곡의 결과로 외측으로 확장된다. 운동하는 동안 하부 늑골의 '외측' 개방은 횡격막의 수축과 내부 장기에 대한 횡격막의 압력으로 인해 두드러진다(그림2.1.2). 호흡과 안정화 움직임은 흉골병과 첫 번째 늑골에서는 작고, 가장 긴 7–8번째 늑골 영역에서는 가장 크다. 생리적으로 정상적인 패턴에서는 흉골은 전후방으로 움직이고(그림 2.1.1A) 이는 흉쇄관절의 회전에 의해 일어난다. 비생리학적 호흡 패턴에서는 주로 흉골의 수직 움직임이 일어나고, 흉쇄관절에서의 움직임은 견쇄관절에서의 움직임으로 대체되어 호흡하는 동안이나 자세적 안정화 중에 일어난다. 이것은 쇄골의 위치를 바꿔서 좀더 수평이 된다. 이러한 상황은 주로 보조 근육이 우세하여, 특히 단축되어 있을 때 흉부의 부적절한 배치로 인해 나타난다.

따라서 흉부의 초기 정렬은 생리학적으로 균형 잡힌 호흡과 몸통의 안정화를 위해 필수적이다. 호흡과 안정화가 과도한 보조 근육(예로, 흉쇄유돌근, 사각근, 흉

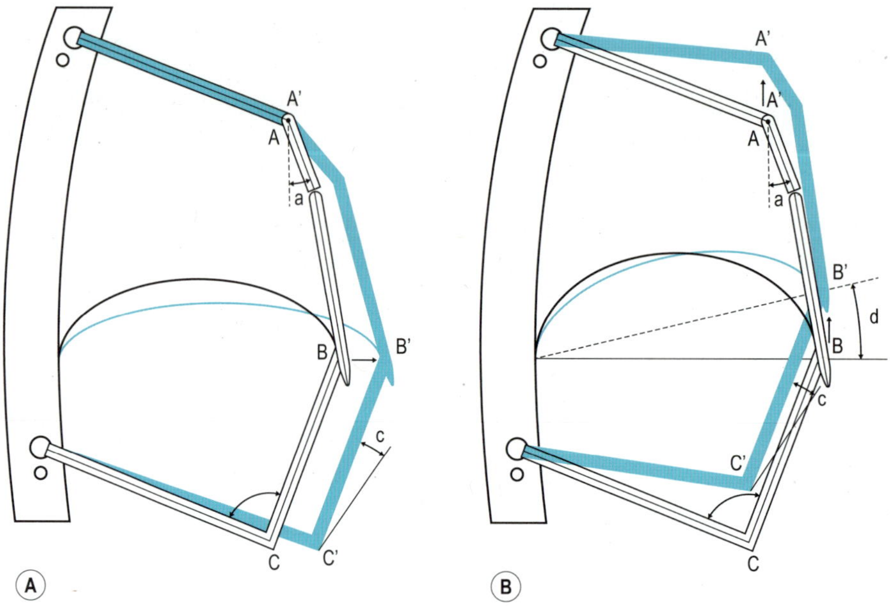

그림 2.1.1 **A** 최적의 '횡격막' 호흡: 횡단면에서의 늑골의 위치는 호흡 주기 동안 거의 동일하게 유지된다; 늑간 공간 및 하부 흉강의 넓어짐(C–C' 거리); 흉골의 움직임은 주로 전 후방이다(B–B'거리, a' angle); 흡기와 함께 횡격막은 시상면에서의 위치는 유지한 채 아래로 하강하며 편평해진다. **B** 보조 호흡 패턴: 매 호흡마다 전체 흉부가 머리 쪽으로 움직인다(A–A'거리, B–B', C–C'거리); 하부 가슴과 늑간 공간의 불충분한 확장(C–C' 거리) 및 칼돌기의 머리 쪽 움직임(B–B'거리); 횡격막의 움직임은 작고 흉부가 횡격막을 들어올려 이상적인 편평한 모양이 아닌 비스듬한 자세가('d' angle) 된다.

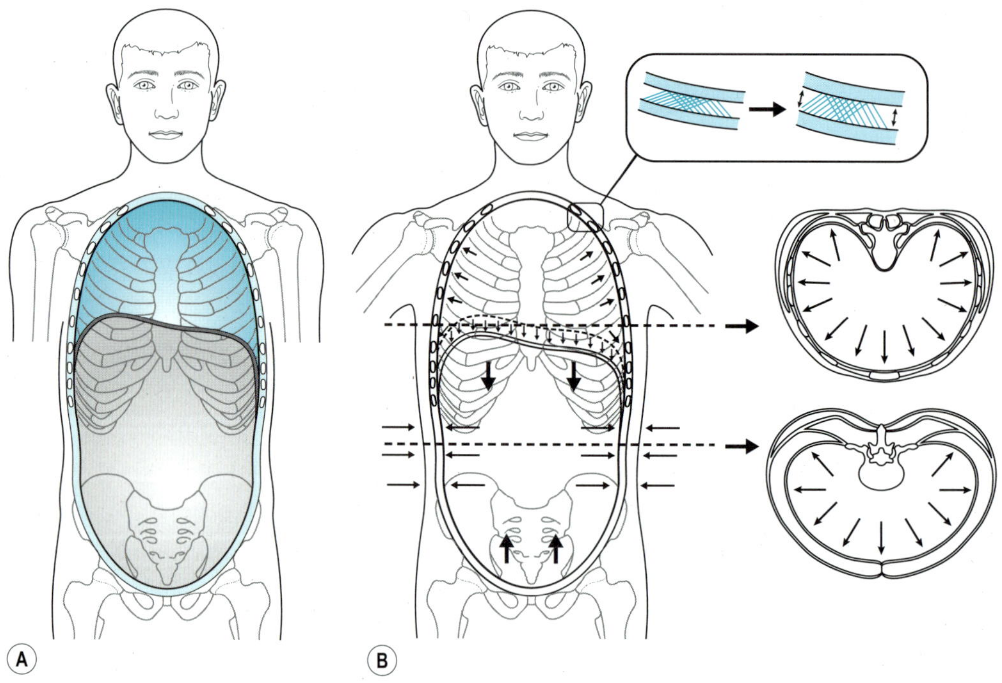

그림 2.1.2 운동이나 자세 활동 중 구심성 활성이 되는 횡격막과 골반저근을 제외하고 안정화 근육의 원심성 활성이 일어난다. 횡격막은 꼬리 쪽 방향으로 하강하여 위에서 복강내 장기를 압박하고 골반저근은 이에 대항하여 활성화된다; 가슴과 복벽의 근육은 벨트처럼 원심성으로 활성화되고, 따라서 복강 내압은 증가하여 척추를 안정화 시킨다. 휴식 상태(**A**)와 운동/자세 작업(**B**)을 비교해보면 가슴과 복강은 앞쪽, 뒤쪽, 외측의 방향으로 비례적으로 확장한다.

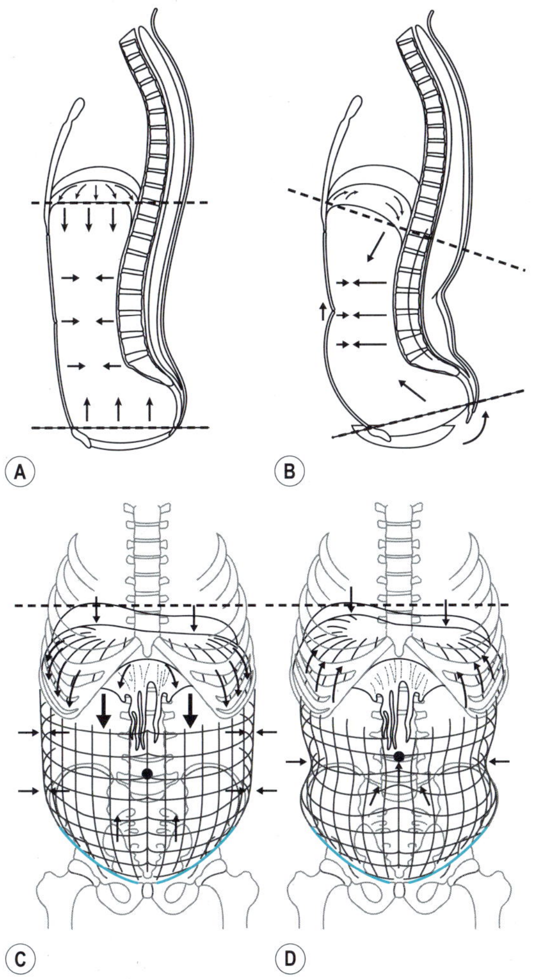

그림 2.1.3 A, C 횡격막과 복부 근육 및 골반저근의 생리적으로 균형잡힌 조정. A 횡격막과 골반저근 사이의 올바른 정렬–축은 거의 수평면이고 평행하다. C 자세적 활동 동안 복강은 확장하고 횡격막의 늑골 부착부는 안정화 되고(작은 화살표), 중심건은 하강한다(큰 화살표). B, D 횡격막과 복부 근육 및 골반저근의 병리적인 조정. B 자세적 장애의 흔한 형태: 골반의 전방 기울기, 가슴의 머리 쪽 '흡기'자세, 비스듬한 횡격막과 골반 축: 이러한 잘못된 위치는 이상적인 자세 조정과 복강 내 압력조절을 못하게 하고, 그 결과 척추 기립근의 대체적인 과활성을 일으킨다. D 자세 활동 중 비 정상적인 근육 조정: 복벽의 '움푹 꺼짐', 횡격막의 늑골 부착부는 안정화되지 않고, 횡격막의 반전 기능(화살표), 중심건은 머리 쪽 위치에 남아있다.

근)(Lewit 2010)의 활성화 없이 일어나는 중립자세는 개개인에서 다양하게 나타날 수 있지만, 흉추는 바로 서고 쇄골이 수평면에 대해 25~30°의 각을 이루는 흉부의 정렬로 간주된다(Todd 1912).

흉곽의 정렬은 이상적으로 골반의 위치와 일치해야 한다(그림 2.1.3A, 2.1.3C). 추측컨대 흉추가 똑바로 서 있을 때 흉곽은 골반에 평행하게 놓이며, 횡격막의 중심 건은 수평면에 있다는 것이다. 흉부의 이러한 정렬은 횡격막의 중심 건이 골반저근에 대해 피스톤 처럼 꼬리 방향으로 움직이게 해준다(그림 2.1.3A, 2.1.3C). 발달학적 관점에서 이러한 조화와 위에 언급한 골반과 흉부의 정렬은 4½ 개월의 유아에서 이미 보장되어야 한다. 이것은 사지의 운동기능에 기본 전제조건인 흉부, 척추 및 골반의 시상면에서의 안정화가 완료되는 시기이다. 나중 단계에서 아이가 네발기기, 앉기 및 서기 자세를 이룰 때 아이는 위에 언급한 이상적 호흡 패턴을 사용하고, 운동하는 동안 동일한 안정화 근육의 공동– 활성화 및 척추가 똑바로 서있는 동안 골반과 흉부 사이의 동일한 상호 정렬을 활성화 한다.

횡격막의 자세와 자세적 기능

횡격막의 기능은 주로 호흡이나 대사와 같은 생체 기능의 관점에서 분석되었다. 횡격막의 자세 기능에 초점을 맞춘 연구는 훨씬 적다(Hodges & Gandevia 2000a, Hodges & Gandevia 2000b, Kolar et al. 2009, Kolar et al. 2012). 자세의 맥락에서 한 저자는 대칭(균형)의 관점에서 횡격막의 기능을 분석하고(Caron et al. 2004), 다른 저자는 서있는 상태나(Butler et al. 2001, Caron et al. 2004), 앉은 상태(Takazakura et al. 2004)에서의 평가에 초점을 맞춘다. 그러나 자세란 용어는 훨씬 광범위하다.

자세는 중력이 가장 큰 영향을 미치는 외부적 힘의 작용에 대한 신체 분절의 능동적 유지로 이해된다. 그러나 자세는 서있거나 앉은 자세와 동의어가 아니며 특히 운동에서 모든 움직임과 같은 모든 자세의(예로, 엎드린 자세에서 유아의 똑바른 머리자세나 바로 누운 자세에서 하지를 중력에 대항하여 들어올리는 것) 구성요소를 말한다. 자세는 운동의 주요 전제 조건이다. Sherrington은 다음과 같이 서술했다:'자세는 그림자 같이 움직임을 따른다'(Sherrington 1931). 만약 움직임이 단계로 나뉘어지면, 주어진 동작의 짧은 시간 분절이 얻어지거나 또는 자세로부터 파생되는 '고정 위상'

(Janda 1972)을 얻을 수 있다. 여기에는 움직임의 구성요소인 정적 자세에서의 관절 정렬이 포함된다.

자세적 안정화는 중력장 내에서 그리고 외부적 힘에 대항하여 중추 신경계에 의해 조절되는 신체 분절의 능동적(근육) 유지이다. 정적인 상황에서(예로, 앉거나 서기) 근육 활동을 통해 관련된 관절의 안정성이 보장된다. 이 안정성은 주어진 위치에서 중력에 대한 저항을 허용한다. 그러나 자세적 안정화는 모든 움직임의 구성요소이다. 힘 생성을 필요로 하는 신체 부위가 움직일 때(예로, 물건을 들어 올리거나 들고 있을 때, 저항에 대한 또는 저항 없이 사지의 움직임, 밀어내는 노력, 공 던지기) 저항을 극복하기 위해 필요한 수축성 근육의 힘이 항상 생성된다. 그런 다음 인체 내의 분절 풀리 시스템(pulley system)으로 힘이 전달되어 전체 근육 내의 반응성 근육 힘을 유도한다. 이 반응의 생물학적 목적은 가장 안정적인 'punctum fixum(고정점)'을 달성하고 관절 부분이 외부 힘에 저항하도록 하며 개별적인 운동 분절(관절)을 이행하는 것이다. 분절 사이의 상호 연결 강도는 어느정도 변경 될 수 있으며 이 체인의 여러 해부학적 분절은 하나의 유닛으로 상호연결 될 수 있다. 상호 연결의 원하는 강도는 작용근, 길항근 및 다른 근육군의 조율된 활성에 의해 달성된다. 움직임을 위해서는 몸통은 안정화될 필요가 있고, 동시에 사지의 관절에 충분한 움직임의 자유가 허용되어야 한다. 이러한 목표를 달성하기 위해서는 구심성, 등척성, 특히 원심성 근육 활성의 조율이 필요하다.

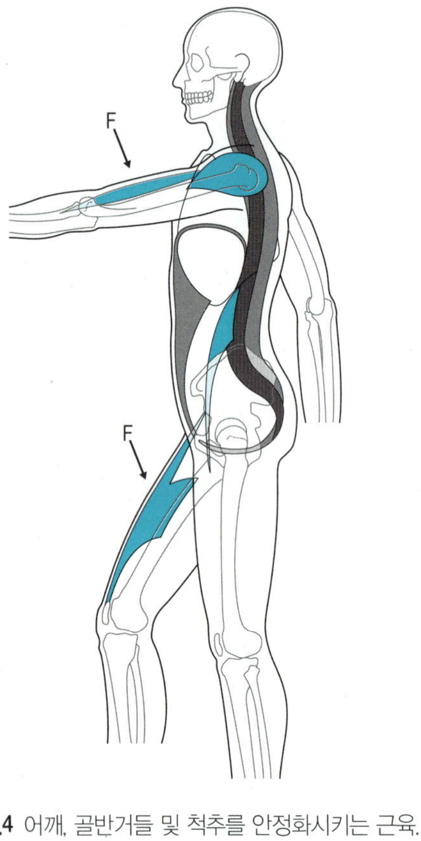

그림 2.1.4 어깨, 골반거들 및 척추를 안정화시키는 근육. 정상적인 생리학적 상태에서 안정화 근육: 회색으로 표시–횡격막, 골반저근, 복벽 및 척추 신전근의 모든 영역–안정적인 기반을 구축하기 위해 의도적인 움직임(예로, 고관절 굴곡은 파란색으로 표시된 근육에 의해 이루어짐: 장요근, 대퇴직근, 봉공근)에 앞서 자동으로 활성화됨('feed-forward mechanism'). 정상인의 경우, 몸통(회색) 근육의 안정화 기능은 고관절 굴곡 동안 요추 분절의 전단력을 조절한다. 경부와 상부 흉부의 안정화를 위해 목의 심부 굴곡근과 척추 신전근 사이의 균형 잡힌 활동이 필요하다. F, 힘(중력이나 다른 힘에 대항하는 사지 활동).

주어진 움직임을 수행하는 근육의 부착 부위의 안정화 없이는 의도적인 움직임(사지 포함)은 실행할 수 없다(즉 움직임을 수행하는 근육이 부착되는 분절은 안정화를 필요로 한다). 예를 들어, 고관절 굴곡은 척추와 골반의 안정화가 없으면 수행될 수 없다. 안정된 척추와 골반은 고관절 굴곡건의(대퇴직근, 장요근, 봉공근) 안정화를 보장하고(그림 2.1.4) 이런 방식으로 분절이 움직임 중에 과도하게 쓰이지 않도록 보호한다(Kolar et al. 2010, Kolar et al 2012).

분절에서의 움직임은(이 경우 고관절) 굴곡근이 부착되는 영역의 움직임을 예방하는 척추 신전근, 복부 근육, 횡격막, 골반저근 등을 포함한다. 안정화 근육의 활동은 삽입부위와 관련된 다른 근육의 활동을 생성한다. 이 근육들은 다른 분절에서 안정화를 보장한다. 이 메커니즘은 움직임 동안 전체 몸통의 기능적으로 상호 연결된 안정화를 유도한다. 분절 안정화는 생체역학적으로 상호 연결되어 있으며 중추신경계에 의해 조절되는 근육활동의 조율에 달려있다. 개체 발생학적인 관점에서, 이러한 원칙은 이미 5개월에 완전히 활용된다. 생후 몇 개월 이내에 형성되는 몸통 안정화의 조정이나 안정화 근육 조율의 질은 남은 생애 동안 사용된다. 따라서 초기의 발생론적 발달이 초기부터 병리학적 패턴이 부호화된 것보다는 이상적인 패턴으로 발생하는 것이 필수적이다.

각 운동에 동반되는 호흡은 또한 자세적 기능에 영향을 준다. 호흡 움직임은 자세기능에 필수적인 구성요소이다. 호흡은 신체의 자세에 영향을 줄 뿐만 아니라 호흡의 리드미컬한 활동을 통해 뉴런의 흥분성에도 영향을 미친다(Rekling et al 2000). 몇 가지 예외를 제외하고는 흡기는 대부분의 근육의 흥분을 유발하고 호기는 억제를 시킨다. 이러한 발견은 재활 치료에 종종 사용된다(Lewit 2010).

물건을 들어 올릴 때 횡격막이 경직성(tonically)으로 활성화 된다는 것은 경험적으로 발견되어 후에 실험을 통해 증명되었다(Hemborg et al 1985). 운동학 관점에서 횡격막이 상지나 하지 근육의 활성(또는 어떤 운동)에 앞서 수축한다는 것은 중요하다. 다양한 저자(Hodges et al 1997, Kolar, et al 2012)는 사지의 실제 움직임 이전에 골반과 요추의 안정화가 보장된다고 서술한다. 중추신경계는 의도적인 움직임을 예상하고 원하는 결과를 얻기 위해 신체를 자동으로 위치시켜야 한다.

Hodges and Gandevia (2000a)는 상지를 번갈아 움직이는 동안 견갑대의 근육과 횡격막의 근전도 활동을 관찰했다. 횡격막의 근전도 활동은 호흡 주기의 고려 없이 호기가 포함된 상태에서 상지의 움직임에 비해 20ms 전에 일어났다. 그 결과 횡격막은 짧아지고(초음파로 표시됨), 경횡격막 압력 Pdi(흉막 내 압력과 복강 내 압력의 차이)은 증가한다. 이러한 근육의 시너지 효과는 몸통을 안정화시키고 모든 움직임의 전제조건인 기초를 형성한다(Hodges et al 1997).

안정화 기능은 거의 모든 움직임에 통합되어 있기 때문에 내부적 힘의 영향은 그 양과 현저히 정형화된 반복에 의해서 인식된다. 만약 비생리학적이고 불균형적 부하가 가해지면 형태학적 변화를 포함한 문제가 발생하는 것은 단지 시간 문제일 뿐이다. 또한 목표로 하는 움직임이 자유롭게 제어되는 동안, 반응성 안정화 기능은 자각 없이 자발적으로 자동 제어 되는 것이 중요하다. 여러 연구에서 횡격막, 복횡근, 골반저근 및 다열근이 자세적 활동 중에 조율된 시너지 효과를 보고했다(Hodges & Gandevia 2000b). 그러나 이 시너지 효과는 완전한 수의적 통제나 수정이 가능하지 않다. 따라서 중추신경계에 의해서 조절되는 횡격막이 자세 제어를 보장한다. 횡격막 신경의 모터 뉴런의 활동은 횡격막이 동시적으로 호흡뿐만 아니라 신체 안정화 및 다른 비호흡적 행동에 기여하는 방식으로 구성된다(Mantilla & Sieck 2008).

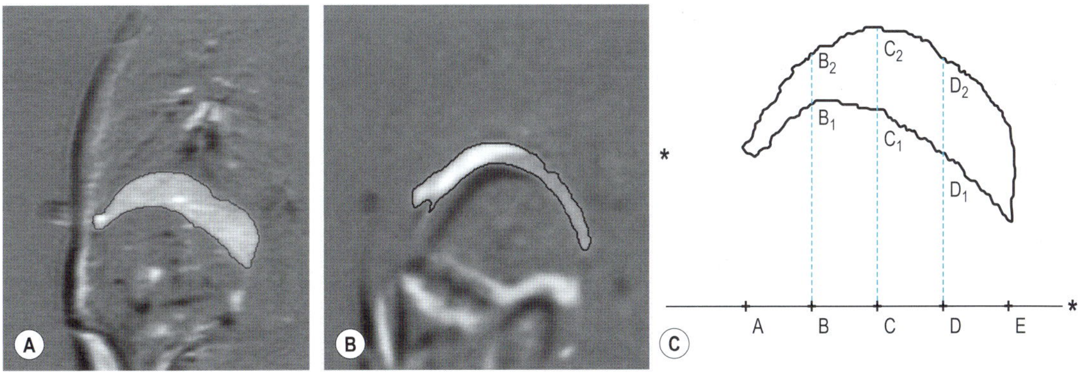

그림 2.1.5 **A** 자기 공명영상에서 추출한 건강한 사람에서 정상 호흡을 하는 동안 가장 꼬리 쪽(흡기) 및 머리 쪽(호기)의 횡격막 위치에서 횡격막의 움직임 영상. **B** 자기 공명영상에서 추출한 만성 요통 환자에서 정상 호흡을 하는 동안 가장 꼬리 쪽(흡기) 및 머리 쪽(호기)의 횡격막 위치에서 횡격막의 움직임 영상. 건강한 사람과 비교했을 때 횡격막의 좀 더 머리 쪽 위치 및 돔 형태에 유의하라. **C** 횡격막의 움직임을 계산하기 위한 세 개의 횡격막 지점(B, C 및 D)에 대한 개략도. 다음 6개의 거리(mm로 표시)는 수평 기준선과 흡기와 호기 각각의 횡격막 위치 사이의 거리를 측정하여 얻어졌다. 횡격막 이동 지점: B_1에서 D_1은 자기 공명 영상으로부터 얻어진 흡기 시 횡격막의 위치; B2에서 D2는 각각의 자기 공명영상으로부터 얻어진 호기 시 횡격막의 위치. 흡기 시 횡격막의 위치는 점 B_1, C_1 및 D_1에 의해 지정된다. 호기 시 횡격막의 위치는 점 B_2, C_2및 D_2에 의해 지정된다. 전체 횡격막의 움직임은 점 B1에서 B_2, C_1에서 C_2 및 D_1에서 D_2를 따라 하부에서 상부 곡선까지의 거리로 지정된다. *Reproduced with permission from: Kolář P, Šulc J, Kyncl M, et al. Postural function of the diaphragm in persons with and without chronic low back pain. J Orthop Sports Phys Ther 2012;42(4):352–362. Epub 21 December 2011. doi:10.2519/jospt. 2012. 3830.*

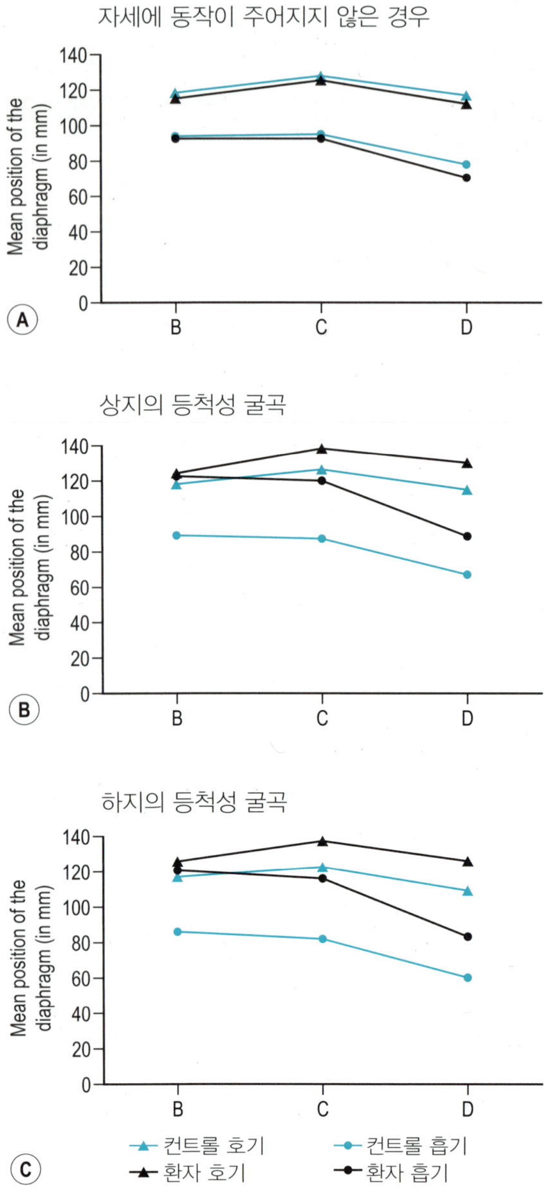

그림 2.1.6 **A** 환자군과 대조군에서 정상 호흡 동안 횡격막의 호기와 흡기 시 위치. 횡격막의 위치와 형태는 모든 군에서 유사하다. (그래프 상에서 B, C, D 지점은 그림 2.1.5C의 지점과 대응한다). **B** 환자와 대조군에서 상지의 등척성 굴곡을 하면서 호흡을 하는 동안 횡격막의 흡기와 호기 시 위치. 환자군에서 횡격막의 더 높은 위치(더 머리 쪽)와 감소된 횡격막의 움직임에 대해 유의하라(검은색 선이 파란색 선보다 더 높이 위치하고 검은색 사이의 거리가 파란색 사이의 거리보다 작다). 또한 환자군에서 중간–후방 부위의 횡격막에 가파른 경사가 나타난다. **C** 환자군과 대조군에서 하지의 등척성 굴곡을 하면서 평상 호흡을 하는 동안 횡격막의 흡기와 호기 시 위치. 하지 운동 중 환자군에서 횡격막 후방 부위(요추부분)의 머리 쪽 위치와 감소된 횡격막 움직임 및 가파른 경사도가 더욱 두드러지게 나타난다. *Reproduced with permission from: Kolar P, Sulc J, Kyncl M, et al. Postural function of the diaphragm in persons with and without chronic low back pain. Orthop Sports Phys Ther. 2012 Apr;42(4):352–62. Epub 2011 Dec 21.*

횡격막의 운동 활동은 세 가지 구성요소를 가지고 있다: 긴장성(tonic), 호흡 주기에 따라 조율되는 위상성(phasic) 및 몸통 또는 사지의 움직임에 따라 조율되는 위상성(Hodges & Gandevia, 2000a). 횡격막의 천장 부위는 흡기 동안, 몸통의 자세 안정화 기능 또는 호흡과 무관하게 편평해진다(그림 2.1.3C). 편평해지는 정도는 호흡 패턴과 자세 기능의 질에 달려 있다(Kolar et al 2012)(그림 2.1.5, 그림 2.1.6).

생리학적으로 정상인 상황에서 호흡과 관련된 자세 활동 동안 횡격막의 움직임 및 편평해짐은 휴식 시 호흡과 비교하여 더욱 두드러진다(Kolar et al 2010). 흡기와 자세 움직임 동안 횡격막의 꼬리 쪽 하강 및 편평해짐은 내부 장기에 대한 압력을 증가시키고(피스톤처럼 작용하여) 증가된 복강 내압은 복부와 골반저근에 작용한다. 복부 근육의 활성은 횡격막의 늑골 부착부위를 안정화시킨다(그림, 2.1.2B, 그림 2.1.3A 및 그림 2.1.3C 참조).

흡기 및 자세 활동 동안에 복벽의 원심성 확장이 일어나 복벽과 흉벽의 부피가 증가한다(그림 2.1.2). 복벽이 적절하게 확장되면, 복벽의 부피는 등척성으로 유지된다. 이상적인 상황에서 '원심–등척' 근육 활성은 발휘된 근육 작업의 정도와 움직임에 대한 요구에 비례된다. 만약 보다 큰 근육 활동이 필요하다면 횡격막은 편평해진다; 그러나 호흡 중 횡격막의 움직임은 더 작다. 따라서 이러한 상황에서 횡격막은 자세기능에 치우친 것이다. 중요한 움직임을 하는 동안에는 보통 자세 안정화를 증가시키기 위해 호흡을 중지하고 횡격막은 안정화 기능을 위해 1차적으로 활성화 된다.

횡격막 천장(dome)부위의 편평해짐은 흉곽과 복강의 부피와 모양을 변화시킨다. 흉곽은 앞쪽으로 확장되며 늑골 만곡에 의해 외측으로도 확장된다(그림 2.1.2). 정상적인 움직임 동안 흉골은 흉늑관절에서 일어나는 움직임에 의해 앞쪽으로 움직인다(그림2.1.1A). 복강

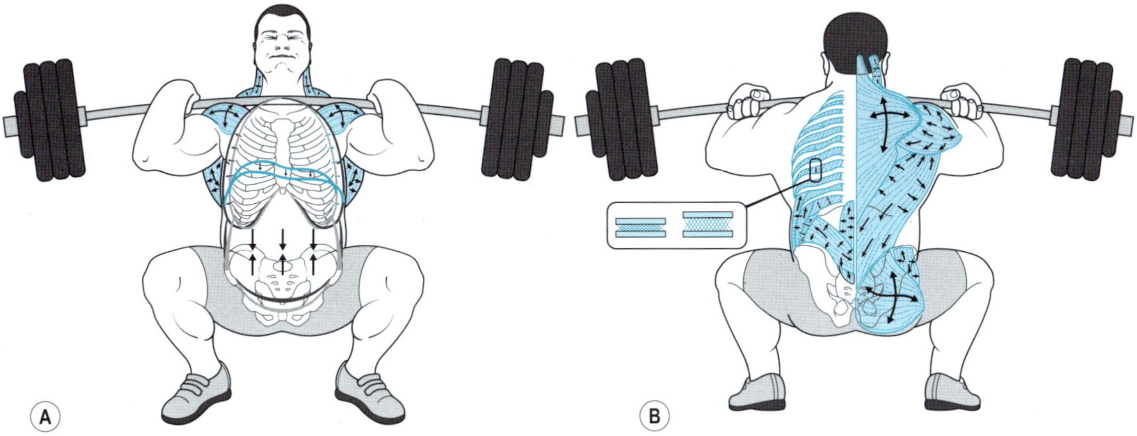

그림 2.1.7 자세 활동 동안 안정화 근육의 원심성 활동. 타이밍이 중요하다: 안정화 근육은 처음에는 원심성으로 움직여 몸통의 부피를 확장시키고, 그 후 안정화 활동을 등척성으로(또는 구심성으로) 유지해야 한다. 단지 횡격막과 골반저근만 시작부터 구심성으로 활성화 된다.

내 내용물은 압박 받지 않는다(대략 100~300ml의 공기는 제외). 이것은 횡격막의 흡기 또는 자세 활동 중에 복강 내 장기가 꼬리 쪽으로 움직이고 복벽이 원통 형태로 모든 방향으로 팽창한다는 것을 의미한다. 이것은 흉곽에 부착되는 모든 근육과 복벽 근육의 동기화된 원심성 활성을 필요로 한다(그림 2.1.2B, 그림2.1.3A 및 그림2.1.3C 참조). 단지 골반저근과 횡격막이 복강 내 내용물에 대해 구심성으로 작용한다.

횡격막의 천장 부위의 편평해짐과 연관된 정상 흡기와 안정화 동안, 흉근, 사각근, 흉쇄유돌근, 모든 복부 근육, 요방형근, 척추 신전근 및 고관절 외회전근은 그들의 원심성 활성을 통해 가슴, 복부, 및 골반 강의 확장을 수용해야 한다(그림2.1.7). 횡격막의 천장부위가 이 공간의 원심성 활동과 함께 완전히 편평해지면, 이러한 근육들의 등척성 또는 안정화 수축이 일어나 사지의 움직임을 허용한다. 흉부와 골반에 부착되는 근육의 원심성 활동은 그들의 흥분성을 증가시킨다. 이것은 몸통의 보다 큰 안정화 힘을 허용한다. 이러한 패턴은 역도, 스모, 레슬러, 사무라이 파이터 및 최대의 힘을 생산해야 하는 다른 운동선수 뿐만 아니라 수행 중 기술적 정확도를 필요로 하는 운동선수에서 매우 분명하다. 서술된 안정화 근육의 협응의 질은 과부하 및 이차 척추성 통증 증후군의 발병의 예방에 필수적이다. 유사한 자세 호흡 패턴은 Vojta's reflex locomotion 동안 나타날 수 있으며 또한 생리학적으로 정상적인 생후 4개월에서도 관찰될 수 있다(Vojta & Schweizer 2009).

병리학적 호흡 자세 패턴

비 호흡적인 또는 제한된 자세 활동 동안 횡격막은 전형적인 형태로 모양을 변화시키지 않는다. 횡격막은 수축하고 편평해지지만, 균일하지 않다(횡격막이 하나의 근육으로 활성화 되지 않고 각각의 부분이 다른 시간대에 활성화 된다). 이러한 패턴은 건강한 사람과 만성적인 요통을 가진 환자에서 다르게 나타난다. 동적 자기 공명영상은 건강한 사람과 비교했을 때 만성적인 요통을 가진 환자나 비정상적인 요추의 형태학적 소견을 가진 환자에서 횡격막의 요추 부분이 더 크게 편평해지는 것을 보여준다(Kolar et al 2012)(그림 2.1.5와 2.1.6 참조).

임상 경험으로부터 횡격막의 호흡 움직임 및 비 호흡 움직임의 범위에 뚜렷한 개인차이가 존재하는 것으로 알려져 있다. 몸통 안정화 동안 횡격막을 수축하는 능력이 충분하지 않은 사람은 요통의 위험이 크다(O'Sullivan et al 2002). 자세 안정화 동안 척추에 작용하는 내부 근육의 힘의 불균형의 결과로 생긴 만성적인 비정상적 부하가 주된 이유로 보인다.

자세적 활동 동안 횡격막의 천정(dome)부위는 더 작게 편평해지고, 또한 횡격막 활성의 불균형은 횡격막의 불충분한 안정화의 주된 구성요소로 보인다(Boyle et al 2010). 이러한 상황에서 횡격막은 피스톤으로서 기능을 상실한다(그림 2.1.3B 와 2.1.3D 참조). 횡격막의 작은 편평해짐에 대한 이유는 횡격막의 약화이며 이는 만성 요통 환자에서 흡기 동안의 최대 호흡근 강도 측정, 근육 내 조정 장애 또는 횡격막과 다른 자세-호흡 근육의 비정상적 조율로 입증되었다(Kolar et al 2012, Boyle et al 2010).

병리학적 상황에서(그림 2.1.3B 및 2.1.3D참조), 자세적 활동 동안 횡격막의 중심건은 고정되고 하부 늑골의 안정화는 이루어지지 않는 횡격막의 역(역설적인)기능이 관찰 될 수 있다. 횡격막이 활성화되는 동안, 횡격막의 늑골 부착 부위에서의 신장으로 인해 하부 늑골은 머리 쪽으로 상승하고 늑간 공간은 좁아진다.

흉골을 통해 머리 쪽으로의 움직임은 보조 흡기 근육의 활성으로 인해 상승되는 상부 늑골로 전달된다(그림 2.1.1B). 이러한 사람에서 하부 흉추와 상부 요추의 척추 주위근의 비대가 관찰될 수 있는데, 이는 횡격막의 불충분한 자세 기능에 대한 보상기전으로 과활성되는 부분이다. 또한 이러한 사람에서 횡격막의 자세 활동은 주로 활용되는 요추 부분에서 불균형을 보인다(그림 2.1.6). 비정상적인 자세 기능은 항상 비정상적인 호흡 패턴과 밀접한 연관이 있다. 흡기 동안 흉곽의 외측 늑간 공간이 안쪽으로 들어가는 것과 함께 머리 쪽으로의 상승은 전형적인 병리학적 움직임이다(그림 2.1.3D)

횡격막의 내장기능 및 괄약근 기능

횡격막의 내장기능 및 괄약근 기능은 부가적인 것이며 종종 잊혀지는 횡격막의 기능이다. 횡격막은 내부 장기에 두 가지 중요한 방법으로 영향을 미친다; 첫 번째는 위에 기술한 바와 같이 호흡 및 자세 기능에서 내부 장기에 대한 횡격막의 압박 동안 영향을 미치는 것이고, 두 번째는 하부 식도 괄약근과 함께 횡격막이 작용하는 동안 영향을 미치는 것이다. 횡격막은 진정한 내장근이며, 특히 늑골 부분이 그러하다. 이 부분은 식도 주변의 고리모양 근육과 같이 양서류에서 계통발생학적으로 발달한다. 진화하는 동안, 이 근육조직은 발달하는 횡격막과 합쳐져 횡격막의 늑골 부분을 형성한다. 이것은 늑골 부분이 식도 구조물, 특히 mesesophagus로 부터 발달하기 때문에 개체 발생론과 인간의 횡격막의 배아 발달에 의해 지지된다(Langman 1981).

횡격막은 또한 부분적으로 미주신경의 지배를 받는 골격근이다. 특히 횡격막의 늑골 부분은 미주신경의 핵에서 지배를 받는다(Young et al 2010). 이러한 신경지배에서 횡격막의 늑골 부분은 음식물이 위장으로 수송되기 위해 이완할 필요가 있는 동안, 삼키는 과정에서 완벽하게 공동으로 활성화된다. 반대로, 위 내압이 증가하면 위 내용물이 식도로 역류되는 것을 방지하기 위해 하부 식도 괄약근 부위의 압력이 증가할 뿐만 아니라 늑골부분의 활성이 필요하다.(Liu et al 2005). 따라서 횡격막은 하나의 해부학적 단위에서 실제로는 두 개의 근육이며(Pickering & Jones 2002) 세 가지 주요 기능을 가지고 있다:호흡, 자세 및 내장기능.

횡격막의 압력 활동과 내부 장기 기능에의 영향

내장 운동과 연동운동

호흡 주기 동안, 복강 내에 리드미컬한 압박이 일어나고 이는 내부 장기의 주기적 움직임으로 이어진다. 흡기 동안에, 대부분의 복강과 후복강 영역의 내부 장기는 꼬리 방향으로 수 센티미터 이동한다(Xi et al 2009). 이러한 장기의 움직임과 횡격막의 압력 활동은 부분적으로 음식물과 소화액의 수송에 기여한다. 이러한 방법으로 횡격막은 소화과정을 보조하고, 연동운동과 음식물 진행에 크게 기여한다.

출산

태아의 크기는 횡격막의 위치에 영향을 미치며, 임신 동안(태아 성장) 점차적으로 머리방향으로 이동한다. 압박과 위치의 변화로 인해 횡격막은 기능적으로 활성이 떨어지게 되고 이는 보조 흡기 근육의 활성도를 증가시킨다. 이것은 특히 경부에서 과사용, 과긴장 및 통증을 일으킬 수 있다. 또한 감소된 횡격막 기능은 괄약근 기능장애로 나타날 수 있다(아래 참조). 따라서 임산부에서 위-식도 역류 질환(GERD)의 발병을 초래할 수 있는 역류 증상이 유의하게 증가한다(Rey et al 2011).

반대로 횡격막의 압박작용은 태아 진행과 분만 2기 동안 태아 만출에 필요한 중요한 힘(최적의 벡터 포함)이다.

배변

자세적 몸통 안정화와 유사하게, 배변 동안 횡격막과 복부 근육(특히 복횡근) 및 골반저근 사이의 올바른 공동활성화(타이밍, 시너지)는 필수적이다. 따라서 자세적 기능장애는 배변 문제(변비)도 야기한다. 복부 브레이스의 약화로 인한 배변 배출의 제한은 변비 환자에서 가장 흔한 장애 중 하나이다. 공동-활성화의 결핍은 배변을 시도하는 동안 역설적인 골반저근의 수축과 복벽과 하부 늑골이 안쪽으로 들어가는(횡격막의 역기능-위쪽과 그림 2.1.3D 참조) 협동장애 배변(Rao 2008)에서 관찰될 수 있다. 이러한 기능장애는 복부 근육과 골반저근의 상호 작용에서 횡격막이 중요한 역할은 하는 것에 대한 예시이다.

구토

횡격막은 구토를 하는 동안에도 중요한 역할을 하고, 이때 횡격막의 흉골부위와 늑골부위의 흥미로운 기능분할이 관찰될 수 있다. 일어나는 과정은 다음과 같다. 초기에 전체 횡격막이 활성화되어(흉골 및 늑골 부위) 위를 압박하여 위 내압이 현저하게 증가한다. 그 다음 늑골 부분은 억제되고, 흉골 부분은 계속적으로 큰 리드미컬한 수축을 계속하여 위 내용물을 식도로 퍼올린다. 구토를 하는 동안 횡격막의 후방 부위는 억제되고 (cardium을 오픈시킴) 앞쪽 부분은 구토물이 식도에서 입으로 역행하는 움직임이 일어나게 하는 방향으로 힘을 생성한다.

횡격막의 하부 식도 괄약근으로서의 역할

하부 식도 괄약근은 위 내용물이 식도로 역류하는 움직임을 예방하는 필수적인 구조물이다. 이러한 방법으로 위-식도 역류질환의 발병을 예방한다. 위-식도 역류질환의 유병율은 계속적으로 증가하고(Sonnenberg 2011) 이 질환은 차후 식도염, 기관지 천식, Barret 식도 및 식도암의 합병증과 함께 속쓰림, 역류, 흉골 후방 통증 등의 많은 관련 증상을 나타낸다. 하부 식도 괄약근은 두 가지 구성요소에 의해 형성된다: 식도의 원형 근육과 횡격막의 늑골 부분이 하부 식도 괄약근 부위에서 해부학적 고리를 형성한다. 횡격막의 늑골 부분은 특히 하부 식도 괄약근의 주요 구성 요소로 나타났다 (Mittal et al 1987). 횡격막의 기능장애는 위-식도 역류질환의 근본 원인중 하나로 간주된다(Pandolfino et al 2007). 횡격막은 외인성 식도 괄약근으로 간주되며, 예를 들어, 호흡 주기 동안에 압력계 관찰로 확인할 수 있는 하부 식도 괄약근 부위의 정기적인 압력변화(흡기 단계동안 압력 증가)가 나타난다. 횡격막은 동시에 호흡과 자세 근육이기 때문에 이 부위의 기능장애는 괄약근의 기능장애를 반영하고, 이는 위-식도 역류질환의 진단과 치료에 중요한 요소이다. 따라서 위-식도 역류질환을 가진 많은 환자들은 괄약근의 기능장애 뿐만 아니라 호흡-자세 기능장애를 보여주며, 이는 척수 병증의 경향이나, 자세 활동과 안정화의 변화(특히 요부, 경부 및 흉요부에서), 및 횡격막에 비해 우세해진 보조 흡기근의 활동을 보이는 호흡 패턴의 변화로 나타난다. 흡기와 호기 폐활량 측정 동안 감소된 폐쇄 압력은(PI max and PE max, 호흡근육의 힘)은 위-식도 역류 질환 환자 표본에서 가장 두드러진 결과였다. 간단히 말해서 위-식도 역류 질환 환자는 호흡기 근육의 힘에 영향을 받는 한 'respiropathics'라고 말할 수 있다(Bitnar et al 2010a).

정상 흡기 폐활량 측정(PI max)동안 식도의 흉부 위치에서 압력감소가 관찰되며 이는 흉곽 내 저압의 결과이다. 반대로 횡격막 하퇴 부위의 수축에 의해 식도의 복부 위치(하부식도 괄약근)에서는 큰 압력 증가가 관찰된다. 위-식도 역류질환 환자에서는 이러한 증가는 작고 괄약근은 더 약하다. 또한 명백한 역류가 있는 환자는 흡기 폐활량 측정 동안 최대 흡기에서 횡격막의 하퇴 부위가 수축하지 않는 횡격막의 역설적인 반응이 대부분 관찰된다. 오히려 하퇴 부위는 약화되고, 이는 압력계를 통해 괄약근에서의 역설적인 압력감소와 위-식도 접합부의 확장이 관찰된다(Bitnar et al 2010b).

그러나 위-식도 역류질환을 가진 환자에서 횡격막의(또는 호흡기 근육) 강도 외에 호흡 패턴(호흡역학)의 질을 관찰하는 것이 중요한데 이는 잘못된 호흡 패턴이 이러한 환자에서 가장 흔한 기능장애 패턴이기 때문이다. 압력 검사에서 관찰 될 수 있는 하부 식도 괄약근의 저긴장성을 교정하는 횡격막 호흡의 촉진과 함께 호흡 패턴의 치료적 변화는 중요하다(Bitnar et al 2010a, Bitnar et al 2010b, Smejkal et al 2010).

따라서 위-식도 역류질환 환자의 보존적 치료에서 호흡 패턴의 교정은 기본적인 치료중재이다. 호흡이 변하는 동안 또는 복부(횡격막) 호흡을 촉진하는 동안 호흡량(환기되는 공기의 양)의 변화 없이 횡격막의 하퇴 부위의 활동으로 인해 하부 식도 괄약근의 압력은 두드러지게 증가한다. 이것은 폐활량 측정에 의해 증명되었다(Bitnar et al 2010a, Bitnar et al 2010b, Smejkal et al 2010). 이것은 호흡 패턴의 질의 변화(횡격막의 더 큰 참여와 보조 호흡근육의 저 활동)가 하부 식도 괄약근의 능력에 긍정적인 영향을 미친다는 것을 의미한다. 이러한 질적인 변화는 역류-방지 장벽의 회복으로 이어진다.

참고문헌 Reference

Abe, T., Kusuhara, N., Katagiri, H., et al., 1993. Differential function of the costal and crural diaphragm during emesis in canines. Respir Physiol. 91 (2–3), 183–193.

Assaiante, C., Mallau, S., Viel, S., et al., 2005. Development of postural control in healthy children: a functional approach. Neural Plast. 12 (2–3), 109–118.

Bitnar, P., Smejkal, M., Dolina, J., et al., 2010a. Diaphragm function monitoring in the lower esophageal sphincter area. Available at: http://www.rehabps.com/REHABILITATION/Literature_Research_files/Bitnar%20LES_GER.jpg (Accessed June 2013)

Bitnar, P., Smejkal, M., Dolina, J., et al., 2010b. Diaphragm function in GERD patients: PFT assessment with extended esophageal manometry. Available at: http://www.rehabps.com/REHABILITATION/Literature_Research_files/Bittnar%20GER_2_1.pdf (Accessed June 2013)

Boyle, K.L., Olinick, J., Lewis, C., 2010. The value of blowing up a balloon. N Am J Sports Phys Ther. 5 (3), 179–188.

Butler, J.E., McKenzie, D.K., Gandevia, S.C., 2001. Discharge frequencies of single motor units in human diaphragm and parasternal muscles in lying and standing. J Appl Physiol. 90 (1), 147–154.

Caron, O., Fontanari, P., Cremieux, J., et al., 2004. Effects of ventilation on body sway during human standing. Neurosci Lett. 366 (1), 6–9.

Devlieger, H., Daniels, H., Marchal, G., et al., 1991. The diaphragm of the newborn infant: anatomical and ultrasonographic studies. J Dev Physiol. 16 (6), 321–329.

Hemborg, B., Moritz, U., Löwing, H., 1985. Intra-abdominal pressure and trunk muscle activity during lifting. IV. The causal factors of the intra-abdominal pressure rise. Scand J Rehab Med. 17, 25–38.

Hermsen-van Wanrooy, M., 2006. Baby moves. Baby Moves Publications, New Zealand.

Hodges, P.W., Butler, J.E., McKenzie, D.K., et al., 1997. Contraction of the human diaphragm during rapid postural adjustments. J Physiol. 505 (Pt 2), 539–548.

Hodges, P.W., Gandevia, S.C., 2000a. Changes in intra-abdominal pressure during postural and respiratory activation of the human diaphragm. J Appl Physiol. 89, 967–976.

Hodges, P.W., Gandevia, S.C., 2000b. Activation of the human diaphragm during a repetitive postural task. J Physiol. 522 (Pt 1), 165–175.

Hodges, P.W., Sapsford, R., Pengel, L.H., 2007. Postural and respiratory functions of the pelvic floor muscles. Neurourol Urodyn 26 (3), 362–371.

Janda, V., 1972. What is the typical upright posture in man? Cas Lek Cesk. 111 (32), 748–750. Czech.

Kapandji, I.A., 1992. The Physiology of the joints, second ed. Churchill Livingstone, Edinburgh, London, New York.

Kolar, P., Neuwirth, J., Sanda, J., et al., 2009. Analysis of diaphragm movement, during tidal breathing and during its activation while breath holding, using MRI synchronized with spirometry. Physiol Res 58, 383–392.

Kolar, P., Sulc, J., Kyncl, M., et al., 2012. Postural function of the diaphragm in persons with and without chronic low back pain. J Orthop Sports Phys Ther. 42 (4), 352–362.

Kolar, P., Sulc, J., Kyncl, M., et al., 2010. Stabilizing function of the diaphragm: dynamic MRI and synchronized spirometric assessment. J Appl Physiol. 109 (4), 1064–1071.

Koman, L.A., Smith, B.P., Shilt, J.S., 2004. Cerebral palsy. Lancet 363 (9421), 1619–1631.

Langman, J., 1981. Body cavities and serous membranes. In: Langman, J. (Ed.), Medical embryology, fourth ed. William and Wilkins Co, Baltimore, pp. 147–148 (Chapter 11).

Lewit, K., 2010. Manipulative Therapy. Churchill Livingstone, Edinburgh.

Liu, J., Puckett, J.L., Takeda, T.,

et al., 2005. Crural diaphragm inhibition during esophageal distension correlates with contraction of the esophageal longitudinal muscle in cats. Am J Physiol Gastrointest Liver Physiol. 288 (5), G927–G932.

Lord, M.J., Ogden, J.A., Ganey, T.M., 1995. Postnatal development of the thoracic spine. Spine 20 (15), 1692–1698.

Mantilla, C.B., Sieck, G.C., 2008. Key aspects of phrenic motoneuron and diaphragm muscle development during the perinatal period. J Appl Physiol. 104 (6), 1818–1827.

Mittal, R.K., Rochester, D.F., McCallum, R.W., 1987. Effect of the diaphragmatic contraction on lower oesophageal sphincter pressure in man. Gut. 28 (12), 1564–1568.

Murphy, T., Woodrum, D., 1998. Functional development of respiratory muscles. In: Polin, R.A., Fox, W.W. (Eds.), Fetal and neonatal physiology, vol. 1. WB Saunders Company, Philadelphia, pp. 1071–1084.

Openshaw, P., Edwards, S., Helms, P., 1984. Changes in rib cage geometry during childhood. Thorax. 39 (8), 624–627.

O'Sullivan, P.B., Beales, D.J., Beetham, J.A., et al., 2002. Altered motor control strategies in subjects with sacroiliac joint pain during the active straight-leg-raise test. Spine (Phila Pa 1976). 27 (1), E1–E8.

Pandolfino, J.E., Kim, H., Ghosh, S.K., et al., 2007. High-resolution manometry of the EGJ: an analysis of crural diaphragm function in GERD. Am J Gastroenterol. 102 (5), 1056–1063.

Pickering, M., Jones, J.F., 2002. The diaphragm: two muscles in one. J Anat. 201 (4), 305–312.

Rao, S.S., 2008. Dyssynergic defecation and biofeedback therapy. Gastroenterol Clin North Am. 37 (3), 569–586.

Rekling, J.C., Funk, G.D., Bayliss, D.A., et al., 2000. Synaptic control of motoneuronal excitability. Physiol Rev. 80 (2), 767–852.

Rey, E., Rodríguez-Artalejo, F., Herraiz, M.A., et al., 2011. Atypical symptoms of gastro-esophageal reflux during pregnancy. Rev Esp Enferm Dig. 103 (3), 129–132.

Smejkal, M., Bitnar, P., Dolina, J., et al., 2010. The importance of the diaphragm in the etiology and the possibility of its use in the treatment of GERD. Available at: http://www.rehabps.com/REHABILITATION/Poster_GR.html (Accessed June 2013)

Sherrington, C., 1931. Hughlings Jackson Lecture on quantitative management of contraction for 'lowest-level' co-ordination. Br Med J. 1 (3657), 207–211.

Sonnenberg, A., 2011. Effects of environment and lifestyle on gastroesophageal reflux disease. Dig Dis. 29 (2), 229–234.

Staiano, A., Boccia, G., Salvia, G., et al., 2007. Development of esophageal peristalsis in preterm and term neonates. Gastroenterology. 132 (5), 1718–1725.

Takazakura, R., Takahashi, M., Nitta, N., et al., 2004. Diaphragmatic motion in the sitting and supine positions: Healthy subject study using a vertically open magnetic resonance system. J. Magn. Reson. Imaging. 19 (5), 605–609.

Todd, T.W., 1912. The Descent of the Shoulder After Birth. Anat. Anz. 12, 257.

Vojta, V., 2004. Die zerebralen Bewegungsstörungen im Säuglingsalter: Frühdiagnose und Frühtherapie. Thieme.

Vojta, V., Schweizer, E., 2009. Die Entdeckung der idealen Motorik. Richard Pflaum Vlg GmbH.

Volpon, J.B., 1994. Footprint analysis during growth period. J Pediatr Orthop 14 (1), 83–85.

Xi, M., Liu, M.Z., Li, Q.Q., et al., 2009. Analysis of abdominal organ motion using four-dimensional CT. Ai Zheng. 28 (9), 989–993.

Young, R.L., Page, A.J., Cooper, N.J., et al., 2010. Sensory and motor innervation of the crural diaphragm by the vagus nerves. Gastroenterology. 138 (3), 1091–1101.

장 2.2

호흡의 구조와 기능

Leon Chaitow, Dinah Bradley, Chris Gilbert

장목차

구조-기능 연속체 27
다양한 영향력: 생체 역학적, 생화학적, 정신적 28
목적과 방법 28
상부 기도 29
코 29
기도에 영향을 미치는 병적상태 29
자세적 고려사항 30
최적의 호흡 패턴과 같은 것이 있는가? 30
이상적 자세가 존재하는가? 30
Janda의 교차 증후군 31
상부 교차 증후군 31
자세와 호흡 32
추가적인 구조적 고려 사항 34
흉부 실린더 35
폐 용적, 복강 내압 및 요통 35
호흡의 생체 역학 35
호흡 근육 40
늑간근육의 역할 40
근육과 근막의 추가적인 영향과 연결성 41
흉추 및 늑골 43
후관절의 방향 43
디스크 43
늑골의 구조적 특징 43
비전형적 늑골 44
흉골의 구조적 특징 44
흉곽의 후방 부위 44
호흡의 신경학적 조절 44
호흡의 화학적 조절 45
호흡의 수의적 및 신경적 조절 45
NANC 신경계 46
다음의 내용은? 46
참고문헌 47

구조-기능 연속체

신체의 어느곳도 호흡과 관련하여 보다 더 명백하게 기능을 관리하는 구조적 공리(axiom)는 없다. 과환기 동안 나타나는 부적절한 호흡 패턴과 같은 장기간의 기능 변화는 필연적으로 구조적 변화를 유발하고, 그 예로, 보조 호흡근육이나 흉추 관절에 관련된 변화를 들 수 있다. 궁극적으로 구조적 변화를 일으키는 기능 변화의 자가 영속적 순환은 기능장애 경향의 강화를 유발하고 어느 방향에서 장애가 발생했는지 상관없이 완전해질 수 있다. 예로: 구조적 적응은 정상 호흡기능을 방해하고, 비정상적인 호흡기능은 계속적인 구조적 적응 스트레스 및 예시로 사각근이 포함되는 예상되는 변화를 보장하는 것이다(Hill & Eastwood 2011).

정상 기능의 회복은 구조적 요소의 적절한 가동성의 회복을 필요로 하며, 회복된 생체역학적 온전함을 어느 정도 유지하기 위해서는 재교육 및 훈련을 통해 기능(개인이 호흡하는 방법)을 정상화해야 한다.

다양한 영향력:생체 역학적, 생화학적, 정신적

호흡 영역은 생화학적, 생체역학적 및 심리 사회적 특징 간의 상호작용이 극적으로 명백한 영역이다. 부적절한 호흡은 제한된 흉추의 가동성, 늑골의 고착 또는 주요 호흡 근육의 단축과 같은 구조적, 생체역학적 원인의 직접적인 결과이다.

또한 호흡장애의 원인은 호흡 경로의 협착과 천식 반응을 유발하는 알레르기나 감염과 관련된 생화학적 병인을 가질 수 있다. 신부전과 같은 증상에 의해 발생한 산증(acidosis)은 또한 신체가 과호흡을 통해 이산화탄소를 제거하여 산도를 줄이도록 시도함으로써 호흡의 기능을 직접적으로 변화시킨다.

심리적 고통과 호흡 사이의 연결은 호흡 기능장애의 많은 징후의 또 다른 일차적 원인이 된다. 실제로 호흡장애가 없는 불안이나 우울증으로 고통받는 사람을 검사하는 것은 상상하기 어렵다.

호흡기능에 영향을 줄 수 있는 다른 촉매제에는 환경요인(고도, 습도 등)이 포함된다. 개인이 태어난 곳과 같은 요인 조차도 이후의 호흡 불균형에 기여할 수 있다:

> *고도가 높은 곳에서 태어난 사람들은 저산소증에 대한 환기 반응이 감소되어 있고, 후에 해수면에서 거주하면 서서히 교정된다. 역으로 해수면에서 태어난 사람이 고도가 높은 곳으로 옮기면 그들의 저산소증 반응을 오랫동안 그대로 유지한다. 따라서 환기 반응은 명백하게 인생 초기에 결정된다.*
>
> West 2000

우리가 호흡하는 방법과 느끼는 방법은 양 방향 고리에서 밀접하게 결합된다. 불안한 느낌은 특징적인 상부-가슴 호흡 패턴을 유발하고 이는 혈액 내 화학 주성을 변형시켜, 효과의 연쇄반응을 일으키고 불안을 유발하며 그에 따라 처음 나타난 호흡의 기능장애 패턴을 강화시킨다.

변화된 호흡 패턴이 정서적 고통의 결과일지라도, 그것은 결국 아래에 설명된 바와 같이 구조적 및 생체 역학적 변화를 일으킨다. 이것은 정상 호흡의 회복을 시도할 때- 예를 들어, 재교육이나 운동과 같은 방법으로- 심리적인 시작요소와 구조적인 보상패턴을 모두 해결해야 한다고 제안한다(호흡장애의 심리적 효과는 5장에서 자세히 다룬다).

목적과 방법

기능과 구조는 이중적이며 독립적인 특징을 가지고 있어서 하나의 변화가 다른 하나의 변화로 필연적으로 이어지거나 다른 변화로부터 나타나는 밀접한 관계가 있다는 것을 명심하는 관점이 필요하다. 호흡 기능을 평가할 때 모든 부분에서 구조적 연결을 가진 복잡한 기능 세트가 관찰된다. 호흡 패턴이 얼마간의 기간이든 방해받은 경우에, 임상적 경험으로 보면 정상 호흡 패턴의 사용이 복원되기 전에 호흡 과정과 관련된 근육과 관절의 정상화에 자주 일차적인 주의를 필요로 한다. 그러나 몇몇 경우에서는 구조적인 변화가 잘 형성되어 있더라도, 호흡 패턴의 재형성 만으로도 강화된 흉부 생체역학을 나타낼 수 있는 역 변화-예를 들어, 보조 호흡근육과 연관된-가 일어날 수 있다(Yamaguti et al 2012). 호흡 패턴 장애의 치료/재활에서 호흡의 역할에 대한 더 큰 이해 및 인식과 함께 근골격계 동원이 동반되는 호흡 재활의 다중 경로 접근법이 권장된다.

기능장애가 있는 호흡 패턴의 원인은 본질적으로 생체 역학적(예로, 수술 또는 자세 요인), 생화학적(알레르기나 감염인자 포함), 또는 심리 사회적(불안이나 우울 및 분노와 같은 만성 감정상태)인 병인이 큰 부분을 차지한다. 병인에는 이러한 요소의 복합적인 부분이 관여 되거나 형성된 병적인 부분이 원인이 될 수 있다. 많은 경우에서, 변경된 호흡 패턴은 그 기원이 무엇이든 순수한 습관보다 해로운 것이 유지된다(Lum 1994).

병인이 변경된 호흡 패턴의 배경을 제공할 때, 이 책의 목적은 호흡 패턴에 영향을 미치는 경우(예로, 구강 호흡의 원인이 되는 비강 기도 폐색)를 제외하고는 이러한 질병의 상태(예로, 천식이나 심혈관계 질환)에 대해서는 탐구하지 않는다. 비록 과호흡과 같은 개개인의 변화된 호흡 패턴의 생리학적인 영향이 엄청나며, 불안, 우울 및 공황 발작에서 피로감 및 만성 통증의 범위에 이르는 심한 건강 문제를 야기할 수 있더라도 본문에서 염려하는 것은 병리학적인 부분 보다는 본질적인 기능의 변화이다(Timmons & Ley 1994, Cenker et al 2010).

비정상적인 호흡을 이해하기 위해서는 정상을 합리적으로 이해하는 것이 필수적이라는 것은 자명하다. 다음 장의 기초로서, 이 장에서는 정상 호흡의 기본 특징을 설명한다. 호흡과 연관된 생화화적 과정 및 폐포 과정(호흡의 생체역학적 과정과는 별개로)은 이후 장에서 다루어 진다.

상부 기도

공기가 폐의 공기 주머니에 들어 가기 위해서는 일련의 통로를 통과해야 한다:코, 코인두, 입인두, 후두인두, 후두, 기관, 기관지, 세기관지인데. 질병이나 기능장애는 이것의 어느 부분에라도 영향을 미쳐 비정상적인 호흡 패턴을 유발할 수 있으며, 과호흡과 같은 비정상적인 패턴을 교정하기 전에 이러한 상태를 인식하고 치료하는 것이 중요하다.

코

코는 흥미로운 특징적인 얼굴의 구조물이며, 다양한 모양과 크기를 가지며 나이에 따라 변화한다. 코는 여러 가지 필수 기능을 가진 복잡한 구조물이다. 이것은 2.3장에서 자세하게 다루어진다.

기도에 영향을 미치는 병적상태

호흡 패턴 장애의 병인을 고려하기 전에 병인의 병리학적 역할의 가능성에 대한 고려가 필요하다. Corrin & Nicholson(2011)은 두 가지 형태의 병리학적 영향을 효과적으로 구분했다:

> *기도의 기능은 폐의 안팎으로 가스를 전달하는 것이며 폐 실질의 많은 질환에 의해 유발되는 '제한성 폐질환'과 반대로 모든 기도 질환은 가스의 전달을 방해하여 '폐쇄성 폐질환'을 유발한다.*

호흡장애의 급성 원인에는 기관 및 기관지의 점막에 특히 영향을 미치고, 일반적인 호흡 기능에 영향을 미치는 흡연(Sorheim et al 2010), 환경, 감염 또는 산업 오염 물질이 포함된다. 코와 입인두의 만성적인 폐색은 비중격 만곡, 과도하게 비틀린 비갑개, 아데노이드 비대, 건초열, 군집성 두통, 비인두 종양 또는 베게네 육아종증(Wegener's granulomatosis)으로 인해 발생할 수 있다. 폐색은 공기 흐름에 대한 저항을 증가시켜 늑간 호흡과 구강 호흡으로의 전환을 동반한다. 환자는 일반의, 이비인후과 의사 또는 알레르기 전문의를 다시 찾아가야 한다. 비만인 경우 점막 주름의 과다 중복 및 느슨함으로 인해 후두 폐쇄를 일으키고, 이는 수면 무호흡증이나 폐쇄성 수면 증후군을 유발할 수 있다. 성대의 종양이 후두 폐쇄를 일으킬 수 있다. 성장호르몬을 과잉 생산하는 뇌하수체 종양을 가진 말단 비대증의 경우 전정 주름이 비대해져 호흡을 막는 경향이 있다. 이전의 기관절개술은 기관 협착을 일으킬 수 있다. 만성적으로 부적절하게 치료된 천식은 세기관지 연축의 원인이 되고, 호기성 쌕쌕거림과 호흡곤란을 유발한다. 폐종양도 호흡곤란의 원인 중 하나이지만, 폐기종이나 심장질환이 더 흔한 원인이다.

심리적 원인에 주목하는 치료사는 이러한 환자에서 비정상적인 호흡 패턴을 교정하는 것이 성공하기 어려운데, 이는 주 원인이 심리적 요인이 아니라 정확한 진단과 치료를 필요로 하며 종종 생명에 위협을 가할 수 있는 신체적 요인이기 때문이다. 이러한 환자들은 적절한 전문가, 즉 일반의나 호흡 질환의 전문의에게 의뢰되어야 한다.

그러나 호흡 패턴 장애를 보이는 대다수의 사람에서 잘 알려진 의학적 질병으로는 쉽게 설명할 수 없는 신체형 또는 '신체 고통' 증후군이라 불리는 신체적 증상을 가지고 있다. Fink & Schroder (2010)는 이러한 기능적 상태의 범위가 존재함을 언급했는데 여기에는 만성 피로 증후군, 섬유 근육통, 과민성 대장 증후군, 비심장성 흉통 및 다른 통증 증후군을 진단받은 개인에서 공통적으로 공존하는 주 증상인 과호흡증을 포함한다. 5, 6.4 및 7.4장에서 이 주제에 대해 깊이 다루어져 있다. 이러한 경우에 심리적 중재가 유용할 수 있다.

자세적 고려사항

기능장애를 이해하기 위해서는 정상 기능 범위 내에 있는 명확한 현상이 필요하다는 것은 당연한 이야기 이지만 반복할 만큼 중요하다. 정상적인 호흡이 이루어지려면, 흉부의 뼈와 연부 조직에서 유연하고 탄력적이며, 기능적인 상태가 필요하다. 만약 호흡 주기동안 변화되는 압력 차이와 근육 활동의 반응에 적절하게 적용되는 흉곽의 능력을 감소시키는 제한이 존재한다면 불가피하게 보상 변화가 일어나게 되고 항상 최적의 기능에서 멀어지게 된다.

도수치료 의학에서는 임상의와 치료사가 유연한 근육조직, 가동성 관절 구조, 건전한 호흡기능을 가진 정상인을 평가하고 촉진할 수 있는 기회를 가져야 장애를 더 쉽게 이해하고 평가하며 식별할 수 있다. 표준적인 기능 검사와는 별개로, 임상의와 치료사가 이전 세대의 '저난이도 기술'을 가진 보건 의료 종사자에게 익숙한 재학습 기술인 관찰과 촉진을 통해 평가할 수 있는 능력을 습득하는 것이 중요하다. 평가법은 6장에서 개략적으로 설명되어 있다.

최적의 호흡 패턴과 같은 것이 있는가?

구조적 변형이 기능적 불균형의 결과이며, 기능적 불균형을 강화한다면, 최적의, 이상적인, 상태가 임상적으로 실재 존재하는지 여부를 확립하는 것이 중요하다.

이상적 호흡은 다음을 포함한다:

- 호흡의 목적은 신체의 대사 요구를 충족시키는 것이기 때문에 산소(O_2)와 이산화탄소(CO_2)를 폐 안팎으로 효과적으로 이동시켜야 한다(Abernethy et al 1996).
- 고요한 호흡을 하는 동안 흡기 시에 흉곽의 수직면 크기를 증가시키기 위해 횡격막이 복강 내로 하강하고, 횡단면 크기를 확장하기 위해 늑골의 상승과 외측 이동이 일어날 때 효율적 호흡이 달성된다.
- 횡격막이 이완되고, 호기 시에 복벽과 흉벽이 시작 위치로 복귀함에 따라 횡격막이 돔 형태의 위치로 되돌아간다.
- 건강 상태에서 신체의 대사 요구를 최적으로 충족시키기 위해 분당 10-14회의 꾸준하고 리드미컬한 패턴이 필요하며 흡기와 호기의 비율은 1:1.5-2가 되어야 한다.
- 이상적으로 호흡기 근육에서는 최소한의 기계적 노력이 관여되어야 한다(Jones et al 2003).
- 이러한 최적의 패턴이 손상되면, 호흡 패턴 장애의 출현과 함께 비정상적이고 잠재적으로 비 효율적인 호흡 역학이 새로운 표준이 될 수 있다.

호흡 기능은 신체의 자세와 구조적 통합에 대한 효율성에 크게 의존하기 때문에 질문은 다음과 같이 표현할 수 있다: 최적의 자세가 존재하는가? 이 주제는 1장에서 간단하게 강조되었고, 여기에서 좀 더 다루어진다.

이상적 자세가 존재하는가?

Kuchera & Kuchera (1997)는 이상적인 자세에 대해 다음과 같이 묘사한다:

최적의 자세는 중력에 대해 신체의 균형잡인 구성이다. 이것은 발의 정상적인 아치, 발목의 수직 정렬 및 천골 기저부의 관상면에서의 수평방향에 좌우된다. 최적의 자세는 무게중심 주위로 신체 질량의 완벽한 분산을 시사한다. 그러나 신체에 가해지는 구조 및 기능의 스트레스 인자는 최적의 자세를 이루는데 방해가 된다. 이러한 경우에 항상성 기전은 개개인의 기존 구조 내에서 최대의 자세 기능을 제공하기 위한 '보상작용'을 제공한다. 보상작용이란 구조나 기능의 모든 결손을 상쇄하는 작용이다.

자세의 현실에 대한 이 간결한 묘사는 실제로 최적의 자세 상태에 해당하는 예가 거의 없음을 강조하고 따라서 최적의 호흡기능에 대한 예도 거의 없음을 강조한다. 그러나 중등도의 비대칭 및 보상에도 불구하고 잘 기능하는 잘 보상된 자세적 호흡적 기전이 있을 수 있다. 이것은 아마 대부분의 증상이 없는 사람들에게서 관찰되는 현실적인 정상일 것이다. 유용한 구조 및 기능 평가 방법의 예는 6장과 7장에 나와 있다.

Janda의 교차 증후군 (Janda 1983)

상부 교차 증후군(그림 2.2.1)

상부 교차 증후군은 다음의 기본적인 불균형을 포함한다:

대흉근 및 소흉근 상부승모근 견갑거근 흉쇄유돌근	모두 긴장되고 단축됨
그에 반해	
중부 및 하부 승모근 전거근 및 능형근	모두 약화됨

이러한 변화가 일어나면 다음과 같이 머리, 목 및 어깨의 상대적인 위치가 변경된다:

- 머리의 전방전이와 함께, 후두부와 C1/2에서 과신전된다. 심부 목 굴곡근의 약화는 후두 하근의 증가된 긴장과 함께 일어난다.
- 결과적으로 하부 경추에서 4번째 흉추 분절까지 스트레스를 받게 된다
- 어깨의 상부 고정근(상부승모근, 견갑거근)의 긴장도 증가로 인해 견갑골의 회전과 외전이 일어나고 그 결과 전거근과 하부 승모근과 같은 하부 고정근의 단축과 약화가 일어난다
- 어깨관절 와의 축의 방향이 바뀌면 추가적인 견갑거근과 상부승모근(추가로 극상근)의 활동에 의해 상완골이 안정화된다/
- 상체가 왜소하고 구부정해져 호흡 기능은 부정적인 영향을 받는다.

이러한 변화의 결과로 과도한 경추 분절의 긴장, 스트레스가 가해진 구조물에서 통증유발점의 발달과 가슴, 어깨 및 팔로 연관통이 나타난다. 협심증으로 오인되는 통증이 나타날 뿐만 아니라 호흡 효율의 저하가 나타날 수 있다.

Janda에 따르면, 해결책은 −6.2장에 서술된 대로 단축된 구조물을 식별하고, 이를 이완(신장 과 완화)한 다음 −7.2장에 서술된 대로 보다 적절한 기능으로 재교육하는 것이다.

유사한 패턴이 하체에서 관찰될 수 있으며, 하부 교차 증후군은 다음과 같다:

고관절 굴곡근 장요근, 대퇴직근 대퇴근막장근, 짧은 내전근 몸통의 기립근 그룹	모두 긴장되고 단축됨
그에 반해	
복근 및 둔근	모두 약화
시상면에서 추가적인 스트레스가 흔히 나타나는 부분:	
요방형근	긴장
그에 반해	
대둔근 및 중둔근	약화

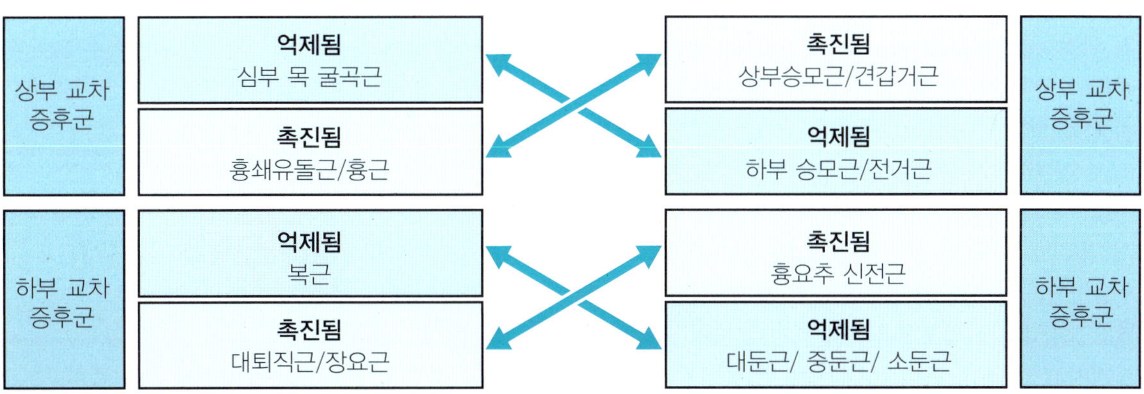

그림 2.2.1 상부 및 하부 교차 증후군

결과적으로 적응 요구는 요배부 연접부, 횡격막 및 흉곽에 초점을 맞출 것이다.

이 '측부 코르셋'이 불안정해지면 골반은 상승이 증가된 채로 유지되고, 보행 시에 상승이 두드러지게 나타나 시상면에서 L5–S1에 스트레스가 발생한다. 그 결과 중 하나는 요통이다. 서술된 복합적 스트레스는 요배부 연접부에서 불안정성을 유발하고, 이는 불안정한 전이 지점을 잘 나타낸다.

자세와 호흡

아래에 자세하게 설명된 것처럼, 자세 변화는 호흡기능에 중대한 영향을 미친다. 또한 과호흡과 같은 호흡 패턴의 변화가 자세의 안정성과 균형에 즉각적인 부정적 영향을 미친다는 것은 잘 알려져 있다(David et al 2012).

인간의 자세와 호흡간의 더 깊은 연결고리는 자세와 호흡 모두에서 중요한 역할을 하는 횡격막이다.

Smith et al (2006)은 질병이 없는 경우 횡격막과 복횡근이 호흡과 자세('핵심 안정성'에 기여)를 동시에 제어한다고 설명한다. 그러나 그들은 만성 호흡기 질환뿐만 아니라 고탄산혈증(Hodges et al 2001)이 있을 시 이러한 근육의 자세적 활성이 결여되어 호흡 패턴의 손상을 유발하고 또한 척추의 안정화가 손실된다고 보고했다. 이것과 유사한 부적절한 적응상태가 골반저근에서 발생할 수 있음이 보고 되었는데, 특히 골반저근의 활동이 불충분한 요실금을 가진 여자환자에서 나타났다(Deindl et al 1994). 따라서 횡격막, 복횡근 및 다열근 뿐만 아니라 골반저근의 효율성 감소는 척추의 기계적 안정성을 손상시킬 수 있으며, 강도와 유연성에 부정적인 영향을 미친다. 호흡은 이러한 근육의 적절한 기능에 필수적인 것으로 보인다(Kolnes 2012, Smith et al 2006).

Kolnes(2012)는 만성적인 상부 가슴(늑골)호흡 패턴의 경우 호흡근육이 지속적으로 과활성화 된다는 것을 언급하였다(이 장의 후반부에 있는 사각근(Chiti et al 2008)의 내용을 참조하라). 이 결과로 머리는 앞으로 당겨지고, 어깨는 구부정하게 앞으로 당겨진다. 또한 흔한 소견으로 골반의 동시적인 전방경사와 함께 허리의 신전이 증가하여 전체 몸의 정렬 불량을 초래한다.

자세 변화와 호흡 패턴의 변화 사이에는 많은 명백한 연관성이 존재하며, 예로, Correa & Berzin(2008)의 다음과 같은 설명이 있다:

> *편도와 아데노이드 비대, 알레르기성 비염 및 만성 호흡기 질환은 구강 호흡 증후군(MBS)을 유발하는데, 이는 자연적 머리 자세의 보상적 적응뿐만 아니라 아동의 전신자세의 보상적 적응과 연관이 있다.*

Neiva et al(2009)는 구강호흡을 하는 아동에서 호흡 기능의 변화가 일어나는 경향이 있으며, '전방 머리자세, 감소된 생리학적 경추 전만, 어깨의 돌출, 견갑골의 상승 및 외전'이 흔히 나타나는 것을 확인했다. 전방 머리자세를 포함한 이러한 적응성 변화는 보통 전방 머리자세, 낮고 전방에 위치한 혀 및 보조 호흡근육(흉쇄유돌근, 사각근 및 흉근)의 증가된 활성 및 시간이 지남에 따라 비대해짐을 포함한다(Correa & Berzin 2008, Hall & Brody 2005). 이러한 패턴은 횡격막의 활성 감소와 비활성으로 인해 약화되는 복부 근육의 저긴장성으로 인해 지속된다(Lima et al 2004).

의도적인 자세 변경도 호흡 기능에 영향을 미친다. 예를 들어, 사이클 선수에서 자전거를 타는 동안 적용된 자세로 인해 호흡 효율이 손상되는 것으로 나타났다. 특히 타임 트라이얼 사이클 선수에서 속도를 최대화 하기 위해 전면을 최소화한 웅크린 공기역학적 자세를 취하는데 이는 호흡에 부정적인 영향을 미치고–수행능력에도 부정적인 영향의 가능성이 있다!(Faria, Parker & Faria 2005). 이러한 혼합된 부위(골반과 흉곽)와 상태(과호흡 및 골반 기능이상)는 Lee et al(2008)에 의해 확립되었고, 다음과 같이 상호작용의 가능성을 요약하였다:

> *자세, 움직임 및 호흡의 비최적화된 전략은 실패한 하중전달을 만들어 통증, 요실금 및 호흡장애를 유발할 수 있다.*

Key et al (2010)는 Janda(1987)가 교차 증후군으로 묘사한 만성적 자세 재정렬과 관련된 보상/적응 패턴내

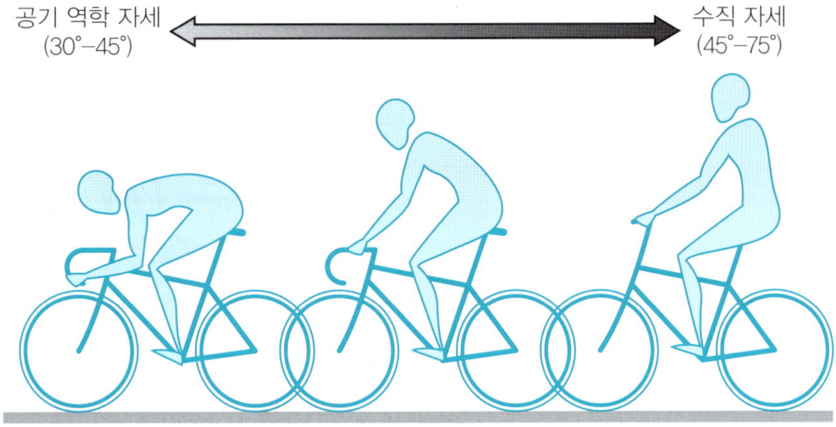

그림 2.2.2 자전거에 서로 다른 앉는 자세를 보여주는 좌석 위치, 이는 자세와 호흡의 생체역학을 변경한다.

에서 다양한 변형을 관찰하고 목록화 하였다.

그림 2.2.3에서 주요 특징은 다음과 같다:

- 굴곡근의 우세한 경향
- 척추에서의 신전 소실
- 굴곡에서 흉요추 접합부가 과안정화 됨.

그림 2.2.4에서 주요 특징은 다음과 같다:

- 몸통 신전근 단축
- 신전에서 흉요추 부위의 과안정화
- 골반 제어의 부족
- 감소된 고관절 신전
- 비정상적인 축 회전

그림 2.2.5에서 보여지듯이 하부 교차 증후군과 상부 교차 증후군 패턴 사이에 빈번한 연관성이 존재한다.

그림 2.2.5에서 주요 특징은 다음과 같다:

- 경흉추 신전근의 단축
- 사각근, 흉쇄유돌근, 흉근의 단축
- 심부 목 굴곡근 및 견갑골 하부 고정근의 억제

이러한 자세적 적응에서 흉부의 생역학적 특징의 변경과 피할 수 없는 호흡 패턴의 장애가 나타날 것이다. 예를 들어, Key et al (2010)는 많은 다른 스트레스가 가해지는 변형 중에서 '골반의 시상면에서의 증가된 전방 회전이나 경사와 함께 후방 이동'과 흉곽의 전방 전위를 특징으로 하는 후방 골반 교차 증후군이라는 용어와 관련하여, 여기에는 필연적으로 불량한 횡격막 조절

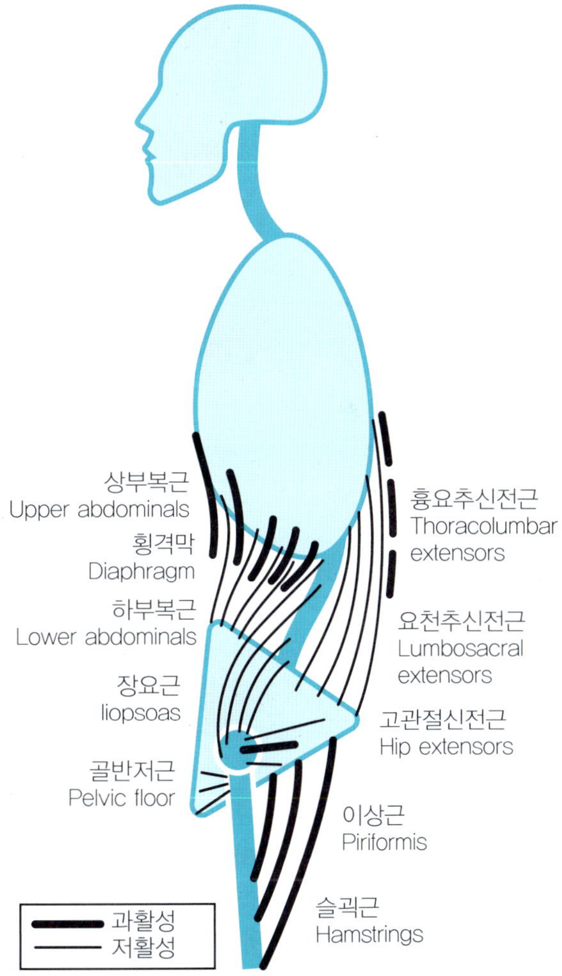

그림 2.2.3 전방 골반 교차 증후군. *Key et al 2008 그림 1; 후에 Janda et al 2007로 부터*

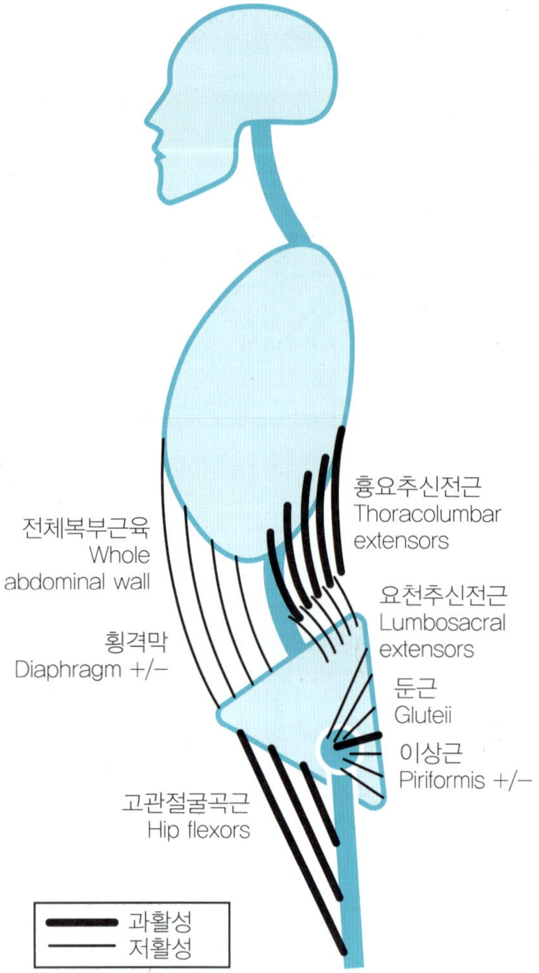

그림 2.2.4 후방 골반 교차 증후군. *Key 2010, Key et al 2008 그림 7로 부터*

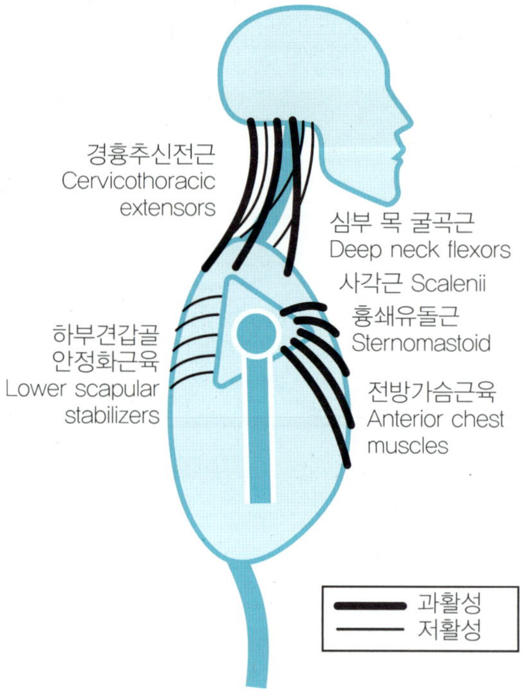

그림 2.2.5 어깨 교차 증후군

과 골반저근의 기능 변화가 일어난다고 보고했다.

자세-호흡과 관련된 사례 중 일부에서 자세적 특징(예로, 사이클 경주에서 의도적인 변화 또는 교차 증후군 패턴에서 보이는 만성적인 변화)이 호흡의 변화를 결정하는 것으로 보이며- 반면에 다른 경우에서는 변화된 호흡 패턴(예로, 구강 호흡)이 자세의 변화를 일으키는 것으로 나타났다. 이것은 구조와 기능의 상호 의존성과 두 영역 모두에서 절대적으로 주의를 기울일 필요가 있다는 것을 강조한다: 예로, 호흡 재활 운동은-필요하다면 심인성 문제의 탐구와 함께- 필요한 경우 생체 역학적 중재를 동반해야 할 필요가 있다.

추가적인 구조적 고려 사항

Kuchera & Kuchera (1997)는 중력의 압박을 근육의의 기능과 구조의 변화와 연결하여 관찰 가능한 자세 변형과 기능적 한계를 예측 가능하게 이끌어 냈다:

> *구조적으로 장시간의 중력 스트레스에 저항하도록 적응된 자세 근육은 일반적으로 피로에 저항한다. 그러나 과도하게 스트레스를 받게 되면 이와 같은 자세 근육은 과민해지고, 경직되며 단축된다.*
>
> Janda 1987

이러한 자세 근육의 길항근은 스트레스가 가해졌을 때 '불완전 마비'(기능적, 비-유기적, 약함) 또는 '약화된 근막 통증유발점'으로 묘사되는 억제성 특징을 보여준다.

그림 2.2.3 과 2.2.4(상부 및 하부 교차 증후군)에 나타난 것과 같은 관찰 가능한 변화는 정상적인 자세를 담당하는 구조물의 과사용, 오용 및 남용을 통해서 나

타나고, 일부 근육에서는 단축과 경직 변화가 일어나고 일부에서는 억제되어 약화되거나 길어지는 변화를 야기한다. 일반적인 기능장애가 있는 자세 패턴은 호흡 기능을 포함한 최적의 기능의 불가피한 변형으로 나타난다.

6.2장에서 설명한 관찰과 기능 평가는 국소적 기능장애 뿐만 아니라 호흡 기능에 부정적인 영향을 줄 수 있는 광범위하고 전체적인 영향에 대한 징후와 7장에서 설명되는 치료에 대한 선택을 제공한다.

흉부 실린더

흉곽은 폐, 심장, 간, 비장, 췌장, 및 신장과 같은 대부분의 주요 장기를 수용하는 원통형 구조로 생각된다. 흉부와 관련된(또는 흉부에 부착되는 근육) 기능은 호흡, 내장 활동, 안정화 및 머리, 목늑골, 척추 구조물과 상지의 움직임(따라서 자세)을 포함한다. 그림 2.2.6과 2.2.7을 참조하라.

폐 용적, 복강 내압 및 요통

Grewar & Mclean (2008)은 호흡 기능장애가 요통, 골반저근의 기능장애 및 불량한 자세를 가진 환자에서 흔히 발견된다고 보고하였다. 천장관절 통증을 포함하는 다양한 형태의 골반대 기능장애와 함께, 횡격막과 호흡 패턴 장애를 연결하는 추가적인 증거가 존재한다 (O'Sullivan &Beales 2007). 이와 유사하게 Carriere (2006)는 횡격막이나 골반저근의 기능장애가 복강내압을 조절하는 정상 메커니즘을 변화시킬수 있다고 언급했다.

폐용적은 흉강의 수직, 횡단, 전후방 직경의 변화에 의해서 결정되며, 따라서 이러한 세 가지 직경이 증가하는 움직임(다른 직경의 감소 없이)은 정상적인 상황(즉, 흉막이 정상인 경우)에서 폐용적을 증가시켜야 한다. Box 2.2.1 참조

요통을 가진 사람들은 들어 올리는 작업을 수행할 때 요통이 없는 사람들에 비해 더 많은 흡입 폐용적을 보여준다. 이러한 결과는 호흡 조절과 복강내압 및 요추 분절 조절 사이의 이론적인 연결과 일치한다(Hagins & Lamberg 2011).

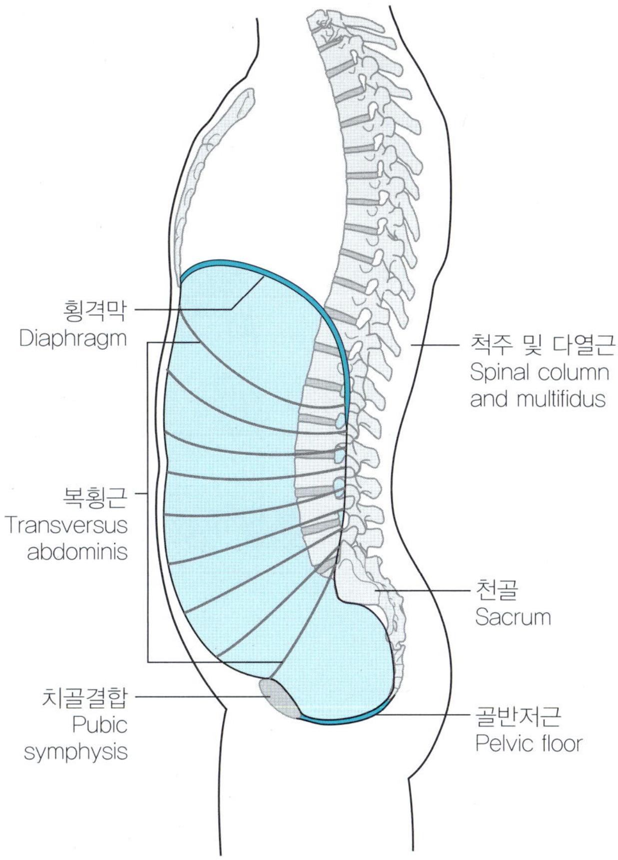

그림 2.2.6 복부 실린더의 측면도. 복부 실린더는 복부 및 골반 내장을 포함하고 위쪽으로는 늑골 부분을 포함한 횡격막과 경계를 이루어 근막 연결을 통한 요근으로의 확장에 의해 골반저근 및 내폐쇄근과 혼합된다. 전방, 측면 및 후방 경계는 복횡근을 포함한 심부 복근과 연관된 근막 연결, 다열근의 심부 섬유, 늑간근, 흉요추 부위 척추(T6–12와 연관된 늑골, L1–5) 및 골반대의 골성 요소(무명골, 천골, 대퇴골)가 형성한다. 요골반 실린더는 85개의 관절로 이루어져 있으며 호흡을 포함한 기능적 작업 동안 모든 부분에서 안정화를 필요로 한다. *With thanks to Dinae Lee.*

호흡 패턴이 척추의 안정성과 직접적으로 관련된 복강 내압에 영향을 미치는 것으로 보이는 상호 작용이 존재한다.

호흡의 생체 역학

흡기와 호기는 폐 자체의 팽창과 수축을 포함하며, 여

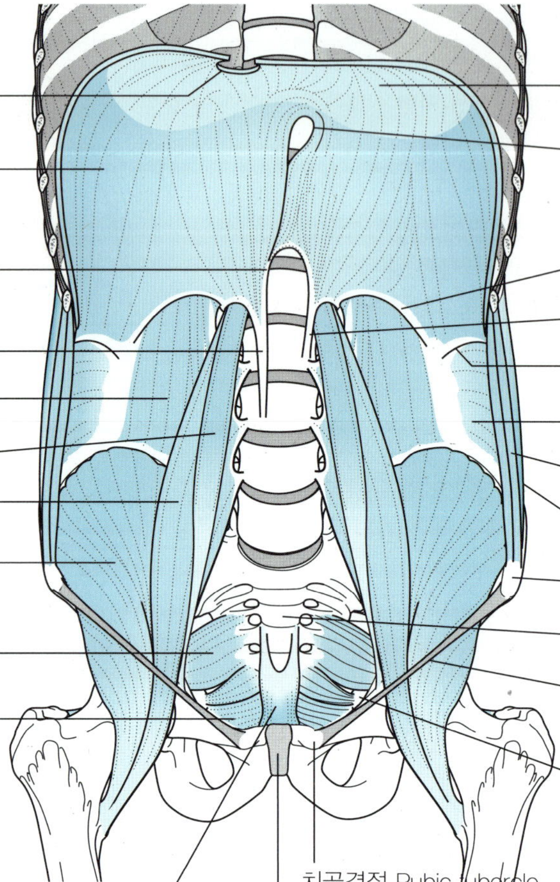

그림 2.2.7 복부 실린더의 전후면. *With thanks to Josephine Key.*

기에는 다음의 내용이 일어난다:

- 횡격막의 움직임에 의해 흉강의 수직 직경이 길어지고 짧아진다. 이것은 휴식 시의 정상적인 호흡 방법이다. 이 직경은 강제 호흡 중에 상부 늑골이 상승할 때 더 커질 수 있고, 이때 호흡 시스템의 정상적인 탄성 반동은 요구량을 충족시키기에는 불충분하다. 이것은 예비 저장고 역할을 하는 흉쇄유돌근, 사각근 및 외늑간근과 같은 보조 호흡 근육의 참여를 가져온다.
- 늑골의 상승(흡기) 및 하강(호기) 움직임은 흉강의 직경을 변화시키고 횡격막과 사각근의 작용에 의해 수직 직경을 증가시킨다. 가로 너비는 횡격막, 외늑간근, 늑골 거근에 의해 하부 늑골의 상승 및 회전(늑골의 '양동이 손잡이' 작용)을 통해 증가된다. 흉골의 상승은 늑골의 펼쳐짐('늑골의 펌프 손잡이'작용)과 흉쇄유돌근 및 사각근의 작용으로 인한 상방 압력에 의해 일어난다.

호흡 메커니즘을 구성하는 생체역학 구조는 흉골, 늑골, 흉추, 추간판, 늑골관절, 근육 및 인대를 포함한다. 이들 모두의 구조 및 기능적 측면은 아래에 요약되어 있다(그림 2.2.9에서 2.2.11 참조).

간단히 말해서 호흡의 효율성은 신경근육과 골격의 노력에 의해 수행되는 펌프 작용의 생산에 달려 있다. 펌핑 메커니즘의 효과는 이 복잡한 구조물과 이들 활동의 상대적 개존성, 상호관계 및 효율성에 의해 향상되거나 지연될 수 있다:

Box 2.2.1 폐용적과 용량

- 총 폐용량 (TLC)은 최대 흡기 노력의 절정에서 폐에 담기는 공기량이다. 모든 여러 폐용적은 총폐용량의 자연발생적인 세분화된 구획이다.
- 잔기량 (RV)은 최대 호기 후에 폐에 남아있는 공기량이다. 흉곽이 폐의 완전한 허탈을 방지하기 때문에 출생 시 들이쉬고 죽을 때까지 내쉬지 않는다. 앞에 설명한 두 가지 사이의 여러 용적과 용량은 그림 2.2.8에 서술되어 있다.
- 폐용적은 다양한 방법으로 측정된다. 천식환자에서 공기 흐름 저항을 측정하기 위해 사용되는 간단한 소형 최대 호기 유속 (PEF) 측정기에서 부터 정적 및 운동 시 폐용량, 용적, 압력을 측정하는 정교한 실험실 장비를 통해 폐가 건강한지 그렇지 못한지에 대한 정확한 정보를 얻는다. 예를 들어, 폐활량은 폐확장의 제한 (제한성 질환)이나 비정상적으로 큰 일회 호흡량 (만성 폐쇄성 폐질환 또는 천식 발작 동안)에 의해 크게 감소될 수 있다. 강도높은 운동중에는 일회 호흡량(Vt)이 적절한 폐포 환기를 유지하기 위해 폐활량의 절반까지 늘어날 수 있다. 운동능력의 제한은 폐활량이 제한되는 조기 폐질환의 흔한 첫 번째 징후이다 (Berne & Levy 1998, P.530).

따라서 호흡 기능은 펌프 메커니즘을 구성하는 구조물이 작동하는 효율에 따라 달라진다. 가장 간단하게 이 펌프가 최적의 기능을 발휘하기 위해서는 흉추와 부착된 늑골, 앞쪽의 흉골 연결부와 모든 연부조직, 근육, 인대, 힘줄 및 근막이 구조적으로 온전해야 하며 신경공급의 손상이 없어야 한다.

펌프 메커니즘이 효율적으로 작용하지 못하면 모든 다른 호흡기능은 최적 수준 이하로 떨어진다. 분명히 다양한 기능장애 패턴은 기도 특성의 변형, 폐의 비정상적 상태 또는 감정 및 기타 요인에 의해 발생할 수 있다. 그러나 알레르기나 감염으로 인한 호흡 패턴의 변화에서 제한된 늑골의 움직임이 이완되고 단축된 상부 고정근의 정상화와 같은 상대적으로 평범한 기본적인 것에 의해서 호흡의 과정이 향상될 수 있다.

호흡 과정의 구조적인 주요 구성요소는 아래에 개략적으로 나와있다. 여기에서는 근막, 척추와 늑골구조를 포함하는 흉곽과 이 부위의 근육 및 연부조직에 대해서 다룬다. 호흡 과정의 효율성까지 충격이 미치는 이러한 구조물에 대한 기능적 영향 (예로, 보행 및 자세)이 평가된다.

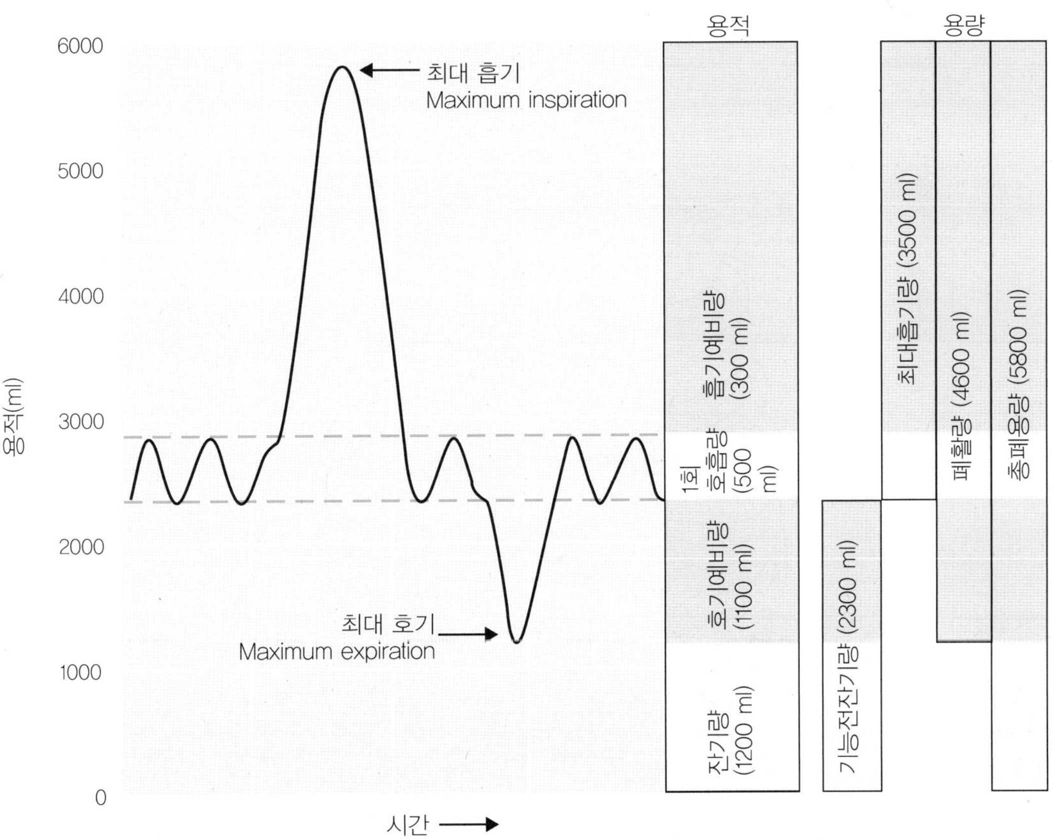

그림 2.2.8 시간–용적 곡선상에 표시된 폐용적과 용량. 수치는 근사치이다. 일회 호흡량은 안정상태에서 측정된다. *Reproduced from Beachey 1998.*

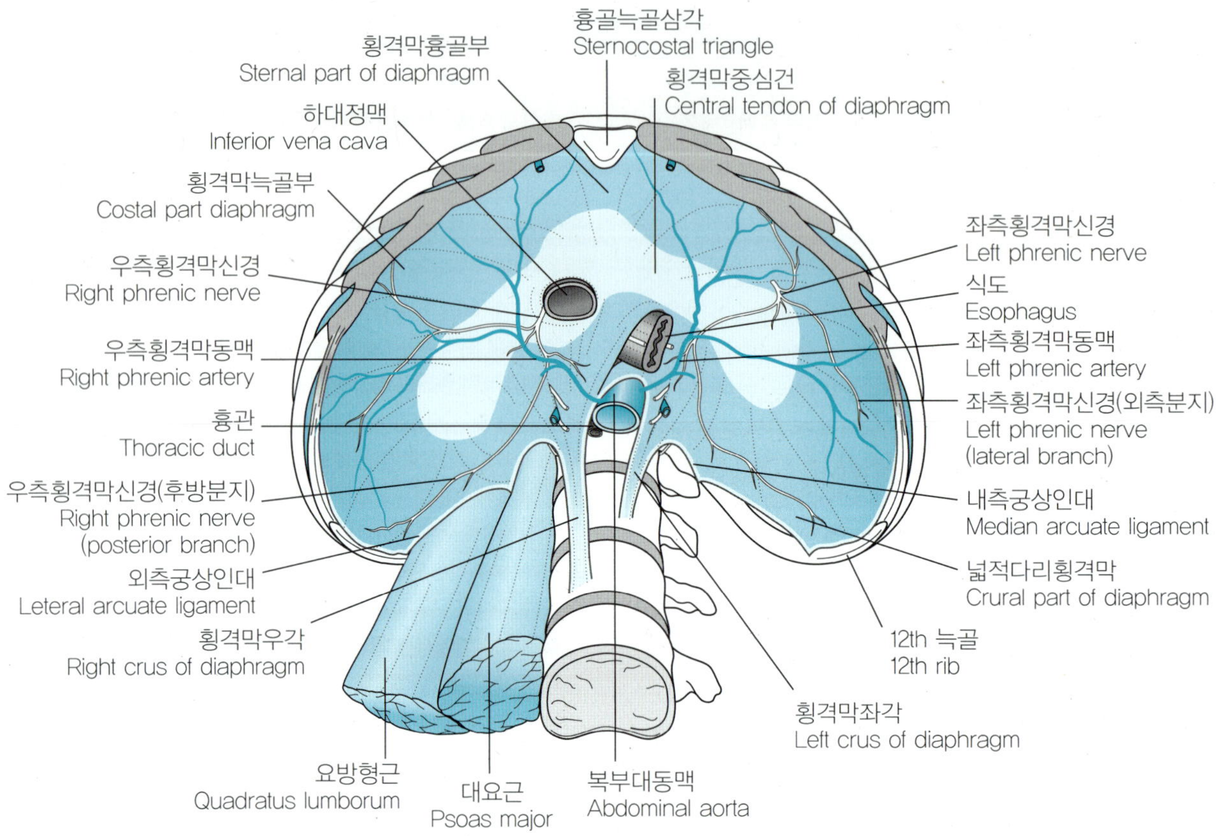

그림 2.2.9 횡격막의 하면(inferior view)

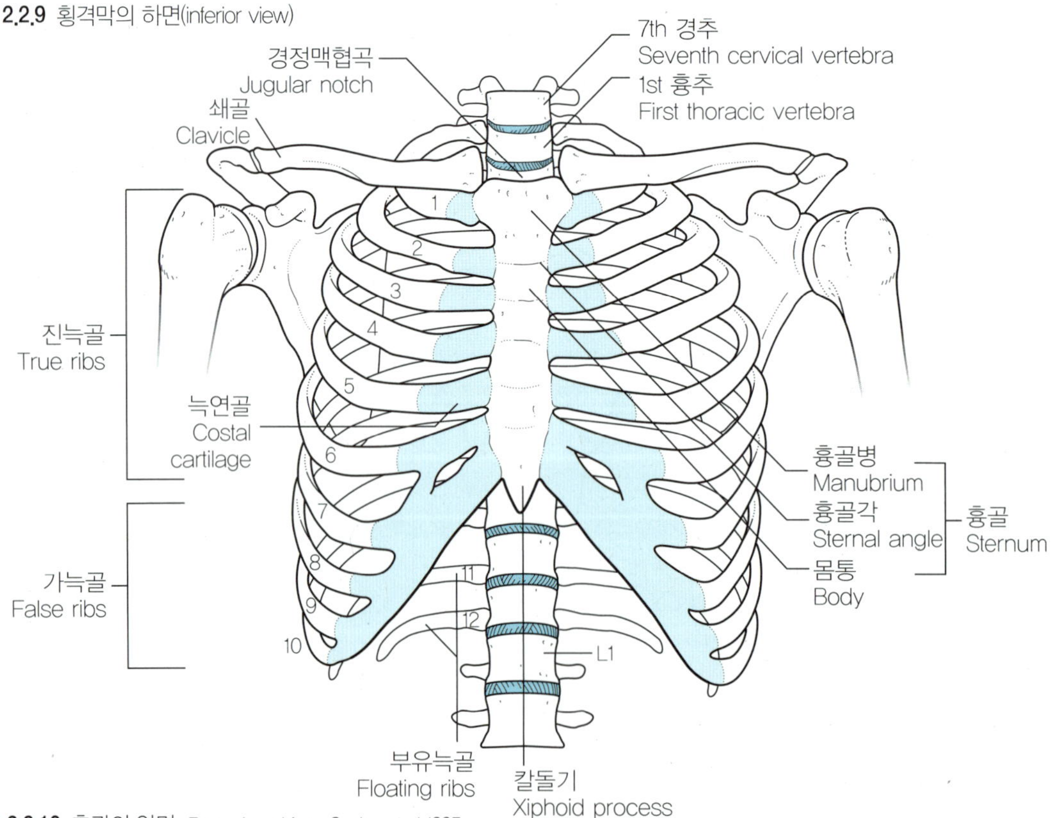

그림 2.2.10 흉곽의 앞면. *Reproduced from Seeley et al 1995.*

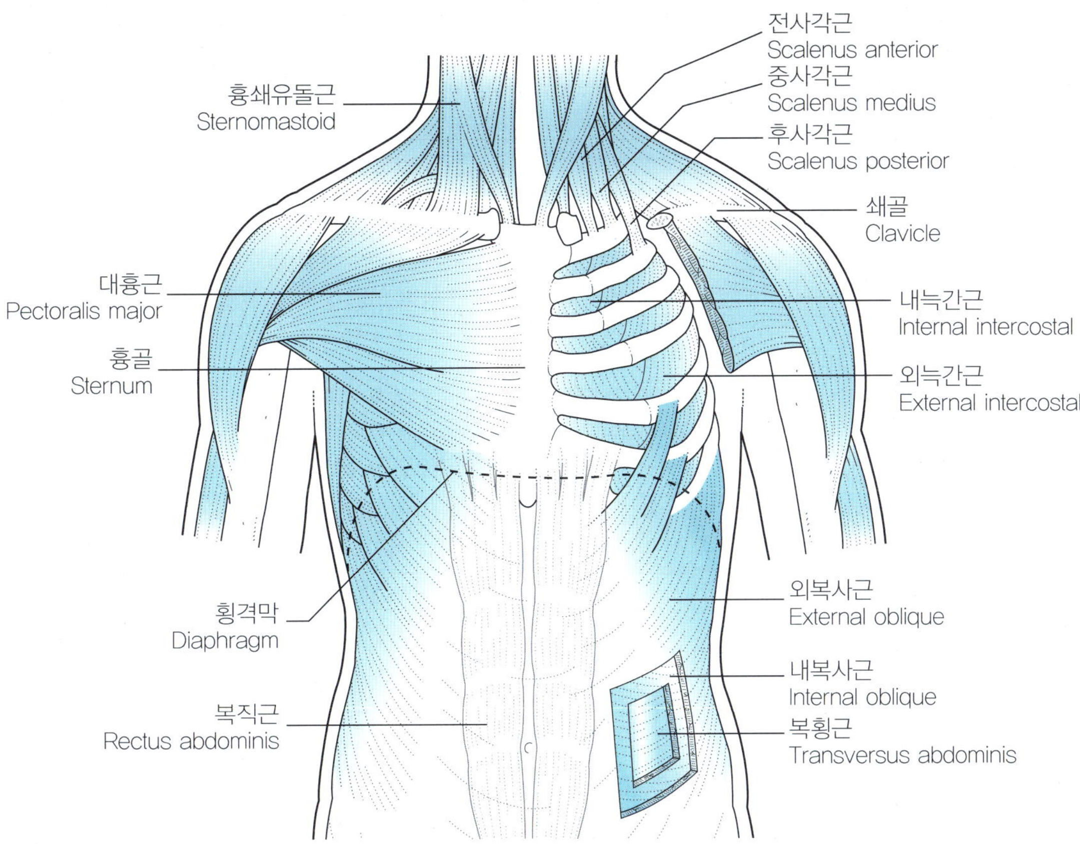

그림 2.2.11 보조 근육을 포함한 호흡 근육. *Reproduced from Beachey 1998.*

- 흡기 시에 공기는 비강이나 입으로 들어가 기관을 통해 기관지에 도달하며, 기관지는 4개의 엽기관지로 나뉜 후 '세기관지라 불리는 11번째 분지'까지 계속해서 더 좁아지는 기관지로 나뉘어진다(Naifeh 1994).
- 정상적인 코의 기능은 2.3장에 서술되어 있다.
- 기관 및 기관지의 구조는 경도를 위한 다양한 조성의 연골과 탄성근육으로 구성된 고리 모양의 지지를 포함한다. 머리 쪽의 더 넓은 기관 부분은 연골의 비율이 높고 꼬리 쪽의 더 좁은 세기관지 부분은 거의 탄성 성분으로 이루어져 있다.
- 가스 교환은 세기관지의 끝부분, 주로 폐포 덕트(alveoli ducts)에 위치한 폐포(공기 주머니)에서 일어난다. 이러한 공기 주머니는 가스 교환을 가능하게 하는 똑같이 얇은 벽 모세혈관으로 둘러싸인 얇은 막을 가지고 있다.
- 폐의 확장과 수축을 위해서는 횡격막이 상승과 하강을 하면서 흉강의 길이가 길어졌다 짧아져야 하고, 늑골이 상승과 하강을 하면서 흉곽의 전후 직경이 증가하고 감소해야 한다. 관절이나 연부조직의 기능이상으로 제한이 생기면 이러한 펌프 작용의 효율이 떨어진다.
- 흉부 활동으로 기술되는 일부는 근육의 작용으로 조절되고, 일부는 탄성 반동에 의해 일어난다(D'Alonzo & Krachman(1997)). 만약 보조 호흡근육이 단축되거나 섬유화되면 이러한 과정의 효율에 부정적인 영향을 미친다. 이 장의 후반부에 나오는 근육의 영향에 대한 참고사항을 참조하라.

호흡 근육

외인성 흉부 근육은 몸통의 위치를 결정하므로, 어깨, 팔, 목 및 머리의 공간에 배치된다. 내인성 흉부 근육은 흉추 또는 흉곽(및 전체 상체)을 움직이며 호흡과 관련을 가진다.

흉부 근육의 심부 요소는 호흡의 발생을 통해 주목할 만한 시스템을 나타낸다. 이들 근육 중 일부는 골반(외복사근 및 내복사근)에서부터 전체 몸통(내, 외 늑간근)에 이르는 나선형과 유사한 경사진 텐션(tension) 라인을 따라 회전성 구성요소를 제공하고, 이는 마치 지지하는 연속적인 근육 튜브 망에 늑골이 들어있는 것과 같다. 롤핑 전문가 Tom Myers (1997)는 이러한 근육들(복사근과 늑간근) 사이에서 발생하는 물리적인 연속성을 서술한다. 장골능 위쪽의 근막 네트워크가 일련의 교차형(X 형태) 패턴을 만든다.

> *복사근은 흉곽의 아랫쪽 모서리로 들어간다. 각각의 늑골 사이에는 내늑간근과 외늑간근이 있으며 이들이 함께 모여 복사근에 의해 형성된 'X' 형태의 연속성을 이룬다. 흔히 호흡의 보조 근육으로 사용되는 이러한 근육들은 움직임과 안정성에 더 많이 관련되어 있는 것으로 보이며, 걷거나 뛰는 동안 흉곽을 통해 회전력과 흔들림을 확인하고 점검하는데 도움을 준다.*
>
> Myers 1997

Richardson and colleagues (1999)는 고요한 호흡을 하는 동안 복부 근육의 행동에 대한 연구에서, 그들은 호기가 끝날 무렵 복부 근육이 활성화 되어 있음을 발견하고 다음과 같이 언급했다: '복부 근육의 수축은 횡격막의 길이, 호기 말 폐 용적 및 호기 공기 흐름의 조절에 기여한다.'

숨을 내뱉는 힘을 수의적으로 증가시키면, 복부의 모든 근육이 동시에 수축한다. 그러나 불수의적으로 숨을 내뱉는 힘이 증가하면 다른 복근(복직근, 외복사근)이 참여하기 전에 복횡근이 참여를 하여, 횡격막의 길이를 증가시키고 흉강의 탄성반동이 일어나게 하여 흡기 효율을 향상시킨다.

후방 흉부의 기립근 시스템과 같이 복부 근육은 흉부의 위치를 결정하고 상체 전체를 회전시키는데 중요한 역할을 한다. 또한 특히 복횡근은 척추 안정화와 분절간의 안정성에 중요한 역할을 하는 것으로 알려져 있다(Hodges 1999). 또한 복직근, 외복사근, 내복사근 및 복횡근은 복강 내 장기의 위치를 결정할 뿐만 아니라 늑골을 하강시켜 강제 호기(특히 기침)를 도와줌으로써 호흡에 관여한다.

늑간근육의 역할

Stone(1999)은 일반적으로 알려진 늑간근의 역할과 기능을 자세히 서술했다:

> *수년간 늑간근은 생역학적으로 매우 복잡한 효과로 인해 내늑간근은 호기 근육으로 외늑간근은 흡기 근육으로 간주 되었다.*
>
> Kapandji 1974

Stone은 관련된 과정이 훨씬 더 복잡하고 흉강내에서 공기와 체액의 움직임과 관련이 있다고 설명을 계속한다:

> *흡기와 호기동안 흉곽 모양의 필요한 변화를 만들기 위해 흉곽의 한쪽 끝에서 시작하여 다른곳으로 진행하는 늑간근내의 활성의 흐름이 있다.*

De Troyer & Estenne (1988)은 흡기 동안에는 외늑간근이 위에서 부터 아래로 활성화되고, 강제호기 동안에는 내늑간근이 아래에서 위로 활성화 됨을 보여 주었다. 함축된 의미는 늑간근이 아래방향으로 순차적인 수축을 하기 위해서는 사각근(De Troyer 1994)이 관련된 상부 늑골의 안정화가 필요하다는 것이다. 반대로, 강제호기 동안에는 윗 방향으로의 파동이 일어나기 위해서 요방형근에 의해 하부 늑골의 안정화가 필요하다. 따라서 근육의 불균형(예로, 단축, 약화)은 정상적인 호흡 기능에 영향을 줄 수 있다.(근육 불균형의 평가 및 치료는 6장과 7장에서 다뤄진다.)

- 호흡과 관련된 근육 및 기타 연부조직은 Box

2.2.2에 나열되어 있으며, 6.2장(평가)과 7.2장(치료)에서 자세하게 다뤄진다.

- 근육을 특징짓는 다양한 방법은 Box 2.2.3에 요약되어 있다.

근육과 근막의 추가적인 영향과 연결성

- 흉부와 골반 사이를 연결하는 연부조직에는 요방형근, 복횡근 및 요근과 같은 주요 구조물을 포함하며 이는 횡격막과 합쳐져서 호흡기능에 잠재적인 영향을 준다.
- 내복사근과 외복사근(일반적으로 몸통 회전근으로 기술됨)도 또한 횡격막과 하부 늑골에 합쳐지며 호흡 기능에 현저한 영향을 미친다. 이것은 반대로도 작동한다는 것을 반영할 가치가 있으며, 횡격막과 호흡 기능장애는 이 연관된 근육에 영향을 끼칠 수 밖에 없다.
- 일차적인 호흡근육은 횡격막, 바깥 쪽의 외늑간근, 흉골 옆의 내늑간근, 사각근 그룹 및 늑골거근이며 횡격막이 흡기 힘의 70–80%를 제공한다(Simons et al 1998).
- 이러한 근육들은 대사량이 증가하는 동안(또는 기능 이상 호흡 패턴) 보조 호흡 근육에 의해 지지되거나 역할이 대체된다:흉쇄유돌근(SCM), 상부승모근, 대흉근, 소흉근, 전거근, 광배근, 상후거근, 흉장늑근, 쇄골하근 및 견갑설골근(Kapandji 1974, Simons et al 1998).
- Page (1952)는 다음과 같이 관찰했다:

'횡격막의 정점에서 두개골의 기저부까지 근막의 직접적인 연속성이 있다. 섬유성 심장막을 지나 위로 심부 목 근막을 통과하여 접형골, 후두골, 측두골의 바깥면으로 이어지고, 또한 두개골 기저부의 대후두공에서 혈관과 신경을 둘러싸면서 경질막으로 이어진다.'

근막의 연속성에 대한 이 생생한 설명의 명백한 결론은 어느 한 부분에 영향을 미치는 변형 또는 스트레스가 같은 구조의 다른 부분에 영향을 미친다는 것이다. 예를 들어, 가슴에 대해 상대적으로 경추의 위치가 변하거나(습관적인 전방 머리자세 와 같이), 횡격막의 위치가 정상위치에서 벗어나면(구부정한 자세처럼) 호흡기전의 기능적 효율성이 손상받을 수 있다.

- Myers (1997)가 골성 구조와 연부조직을 연결하는 근막 연결선을 '심부전방선'이라고 기술하였는데, 이는 명명하고 설명한 근막 연결은 척추나 기타 부착 구조물의 자세를 변화 시켰을 때 호흡기전의 연부조직을 감싸고 지지하며 통일성을 제공하는 근막에 어떻게 직접 효과를 미치게 되는지를 명확하게 보여준다.

Box 2.2.2 호흡 근육

흡기 근육

일차 근육
횡격막
흉골 옆(연골 사이의) 내늑간근
상부 및 가쪽의 외늑간근 늑골거근
사각근

보조 근육
흉쇄유돌근
상부승모근
전거근 (팔 거상 시)
광배근 (팔 거상 시)
상후거근
흉장늑근
쇄골하근
견갑설골근

호기 근육

일차근육
폐의 탄성 반동, 횡격막, 흉막 및 늑연골

보조 근육
골간 내늑간근
복부근육
흉횡근
늑하근
요장늑근
요방형근
하후거근
광배근

Box 2.2.3 근육의 특성화

Richardson and colleagues(1999)는 척추에서 하나의 관절이나 하나의 영역을 조절할 수 있는 근육을 '단관절' 근육으로 분류하였다. 이것은 또한 '국소' 근육으로 불릴 수 있다. 그들은 또한 동시에 여러 개의 관절을 움직일 수 있는 '다관절'근육을 기술하였다. 이러한 근육들은 계통 발생학적으로 가장 오래된 근육이다. 이는 또한 '글로벌' 근육으로 불릴 수 있다. 이 명명법은 연구 및 학습을 용이하게 하기 위해 임상 분야가 다른 기초과학 분야와 의사소통을 할 수 있게 한다.

다른 근육 분류 모델에는 '자세적(postural)/주기성(phasic)'(Janda 1983),과 '동원적(mobilizer)/안정화(stabilizer)'(Norris 1999)가 있다. 여기에는 이러한 모델을 사용하여 신체가 작동하는 방식을 묘사하고 볼 수 있다는 상대적 이점이 있다.

특정 근육의 이중적 역할

연구에 따르면, 한쪽 팔의 갑작스런 활동이 일어나기 수 밀리세컨드 전에 복횡근의 활동을 통한 심부 안정화가 일어나고 함께 팔이나 어깨의 움직임이 시작되는 즉시 후속적인 움직임을 수용하기 위해 흉추와 척추 분절(척추 기립근 포함)을 지지하고 움직이는 많은 근육들이 준비된다. 요추와 흉부의 안정화는 복근의 활동에 크게 의존하는 것으로 나타났다 (Hodges, 1999). 복횡근은 국소적, 안정화 구조물로 분류된다. Richardson and colleagues (1999)는 이 근육이 호흡–강제 호기 시에 기여–에 직접적으로 관련되어 척추 안정화로서의 역할을 하는 것과 잠재적인 충돌을 일으킨다는 사실에 주목했다. 그들은 복횡근의 기능장애와 요통의 명확한 연관성을 밝혀 냈다. 흥미롭게도, 기능장애 패턴은 힘이나 지구력보다는 운동 조절이 더 관련이 있는 것으로 보인다. 이 근육은 척추에서 안정화 역할을 하기 때문에 기능장애는 척추 불균형에 기여할 수 밖에 없다; 그러나 호흡에 미치는 영향은 덜 명확하다.

Richardson and colleagues는 또한 자세 제어에서 횡격막의 중요성을 강조했다. 횡격막의 늑골 부분과 대퇴 부분 뿐만 아니라 복횡근의 활성을 측정한 연구에서, 척추 안정화가 필요할 때(여기에서는 견관절 굴곡 동안) 이들 근육 모두가 수축하는 것이 밝혀졌다. '이 결과는 횡격막이 복부 내용물 변위의 조절과 가압을 시키고, 흉요추 근막에서 복횡근의 긴장도를 증가시키거나 복강 내압을 생성함으로써 척추 안정화에 기여한다는 증거를 제공한다.' 자세적 안정화에서 횡격막이 관여한다는 것은, 생리적 요구사항이 더 큰 횡격막 움직임을 요구하는 동시에 자세적 안정화 제어가 필요한 모순적인 요구가 분명하게 드러나는 상황이 생길 수 있음을 시사한다. '이것은 진행중인 연구 분야이며, 횡격막 활성화의 원심성/구심성 위상이 포함되어야 한다'(Richardson et al 1999).

안정화와 호흡의 이중적 역할이 일어날 때 복횡근과 횡격막이 호흡의 기능에 미치는 정확한 영향은 미결 문제이다; 의심할 여지 없이 개인의 상대적인 건강상태에 크게 영향 받을 것이다.

명칭의 혼란은 현재 근육 분류의 한 특징이다. 기본적인 사실은 일부 근육은 다른 근육과 다르게 작용한다는 것이고, 일부는 단축되는 경향이 있으며 다른 일부는 약해지고 길어지는 경향이 있다. 어떤 라벨이 붙게 되는 지는 편리함과 논쟁의 문제이다. 이 책에서는 널리 사용되는 Jull & Janda (1987)의 용어가 사용된다(예로, 자세적 및 주기성).

- 전종인대, 횡격막, 심낭, 종격동, 벽측 흉막, 추골전 근막 과 사각근 근막에 의해 요추(척추체 및 횡돌기)에서 경추 횡돌기까지 연결되며, 두장근을 통해 후두골의 바닥 부분으로 이어진다.
- 이 사슬의 다른 연결에는 설골하근과 기관앞 근막을 통한 흉골 후면과 설골의 연결, 설골상근과 하악골과 얼굴 및 두개골을 연결하는 턱관절 근육을 통한 설골과 두개골/하악골 연결이 있다.

호흡 기계의 기능과 기능장애를 고려할 때 국소적인 기능장애 상태(특정 근육, 척추 분절, 늑골, 늑골 그룹으로 얘기되는)가 같은 기전의 먼 부분 뿐만 아니라 동일한 근막 연결을 통한 신체의 다른 부분까지 영향을 미치거나 받을 수 있기 때문에 근막의 연속성을 염두에 두어야 한다.

6.2장은 주요 호흡기 구조물(근육, 늑골, 흉추)의 평가에 대해 자세히 다루고 7.2장에서는 기능장애가 있거나 호흡기능에 영향을 미치는 연부조직의 다양한 정골의학에 대해서 서술한다.

흉추 및 늑골

흉부의 후면은 교감신경의 공급이 나타나는 움직임 기능단위, 흉부 척주로 표현된다:

- 비교적 뻣뻣한 흉부 구조물에 의해 허용되는 모든 방향(굴곡, 신전, 외측굴곡 및 회전)의 움직임 정도는 경추나 요추에서 허용되는 것보다 적으며, 흉강 내에 싸여진 필수장기를 보호하기 위해서 의도적으로 제한된다.
- 대부분의 사람에서 흉추는 후만(전방 굽힘)의 형태를 가지고 있으며 개개인 간에 차이가 존재한다.
- 흉추의 극상돌기는 특히 돌출되어 있어 쉽게 촉진된다.
- T1 에서 T10 까지의 횡돌기에는 늑골과 관절을 이루는 늑골횡돌기관절이 있다.

서로 마주보고 활주하며 척추 가동범위를 전체적으로 결정하며, 제한하는 흉추의 후관절은 관절낭을 포함한 일반적인 평면 형태의 윤활관절의 특징을 가지고 있다.

후관절의 방향

Hruby and colleagues (1997)는 후관절의 구조와 방향을 쉽게 기억하는 유용한 방법을 서술했다(가동술을 적용할 때 특히 도움이 되며 7.2장을 참조하라):

각 흉추의 위쪽 관절면은 조금 볼록하며 뒤쪽(backward), 약간 위쪽(up) 및 가쪽(lateral)을 향한다. 평균 경사각도는 가로면에 대해 60°, 관상면에 대해 20°이다. 후관절면의 방향을 암기하는 요령은 'BUL'(backward 뒤쪽, upward 위쪽, lateral 가쪽)이다. 이와 대조적으로 경추와 요추에서 위쪽 관절면은 뒤쪽(backward), 위쪽(upward) 및 안쪽(medial)이다('BUM'). 따라서 전체 척주에서 위쪽 관절면의 방향은 경추, 흉추, 요추에서 BUM, BUL, BUM이다.

디스크

흉추에서 디스크의 구조는 경추와 요추의 디스크와 유사하다. 눈에 띄는 차이는 후종인대가 상대적으로 넓고, 이 부위의 제한된 운동 범위로 인해 흉부의 디스크 탈출이 드물게 일어난다는 것이다. 이 부위에서 골다공증이나 노화로 인한 퇴행성 변화 뿐만 아니라 외상은 상대적으로 흔하게 나타나며, 이로 인한 흉부 구조물의 가동성이 제한되어 호흡기능에 직접적으로 영향을 준다.

늑골의 구조적 특징

(그림2.2.10 참조)

늑골은 뼈 부분과 늑연골로 구성된다. 대부분의 늑골에서(아래의 변형 참조) 늑연골은 늑골 뼈 부분의 오목부분인 늑연골관절에 부착된다.

11번과 12번 늑골은 흉골과 직접 관절을 이루지 않으며('부유늑골'), 나머지 모든 늑골은 각각의 연골성 윤활관절을 통하거나(1–7번 늑골, '진늑골'), 또는 연골 구조물이 합쳐진 부분을 통하여(8–10번 늑골, '가늑골') 다양한 방식으로 흉골과 관절을 이룬다.

각 늑골의 머리는 흉추의 늑골척추관절에 연결된다. 2–9번 늑골은 윗쪽과 아래 쪽 척추에 반관절면을 통해 연결된다. 1번, 11번 및 12번 늑골은 각각의 척추에 단관절면을 통해 연결된다.

전형적인 늑골(3–9)은 머리, 목, 결절, 각, 몸통으로 구성되며 흉골과 직접적으로 또는 연골구조물을 통해 연결된다.

후방의 늑골관절은 호흡동안 회전이 일어날 수 있게 하고, 반면에 앞쪽을 연골요소는 이러한 회전에 의해 생성된 비틀림 에너지를 저장한다. 늑골은 장력 막대처럼 행동하고 근육이 이완되면 탄성 반동으로 이전의 위치로 돌아간다. 이러한 탄성적 요소는 노화에 따라 감소하며, 또한 늑간근의 긴장 때문에 감소하기도 한다.

늑골 관절, 흉추 위치 및 근막 요소들이 모두 기능을 발휘해야 정상적인 호흡이 일어난다. 이들 요소의 기능장애는 가동범위를 감소시키고, 그 결과 폐용량도 감소된다.

비전형적 늑골

비전형적 늑골의 특징은 다음과 같다:

- 1번째 늑골은 넓고, 짧고, 납작하며 가장 굽어 있다. 첫 번째 늑골과 전사각근, 중사각근 또는 쇄골과의 관계에서 문제가 발생하면 쇄골하 동맥과 경신경총이 해부학적으로 압박에 취약해진다.
- 2번째 늑골은 전거근의 근위부가 부착하는 결절을 가지고 있다.
- 11번과 12번 늑골은 앞쪽에서 흉골이나 늑연골과 관절을 이루지 않는 다는 점에서 비전형적이다. 늑골의 기능 이상과 적절한 치료방법은 7.2장에서 다뤄진다.

흉골의 구조적 특징

(그림 2.2.10 및 2.2.12 참조)

흉골은 3개의 주요 하위구조로 나뉜다:

1. 흉골병(또는 머리)은 흉쇄관절에서 쇄골과 연결된다. 흉골병의 위쪽면(경정맥공절흔)은 제 2 흉추의 바로 앞쪽에 위치한다. 흉골병은 흉골의 몸통과 섬유연골결합을 이루고, 이 흉골각(angle of Louis)은 제 4 흉추의 바로 앞에 위치한다(그림 2.2.11).
2. 흉골의 몸통에는 여러 늑골의 부착점이 있으며, 두 번째 늑골은 흉골각에 부착한다. 이러한 점 때문에 늑골을 헤아릴 때 흉골각은 중요한 기준점이 된다.
3. 칼돌기는 흉골의 '꼬리' 이며 보통 제 9 흉추의 앞에 위치하는 검상돌기 결합(대부분의 사람들에서 40대에 융합된다)에서 연결된다.

흉곽의 후방 부위

위치적 측면에서, 흉추는 일반적으로 상부(T1–4), 중부(T5–8), 하부(T9–12)로 나뉜다(White & Panjabi 1978):

- 흉추의 굴곡과 신전을 합친 전체적인 가동 범위는(T1–T12 사이) 대략 60°이다(Liebenson 1996)
- 흉추 회전의 전체 가동 범위는 대략 40°이다
- 흉추 외측 굴곡의 전체 가동 범위는 대략 50°이다.

호흡의 신경학적 조절

자율 신경계(ANS)는 수면 중 회복이나 성장, 고요하거나 극단적인 신체 활동이나 스트레스와 같은 외부 환경의 다양한 요구에 맞춰 호흡이나 심박동수를 포함한, 신체의 내부 환경을 이상적인 효율로 무의식중에 자동적으로 유지할 수 있게 한다. 소화관의 평활근에 분포하는 신경은 음식물을 추진시키고, 반면에 외분비선의 신경은 소화액의 분비를 시작한다. 이러한 시스템은 또한 방광을 비우거나, 성행위를 하는 것과 관련이 있다.

소동맥의 벽에 있는 평활근에 분포한 신경은 직경의 변화를 통해 혈압을 유지하고, 소화, 성장 및 회복, 열 보존 또는 발산, 또는 강한 근육 활동이 필요한 것에 따라 다양한 부위의 순환을 증가시키거나 감소시키는 작업을 한다. 적절한 순환의 유지는 심박동수와 심근의 수축력에 따라 변화하는 심박출량의 변화에 의존한다.

뇌에서 가장 원시적인 부분인 뇌간에 있는 호흡 중추는 다양한 환경과 요구 속에서 생명을 유지하기 위해 비교적 일정한 동맥혈 산소 분압 및 이산화탄소 분압을 유지하기 위한 폐포 환기에 무의식적으로 영향을 미치고 조정한다.

세 가지 주요한 호흡 중추는 다음과 같다:

1. 등쪽의 호흡 중추(DRG)는 연수의 원위부에 위치한다. 이것은 말초 화학 수용체와 미주신경과 설인신경을 통한 다른 수용체로부터 신호를 입력받는다. 이러한 신호로부터 흡기 운동과 호흡의 기본 리듬을 생성한다.
2. 뇌교의 상부에 위치한 호흡 조절 중추는 등쪽 호흡 중추에 억제 신호를 보내 호흡의 충만기를 조절한다.
3. 배쪽의 호흡 중추(VRG)는 연수에 위치해 있으며 흡기나 호기를 일으킨다. 고요한 호흡에서는 불활성화되어 있으며, 호흡 요구가 높아지는 동안 복부의 호기근육을 자극하는데 중요하다.

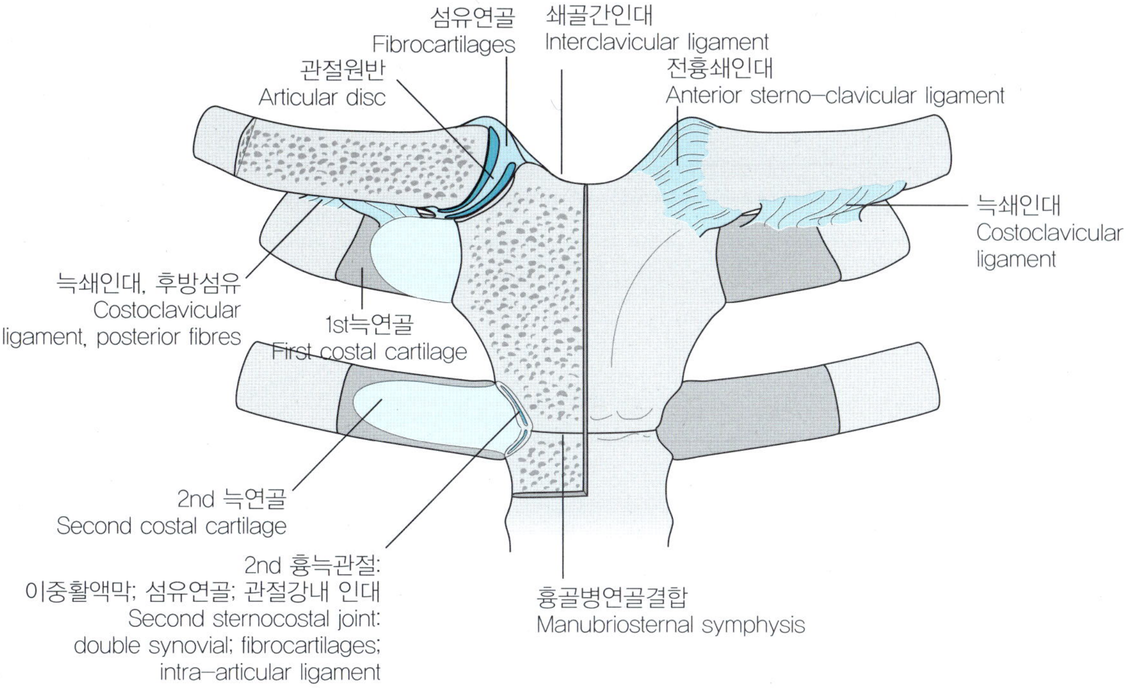

그림 2.2.12 흉골병 흉골. *Reproduced with kind permission from Willams et al 1995.*

Hering–Breuer reflex는 폐의 과팽창을 예방하고, 기관지나 세기관지 벽의 신경수용체에서 미주신경을 통해 등쪽 호흡 중추로 신호를 보내어 시작된다. 이것은 흡기동안 과다 팽창의 '스위치를 끄고' 호기동안 과도한 허탈의 스위치도 끈다.

호흡의 화학적 조절

호흡의 핵심적인 역할은 조직에서 산소(O_2)와 이산화탄소(CO_2)의 농도 평형을 유지하는 것이다. 이산화탄소의 농도가 증가하면 호흡 중추 자체의 중추 화학민감영역에 작용하여 호흡근육에 전달되는 흡기와 호기 신호를 증가시킨다. 반면에 산소는 경동맥체(총경동맥의 분지에 위치)에 위치한 말초 화학수용체에 작용하여 설인신경을 통하거나, 대동맥체(대동맥궁)에 작용하여 미주신경을 통해 적절한 신호를 등쪽 호흡 중추에 전달한다.

호흡의 수의적 및 신경적 조절

폐는 전적으로 자율 감각신경과 운동신경에 의해 지배되며, 기도 평활근에 대한 수의적인 운동조절이 없다. 그러나 호흡은 자율적인 리듬에 영향을 주는 것으로 알려져 있고, 자율에 대한 도전으로 호흡을 조절할 수 있다는 것도 사실이다(Naschitz et al 2006).

자동적인 호흡은 예를 들어, 두려움이나 갑작스러운 놀람에 반응하여 더 고위 피질의 의식적 입력에 의해 (호흡 근육을 움직이는 척수 신경을 통해 직접적으로) 중단될 수 있다. 말하기는 호흡의 정상적인 리듬을 중단하기 위해 의식적인 조절을 필요로 하고 노래 부르기나 관악기의 연주에서도 마찬가지이다. 또한 대뇌 피질과 시상은 깨어있는 동안(수면중에는 연수 중추에 대한 피질의 영향이 없어짐) 부분적으로 정상적인 호흡 리듬을 유도한다는 증거가 있다. 호흡 기능장애 및 과호흡 증후군은 아마 이 고위 중추의 일부에서 기인한 것으로 보인다(Timmons & Ley 1994, P.35). 그림 2.2.13을 참조하라.

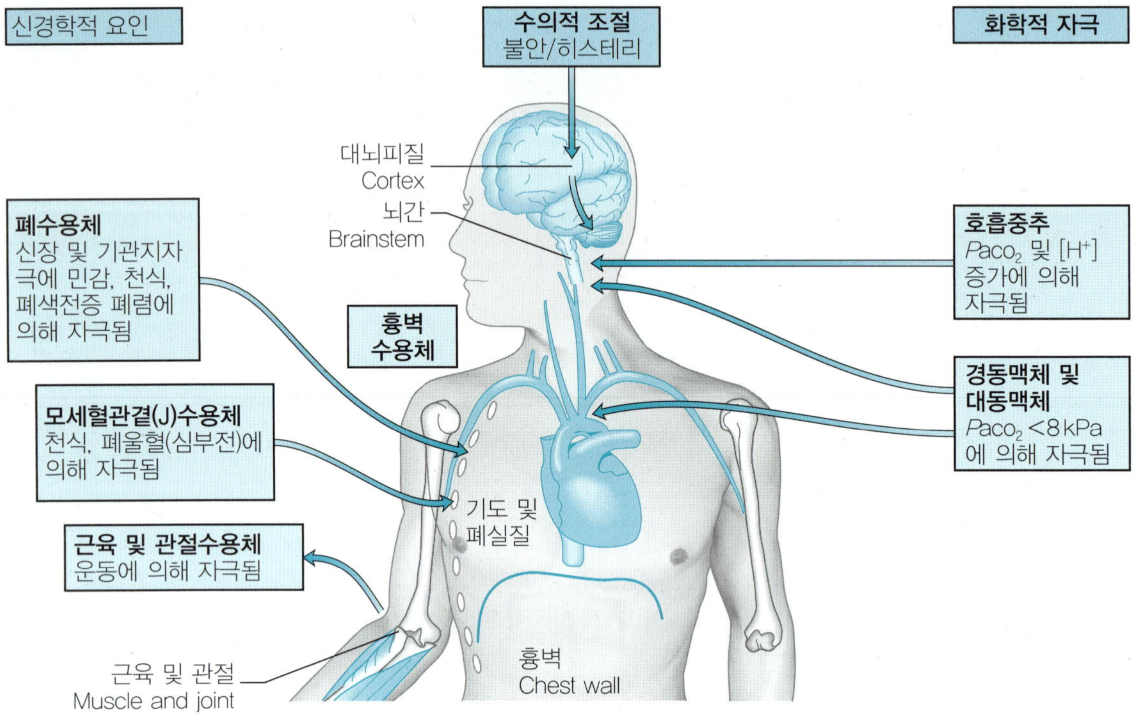

그림 2.2.13 호흡에 미치는 여러 신경학적 및 생화학적 영향.

호흡은 연수와 뇌교로 구성된 뇌간에서 기인하며, 또한 다양한 감각 구심성 입력에 의해 조절되는 중심 패턴 발생기가 호흡근육에 신호를 준다. 원심성 자극이 횡격막 신경과 늑간 신경을 통해 횡격막과 늑간근의 수축을 유발한다. 다른 신경은 보조 근육(예를 들어, 후두)으로 전달되어 그것들의 수축을 호흡의 단계와 동시에 발생 시킨다. 그림 2.2.14를 참조하라.

NANC 신경계

연구자들은 억제 섬유와 자극 섬유를 포함하는 비아드레날린성, 비콜린성(NANC) 시스템이라 불리는 기도를 조절하는 '제3의' 신경계를 찾아냈다: 산화질소(NO)가 NANC의 신경전달물질로 확인되었다(Snyder 1992).

- NANC 억제 신경은 칼슘 이온을 뉴런에 유입시켜 평활근의 이완과 기관지 확장을 매개한다.
- NANC 흥분 섬유는 C-섬유로도 불리며 페 지지 조직, 기도 및 폐혈관에서 발견되며, 차가운 공기를 들이쉬거나 운동 유발성 천식에서 나타나는 기관지 수축과 관련이 있는 것으로 보인다(Beachey 1998, p.30).

다음의 내용은?

이 장에서는 호흡 기능의 주요 구조적 특징을 요약했다. 호흡장애 패턴과 관련된 기능장애가 있는 연부 조직 및 기타 생체역학적 변화의 평가 및 치료에 대한 세부 사항은 6,7 및 8장에서 찾을 수 있다.

다음 장에서는 호흡에 대한 비강의 영향에 대해 간략히 설명하고 이어서 호흡 기능장애의 주요 패턴에 대해 설명한다. 이어서 호흡 패턴 장애와 생화학 및 심리적 관계에 대한 장이 나온다.

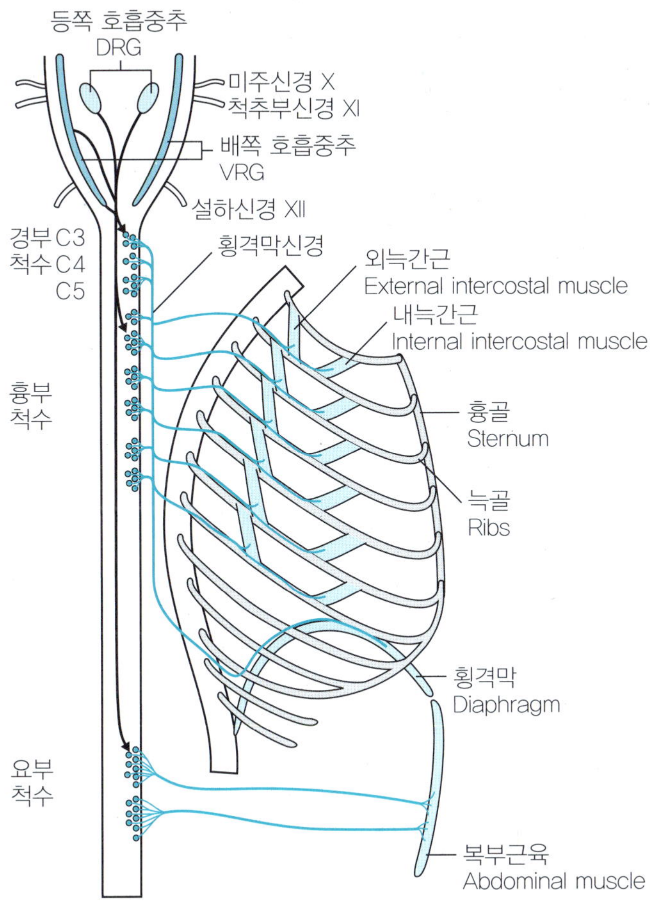

그림 2.2.14 호흡 근육을 조절하는 척수 운동 뉴런의 위치. 횡격막을 활성화시키는 운동뉴런의 세포체는 C3–C5에 위치한다. 그것들의 축색 돌기는 횡격막 신경에서 모인다. 늑간 근육을 조절하는 운동 뉴런의 세포체는 흉부 척수에 위치한다. 복부 근육은 하부 흉부와 상부 요부의 척수에 위치하는 운동 뉴런의 척수체에 의해 조절된다. 이러한 모든 운동 뉴런은 연수에 있는 조절 중추로부터 신호를 입력받는다. DRG, 연수에 위치하는 등쪽 호흡 중추; VRG, 배쪽 호흡 중추. *Adapted from Hlastala M.P., Berger A.J., 2001. Physiology of Respiration, Oxford University Press.*

참고문헌 Reference

Abernethy, A., Mackinnon, L., Neal, R.J., et al., 1996. The biophysical foundations of human movement. Human Kinetics Publishers, Melbourne.

Beachey, W., 1998. Respiratory care anatomy and physiology. Mosby, St Louis.

Berne, R.M., Levy, M.N., 1998. Physiology. Mosby, St Louis.

Carriere, B., 2006. Interdependence of posture and the pelvic floor. In: Carriere, B., Markel Feldt, C. (Eds.), The pelvic floor. Thieme, New York, pp. 68 & 76.

Cenker, E., Cem, O., Ayse, B., et al., 2010. Anxiety and depressive disorders in patients presenting with chest pain to the emergency department: a comparison between cardiac and non-cardiac origin. The Journal of Emergency Medicine. 39 (2), 144–150.

Chiti, L., Biondia, G., Morelot-Panzinia, C., et al., 2008. Scalene muscle activity during progressive inspiratory loading under pressure support ventilation in normal humans. Respiratory Physiology & Neurobiology 164, 441–448.

Correa, E., Berzin, F., 2008. Mouth Breathing Syndrome: Cervical muscles recruitment during nasal inspiration before and after respiratory and postural exercises on Swiss Ball. International Journal of Pediatric Otorhinolaryngology 72, 1335–1343.

Corrin, B., Nicholson, A. (Eds.), 2011. Chapter 3 – Diseases of the conductive airways. In: Pathology of the Lungs, third ed. pp. 91–134.

D'Alonzo, G., Krachman, S., 1997. Respiratory system. In: Ward, R. (Ed.), Foundations for osteopathic medicine. Williams and Wilkins, Baltimore.

David, P., Laval, D., Terrien, J., et al., 2012. Postural control and ventilatory drive during voluntary hyperventilation and carbon dioxide rebreathing. Eur J Appl Physiol. 112 (1), 145–154.

Deindl, F.M., Vodusek, D.B., Hesse, U., et al., 1994. Pelvic floor activity patterns: Comparison of nulliparous continent and parous urinary stress incontinent women. A kinesiological EMG study. British Journal of Urology 73, 413–417.

De Troyer, A., 1994. Do canine scalene and sternomastoid muscles play a role in breathing? Journal of Applied Physiology 76, 242–252.

De Troyer, A., Estenne, M., 1988. Functional anatomy of the respiratory muscles. Clinics in Chest Medicine 9, 175–193.

Faria, E.W., Parker, D.L., Faria, I.E., 2005. The science of cycling. Factors affecting performance – part 2. Sports Medicine 35 (4), 313–337.

Fink, P., Schroder, A., 2010. One single diagnosis, bodily distress syndrome, succeeded to capture 10 diagnostic categories of functional somatic syndromes and somatoform disorders. Journal of Psychosomatic Research 68 (5), 415–426.

Grewar, H., McLean, L. 2008. The integrated continence system: A manual therapy approach to the treatment of stress urinary incontinence. Man. Ther. 13, 375–386.

Hagins, M., Lamberg, E., 2011. Individuals with low back pain breathe differently than healthy individuals during a lifting task. J Orthop Sports Phys Ther 41 (3), 141–148.

Hall, C., Brody, L., 2005. Therapeutic exercise: moving towards function, second ed. Williams & Wilkins, Lippincott.

Hodges, P., 1999. Is there a role for transversus abdominis in lumbo-pelvic stability? Manual Therapy 4 (2), 74–86.

Hodges, P., Richardson, C., 1997. Feedforward contraction of transversus abdominis is not influenced by direction of arm movement. Experimental Brain Research 114, 362–370.

Hodges, P.W., Heijnen, I., Gandevia, S.C., 2001. Postural activity of the diaphragm is reduced in humans when respiratory demand increases. Journal of Physiology (Cambridge) 537, 999–1008.

Hruby, R., Goodridge, J., Jones, J., 1997. Thoracic region and rib cage. In: Ward, R. (Ed.), Foundations for osteopathic medicine. Williams and Wilkins, Baltimore.

Hill, K., Eastwood, P., 2011. Effects of loading on upper airway and respiratory pump muscle motoneurons. Respiratory Physiology & Neurobiology, 179 (1), 64–70.

Janda, V., 1983. Muscle function testing. Butterworths, London.

Janda, V., 1987. Muscles and motor control in low back pain – assessment and management. In: Twomey, L. (Ed.), Physical therapy of the low back, first ed. Churchill Livingstone, pp.253–278.

Janda, V., Frank, C., Liebenson, C., 2007. Evaluation of muscular imbalance. In: Liebenson, C. (Ed.), Rehabilitation of the spine: a practitioner's manual, second ed. Lippincott Williams & Wilkins, Philadelphia.

Jones, A., Dean, E., Chow, C., 2003. Comparison of the oxygen cost of breathing exercises and spontaneous breathing in patients with stable chronic obstructive pulmonary disease. Physical Therapy 83 (5), 424–431.

Jull, G., Janda, V., 1987. Muscles and motor control in low back pain. In: Twomey, L., Taylor, J. (Eds.), Physical therapy for the low back. Clinics in physical therapy. Churchill Livingstone, New York.

Kapandji, I., 1974. The physiology of the joints, second ed. Churchill Livingstone, Edinburgh, Vol 3.

Key, J., Clift, A., Condie, F., et al., 2008. A model of movement dysfunction provides a classification system guiding diagnosis and therapeutic care in spinal pain and related musculo-skeletal syndromes: a paradigm shift. Journal of Bodywork & Movement Therapies 12 (2), 105–120.

Key, J., 2010. The Pelvic Crossed Syndromes: A reflection of imbalanced function in the myofascial envelope; a further exploration of Janda's work. Journal of Bodywork and Movement Therapies, 14 (3), 299–301.

Kolnes, L.-J., 2012. Embodying the body in anorexia nervosa – a physiotherapeutic approach. Journal of Bodywork and Movement Therapies 16 (3), 281–288.

Kuchera, M., Kuchera, W., 1997. General postural considerations. In: Ward, R. (Ed.), Foundations for osteopathic medicine. Williams and Wilkins, Baltimore.

Lee, D., Lee, L.J., McLaughlin, L., 2008. Stability, continence and breathing: The role of fascia following pregnancy and delivery. Journal of Bodywork and Movement Therapies 12, 333–348.

Liebenson, C., 1996. Rehabilitation of the spine. Williams and Wilkins, Baltimore.

Lima, L., Barauna, M., Sologurem, M., 2004. Postural alterations in children with mouth breathing assessed by computerized biophotogrammetry. J. Appl. Oral Sci. 232–237.

Lum, L.C., 1994. Hyperventilation syndromes: physiological considerations in clinical management. In: Timmons, B. (Ed.), Behavioural and psychological approaches to breathing disorders. Plenum Press, New York.

Myers, T., 1997. Anatomy Trains.

Journal of Bodywork and Movement Therapies 1 (2), 91–101.
Naifeh, K.H., 1994. Basic anatomy and physiology of the respiratory system and the autonomic nervous system. In: Timmons, B.H., Ley, R. (Eds.), Behavioral and psychological approaches to breathing disorders. Plenum Press, New York.
Naschitz, J., Mussafia-Priselac, R., Kovalev, Y., 2006. Patterns of hypocapnia on tilt in patients with fibromyalgia, chronic fatigue syndrome, nonspecific dizziness, and neurally mediated syncope. Am J Med Sci 31 (6), 295–303.
Neiva, P., Kirkwood, R., Godinho, R., 2009. Orientation and position of head posture, scapula and thoracic spine in mouth-breathing children. International Journal of Pediatric Otorhinolaryngology 73, 227–236.
Norris, C.M., 1999. Functional load abdominal training. Journal of Bodywork and Movement Therapies 3 (3), 150–158.
O'Sullivan, P., Beales, D., 2007. Changes in pelvic floor and diaphragm kinematics and respiratory patterns in subjects with sacroiliac joint pain following a motor learning intervention: A case series. Manual Therapy 12, 209–218.
Page, L., 1952. Academy of Applied Osteopathy Yearbook. Carmel, California.
Richardson, C., Jull, G., Hodges, P., et al., 1999. Therapeutic exercise for spinal segmental stabilization in low back pain. Churchill Livingstone, Edinburgh.
Seeley, R.R., Stephens, T.D., Tate, P., 1995. Anatomy and physiology, third ed. McGraw-Hill, New York.
Simons, D., Travell, J., Simons, L., 1998. Myofascial pain and dysfunction: the trigger point manual, second ed. Williams and Wilkins. Baltimore, Vol. 1.
Smith, M.D., Russell, A., Hodges, P.W., 2006. Disorders of breathing and continence have a stronger association with back pain than obesity and physical activity. Australian Journal of Physiotherapy 52, 11–16.
Snyder, S.H., 1992. Nitric oxide: first in a new class of neurotransmitters? Science 257, 494.
Sorheim, I.-C., Johannessen, A., Gulsvik, A., et al., 2010. Gender differences in COPD: are women more susceptible to smoking effects than men? Thorax 65, 480–485.
Stone, C., 1999. The science and art of osteopathy. Stanley Thornes, Cheltenham.
Timmons, B., Ley, R. (Eds.), 1994. Behavioral and psychological approaches to breathing disorders. Plenum Press, New York.
West, J.B., 2000. Respiratory physiology: the essentials. Lippincott Williams and Wilkins, Philadelphia.
White, A., Panjabi, M., 1978. Clinical biomechanics of the spine. J B Lippincott, Baltimore.
Williams, P.L., Bannister, L.H., et al. (Eds.), 1995. Gray's anatomy, thirty eighth ed. Churchill Livingstone, New York.
Yamaguti, W.P., Claudino, R., Neto, A., et al., 2012. Diaphragmatic breathing training program improves abdominal motion during natural breathing in patients with chronic obstructive pulmonary disease: a randomized controlled trial. Archives of Physical Medicine and Rehabilitation 93 (4), 571–577.

장 | 2.3 |

호흡에 미치는 코의 영향

Jim Bartley

장목차

서론	51
코의 해부 및 생리	51
비강 저항	52
냄새 및 변연계	53
하부 기도 질환	53
비강의 과거력 조사	54
비강 검사	54
비강 호흡의 교육	55
비강의 식염수 세척	55
결론	56
참고문헌	56

서론

상부와 하부 기도 사이의 많은 상호작용은 잘 알려져 있지 않다. 중요하고 잘 알려진 코의 기능은 흡입된 공기가 폐에 들어가기 전에 여과, 가온 및 가습하는 것이다(Sahin-Yilmaz & Naclerio 2011). 비강 내의 후신경은 또한 우리에게 냄새 감각을 제공한다. 원시적이며 근본적인 감각인 냄새는 변연계 및 우리의 감정과 관련이 있다(Soudry et al 2011). 비강 호흡(구강 호흡과는 대조적으로)은 순환 혈액의 산소와 이산화탄소 농도를 증가시키고, 호흡속도를 느리게 하며 전체적인 폐용적을 향상시킨다(Swift et al 1988, Tanaka et al 1988). 천식이나 만성 폐쇄성 폐질환과 같은 많은 하부 기도 질환은 호흡 패턴 장애뿐만 아니라 명백하게 상부 기도 질환과 관련이 있다(Krouse et al 2007, Hurst 2009). 비강 및 부비동 질환의 개선된 의료 관리는 이에 상응하는 하부 기도 기능을 개선시킨다(Krouse et al 2007).

코의 해부 및 생리

코의 내부는 얼굴 중앙선의 양쪽에 위치한 두개의 비강으로 구성되어 있으며 각각은 지붕, 바닥 및 내벽과 외벽이 있다. 두개의 비강은 연골과 뼈로 이루어진 내측의 중격에 의해 나눠진다. 비강의 외측 벽은 상, 중, 하비갑개라 불리는 3개의 수평한 스크롤 모양의 융기로 인해 고르지 않다(Sahin-Yilmaz & Naclerio 2011). 흡입된 공기가 외부 콧구멍을 통과한 후 비강 밸브라 불리는 좁은 갈라진 틈 부위로 들어간다. 비강 밸브의 저항은 주로 하비갑개와 비 중격 내에 있는 발기 조직(이것의 목적은 이 장의 후반부에 설명된다)에 의해 주로 조절된다(Cole 2003).

폭이 좁은 비강 밸브는 초기에 흡입공기를 가속시켜 와류를 생성한다. 그 후 비강 통로는 넓어지고, 공기 흐름은 느려져 주변 표면에 미립자 물질이 침착된다(Cole 2003). 와류는 층류에 존재하는 공기 경계층의 존재를 최소화하고 공기 흐름과 비강 점막 사이의 상호작용을 최대화한다. 그 후 와류의 흡입 공기가 비갑개 위로 지나간다. 비갑개와 중격은 좁은 갈라진 틈과 같은 공간으로 구성되어 공기흐름에 큰 점막 표면을 제공한다. 비갑개 중에서 가장 큰 하비갑개는 코를 통해 흡입된 공기의 대부분의 가습, 가온 및 여과를 담당한다. 크기가 더 작은 중비갑개는 상악동, 전두동, 및 앞쪽 사골동의 입구 위에서 아래 방향으로 돌출되어 있다. 대부분의 흡입된 공기는 하비갑개와 중비갑개 사이를 지나간다. 코의 내부는 호흡기계의 공기 조절 요구의 90%를 제공할 뿐만 아니라 배출되는 열과 습기의 약 33%를 회수한다(Elad et al 2008).

코의 후면에는(코인두), 아데노이드라 불리는 림프조직이 존재한다. 이 조직은 흔히 초기 유아기에 나타나서 보통 7세경에 퇴화한다. 아데노이드 비대는 아동과 성인에서 비강 폐쇄에 기여할 수 있다. 공기가 코의 후면부에 도달하면, 기류는 바로 하부기도로 전달된다. 코인두의 직각으로 구부러진 특성은 잔여 미립자 물질이 후벽에 침착되게 한다.

섬모 거짓중층 원모 상피가 비강내부를 주로 덮고 있다; 후각 상피는 코의 지붕에서 아래로 연장되어 나머지 부분을 덮는다. 기도 표면의 액체 졸층 내의 동기화된 패턴으로 분당 약 1000회로 박동하는 섬모는 코인두 쪽으로 3-25mm/분의 속도로 점막의 젤층을 이동시키고, 후에 이것은 삼키거나 배출하여 제거된다. 젤층의 끈적한 점막에 함입되어, 음전하를 띠고 약간 산성(pH 5.5-6.5)인 10-15μm 깊이의 점막층은 미생물, 입자 및 대기 오염 물질에 대한 최전선 방어선 역할을 한다. 항균 펩타이드: 디펜신(defensins),카텔리시딘(cathelicidin) 및 리소자임(lysozyme), 락토페린(lactoferrin) 및 분비성 백혈구 프로테아제 억제제(secretory leykocyte protease inhibitor) 같은 큰 항균성 단백질도 기도 분비물에 존재한다(Rogan et al 2006). 진동성의 압축 스트레스(일정한 기도압력과 대조적으로)는 기도표면에 아데노신 삼인산염(ATP)의 방출을 증가시킨다. 이것은 정단 퓨리노셉터(apical purinoceptor)를 활성화시켜 액체 분비를 증가시키고 점액 섬모 제거를 가속화한다. 최적의 기능을 위해 비강과 폐 점막 상피는 진동 스트레스에 노출 될 필요가 있다. 호흡 기도 건강에 미치는 신체적 및 심호흡 운동의 유익한 효과는 진동성의 물리적 공기 압력이 기도의 수분공급 및 점액 제거를 향상시키기 때문일 수 있다(Button et al 2008).

코의 내벽은 풍부한 혈관공급을 가지고 있다. 코의 발기 조직(하비갑개, 중비갑개 및 중격)은 주기적인 울혈과 울혈완화를 겪는다. 이 '비강 주기'는 1-7시간 동안 두개의 비강내에서 열림과 울혈을 교대로 나타낸다. 이 기간은 1-1½ 시간에 걸친 개별 반복 순환의 조합으로 구성된다. 비강 주기는 전체 기류 저항에는 영향을 주지 않기 때문에 일반적으로 인식되지 않는다. 이 비강 주기는 시상하부에 의해 조절되는 전체 신체 주기의 일부분이다. 한쪽 비강의 교감신경 지배 우세는 동측 비갑개의 혈관수축을 유발하고, 반면에 다른쪽 비강의 부교감신경 지배 우세는 비갑개의 혈관확장을 유발한다. 오른쪽 콧구멍을 통한 기류 증가는 왼쪽 뇌 활성의 증가와 관련이 있으며 언어 수행 능력의 향상이 일어나고, 반면에 왼쪽 콧구멍을 통한 기류 증가는 오른쪽 뇌 활성의 증가 및 공간 수행 능력의 향상과 연관이 있다(Shannahoff-Khalsa 1993). 수면중에 뇌파 주기는 또한 비강 주기와 동시에 발생하게 된다(Shannahoff-Khalsa 1993). 비강주기의 목적은 알려져 있지 않지만, 비강 정맥동의 주기적인 울혈과 울혈완화는 혈장 삼출물 생성을 위한 기전을 제공한다-이 기전은 호흡기 방어의 중요한 구성요소이다(Eccles 1996). 부비동은 공기로 채워진 비강의 확장이다. 전두동은 안와의 위쪽에 위치하며, 상악동은 안와의 아래에, 사골동은 안와의 내측에, 접형골동은 사골동의 뒤쪽에 위치한다. 비록 다양한 가설이 있지만, 부비동의 기능은 알려져 있지 않다. 가설에는 머리 균형을 적절하게 유지하기 위해 두개골을 가볍게 하기 위한 것, 발성에 공명을 부여하기 위해, 안면 성장 및 산화질소(NO)의 생산(Selimoglu 2005)을 위한 것이 있다. 산화질소는 코와 부비동에서 생성되는 기체이다. 상악동 내의 산화질소 농도는 황색 포도상 구균에 대해서 정균성이다. 산화질소는 흡입되는 공기를 살균하는 역할을 할 수 있으며, 또한 폐에서 환기-관류를 향상시킨다(Selimoglu 2005)

비강 저항

비강 호흡은 구강호흡에 비해 두배의 저항을 제공한다(Swift et al 1988). 흡기와 호기 시에 증가된 저항은 몇 가지 생리적인 이점을 가지는 것으로 보인다. 비강 호흡은 전체 폐 용적을 증가시킨다(Swift et al 1988). 기능적 잔기 용량(수동적 호기 후 폐에 남아있는 공기의 용적)의 상응하는 증가는 동맥혈 산소 농도를 향상시키는 것으로 생각된다. 턱을 철사로 고정(이것은 환자가 강제로 비강 호흡을 하게함) 전과 후의 동맥혈 산소 분압(동맥혈에서 측정된 산소의 부분 압력)의 연구에서 동맥혈 산소 분압이 거의 10% 증가하였다(Swift et al 1988). 동맥혈 이산화 탄소 분압의 신뢰할 수 있는 간접적인 측정 방법인 호기 말 이산화탄소 분압도 비강 호흡시에 증가하였다. 이것은 사강(dead space)의 증가로 인한 것일 수 있다(Tanaka et al 1988). 또한 비강 저항은 호기 말 이산화탄소 분압과 역의 관계에 있다(Bartley 2006). 불안한 환자는 일반적으로 낮은 동맥혈 이산화탄소 분압을 가지고 있으며, 따라서 비강 울혈이 더 자주 나타날 수 있다(Bartley 2006). 운동을 하는 동안 비강호흡은 FEO_2의 감소를 유발하며, 이는 호기 시 폐에서 공기로부터 추출되는 산소의 백분율이 증가한다는 것을 의미하며, 이산화탄소의 공기 중 배출의 백분율이 의미하는 $FECO_2$는 증가한다(Morton et al 1995). 이것은 보다 효율적인 산소 추출 및 이산화탄소 배출과 동일하다. 비강 호흡은 또한 호흡 주기에서 호기 단계의 시간을 증가시킨다(Ayoub et al 1997). 호흡 주기에서 호기 단계의 증가는 신체의 이완반응을 증가시키는 것으로 알려져 있다(Cappo & Holmes 1984).

냄새 및 변연계

진화론에서 원시 생명체의 후각 뇌는 뇌간에서 냄새를 등록하고 단순히 분류하는 하나의 세포층으로 가르친다. 그 후 후각뇌의 새로운 층으로 초기에는 후뇌(코뇌) 또는 변연계로 불리는 것으로 발전했다(Le Doux 2003). 대략 1억년전에 변연계의 발달 후 포유류의 뇌는 또 다른 성장 발달을 보였다. 변연계에 뇌층이 추가되어 신피질을 형성했다. 신피질은 우리를 인간으로 만들어 합리적 사고, 계획, 기억 및 전략의 이점을 가져다 주었다(Le Doux 2003). '감정적인 뇌'라 불리는 변연계는 스트레스에 대한 '투쟁-회피' 반응을 조정한다. 이 반응의 일부로 심장 박동수가 증가할 뿐만 아니라, 호흡수 또한 증가한다; 변연계는 정상 pCO_2 항상성 보다 우선할 수 있다(Plum 1992).

향기는 그것이 가지는 약학적 및 기분 전환 특성으로 인해 역사적으로 사용되어 왔다. 생리학적 증거는 라벤더와 로즈마리 향이 인간의 기억과 분위기에 직접적인 영향을 미친다는 것을 시사한다(Moss et al 2003). 라벤더와 같은 향은 스트레스 감소 역할을 가지고 있다(Setzer 2009).

하부 기도 질환

상부 및 하부 기도는 다양한 기전을 통해 서로 상호작용을 한다. 비강 점막에 대한 염증 자극은 폐에 염증을 일으키고 그 반대도 마찬가지이다. 이러한 기전은 혈관계를 통해 작용한다고 생각된다. 한 장소에서 생성된 염증세포는 다른 어디에서든 염증 자극에 반응할 준비가 되어 있다(Braunstahl et al 2001a, 2001b). 이론적으로 상부 기도의 염증 개선은 천식의 증상과 조절을 개선시켜야 한다. 제한된 수의 연구에서 이러한 것이 발생할 수 있음을 나타낸다(Krouse et al 2007).

후비루 및 코 분비물의 흡인은 오랜기간 천식의 인자로 여겨져 왔다. 비록 이러한 증상들은 연관되어 있지만, 비강 분비물이 폐로 흡인되지 않는다는 증거가 있다(Hurst 2009). 그러나 낭성 섬유증에서 상부기도의 세균학은 하부기도에서 복제된다(Hare et al 2010). 개인적인 진술에서 많은 환자들은 만성 부비동염 수술을 받았을 때 그들의 천식, 만성 폐쇄성 폐질환 및 기관지 확장증이 개선된다는 보고를 하였다; 양질의 전향적 연구는 아직 존재하지 않는다.

코-기관지 반사는 또한 상부와 하부 기도사이의 상호작용에 연관이 있어왔다. 코, 기관 및 후두에 있는 수용체에 기계적 또는 화학적 자극은, 알레르기 유발물질이나 자극제가 기도로 더 깊숙이 들어가는 것을 방지하기 위해 재채기, 기침 또는 기관지 수축을 일으킬 수 있다(Sarin et al 2006). 신경 반사 기전은 분명히 기관지 수축 효과에 영향을 미쳐, 차가운 공기에 노출 된 후 천식이 악화될 수 있다. 상부 기도에서 염증물질에 노출되는 것과 코-기관지 반사의 연관성은 명확하지 않다(Sarin et al 2006).

표 2.3.1 Epworth sleepiness scale

상황	졸릴 가능성
앉아서 책을 볼 때	
텔레비전을 시청할 때	
공공장소에서 가만히 앉아 있을 때 (예로, 극장이나 회의장)	
승객으로 차를 1시간 이상 탈 때	
오후 휴식시간에 편안히 누워 있을 때	
앉아서 상대방에게 말을 하고 있을 때	
음주 없이 점심식사 후 조용히 앉아 있을 때	
운전중에 교통 체증으로 잠시 멈추어 있을 때	
총 Epworth Sleepiness Score	
다음의 척도를 사용하여 각각의 상황에서 가장 적합한 점수를 고르시오: 0 = 전혀 졸리지 않다. 1 = 조금 졸리다. 2 = 상당히 졸리다. 3 = 매우 많이 졸리다.	

알레르기와 감염에 의한 기도 염증은 상부와 하부 기도 둘 모두에 영향을 준다. 천식이나 만성 폐쇄성 폐질환과 같은 하부 기도 질환을 가진 환자들은 빈번하게 호흡 패턴 장애를 가지고 있다. 이러한 상황에서 상부 기도 질병의 최적의 관리는 하부 기도에 이점이 있다(Krouse et al 2007).

비강의 과거력 조사

환자에게 비강호흡을 하는지 구강호흡을 하는지 물어봐야 한다. 구강호흡은 종종 비강 폐색이나 울혈을 유발하는 인자와 연관이 있다. 일반적으로 비강 폐색을 일으키는 비강 내벽의 부종은 감염이나 알레르기 또는 비강 용종에 의한 것이다. 비강 폐색뿐만 아니라 이러한 상태는 다른 추가적인 증상과 관련이 있다. 비중격 만곡이나 드물게는 양성 또는 악성 신생물이 일측성 비강 폐색을 일으킬 수 있다; S 형태의 비중격 만곡은 양쪽 비강의 폐색을 일으킬 수 있다. 소아에서는 아데노이드 비대가 비강 폐색의 흔한 원인이며 지속적인 구강호흡으로 나타난다. 미용 목적의 코성형술 병력은 약해진 비강 밸브를 나타낼 수 있다. 일부 환자에서는 비강 폐색이 이전의 코의 외상과 관련이 있다.

코골이 및 폐쇄성 수면 무호흡증은 비강 폐색과 연관이 있다. 주요 질문에는 코골이가 매일 모든 자세에서 발생하는지 여부, 무호흡의 기간, 수면의 양과 질, 부적절한 주간 졸음의 여부를 포함한다. Epworth Sleepiness Scale이 주간 졸음 수준을 결정하는데 사용된다(Table 2.3.1). 12점 이상의 환자들은 추가적인 의학적 평가가 필요하다.

재채기, 가려운 코와 눈 및 맑은 콧물의 알레르기 증상은 흔히 천식을 동반하는 알레르기 기저질환을 나타낸다. 화농성의 분비물은 급성/만성 부비동염을 나타낸다. 소아에서 비강내의 이물질은 일측성의 역겨운 비강 분비물을 유발한다; 성인에서 일측성의 혈흔이 있는 분비물은 신생물을 나타낼 수 있다.

특히 부비동 부위의 안면통은 다방면의 문제일 수 있다. 편두통, 긴장성 두통, 측두하악 통증은 호흡 패턴 장애와 관련이 있다(Bartley 2011). 만성 감염성 부비동염은 드물게 얼굴 통증을 유발한다(Naranch et al 2002). 불안, 우울, 섬유 근육통, 과민성 대장 증후군 및 요통같은 동반 질환의 상태에서 '부비동 통증'이 전반적인 중추 신경 과민증 상황의 일부로 나타날 수 있다(Woolf 2011).

비강 검사

코의 외부는 관찰과 촉진을 통해 검사할 수 있다. 코뼈는 외부 코의 상부 1/3만 차지하며 나머지 부분은 연골로 이루어져 있다. 변형된 외부는 종종 내부 기능의 문제를 나타낸다. 코의 내부를 검사하기 위해서는 좋은 조명, 적절한 도구 및 때때로 비강 점막을 수축시키기 위한 국소적 혈관수축제의 사용이 필요하다. 헤드라이트는 철저한 검사 및 기구 사용을 위해 양손을 자유롭게 두기 위해 필요하다. 저렴한 건전지로 작동되는 기능성 헤드라이트를 많은 캠핑 상점에서 구할 수 있지만, 대부분의 치료사들은 거기에 돈을 쓸 필요는 없을 것이다.

기구 사용이 가장 힘든 소아에서는 코의 끝부분에 약간의 상방 압력을 주면 놀라울 정도로 비강의 전방부 및 더 안쪽까지 충분히 검사할 수 있다. 유사하게 일부 성인에서 코 끝의 상방 압력이 가로막는 비중격을 탈구시킬 수 있다. 넓은 검경을 가진 휴대용 이경을 사용하면 내부 코를 비추는데 도움이 될 수 있다. 콧구멍 아래에 금속성 설압자나 작은 거울을 두고 환자에게 코를 통해 호흡을 하게 하면 기도의 개방성을 평가할 수 있다. 양쪽이 비교적 동등하게(비강 주기를 감안하여) 김이 서려야 하고, 이것은 정상 비강 개방성을 의미한다(Brescovici & Roithmann 2008). 만약 비강 폐색에 대한 우려가 있는 경우, 의사의 진찰을 받게 한다.

비강 호흡의 교육

임상 실습에서, 비강 통로의 크기와 환자의 비강 호흡 능력에는 종종 관련이 없다. 여러 기전을 통해 결함을 가진 호흡 패턴은 비강 울혈을 유발할 수 있다. 기도의 수분유지와 점액제거를 최적으로 하기 위해서는 점막이 진동 스트레스에 노출될 필요가 있다(Button et al 2008). 잘못된 호흡 패턴은 또한 비강 울혈의 잠재성을 가지고 있다. 비강 울혈은 동맥혈 이산화탄소 분압과 연관이 있다. 만약 이산화 탄소 분압이 과호흡으로 인해 낮다면, 코는 울혈이 된다(Bartely 2006). 호흡의 깊이와 속도를 느리게 하여 동맥혈 산소 분압이 정상 수준으로 올라가면 비강 울혈을 완화시킬 수 있다.

특히 공황장애를 가진 일부의 사람들에서 초반에 나타나는 문제는 동맥혈 이산화탄소 분압의 증가에 대한 증가된 민감성을 가지고 있다는 것이다(Rassovsky et al 2006). 일부 환자들은 느리게 호흡을 할 때 그들이 질식하는 것처럼 느낀다. 임상적으로 많은 환자들은 이러한 감각을 특별한 호흡 운동을 통해 극복하는 것으로 보인다(호흡 재교육 프로토콜을 위해서는 섹션 7에서 호흡 유지에 대한 논의를 참조하라).

치료사가 느린 비강의 횡격막 호흡을 하도록 격려하는 것도 또한 중요하다; 횡격막 호흡으로 빠르게 호흡하는 것은 어렵다. 혀를 윗 치아의 뒤쪽 경구개에 두고 호흡하게 하는 것은 비강 호흡을 촉진하는 유용한 방법이다. 비강 호흡을 너무 빨리하면 외부 코의 측면 벽(비강 밸브)이 안쪽으로 허탈된다. 일부 환자들은 볼의 연부조직을 코안면의 고랑에서 상외측 방향으로 당겨 코의 측벽을 단단하게 만들어 비강호흡을 개선시키는 것을 이미 발견했다–Cottle's 술기(Walsh & Kern 2006). 만성 구강 호흡은 코의 측벽을 열어주는 근육을 약화시킨다. 비강 호흡을 시작한 후 이러한 근육의 긴장도가 정상으로 회복되는데는 시간이 걸릴 수 있다. 유사하게 구강호흡에서 비강호흡으로 전환한 것과 관련한 저항의 증가로 인해 많은 환자에서 불편감을 느낄 수 있다; 그러나 증가된 저항은 최적의 호흡기능에 중요하다.

비강의 식염수 세척

많은 환자들은 비강의 식염수 세척이 비강 울혈을 개선시킨다는 것을 발견했다. 비강의 식염수 세척은 직접적인 정화; 염증 매개 물질의 제거; 및 섬모의 진동수 증가로 나타나는 섬모 기능의 개선과 같은 여러가지 생리적인 효과를 통해 비강 점막을 개선시킬 수 있다(Rabago & Zgierska 2009). 비강의 식염수 세척을 위한 방법 및 지침은 9장에 포함되어 있다.

전통적인 yogic nose pipe (www.nosepipe.com) 가 사용될 수 있다. 소금이 포함된 비강 스프레이를 구매하는 것이 종종 가능하다(www.sinusrinse.com). 박동성 식염수 세척 시스템(www.ent-consult.com)도 또한 이용 가능하다.

비강 감염이 있을 때 사용되는 증기 흡입은 기도를 정화하고 수분공급을 하는데 도움이 될 뿐만 아니라 에센셜 오일에 대한 연구는 박테리아를 죽이는데 도움이 된다는 것을 나타낸다. 자일리톨은 일반적으로 신체의 타고난 살균 기전을 강화시키는 것으로 여겨지는 5-carbon sugar 알코올이다. 증가하는 증거는 자일리톨 비강 스프레이가 만성 부비동염으로 고통 받는 일부 환자에서 도움이 된다는 것을 나타낸다(Weissman et al 2011). 일부 국가에서는 자일리톨 비강 스프레이가 건강 식품 상점에서 판매된다(자일리톨 비강 스프레이 방법은 9장에 나와있다).

결론

상부와 하부 기도는 서로 상호 작용한다. 비강의 기능장애 및 질환은 하부기도에 영향을 준다. 상부기도에 대한 고려와 관심은 하부기도 기능에 이점을 줄 수 있다.

참고문헌 Reference

Ayoub, J., Cohendy, R., Dauzat, M., et al., 1997. Non-invasive quantification of diaphragm kinetics using m-mode sonography. Canadian Journal of Anaesthesia 44, 739–744.

Bartley, J., 2006. Nasal congestion and hyperventilation syndrome. American Journal of Rhinology 19, 607–611.

Bartley, J., 2011. Breathing and temporomandibular joint disease. Journal of Bodywork and Movement Therapies 15, 291–297.

Braunstahl, G.J., Overbeek, S.E., Kleinjan, A., et al., 2001a. Nasal allergen provocation induces adhesion molecule expression and tissue eosinophilia in upper and lower airways. Journal of Allergy and Clinical Immunology 107, 469–476.

Braunstahl, G.J., Overbeek, S.E., Fokkens, W.J., et al., 2001b. Segmental bronchoprovocation in allergic rhinitis patients affects mast cell and basophil numbers in nasal and bronchial mucosa. American Journal of Respiratory and Critical Care Medicine 164, 858–865.

Brescovici, S., Roithmann, R., 2008. Modified Glatzel mirror test reproducibility in the evaluation of nasal patency. Brazilian Journal of Otorhinolaryngology 74, 215–222.

Button, B., Boucher, R.C.; University of North Carolina Virtual Lung Group, 2008. Role of mechanical stress in regulating airway surface hydration and mucus clearance rates. Respiratory Physiology and Neurobiology 163, 189–201.

Cappo, BM., Holmes, D.S., 1984. The utility of prolonged respiratory exhalation for reducing physiological and psychological arousal in non-threatening and threatening situations. Journal of Psychosomatic Research 28, 265–273.

Cole, P., 2003. The four components of the nasal valve. American Journal of Rhinology 7, 107–110.

Eccles, R., 1996. A role for the nasal cycle in respiratory defence. European Respiratory Journal 9, 371–376

Elad, D., Wolf, M., Keck, T., 2008. Air-conditioning in the human nasal cavity. Respiratory Physiology and Neurobiology 163, 121–127.

Hare, K.M., Grimwood, K., Leach, A.J., et al., 2010. Respiratory bacterial pathogens in the nasopharynx and lower airways of Australian indigenous children with bronchiectasis. Journal of Pediatrics 157, 1001–1005.

Hurst, J.R., 2009. Upper airway. 3: Sinonasal involvement in chronic obstructive pulmonary disease. Thorax 65, 85–90.

Krouse, J., Brown, R., Fineman, S., et al., 2007. Asthma and the unified airway. Otolaryngology - Head and Neck Surgery 136, S75–S106.

Le Doux, J., 2003. The Emotional Brain. Phoenix, New York.

Morton, A.R., King, K., Papalia, S., et al., 1995. Comparison of maximal oxygen consumption with oral and nasal breathing. Australian Journal of Science and Medicine in Sport 27, 51–55.

Moss, M., Cook, J., Wesnes, K., et al., 2003. Aromas of rosemary and lavender essential oils differentially affect cognition and mood in healthy adults. International Journal of Neuroscience 113, 15–38.

Naranch, K., Park, Y., Repka-Ramirez, M., et al., 2002. A tender sinus does not always mean rhinosinusitis. Otolaryngology - Head and Neck Surgery 127, 387–397.

Plum, F., 1992. Breathing is controlled independently by voluntary, emotional and metabolically related pathways. Archives of Neurology 49, 441

Rabago, D., Zgierska, A., 2009. Saline nasal irrigation for upper respiratory conditions. American Family Physician 80, 1117–1119.

Rassovsky, Y., Abrams, K., Kushner MF 2006. Suffocation and respiratory responses to carbon dioxide and breath holding challenges in individuals with panic disorder. Journal of Psychosomatic Research 2006; 60, 291–298.

Rogan, M.P., Geraghty, P., Greene, C.M., et al., 2006. Antimicrobial proteins and polypeptides in pulmonary innate defence. Respiratory Research 7, 29.

Sahin-Yilmaz, A., Naclerio, R., 2011. Anatomy and physiology of the upper airway. Proceedings of the American Thoracic Society 8, 31–39.

Sarin, S., Undem, B., Sanico, A., et al., 2006. The role of the nervous system in rhinitis. Journal of Allergy and Clinical Immunology 118, 999–1016.

Selimoglu, E., 2005. Nitric oxide in health and disease from the point of view of the otorhinolaryngologist. Current Pharmaceutical Design 11, 3051–3060.

Setzer, W.N., 2009. Essential oils and anxiolytic aromatherapy. Natural Product Communications 4, 1305–1316.

Shannahoff-Khalsa, D., 1993. The ultradian rhythm of alternating cerebral hemispheric activity. International Journal of Neuroscience 70, 285–298.

Soudry, Y., Lemogne, C., Malinvaud, D., et al., 2011. Olfactory system and emotion: common substrates. European Annals of Otorhinolaryngology, Head and Neck Diseases 128, 18–23.

Swift, A., Campbell, I., McKown, T., 1988. Oronasal obstruction, lung volumes, and arterial oxygenation. Lancet 1, 73–75.

Tanaka, Y., Morikawa, T., Honda, Y., 1988. An assessment of nasal functions in control of breathing. Journal of Applied Physiology 65, 1520–1524.

Walsh, WE., Kern, RC., 2006. Sinonasal anatomy, function and evaluation. In: Bailey, B.J., Johnson, J.T. (Eds.), Head and Neck Surgery – Otolaryngology, fourth ed. Lippincott, Williams and Wilkins, Philadelphia, p. 312.

Weissman, J.D., Fernandez, F., Hwang, PH., 2011. Xylitol nasal irrigation in the management of chronic rhinosinusitis: a pilot study. Laryngoscope 121, 2468–2472.

Woolf, C.J., 2011. Central sensitization: implications for the diagnosis and treatment of pain. Pain 152, S2–S15.

장 | 3 |

과호흡증후군의 호흡기능이상 양상과 호흡 패턴 장애

Dinah Bradley

장목차

서론	59
정상 호흡	59
호흡속도와 호흡량	60
과호흡증후군의 정의	60
호흡증가의 기질적 원인	61
호흡 패턴 장애의 원인적요소	61
급성 과호흡증후군	61
신경학적 징후	62
대사장애	62
심장 징후	62
위장관 징후	63
만성 과호흡증후군	63
진단	64
다른 건강 문제로 인한 호흡 패턴 장애	66
폐쇄성 질환	66
제한성 질환	66
호흡 패턴	66
수술 전 후 호흡문제	67
결론	67
참고문헌	67

서론

호흡에 대한 태생학적, 진화론적인 영향 그리고 비강, 환경과 관련한 영향뿐만 아니라 구조적, 기능적 영향에 관한 소개를 2장1절~2장3절에 걸쳐 소개했으며, 이 장에서는 정상 호흡 패턴의 큰 특징과 호흡 기능이상이 생겼을 때 개개인에 미치는 영향에 관해 서술한다. 호흡 패턴 장애–만성과호흡 증후군 및 이러한 상태를 포함하는 포괄적인 용어–는 결과적으로 개인에게 불편감을 주는것 뿐만 아니라(심각한 질환이 배제된 이후에) 진단 및 치료를 받지 못하는 상황이라면 보건 시스템에 막대한 손해를 끼칠것이다. 호흡 패턴 장애의 생화학적인 면과 정신적인 면의 다양한 상호작용(이장에서는 언급만 하겠음)에 대한 자세한 설명은 4장, 5장에서 하게 된다. 피검사, 문진 및 심전도를 통한 심장검사를 하여도 특별한 이상을 발견하지 못하지만 너무 자주 심각한 질병과 유사한 깜짝 놀랄만한 증상이 생긴 환자들은 응급실이나 진료실을 방문한다(Lum 1987). 호흡 패턴 장애와 후유증은 의사나 보건전문가가 쉽게 놓치거나 아니면 너무 과하게 불안해하고 있다고 오인하거나 치료가 필요없다고 판단하기도 한다.

정상 호흡

적정한 호흡 기능은 신체에 여러 다양한 이점을 제공한다.

- 다음과 같은 가스의 교환을 허용한다.
  - 산소의 획득
  - 이산화탄소의 제거

- 이러한 가스의 효율적인 교환은 세포기능을 향상시키고 뇌, 장기와 신체 조직의 기능을 향상시킨다.
- 정상적으로 말할 수 있다.
- 인간의 비언어적인 표현(한숨, 울음)과 밀접하게 관련되어 있다.
- 체액의 원활한 이동을 돕는다.
- 규칙적이고, 가동성이 있는 흉곽의 움직임을 통한 척추의 운동성을 유지시켜주는데 도움을 준다.
- 횡격막 기능이 정상일 때 리드미컬한 양압, 음압의 변화를 통한 소화기 기능향상을 돕는다.

최적인 상태의 호흡기능을 변화시키면 호흡기능에 부정적인 영향을 끼칠 수 있다.

호흡속도와 호흡량

안정 시 호흡수는 분당 10에서 14회정도이고 기도를 통하여 분당 3~4리터 정도의 공기가 이동하게 된다. 흡기가 활성화되는 동안, 코를 통한 공기의 흐름은 따뜻해지고 여과가 되며 습해지며, 횡격막이 아래 쪽으로 이동하고 복벽의 근육과 하부늑간근이 외측으로 확장되면서 폐로 흘러들어가게 된다. 상부흉곽과 보조 호흡근육은 이완된 상태로 있게된다. 복벽과 하부늑간근은 아랫방향으로 향하게 되고 횡격막은 폐의 탄성질의 도움을 받아 원래의 돔 형태로 다시 윗쪽으로 되돌아가기때문에 호기활동은 별 다른 노력없이도 이루어진다. 횡경막은 횡경막을 통해서 드나들었던 양압과 음압의 영향을 받지 않게 된다. 정상적인 상황에서 사람들은 그들이 호흡하는 것을 알아차리지 못한다. 호흡속도와 호흡량은 신체와 정서적인 변화에 따라 증가하거나 요동치지만, 정상적인 사람들에게 있어서는 자극이 사라지게 되면 하부 흉곽 호흡 패턴으로 회귀한다.

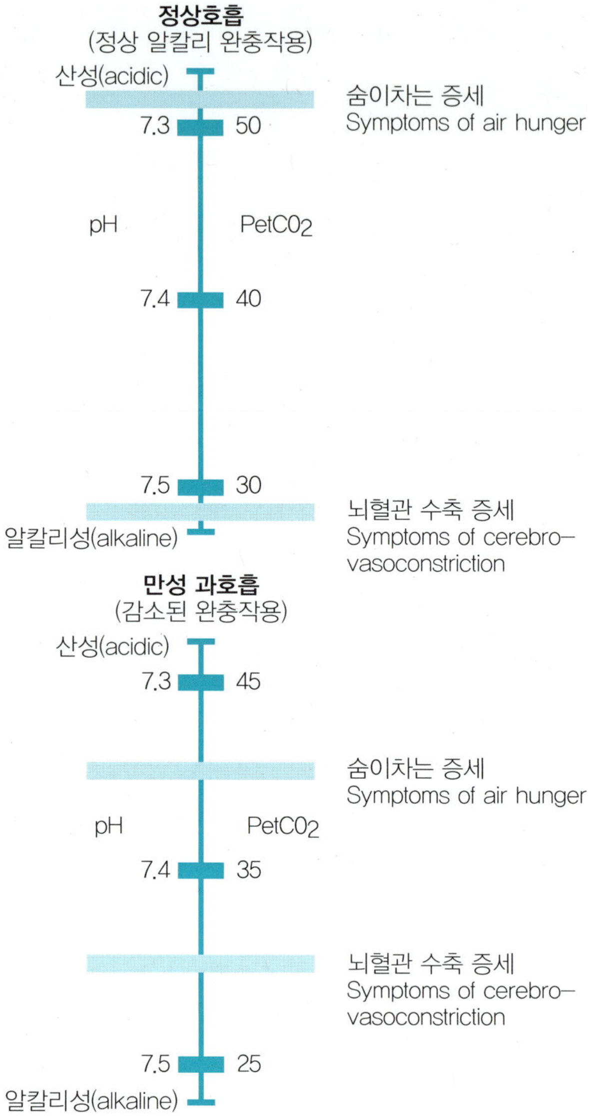

그림 3.1 과호흡이 몇 시간 동안 또는 그 이상 계속되면 알칼리 완충제를 증가시켜 정상 ph를 회복하려는 욕구가 생긴다. 이런 보상 작용으로 Ph가 7.4를 유지하면서 이산화탄소는 35mmHg를 유지하는 것을 허용한다. 이러한 사람은 숨 참기를 포함한 어떠한 원인에 의해 산성화를 견디는 능력이 감소되는 경향을 보이며 감소된 COP증상선에 더 가까워진다. *Reproduced from Gilbert 1999.*

과호흡증후군의 정의

과호흡은 특정 시점에 신체 대사 요구량보다 호흡수와 깊이가 과한 호흡 양상이다. 호흡곤란이(역자 주: 과호흡증후군일 때를 의미하는 것으로 보임) 쉬고 있을 때나 단지 가벼운 운동을 할 때 나타난다. 육제적, 환경적 또는 심리적인 자극이, 좁은 범위로 동맥혈 이산화탄소 분압 수치를 조정해주는 호흡중추의 자율 활동성을 무시하게 된다. 특정시점에 이산화탄소 생성수치는 고정되고 과장된 호흡수와 깊이로 인해 이산화탄소는 빠른 속도로 제거되고 결과적으로 동맥혈 이산화탄소 분압은 떨어지게 된다. 그 결과 동맥혈 pH는 알칼리성 과호흡으로 말미암아 알칼리성으로 변하게 된다 (그림 3.1).

호흡증가의 기질적 원인

동맥혈 산소 포화도(PaO_2)가 감소하고 동맥혈 이산화탄소 포화도($PaCO_2$)가 증가하는 신체적 질환으로 인한 적절한 호흡반응인 호흡곤란을 나타내는 기질적 질환을 배제하는 것이 중요하다. 진성 호흡곤란인 경우, 진성 호흡이 빨라짐 또는 진성 호흡이 더 많아짐(대사성 증가량보다 호흡량의 증가 비율이 높은 상태)에서는 운동이나 기질적 원인으로 인해 이산화탄소가 상승하는 것에 호흡중추가 자동적으로 반응하게 되고 호흡 반응은 더 깊게 더 빠르게 되는것이 적절한 것이다.

호흡 패턴 장애의 원인적요소

심리적요소

불안
사회적 또는 업무적 스트레스
공황장애
완벽주의 성향, 높은 성취욕을 포함한 성격적 특징
결벽증
분노와 같은 감정을 억압
조건화/학습화된 반응
행위투사/행위예감
남용의 과거력
지속된 집중력을 요하는 정신적인 업무
지속되는 지루함
통증
공포 회피
증상의 오귀인

생체역학적인 요소

알레르기
상지 움직임
만성 구강 호흡
문화적, 예로, '배는 들어가고, 가슴은 나오고',
허리를 졸라맨 의류
선천성 기형
근골격계의 과용, 오용 또는 남용
잘못된 움직임 양상
고정된 체형, 예로, 수술후
직업적인, 예로, 운전사, 가수, 수영선수, 댄서, 음악가

다른요소

- 진단되지 않은 기질성 원인, 경증/무증상 천식, 간질성 폐 질환, 폐성 고혈압, 당뇨성 케톤산증, 좌심실 부전등을 포함한다.
- 후비루, 비염

과호흡 증후군의 증상은 다양하다. 어떠한 것도 완벽히 진단적이진 않다. 결과적으로 의료진은 질환을 암시하는 여러가지 증상에 의존한다. 각 환자들은 급성 사건 동안 또는 과호흡이 심해질 때 심해지는 일련의 특징적인 증상이 있다. 증상이 간헐적으로 나타나거나 다양한 강도로 나타나기에 진단에 어려움을 겪는다. 부가적으로 환자들은 그들의 증상의 일부를 언급하지를 못하는데 그 이유는 그 증상들이 그들과 관련없다고 생각하거나 수치스러워 이야기하기를 꺼리기 때문이다. 예를 들어, 환각상태, 공포(phobia), 성적문제, 죽음에 직면한 듯한 두려움 또는 실성함과 악몽 같은 것이다. 운동과 호흡곤란에 대해서 신중하게 조사해보면 대개 매일 매일 심한정도의 차이가 있다는 것을 알게 된다.

급성 과호흡증후군

의료진이 발견하거나 환자가 기억해낸 급성 과호흡의 진단은 비교적 쉽다. 환자는 불편해 보이며 목과 상부 흉곽에서 보이는 보조 근육을 사용하여 깊고 빠르게 호흡하는 양상을 보인다. 저탄산혈증으로 인해 유발된 기관지 연축의 결과로 천명음이 들릴 수 있다. 산소 포화도(산소포화도측정기로 측정한결과, 6장 3절을보라. 정상수치 95–98%)가 정상 수치이며 흔히 100%의 최대 포화도를 보인다. 스트레스 유발 사건(event)이 흔히 보고된다.

신경학적 징후

저탄산혈증은 뇌로의 혈류를 감소시켜(동맥혈 이산화탄소 1mmHg 감소하면 혈류량은 2% 감소) 깜짝 놀랄 만한 중추신경계 증상을 유발한다. 편두통성 두통과 이명이 쉽게 생기는 사람들은 증상이 시작되고 또한 터널처럼 보이는 시야가 발생하기도 하면서 집중력 저하와 기억력 저하가 나타난다. 교감신경이 우세해지면 진전, 발한, 땀에 젖은 손, 심계항진과 혈관의 자율신경 불안정이 생겨 혈압이 불안정해진다(Magarian 1982). 구순 주위와 양측 상지의 마비와 감각이상이 보고되기도 한다. 편측성 찌릿한 느낌이 좌측 편에 국한되어서 아주 자주 발생한다. 어지러움, 쇠약함, 시야장애, 진전 그리고 정신착란-때때로 실신 또는 심지어는 경련-은 전형적인 증상들이다. 뉴런에서 이산화탄소가 소실됨으로 인해 뉴론의 활동성이 증가하여 조건반사(spinal reflexes)는 항진된다. 강직(tetany)와 근경련(cramping)이 아주 심한경우에 나타나기도 한다(Fried & Grimaldi 1993).

대사장애

저탄산혈증으로 유발된 저칼슘혈증에 의해 발생하는 신경 과흥분성에 대한 검사는 트루소 징후(Trousseau's sign)와 츠보스텍징후(Chvostek's sign)이다. 트루소 징후는 팔로 가는 상완동맥을 혈압 커프로 수축기 압력 이상으로 올려 2분 30초간 압박하는 것이다. 양성 소견은 2분30초 내에 감각이상이 심하게 나타나고 손과 손목의 경련이 일어난다.이것을 일컫어 산부인과 손('main d'accoucheur'(프랑스어) or obstetrician's hand)이라고 한다. 츠보스텍 징후는 이하선이 나오는 지점에서 안면신경을 두드릴 때 입 옆쪽이 실룩거리는 안면신경 근육의 수축이 발생하는 것이다. 이것은 또한 마그네슘 결핍을 알아보는 것이기도 하다(Werbach 2000). 급성 저인산혈증은 또한 쇠약해짐이나 찌릿한 느낌을 유발한다.

심장 징후

흉통은 심질환을 배제해야 하는 의료진을 난감하게 만드는 조심해야 할 또 다른 증상이다. 관상동맥 질환이 없는 과호흡 증후군 환자에게서 에피네프린으로 인한 심전도 변화가 발생 할 수 있다. 한 연구에서는 비심장성 흉통의 90%까지가 HVS/BPD(과호흡증후군/호흡 패턴 장애)로 인해 발생되었을 것으로 보고했다(De Guire et al 1992, 1996, Hamer et al 2006). 고령의 환자에서는, 진단된 관상동맥 질환은 저탄산혈증으로 인한 혈관수축에 의해 악화될 수 있고, 이러한 환자들을 관상동맥 폐색과 심근 손상을 유발할 수 있다. 또한, 정상 직경의 관상동맥의 연축을 유발 할 수도 있다. 변이형 협심증(Prinzmetal's angina) 유형은 유발인자 없이, 대개 휴식 시 발생한다(Nakao et al 1997). 이러한

> **증례연구 3.1 급성 과호흡증**
>
> 과거에 중이염으로 인한 심각한 난청이 있는 39세의 남자가 심한 두통, 복통, 서거나 걷기 힘든증세로 응급실에 내원하였다. 그의 다리는 또한 감각이 이상했으며 찌릿찌릿한 느낌이 있었다. 그는 힘들어보였고 그렇게 느껴졌다. 응급실에 머문 12시간동안 5명의 의사가 그를 진료 하였다. 수화에 능한 사람이 없었기 때문에 그의 병력의 일부분만 알아냈다. 전공의는 내과전문의에게 전화를 했고, 그는 환자의 두통, 감각이상, 마비증세때문에 두부CT를 지시했다.CT촬영 결과는 정상이었다. 그들은 호흡속도가 증가되어 있다는 것을 알았으나 흉부 엑스레이, 심전도가 정상이었고 비정상적인 심질환의 징후가 없었기에 그 소견은 무시했다. 외과전문의와 수련의는 복통은 복부초음파로 확인해볼 필요가 있다고 생각하였으며 결과는 정상으로 나와서 안도했다. 시간이 지남에 따라 증상이 호전되었고 환자와 5명의 의사는 정상 소견에 안도했다. 따라서, 척수병변에 대한 검사를 보류하고 환자는 병동으로 보내기로 결정했다. 그날 밤, 동정심을 갖고 이야기를 들어주던 간호사는 그가 얼마전에 48세되는 부인과 사별했다는 사실을 알아냈다. 그녀의 다 자란 아들은 그녀의 엄마 것으로 보이는 많은 가구들을 그의 집에서 치웠으며 그녀의 아들 중 한 명은 차사고로 (보험을 들지않음)차량을 박살을 냈다. 이러한 일련의 불행한 일이-사별,상실 그리고 우울함-급성 과호흡증을 촉발시켰고, 시작 시에는 증세가 심하지 않았으나 추후에 생기는 증세들이 월등히 심했다. 결국에는 수화자를 호출했고 증상과 과호흡증이 설명되었다. 환자는 이러한 설명에 응하고 카운셀링을 받았다.

현상은 세포의 칼슘 이온 유출을 막는 칼슘통로차단제에 의해 치료된다. 최근에는, 이러한 종류의 협심증 환자에 대한 호흡 재활훈련 및 결과를 알아보는 비특이적 연구가 진행되었다. X증후군은 협심증의 기왕력이 있고 운동부하검사 소견상 양성(트레드밀 검사상 6분이내에 흉통이 발생)이지만, 관상동맥조영술 검사에는 별 이상이 없는 경우를 이야기 한다. 관상동맥의 미세순환의 기능적 이상일 것으로 생각되어 지고 이것은 남자보다는 여자에 더 흔하다(Kumar & Clark 2009).

위장관 징후

빠른 호흡이나 구강 호흡을 하게 되면 공기를 삼킴으로서 공기연하증을 유발하게 되고, 복푸팽만, 트림과 극도의 명치부 불편감을 유발한다. 자극성 장증후군은 만성 과호흡증의 흔한 증상에 포함된다. 두려움과 불안함은 복부 경련과 설사를 유발하기도 한다(Lum 1987). 소화불량이 없는 건강한 사람들의 평균 연하 속도는 15분에 3~4번 이다. 한 번의 연하당 음식없이 침과 같이 소화관으로 넘어가는 공기의 양은 5ml정도된다(Calloway & Fonagy 1985). 몇몇 의료진은 공기연하가 열공헤르니아(횡격막에서 약해진 식도 밸브를 통해 위장의 일부가 흉간애로 진입하는 상태)를 악화시킬 수 있거나, 취약한 사람들에게서는 병의 원인이 되기도 한다고 생각한다.

증례연구 3.2 만성 과호흡 증후군 환자의 예

36세의 여자 환자가 휴식을 취할 때와 운동(운동과의 인과관계가 유동적이긴 하지만)을 할 때 흉통 때문에 심전도 검사를 하기 위해 내원하였다. 검사는 정상이었지만 자세한 병력 청취상 미심쩍은 부분이 있었다. 그녀는 잘 크고 있는 두 아이와 함께 행복한 결혼생활을 영위하고 있었다. 고위 은행 관리자인 그녀는 과거에 경험치 못한 직위로 승진을 하게 되었고 직무교육을 받지 못하였다. 그녀는 일을 꼼꼼하게 하는 편이었고 그녀의 일을 완벽히 처리 하지 못하자 자책감을 느꼈다. 승진과 이사는 우연히도 흉통이 생기는 시점과 맞아 떨어졌다. 통증은 가끔 좌측 가슴 아래였고 주로 쉬고 있을 때 또는 가끔 가벼운 운동을 할 때도 생겼다. 그녀의 입 주변과 좌측 팔의 저릿한 느낌과 호흡곤란도 같이 발생하였다. 그녀는 이전에 걷기를 즐겨했고 일주일에 두 번 체육관에 가서 운동하는 것으로 건강을 유지했지만 그녀는 통증과 호흡곤란 때문에 운동을 포기했다. 그녀는 불안해 보였다. 그녀의 호흡속도가 정상이었지만, 투핸드테스트(two-hand test, HI-LO test, 그림 6.2.1을 참조)에서 상부흉식-구강호흡으로 밝혀졌다. 심각한 호흡기와 심장질환은 폐기능검사, 엑스레이, 휴식 및 운동 시 심전도 검사를 통해 배제되었다. 과호흡 유발검사는 흉통 및 감각이상이 나타나 양성이었으며, 흉통 시 심전도 검사는 정상으로 나왔다. 그녀는 검사결과가 정상이라는것을 알고 안도했으며, 과호흡으로 인해 발생하는 증상의 다양한 스트레스 유발 인자를 알게 되었다. 6주 동안 숙련된 호흡 물리치료사와 재활훈련을 진행하고 그녀의 업무를 줄이자 그녀의 과호흡 증상 발작은 줄게 되었으며 마침내는 사라지게 되었다.

만성 과호흡증후군

만성 과호흡 환자들은 급성 증상 발현시에만 방문하기 때문에 만성 또는 간헐성 과호흡증의 진단은 좀 더 어렵다. 특정 부위에 증상이 오래 가게 되면 환자는 전문가, 예로, 심장내과, 소화기내과, 신경과, 정신과,호흡내과에 찾아가게 될 것이다(증례연구 3.2). 각각의 전문가는 특정 전문분야 내에서 진단하고 조사할 것이고 그러는 사이에 진단은 몇달 또는 몇년까지도 늦어질 것이다. 몇몇 환자들의 차트는 이전의 검사들로 공책처럼 두꺼워 질 것이고 그것 자체로 전문가들은 '두꺼운 차트 증후군'으로 진단 내린다(Lum 1975). 선행하는 스트레스성 이벤트 없이도 과호흡증이 시작되기도 한다. 만성 과호흡 환자의 경우에 정상 동맥혈 이산화탄소 분압보다 낮은 새로운 호흡중추의 설정치를 가지고 있는것으로 생각된다(Nixon 1989). 이러한 환자들은 한숨을 쉬거나 한번 깊이 숨을 들이 마시게 되는 것만으로도 증상을 유발하기에 충분하다. 과호흡에 기여하는 무의식적이고 조건화된 요소들에 대한 심도 있는 논의가 5장에서 이루어 질 것이다. 검사를 통해 중추신경계, 심질환(특히, 협심증,심부전), 호흡기계, 소화기계와 같은 부위에 증상이 의심스럽다면 해당 사항이 없음을 밝혀야 한다. 책의 뒷장에 나오게 될 다양한 평가 내용들과 설문지 사용은 진단과 평가 기술을 향상시키는 데 도움을 줄것이다(5장과 5장의 6절을 참조).

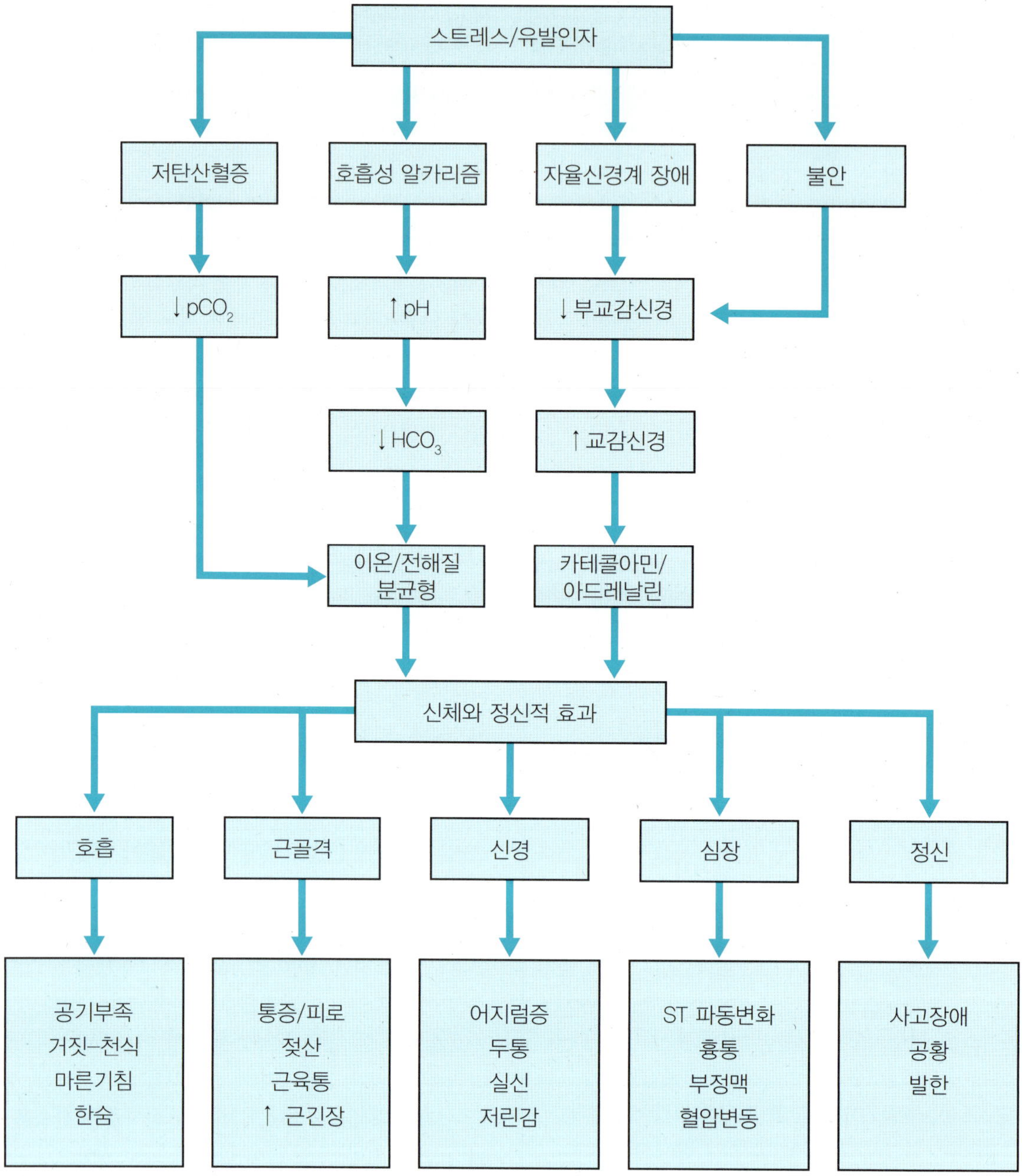

그림 3.2 증상에 관련된 병태 생리. *Adapted from Bradley 1994.*

진단

원발성 과호흡증후군의 임상적 진단은 기질적 원인을 배제한 이후, 특이적 또는 연관된 검사와 설문지를 통해서 이루어진다. 정상 대사를 이루는 수많은 화학작용과 적정 pH의 세밀한 조절에 의해 화학작용이 결정된다는 것을 고려할 때 과호흡으로 인한 호흡성 알칼리증이 이러한 전반적인 장애와 증상을 유발한다는 것은 놀랄만한 일이 아니다(그림 3.2). 많은 정보중에 중요한 내용은 다음과 같다.-혈관운동성 긴장도의 변화, 주로 뇌, 관상동맥과 피부로의 혈류 감소, 조직의 산소 이용

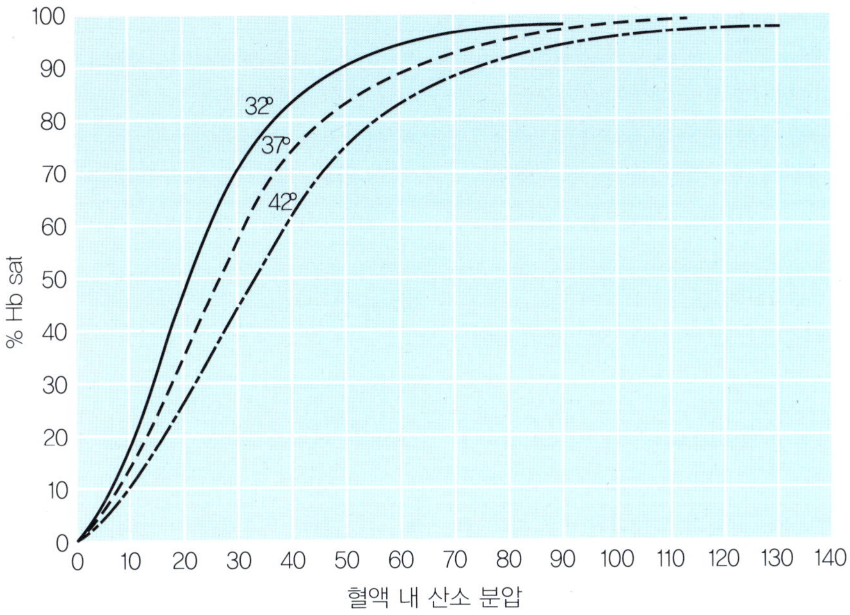

그림 3.3 pH 7.4에서 온도에 따라 다양하게 나타내고 있는 산소 해리곡선 커브. 특정 산소 분압에서 혈액의 온도가 낮을수록 더 높은 산소 포화도를 유지하며 산소에 더 많은 헤모글로빈이 결합된다. *Reproduced from Wilkins et al 2000.*

률 감소 그리고 말초 신경계의 증가된 신경 과흥분성:

- 완충기전은 콩팥에서 중탄산염을 제거함으로써 pH를 유지하는 것이다. 이 보상이 지연되면 완충 염기 보유량의 만성적인 소실은 나아가 대사성 산증을 없애려는 보상성 호흡을 자극하게 된다.
- 산소 흡수는 산소헤모글로빈 해리 곡선의 좌측 이동으로 인해 방해받게 되어(Bohr effect) 호흡곤란의 느낌을 가지게 된다(그림 3.3). 동맥혈 이산화탄소 분압이 감소됨에 따라 뇌동맥혈의 선형 감소가 일어난다(위를참조). 호흡중추는 낮은 이산화탄소 역치로 재설정된다. 만성 소모성 회로가 만들어진다(Nixon 1993).
- 신경 과흥분성은 이산화탄소 수치가 떨어지는 것과 다시 연관된다. 이 결과 감각운동 신경 전위가 증가하게 되고, 자발방전의 분출이 일어나 근긴장, 근경련과 수족의 연축뿐만 아니라 손, 몸통과 입 주변의 감각이상을 일으키게 된다. 이러한 기전은 불분명하다. 칼슘의 흐름에 영향을 줄 수 있는 혈청 인산염의 급격한 저하가 있다; 칼슘이온은 신경막 전위를 안정시켜 주지만 호흡성 알칼리증에 있어 혈청 칼슘수치가 저하 되어 있다는 근거가 없다(Magarian 1982).
- 심장근섬유와 심전도계의 과흥분성은 심방 부정맥을 일으킬 수 있다.
- 이산화탄소 분압이 감소할 때 혈관 수축으로 인해 심근 저산소증과 함께 관상동맥의 혈류가 줄게 되고, 때때로 관상동맥 혈관의 연축이 생기게 된다. 이는 협심증성 흉통의 원인이 되기도 하며, 이미 관상동맥 질환을 가지고 있는 사람들에게는 밀접한 관련이 있고, 죽상반(plaque)이 떨어져 나가게 되어 혈관폐색/경색/죽음의 위험성이 생긴다.

과호흡에서 생기는 흉통은 다음과 같은 이유로 발생한다.

- 공기 연하증(구강 호흡시에 “공기삼킴”) ㅇ로 인해 횡격막에 압력을 가하여 흡기 시에 날카로운 통증이 느껴진다(Evans & Lum 1981).
- 늑간근의 피로와 연축으로 인한 전형적인 무지근하고 경계가 명확치 않고 넓은부위의

통증(Evans & Lum 1981).

- 묵직한 흉골 뒷부위통증은, 때때로 목과 팔로 방사되기도 하고, 협심증과 증세가 비슷하지만 고전적인 협심증에 비해 더 오래 지속되고 휴식 시에도 통증의 강도가 줄지 않으며 지속된 활동에 더 악화되진 않는다. 니트로글리세린(협심증약물) 분무에 반응하지 않는다(Magarian 1982).
- 비충혈과 두통(Bartley 2005).
- 위식도 역류는 호흡기 이외의 가슴 중간 불편감의 다른 원인이다.

과호흡증은 비천식성 환자에게 있어 기관지 수축을 일으키기도 한다. 과호흡증 환자중 종종 구강으로 호흡하는 사람이 있기때문에, 기관지로 유입된 공기는 건조하며 기도의 체액성 삼투압이 증가해 되고 이로 말미암아 기도의 상태는 더 끈적하게 된다. 이러한 상태로 인해 니코틴 수용체와 무스카린 수용체를 자극하게 되고 이어 프로스타노이드와 류코트리엔을 분출하게 되며 이것은 기관지 연축과 기관지점막 손상을 야기하게 된다. 과호흡동안 추가적인 말초혈관의 저항이 감소되어 평균 동맥 혈압이 떨어지게 된다. 이로 인해 실신 및 극도로 심한 두통이 야기된다. 하지만, 보상성으로 심박수 및 심박출량의 증가로 인해 혈압이 기준치 이상으로 올라가게 되고 그 결과 혈압 수치의 변동이 심하게 된다.

다른 건강 문제로 인한 호흡 패턴 장애

1차성 과호흡증과 호흡 패턴 장애를 관찰할 때 타 질환의 합병증으로 인한 과호흡장애가 나타나는지 알아보아야 할 필요가 있다. 다음 내용들의 목적은 흔한 질환의 전체적인 개요를 제공하고 의료진에게 원래의 질환을 악화시키거나 불필요한 스트레스를 증가시키기도 하는 2차성 호흡 패턴 장애에 대해서 경각심을 주는 것이다.

폐쇄성 질환

우선 흔한 폐쇄성 폐 질환은 천식, 만성 폐쇄성 폐질환, 폐기종이 있고, 다음과 같은 이유로 발생하는 기도 폐색이 있다.

- 가역적 요소(천식처럼), 예로, 염증, 기관지 연축, 끈적한 점액물질
- 비가역적 요소(폐기종과 만성 기관지염처럼), 예로, 인접 허파 조직의 탄력 반동을 소실한 손상받은 허파꽈리, 또는 손상받은 기도벽(Hough 1996)

제한성 질환

폐용적과 폐탄성도를 감소시키는 제한성 폐질환은 다음과 같다.

- 늑막염이나 폐렴과 같은 급성 염증
- 만성 질환, 200종류 이상의 변이형을 포함하여 종종 간질성 폐질환으로 통칭해서 부른다. 예를 들어, 섬유성 폐포염, 유육종증, 석면증, 조류사육자병, 진폐증(탄광부허파)

호흡 패턴(양상)

- 호흡 패턴은 연관된 질환 형태의 실마리를 종종 제공한다:
- 빠르고 얕은 상부흉곽 호흡은 제한성 폐질환에서 보이는 폐용적이 작다는것을 의미하고, 적정한 환기를 유지하기 위해 호흡하는데 많은 힘이 든다.
- 천식 환자들에게서 관찰되는 증가된 호기 시간은 급성 흉곽내 폐색을 의미한다.
- 만성 폐쇄성 폐질환 환자에 있어 만성 흉곽내 폐색(아마 심한경우는 입술을 오무릴것이다)에 의해 호기시간이 증가된다.
- 크룹이나 인두이물감(인두 연축)에서 보이는 상기도 폐색에서는 흡기 시간이 증가된다(Wilkins et al 2000).

위의 모든 경우에, 보조 호흡근을 사용하는 것이 명확히 보일 것이며, 아마도 구강호흡을 선택할 것이다. 환자가 호흡하는데 쓰는 에너지를 아끼고 전반적인 불안상태를 감소시키기 위해 편안한 자세와 이완기법이 도움이 될 것이다(7장과 9장을 참조하라).

급성 호흡기 감염이나 천식에서 회복중인 환자들에게는 올바른 호흡법이 회복된다고 확신을 주는 '설명'이

필요하다. 이는 특히 천식환자에게 상당히 중요한데, 이유는 과호흡이 천식을 유발시키는 가장 흔한 이차적 원인이기 때문이다. 과호흡으로 인해 낮아진 이산화탄소 수치는 혈액 내로 카테콜아민과 히스타민을 분비시키고 이는 폐실질의 비만세포를 자극시켜 기관지 수축과 폐의 과팽창을 유발한다(Gardner 1996). 만성 폐쇄성 폐질환 환자와 함께 호흡재활 프로그램을 진행하는 사람들은 호흡기능을 극대화하고 호흡이완을 독려하는 호흡 재활 훈련 방법을 알 필요가 있다. 횡격막의 운동성이 떨어져 있고 호흡기능이 감소된 심각한 환자보다 경중등도 환자에게 더 도움이 될 것이다. 하지만 호흡평가와 재활훈련은 약물요법에 보조적으로 필요하며 많은 경우 불안의 정도와 약물사용을 줄이는데 도움을 준다.

수술 전 후 호흡문제

수술 대기중인 환자들은 두려움과 통증으로 인해 과호흡을 할 지 모르고 수술이 끝난 뒤에도 지속 될 수도 있다. 오랜 기간 동안 만성통증에 시달렸던 사람들(예를 들어, 고관절 치환술을 기다리는)은 더욱더 과호흡증후군/호흡 패턴 장애에 취약할지 모른다. 개흉을 하여 관상동맥 우회 수술을 받을 환자들은 사전에 흉부 감염을 막기 위해 폐를 확장시키고 점액 분비물 배설을 시키기위한 깊은 호흡 운동의 중요성에 대해 고지 받는다. 병원에서 퇴원 전에 설명듣는 부분 중(그리고 관상동맥 재활 프로그램의 일환으로)의 하나는 정상적이고 이완된 비강/복식호흡의 회복에 대한 것이다. 관상동맥 우회 이식의 실패(역자 주: 혈관의 막힘: collapse)는 만성 과호흡으로 인한 혈관수축 또는 혈관연축의 결과일 것이다(Nixon 1989). 1장에서 언급되었던 바, 과호흡은 증가된 알칼리성으로 인한 콜라겐 합성 증가의 결과로 나타나고 그 결과 이식의 부정적인 영향에 일조를 한다고 닉슨은 보고했다(Falanga 2002, 2005, Jensen et al 2008).

결론

만성 과호흡증후군은 정상 인구의 10%에 해당하는 건강에 영향을 끼치는 흔한 질환이다(Newton 2012). 모든 보건 종사자들은 만성 과호흡으로 인해 체내의 완충 시스템의 고갈의 영향에 대해 알아야 할 필요가 있다. 완충시스템은 호흡 패턴의 아주 확실한 비정상적인 변화와 체형변화에 의해 변화될 수 있고, 이런 경우 증상과 징후를 찾아보아야 한다(다음으로 해야할 진단 적용과 진단 및 치료의 계획은 다음장에서 논의 될 것이다). 이러한 흔한 질환을 가진 환자들에게 치료 방법을 제시하는 것과 함께 호흡속도와 호흡 패턴을 검사하는 것은 모든 보건종사자가 해야할 필수적인 부분이다.

참고문헌 Reference

Bartley, J., 2005. Nasal congestion and hyperventilation syndrome. Am J Rhinol. 19 (6), 607–611.

Bradley, D., 1994. Discussion Paper. Physiotherapy Conference, New Zealand.

Calloway, S.P., Fonagy, P., 1985. Aerophagia and irritable bowel syndrome. Lancet 14 December, pp. 168 [letter].

De Guire, S., Gervitz, R., Kawahara, Y., et al., 1992. Hyperventilation syndrome and the assessment and treatment for functional cardiac symptoms. American Journal of Cardiology 70, 67–677.

DeGuire, S., Gevirtz, R., Hawkinson, D., et al., 1996. Breathing retraining: a three-year follow-up study of treatment for hyperventilation syndrome and associated functional cardiac symptoms. Biofeedback & Self Regulation 21 (2), 191–198.

Evans, D.W., Lum, L.C., 1981. Hyperventilation as a cause of chest pain mimicking angina. Practical Cardiology 7 (7), 11–19.

Fried, R., Grimaldi, J., 1993. The psychology and physiology of breathing. Plenum, New York, pp. 186–187.

Falanga, V., 2002. Wounding of bioengineered skin: cellular and molecular aspects after injury. J Invest Dermatol 119, 65–660.

Falanga, V., 2005. Wound healing and its impairment in the diabetic foot. Lancet 66, 176–174.

Gardner, W.N., 1996. The pathophysiology of hyperventilation disorders. Chest 109, 516–554.

Gilbert, C., 1999. Hyperventilation and the body. Accident and Emergency Nursing 7, 130–140.

Hamer, H.P., McCallin, A., 2006. Cardiac pain or panic disorder? Managing uncertainty in the emergency department. Nursing and Health Sciences 8, 224–220.

Hough, A., 1996. Physiotherapy in respiratory care, second ed. Ch. 3. Stanley Thornes, Cheltenham.

Jensen, D., Duffin, J., Lam, Y., 2008. Physiological mechanisms of hyperventilation during human pregnancy. Respiratory Physiology & Neurobiology 161 (1), 76–78.

Kumar, P., Clark, M., 2009. Clinical medicine, seventh ed. W B Saunders, Edinburgh.

Lum, L.C., 1975. Hyperventilation: the tip and the iceberg. Journal of Psychosomatic Research 19, 75–78.

Lum, L.C., 1987. Hyperventilation syndromes in medicine and psychiatry: a review. Journal of the Royal Society of Medicine 229–221.

Magarian, G.J., 1982. Hyperventilation syndromes: infrequently recognised common expressions of anxiety and stress. Medicine 62, 219–226.

Nakao, K., Ohgushi, M., Yoshimura, M., et al., 1997. Hyperventilation as a specific test for diagnosis of coronary artery spasm. Am J Cardiol. 1, 80 (5), 545–549.

Newton, E., 2012. Hyperventilation from the emergency department. http://bit.ly/In8sDf (Accessed June 2013).

Nixon, P.G.F., 1989. Hyperventilation and cardiac symptoms. Internal Medicine 10 (12), 67–84.

Nixon, P.G.F., 1993. The grey area of effort syndrome and hyperventilation: from Thomas Lewis to today. Journal of the Royal College of Physicians of London 27 (4), 77–78.

Werbach, M., 2000. Adult attention deficit disorder: a nutritional perspective. Journal of Bodywork and Movement Therapies 4 (3), 182–118.

Wilkins, R., Kreder, S., Sheldon, R., 2000. Clinical assessment in respiratory care, fourth ed. Mosby, St Louis.

장 | 4 |

호흡의 생화학적 측면

Chris Gilbert(음식 민감성과 영양에 관한 언급:Leon Chaitow)

장목차

호흡의 생화학 69
pH 70
이산화탄소 70
대사성 알칼리증과 산성증 72
중탄산염 완충 73
산소 운반과 전달 74
심인성 과호흡 75
뇌 혈류 75
불안과 활동성의 생화학 75
불안정한 호흡 77
호흡의 신경조절 77
과호흡 지속 77
이완 중 공황발작 78
일반적인 요약 78
알레르기, 식이와 영양 요소 79
기전 79
비만세포 80
전략 82
요약 82
불안, 공황발작, 공포행동과 식이생활과의 연관성 83
혈당과 과호흡과의 관계 84
프로게스테론과 과호흡과의 관계 84
운동과 생화학 85
참고문헌 85

이 장에서는 호흡 패턴 장애와 관련한 호흡의 생화학적인 측면을 보여주고 정신적인 요소, 알레르기와 영양적 요소도 포함시켰다. 조직으로 향하는 산소 이동 과정과 이산화탄소의 제거, 그리고 몸밖으로 배출되는 이산화탄소가 수행하는 강력한 기능에 초점을 맞추었다. Comroe 1974, West 2008, Nunn 1993과 일반 생리학 서적을 포함해서 호흡의 생화학에 관한 포괄적인 개요를 담고 있는 책은 많이 있다.

호흡의 생화학

기계적이고 근력에 관한 부분인 호흡 그 자체는 이 책의 주요한 촛점이 된다. 그 기능을 전체적으로 보면 많은 호흡 변수가 매 순간마다 쉽게 평가 될 수 있다. 하지만, 호흡은 지극히 화학적인 문제이기 때문에 활발하게 가스교환이 이루어 지는 호흡계 내에서 더 깊이 벌어지는 일에 대한 개요를 서술하는 것은 중요하다. 즉, 신체는 흡기된 공기에서 산소를 추출해내고 이산화탄소를 호기를 통해 배출한다. 우리가 기억할 필요가 있는 것은 산소는 좋은 것이며 이산화탄소는 해로운 것이라는 공식이 성립한다. 하지만 산소 또한 부식성과 독성의 성향을 가질 수 있고, 쓰레기 가스인 이산화탄소의 결핍은 실신, 경련, 심지어는 죽음까지도 유발 할 수 있으므로 유용한지 유용하지 않은지는 특정 한계 범위 내에서만 맞는 이야기일 것이다. 더 나아가 매 호흡마다 공급되는 가스의 양은 변하기 때문에 특정 한계점을 유지하는 것은 신체에서는 어려운 작업일 것이다. 신체가 안정적인 상태로 유지되기 위해서는 뇌와 신체 조직은 산소와 이산화탄소를 안정적으로 공급 받아야 하므로 환기량의 변동은 없어야 한다. 이러한 두 가스의 관점에서, 우리는 생리적 재앙의 양 끝 쪽에서 좁은 항상성의 범위 안에 살고 있다. 호흡에 문제가 있는 대부분은 이런 재앙을 막기 위한 시도와 관련되고 때때로 잘못 인도된 조절이 이장의 초점이다.

호흡의 생화학을 이해하는데 있어서, 동시에 몇가지 요소들을 명심해야 한다. 왜냐하면, 그것들은 서로 상호작용하기 때문이다. 원자로부터, 분자, 세포, 순환계 그리고 가슴과 복부의 큰 근육의 활동까지 다양한 인자의 크기는 상당히 다르다. 게다가 이러한 요소들은 동시에 모두 변화하는 것은 아니고 몇 가지 요소는 다른 요소보다 반응을 늦게 보인다. 뇌와 심장에 산소를 반드시 안정적으로 공급하기 위해 작동하는 다양한 안전장치가 있다.

호흡 패턴의 일탈을 고려할 때, 다음의 포괄적인 분류를 기억하는 것이 도움이 된다.

1. 다른곳의 병적인 상태에 대한 보상(예로, 당뇨나 콩팥문제에서 기인한 산성화)
2. 외인성 요소에 대한 반응(알레르기, 약물과 같은 경우)
3. 내인성 요소에 대한 반응(프로게스테론)
4. 호흡기계 자체의 병적인 상태
5. 심리적 또는 기능적 호흡 문제

이러한 모든 것들은 아래에서 제시한 이상적인 호흡의 모습과 비교 되어져야 한다. 다음은 생화학적인 조절과 관련된 주요한 요소들이다.

- 혈액 내 산소 포화도−운반하는 양; 헤모글로빈의 화학적 상태−운반 할 수 있는 산소의 양
- 혈액 내 이산화탄소 포화도, 대개 탄산염의 형태로 녹아있다.
- 혈액 내 알칼리 완충제인 중탄산염의 양
- 혈액, 뇌척수액, 신체전반의 pH
- 콩팥에 의한 산 알칼리 성분의 잔류와 처리
- 호흡 '욕구'−다양한 입력 정보의 경쟁에 의해 결정된다.
- 실질적이고 기대되는 대사 요구량, 특히 신체활동
- 호흡에 대한 기계적 활동−분당 호흡수, 호흡 깊이, 비강 vs 구강 호흡

pH

pH는 신체 모든 장기에 영향을 미치기 때문에, pH먼저 이야기 하는 것이 좋을 것 같다.

- PH 수치는 1에서 14까지 있으며 1은 가장 산성이 높으며 14는 가장 알칼리성이 높다. 중간점은 7이다. 용액이 산성일수록 수소 이온의 분율이 높고 수소이온은 양성으로 전하를 띠고 있고 다른 분자와 결합하기 쉽다('pH'는 수소의 분압을 의미한다).
- 산성도는 많은 분자 교환을 용이하게 하고 주의깊게 균형이 맞추어 져야 한다. pH는 분자 결합 시에 이용가능한 수소 이온의 분율을 나타내는 로그 척도이기 때문에 pH에서 작은 변화, 예로, 7.4에서 7.2로, 변하게 되면 수소 이온의 숫자는 2배가 되었다는 뜻이다. 음전된 곳에 수소가 결합함으로써 산소의 흡수와 배출뿐만 아니라 효소 작용, 내분비적인 방출, 단백질 합성과 세포 대사를 조절하는데 도움을 주게 된다. pH가 꾸준히 7.2를 유지하게 되면 많은 생리학적인 기능이 심각하게 장애를 받게 된다.
- 신체는 pH를 7.35−7.45를 유지하기 위해 많은 것들을 희생한다. 이 범위 밖에 놓여지게 되면 다 방면으로 안 좋은 영향을 받게 된다.

이산화탄소

혈액의 산도는 주로 이산화탄소의 농도에 의해 결정되고, 그래서 지금 우리는 호흡을 하게 되는것이다. 이산화탄소는 호기성 대사의 최종 산물이고 주로 미토콘드리아(세포질내에서 에너지를 생산한다)에서 세포내로 유입된다. 이산화탄소는 생명학적으로 연기와 재와 동등한 물질이다. 이것은 냄새가 없고, 공기보다 무거우며 불을 끄기도 하는데, 우리 인간에 있어서도 마찬가지로 순수한 형태의 이산화탄소를 흡입하게 되면 그 즉시 질식을 유발 할 수도 있다. 이산화탄소는 우리에게 해를 끼치지 않을 정도인 대기중에 대략 0.02~1% 정도의 농도로 존재하지만 식물의 생명을 유지하는데는 충분하다.

모든 우리의 분비물중에, 이산화탄소는 가장 치명적이다. 이 물질을 조직으로부터 혈액으로 그런 다음 날

숨을 위해 폐로 이동하기 위해 신체는 이산화탄소(CO_2)를, 항상 과잉상태인,중탄산염(H_2CO_3)으로 전환하게 된다. 호흡은 우리를 독성으로부터 구한다. 콩팥으로부터 불휘발 산 100mEq보다 적은 배출을 하는 것과 비교해 인간의 폐는 하루 대략 중탄산염 12000mEq를 호기로 배출시킨다.

따라서, 호흡량의 변화로 혈액 내의 pH농도를 매순간 조절한다(장기적인 조절은 콩팥과 역할을 분담하게 된다). 호흡량, 이산화탄소 생성량, 동맥혈 이산화탄소 분압($PaCO_2$로 표시한다)과 혈액 내 pH는 밀접한 관련이 있다. 산소의 양이 아니고 혈액 내 이산화탄소 농도가 호흡 욕구의 주요한 조절 역할을 한다는 것에 주목하라. 이산환탄소 수치가 높을 수록 그 즉시 더 많은 호흡을 하도록 자극한다; 폐에 이산화탄소가 풍부하다는 것은 산소가 부족한 공기를 호흡하고 있거나 호흡이 멈추었거나 질식에 이를수 있는 다른 무언가가 일어나고 있다는 의미이다.

운동하고 있는 동안 이산화탄소 생성이 증가될 수록, 하지만 더 많은 산소가 또한 필요하기 때문에, 호흡하고자 하는 더 큰 욕구는 pH를 일정하게 유지시켜준다. 반대로 운동량이 줄게 되면 산소 필요성이 감소하게 되고 또한 이산화탄소 생성도 줄게 되며 호흡 욕구도 줄게 된다:

높은 이산화탄소 = 높은 산성도 = 낮은 pH
= 더 큰 호흡 욕구

낮은 이산화탄소 = 낮은 산성도 = 높은 pH
= 작은 호흡 욕구

pH수치에 따른 효과,산성으로부터 알칼리까지는 테이블 4.1에서 보여준다. 정상 환경하에서는, 이산화탄소와 pH는 테이블에서 보여주는 것처럼 연관지어져 있다. 호흡속도와 호흡량은 혈액 내 pH 상승과 하강을 조절한다. 이런 관계는 하나의 수치와 다른하나의 수치를 비례적으로 상쇄해 가며 대사성 산증,알칼리증과 콩팥의 보상작용에 의해 변경될 수 있다.

호흡을 중지하게 되면 매초마다 혈액 내로 더 많은 이산화탄소가 쏟아져 들어오기 때문에 이산화탄소는 상승하고 그런 연후에 폐로 유입되게 된다. 호흡을 다시 하려는 이러한 욕구를 느끼려면 우리는 단지 한계점까지 숨을 참는게 필요하다. 우리가 느끼는 것은 실제로는 산소 결핍이 아니라 이산화탄소 축적이다; 우리는 혈액 내에서 이산화탄소의 증가에 굉장히 예민하다. 입수하기 전에 과호흡은 숨을 참을 수 없을 때까지 물 아래서 더 오랫동안 머무를 수 있게 해준다. "그 이유는 과호흡을 하게 되면 경종을 울리는 물질(이산화탄소)을 제거하기 때문이다." 여기에서 위험한 점은 억압된 호흡 욕구 때문에 뇌 저산소증과 수중 실신하는 것이다.

우리는 왜 신체 밖으로 빠져나가는 노폐물인 가스가 호흡 욕구를 조절하는 중요한 역할을 담당하는 이러한 복잡한 체계를 가지게 되었을까? 산소 그 자체에 대한 민감성이 호흡을 조절하는 더 직접적인 방법으로 보인

표 4.1 동맥혈pH와 이산화탄소 분압의 관계 및 효과

	pH	$PaCO_2$	effects
산증			
	7.1	90–100+	혼수상태
	7.2	70	고탄산 혈증 증후군 (기면, 정신착란)
	7.3	50	자극된 호흡반사
	7.4	40	정상
	7.5	30	경도의 저탄산 혈증 증후군 (가벼운 두통, 무기력, 억압된 호흡반사)
	7.6	20	혼수상태
	7.7	10	사망
알칼리증			

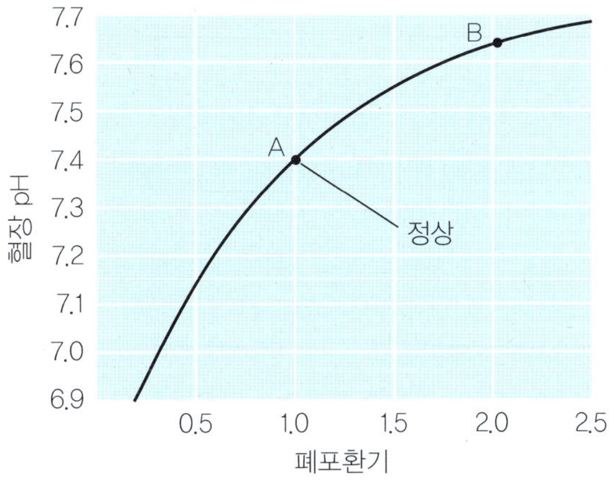

그림 4.1 상대적 폐포 환기와 관련한 혈장 pH의 변화. 정상 폐포 환기 = 1. A점은 정상 pH이고 B점은 폐포 환기가 2배일 때 pH의 변화를 나타낸다.

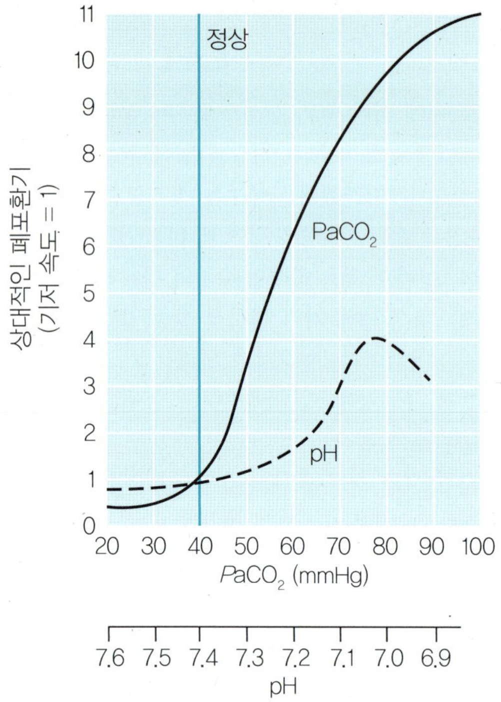

그림 4.2 감소된 동맥 Ph 와 증가된 이산화탄소 분압에 의한 폐포 환기의 자극. *From Guyton 1971.*

다. 하지만, 산소 공급을 유지하려는 신체의 안전 장치는 이와 반대로 지시를 내린다. 예로, 혈액 내에는 상당한 산소의 예비량이 있고 정상적인 상황에서는 들이마신 산소의 약 75%는 이용되지 않고 다시 날숨으로 배출된다. 최대 강도로 운동을 한다고 쳐도, 아마도 흡입된 산소의 25%는 사용되지 않은 채로 배출될 것이다. 이러한 많은 예비량 때문에 산소의 직접적인 지표는 호흡 욕구를 조절하는 역할로는 좋지 않다. 이용 가능한 산소의 양은 빠르게 변화되지 않는다. 뇌의 호흡 중추가 호흡 증가를 지시하기에 앞서 동맥혈 산소분압은 100mmHg에서 50mmHg로 떨어져야만 한다.

호흡은 이산화탄소를 조절하기 때문에 신체의 산염기 균형에 주요한 조절 역할을 한다. 신체는 산소의 변동보다 이산화탄소의 변동을 더 극명하게 견딘다. 호흡 속도와 깊이의 미세한 조정은 이산화탄소를 빠르게 변화시킬 수 있고 이것은 적정한 산소와 pH 둘 다를 유지하는 역할을 한다(그림 4.1과 4.2).

Box 4.1 호흡 정상 수치

- 이산화탄소 분압 35–40mmHg
- 약 24mEq/liter 중탄산염
- 산소포화도 95~98%(이산화탄소 분압에 의한 추정치)
- 주로 횡격막 움직임을 동반하고 비강을 통해서 호흡할 때 분당 10–14회의 호흡수

대사성 알칼리증과 산성증

주로 호흡에서 일시적인 일탈로 인해 유발된 pH의 변화는 호흡성 알칼리증 또는 산증이라고 불리운다. 많은 질환과 조절장애와 관련된 많은 생리적인 상태는 pH에 영향을 줄 뿐만 아니라, 호흡수와 호흡깊이를 조정하는 보상기전으로 인해 산성과 염기 상태를 유발 할 수도 있다. 대사성 산증/대사성 알칼리증과 호흡성을 구분하는 방법은 혈액 분석과 의학적 요소를 신중히 고려하는 것이 최선이다. 예로,

- 케토산증인 경우에(몇몇 체중감소 다이어트나 잘 조절 되지 않는 당뇨의 경우 불충분한 탄수화물과 과도한 지방대사가 조합이 되었을 때), 혈액의 산성 상태로 인해 호흡은 더 빨라지고 깊어진다. 왜냐하면 호흡중추는 더 높은 산도에 반응하기 때문이다. 이러한 과호흡은 불안으로 인한 유형은 아니지만 이산화탄소를 배설하고 혈액의 pH를 정상으로 맞추기 위해 과호흡을 통해서 혈액의 불균형을 보상하려는 신체의 한 표현이다.
- 설사를 하게 되면 알칼리성인 혈장 중탄산염의 소실이 발생하고 설사가 계속 오랫동안 지속되면 우리 몸은 산성 상태가 된다. 이러한 상태가 되게 되면 이산화탄소(탄산의 형태)를 제거하고 pH정상화를 위한 교정성 과호흡이 촉발된다. (과호흡의 원인이 되는 대사성 산증에 대한 전반적인 내용은 3장을 참조)
- 반면에, 과도한 구토는 염산의 소실로 인해 신체의 화학 조성 상태를 알칼리성으로 이동시키고 이산화탄소를 축적하여 Ph를 회복시킬 수 있도록 호흡을 줄인다.

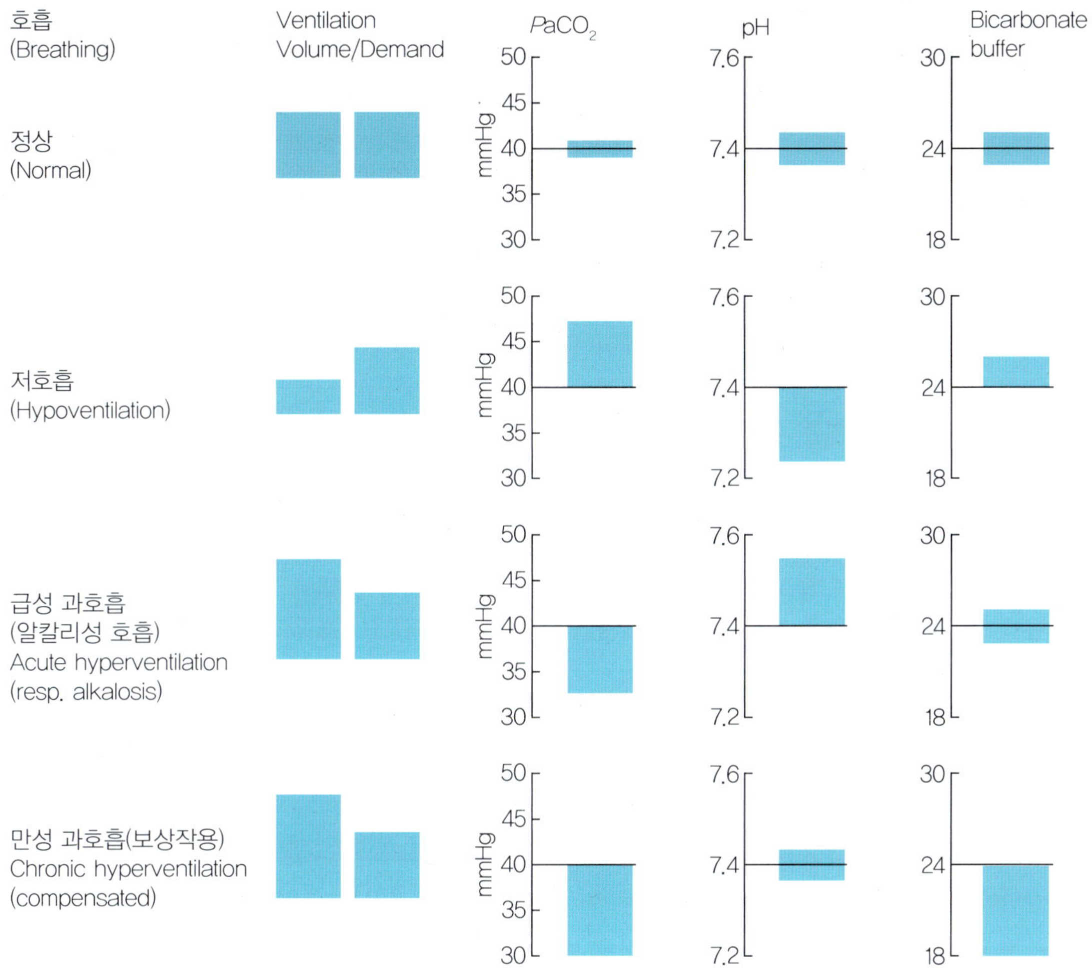

그림 4.3 호흡량이 몸이 요구하는 양에 못미칠 때 $PaCO_2$ 의 변화가 일어나고, 그것은 PH에 영향을 미치게 된다. 막대그래프는 정확한 값어치보다는 방향성 이동을 의미하는 것이다.

- 스테로이드와 이뇨제의 사용은 또한 알칼리증을 유발할 수 있다.

정상수치는 Box.4.1에 나와있다.

중탄산염 완충(그림4.3)

혈액 내에서는 이산화탄소로부터 중탄산염 형태로 유지된다. 이산화탄소는 수소이온과 중탄산염 형태로 분리된다. 중탄산염 예비보유량은 어느정도까지 필요에 따라 조정 가능하고 산성 증가에 반대되는 주요한 알칼리 완충제의 구성요소이다. 만약 콩팥에서 과도한 산을 감지하게 되면, 산을 조정하기 위해 더 많은 중탄산염을 보유하려고 할것이지만, 그 과정이 신속하지 않다. 여과 지표지를 조정하는 것은 수시간에서 수일이 걸린다. 그동안, 중탄산염이 산을 초과하기에 충분치 않거나 고갈되었다면 더 빠른 대체 가능한 완충계를 이용할 수 있다. 그것은 과호흡이다. 과도한 호흡은 더 많은 이산화탄소(산)을 배출하게 되므로 Ph는 정상수준에 가까워 질 것이다. 이러한 경우 한 체계의 목표가 다른 체계의 목표보다 덜 중요하게 된다. 즉, Ph를 대략 7.4로 유지 할 수 있도록 이산화탄소 분압을 40근처로 유지하는 것을 포기하는 것이다. 위의 예시에서는 산성화 상태에서 벌어지는 일이고 반대는 알칼리증에서도 벌어지는 일이다. 단기적으로 이러한 것들은 전반적으로 혈관수축, 신경 기능 이상, 인지감각 장애, 근육 약화 그리고 피로도를 유발 할 수 있다(3장을 참조). 이러한 증세들의 대부분은 콩팥 보상작용이 시작되고 Ph가 정상화되면 사라지겠지만, 적정한 Ph를 유지하기 위해 이산화탄소는 낮게 유지 될 수 있다. 그리고 낮은 이산화탄소의 결과로 생기는 증세들은 없어지지 않을 수 있다. Ph가 조절되지 않는 상황은 드물지 않다; 이러한 상황은 기간과 만성도에 있어 종류가 다양하므로 신체는 빠르고 장기적으로 항상성을 유지하도록 적응되어야만 한다. 과호흡증은 많은 가능한 원인이 있는데 신부전과 불안증처럼 다양한 원인이 있을 수 있다. 어떠한 비정상적인 원인을 구별할 때 pH, 중탄산염, 산소와 이산화탄소 포화도에 관한 혈액 분석 검사는 모두 함께 도움이 될 것이다. 산염기 장애에 대한 의학적인 판단은 이 장에서 다룰 내용이 아니지만, 심각한 질환이 배제된다면 적어도 보상성과 비보상성에 대한 구분은 과호흡을 다루어야 할 검사자가 알아야 할 중요한 부분이다.

- 만약 이산화탄소 분압이 낮고, pH는 높고(알칼리) 중탄산염이 정상이라면 이것은 보상된 상태가 아니며 과호흡은 일시적이며 쉽게 치료 될 것이다.
- 만약 이산화탄소 분압이 낮지만 pH가 정상이고 중탄산염이 낮다면, 이것은 콩팥에서 pH를 정상으로 떨어트리는데 필요한 통상적인 중탄산염보다 더 많은 양이 배설되었다는 것을 의미한다.그 사람은 과호흡에 대한 만성적인 보상 형태로 유지되고 있을 것이고 호흡을 정상으로 돌리기는 더 힘들 것이다. 왜냐하면 중탄산염의 정상적인 양의 완충 작용 없이는 혈액이 조금씩 더 산성화로 진행 될 것이기 때문이다. 호흡을 조절하는 화학 수용체는 pH뿐만 아니라 이산화탄소 그 자체에도 민감하기 때문에, 이산화탄소가 설사 정상쪽으로 가더라도 상승하게 되면 곧 질식 될 것처럼 느낄 것이다. 따라서 호흡을 줄이고 증가된 이산화탄소를 견디는 학습은 호흡 패턴을 재활 시키는 훈련에서 중요하다.

높은 고산지대에 사는 사람들은 낮은 산소 분압을 보상하기 위해 지속적인 과호흡을 필요로 한다.

하지만 낮은 이산화탄소 수치에 대한 적응은 개인마다 차이가 있고 항상 성공적인 것은 아니다. West(2008)에 따르면:

고산지대에서 태어난 사람들은 저산소증에 대한 감소된 환기 반응을 가지고 있고 해수면으로 이주하게 되면 아주 천천히 바뀐다. 반면에 해수면에서 태어난 사람들은 고산지역으로 이동하게되면 오랫동안 저산소증에 대한 반응의 변화가 없는 상태를 유지한다. 따라서 환기 반응이 아주 어릴때 결정되는 것이 명백해 보인다(P.145).

산소 운반과 전달

혈액은 적혈구 내에 헤모글로빈 분자 내에 산소를 주로 운반한다. 산소 포화도는 헤모글로빈에 얼마나 최대치에 가깝게 산소를 포함했는지에 관한 개념이다. 해수면 근처에서는 일반적으로 97~98%이고 95%이상은 정상으로 판단된다.

산소운반의 정교한 조절은 적혈구내에서 일어난다. 산소와 결합하는 헤모글로빈의 친화성은 국소적인 pH 뿐만 아니라 산소분압에 따라 다르다. 이러한 편차는 적정한 산소공급을 보장하게 된다. 이러한 다양한 친화성은 폐포의 섬세한 벽을 통해 폐에서 산소를 흡수할 때 뿐만 아니라 모세혈관 벽을 통해 산소를 분비한 후에 조직으로 확산시키는 경우에도 중요하다. 혈액 산성은 헤모글로빈으로부터 산소의 해리 및 분비를 증진시키는 반면 알칼리성은 산소의 저류를 부추긴다. 이 시스템은 국소 환경을 조정해서 pH가 낮고 혈액이 산성일때 그 부분의 헤모글로빈은 더 많은 산소를 분비하도록 자극 받는다. 일반적으로 대사적으로 활성화된 조직에서 그러하지만 특히나 근육에서는 더욱 그렇다. 운동할 때의 근육은 가능한 한 모든 산소를 필요로 하고 그것은 근육의 화학적 성질에 의해 더욱 촉진된다: '운동할 때 근육은 산성, 고탄산 혈증, 뜨거운 상태이며 이러한 특징들은 모세혈관으로부터 산소 공급을 증가시키는데 도움이 된다'(West 2008, P.81). 열은 산성처럼 헤모글로빈의 산소에 대한 친화성을 떨어트린다. 폐에서는 헤모글로빈에서 산소가 유리되는 것이 아니라 결합될 필요가 있다. 폐는 알칼리 환경을 유지하고 있으므로 화학적으로 산소와 헤모글로빈의 친화성이 있고, 산소는 폐 모세혈관을 통해 쉽게 흡수된다. 이러한 산화헤모글로빈 해리에 대한 pH의 일반적인 효과를 보어 효과(Bohr effect)라고 부른다.

pH변화에 따른 산소 운반 조절이 복잡하게 보일 수 있지만, 빠르게 잘 작동된다: 심장에서 나온 적혈구는 폐에서 3/4초 동안 폐에서 산소에 노출된다. 하나의 적혈구에 대략 2억8천만 개의 헤모글로빈 분자가 있고, 각각의 헤모글로빈 분자에는 산소 분자 4개를 운반 할 수 있다. 이것은 특히 과호흡과 관련이 있다: 결과적으로 알칼리성을 띠게 되면 헤모글로빈 분자는 산소를 방출하기 보다는 보유하려고 한다. 보상되지 않은 과호흡의 경우에 산소 포화도가 100%에 이르기도 한다. 환자에게 좋은 것으로 들릴지 모르나 이것은 실제로 조직에 이용할 수 있는 산소가 부족하다는 의미이다. 증가된 호흡은 상황을 더 악화시킬 뿐이다.

심인성 과호흡

과호흡은 산성에 대한 자연적인 보상 반응이지만 또한 순전히 심리적 자극에 의해 시작되고 유지 될 수도 있어서 불안하게 만든 요인이 무엇일지라도 호흡 또한 촉발시킬 수 있다. 불안, 걱정, 시간에 쫓김, 분함과 화남 등의 감정상태는 많은 사람들에 있어 신체적으로 어떤 행동을 취하려고 준비하는 것처럼 호흡을 증가시킨다. 근육이 수축하게 되면 생성 증가된 이산화탄소는 과도한 호흡으로 이산화탄소를 소비함으로써 균형을 맞출 것이다. 하지만 활동량이 없을 경우, 낮은 이산화탄소와 호흡성 알칼리증이 결과적으로 나타날 것이다. 이러한 불균형이 만성이 되면 동시에 콩팥에서 소변으로 중탄산염을 배출하는 대사성 알칼리증이 함께 보상성으로 일어난다. 마치 과호흡이 지속되리라는 것을 예상하는 것처럼 이러한 조정은 새로운 평형상태를 조성하게 된다. 이러한 적응 상태는 정상 호흡 습관을 회복하는데 필시 어려움을 더 할 것으로 보인다.

게다가, 감정이 격해질 때의 생화학적 특징은 아드레날린과 노아드레날린이 상승하게 되며 이 경우 이산화탄소에 대한 신체의 민감도가 30%이상 증가(Heistad et al 1972)하게 된다는 것이 밝혀져 있고 그 결과 과호흡이 증가 되는 것이다.

뇌 혈류

과호흡으로 인해 대뇌 피질에 끼치는 영향은 뇌혈류 감소이다. 이유는 일부는 평활근에 대한 낮은 이산화탄소의 혈관수축 효과와 일부는 증가된 pH에 의한 효과때문이다. 뇌 혈류는 동맥혈 이산화탄소와 선형(spiral) 상관과계가 있다고 밝혀졌고(Hauge et al 1980), 이산화탄소 1mmHg당 2%의 혈류가 감소한다고 한다. 과호흡하는 경향의 환자는 전형적으로 일시적인 이산화탄소 하강이 40mmHg정도이며 뇌연료의 30~25%가 감소하는 것이다. EEG(뇌파검사)주파수가 느려지는 것(Gotoh et al 1965) 이외에는 이러한 변화가 끼치는 영향에 대해 정확하게 연구된 바는 없다. 이와 같은 뇌혈류 감소는 명료한 그리고 효과적인 사고와는 정반대 현상이 생기게 된다(그림 4.4).

불안과 활동성의 생화학

불안은 단순히 정신적인 현상만은 아니다; 위협에 대해 인지하게 되면 신체적으로 취할 행동에 대한 준비태세를 강화하도록 신체의 변화가 생긴다. 증가된 호흡은 종종 그런 변화중의 하나이며 단기적으로는 경도의 알칼리 상태를 만들기 때문에 합리적인 것이다. 이것은 탄산뿐만 아니라 운동이 격렬하다면(왜냐하면 젖산은 무산소성 대사물질이기 때문이다) 젖산으로 인한 혈액 내의 산성물질의 급증을 상쇄하는데에 도움이 될 것 이다. 장거리, 단거리 선수와 말 조련사들에게 중탄산 나트륨 복용을 통한 성공적인 실험을 해 왔고, 이는 체내의 중탄산염을 보충하고 운동근육에 의해 생성되는 젖산을 상쇄시킨다(Schott & Hinchcliff 1998, McNaughton et al 1999).

과호흡을 한 이후에 빨리 행동이 취해지지 않는다면 항상성은 파괴 될 것이다. 이러한 현상은 명확한 신체적인 행동이 요구되지 않는 급성 불안증의 경우에 흔하다. 위협에 대한 인지가 계속 된다면, 생리적인 경각 상태 또한 지속되고, 때로는 신체변화에 대한 인지를 통해 가속화되기까지 한다. 이러한 신체와 정신의 실타래처럼 꼬여있는 관계는 두려움과 극도로 경계심을 가진 경우 안정성을 찾는데 방해가 된다. 화학적, 행동, 인지적인 영역의 변화와 함께 이러한 경우에 발생 할 수 있

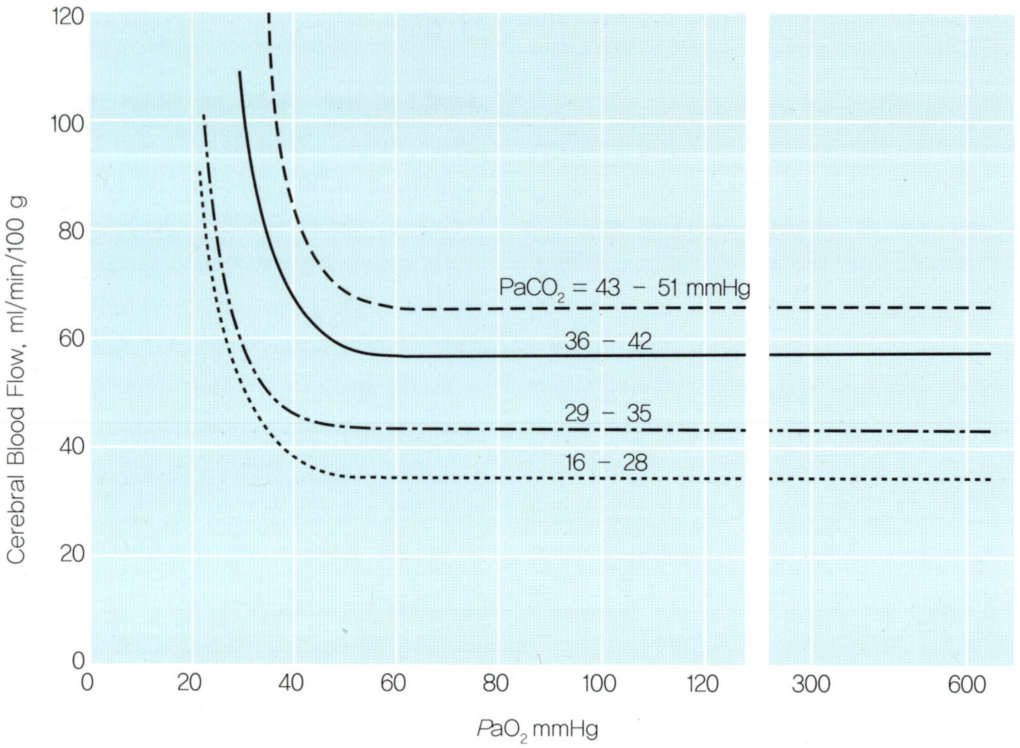

그림 4.4 각기 다른 이산화탄소 분압에서 산소분압에 따른 뇌혈류량의 변화. 실선은 정상 이산화탄소 분압의 범위를 나타낸다. 고탄산 혈증과 저산소혈증 둘 다 뇌혈류를 증가시키는 것에 주목하라 그리고, 저탄산혈증은 급격한 뇌혈류량의 감소를 보인다.

는 일련의 사건(events)은 다음과 같다.

- 위협에 대한 첫 지각(불안)
- 증가된 호흡
- 호흡성 알칼리증과 뇌 저산소증
- 여러 신체 부위에서 증상 발현
- 사고 과정의 손상과 붕괴된 정신적 안정성
- 과다감정상태, 지속된 불안, 결여된 현실 지각 능력과 불안 유발 인자에 대처 능력의 제한

그림 4.4 각기 다른 이산화탄소 분압에서 산소분압에 따른 뇌혈류량의 변화. 실선은 정상 이산화탄소 분압의 범위를 나타낸다. 고탄산 혈증과 저산소혈증 둘 다 뇌혈류를 증가시키는 것에 주목하라 그리고, 저탄산혈증은 급격한 뇌혈류량의 감소를 보인다.

몇몇 사람들은 이러한 일련의 반응들에 있어 다른 사람들보다 좀 더 예민하고, 이러한 다양성은 발생된 저탄소증에 비해 더 심한 혈관수축이 나타나는 경향이 있는 사람들의 구조적인 요소들을 반영한다. 패닉 환자에서 기저 동맥의 크기 변화를 도플러 초음파를 사용하여 모니터 한 결과, Gibbs(1992)는 같은 과호흡을 한 결과에 반응하는 동맥 직경의 변화가 다르다는 것을 알아냈다.가장 심하게 동맥 수축(50%이상)이 일어난 사람들은 가장 심한 패닉 증상이 나타난 사람들이었다(Ball & Shekhar(1997)과 Nardi et al(2001)에 의해 확인되었다).

과호흡과 패닉을 경험하는 사람들 중에 균형이 깨진 생리적 상태 그 자체가 더 심한 불안증을 야기하는 '악순환의 고리'를 자각 하고 있는 경우는 거의 없다. 몇몇 정신적인 기전이 이러한 고리를 유지시킬 수 있다.

1. 신체적 증상을 의학적 문제로 잘 못 해석함(심장발작, 뇌종양과 폐암에 대한 걱정이 흔하다).
2. 미칠 것 같다는 느낌을 유발하는 인지 장애–미칠 것 같은 두려움
3. 통제 할 수 없는 전반적인 느낌– 불균형, 증가된 심박수, 발한, 근육약화 와 마비와 같은 느낌이 특별한 원인 없이 갑자기 찾아온다.

불안정한 호흡

L. C . Lum(1976, 1981)은 과호흡으로 인한 대부분의 극심한 신경학적 증세는 이산화탄소의 낮은 수치가 아닌 갑작스런 수치 하강 또는 변동에 기인한다고 발표했다. 불규칙한 호흡은 불안 상태와 동반된다고 알려져 있다(Han et al 1997). 매번 호흡 시 증가된 불규칙성은 호흡속도, 호흡량, 이산화탄소 수치에서 나타날 것이다. 대뇌 피질 기능의 안정성에 관한 정확한 영향은 체계적으로 연구된 적은 없지만 호흡의 기계적, 화학적 변이 사이의 밀접한 관계를 고려할 때 체내에 영향을 미치는 변화무쌍한 불안증으로 인해 pH, 헤모글로빈 산소-저류, 호흡욕구와 이산화탄소 분압의 요소들이 서로 조정되려고 힘겹게 노력하는 정밀하지 않은 관계를 가정 할 수 있다(역자 주: 정밀하지는 않지만 엄청나게 노력하고 있다는 의미).

Patel(1991)은 짧은 무호흡이 번갈아 나타나는 과호흡이 나타나는 스트레스와 불안함을 느낄 때의 흔한 패턴을 서술했다. 감각 입력에 대한 집중, 갑작스런 기억의 떠올림 또는 결정을 못 내리는 상황이 되면 호흡을 중지 할 것이고 정상적인 호흡을 회복하려는 것도(예로, 한숨쉬기), 아주 지나치면, 더 심하게 불안정하게 된다. 다음 일어날 일에 촛점을 맞추게 되면, 불안해 하는 사람은 상상한 미래를 현재에 대입하게 되고, 신체는 자극을 받게 되어 반응하게 된다. 예기 불안때문에 의식이 보조적 '수동장치'(manual override)를 작동시키면, 신체는 강제로 실제 대사량과 예상 대사량의 불일치를 강요받게 된다. 생리학은 사고와 감정의 작용을 따른다. 만약 사고 과정이 갑작스런 변화와 함께 무질서하고 변덕스럽다면, 호흡 또한 그렇게 될 것이다.

뉴론의 흥분성은, 적어도 짧은시간 일지라도, 이산화탄소가 감소하게 되면 증가한다(Macefield & Burke 1991). 다양한 과호흡 정도에 따라 감각, 자극이 비슷하게 유지됨에도 불구하고 근육 유발전위는 상승한다고 알려져있고, 이산하탄소가 상당히 많이 감소하게 되면 마비증세와 근육 움찔거림이 나타난다(Bishop et al 2004).

호흡의 신경조절

이산화탄소의 갑작스런 변동은 항상성 유지에 위협이 되는 것 같다. 호흡은 크게 두 가지 형태의 화학수용체에 의해 조절된다: 중추쪽은 연수에서, 그리고 말초쪽은 경동맥과 대동맥 소체에서 조절된다. 둘 다 이산화탄소 농도에 민감하지만, 말초 수용체는 중추 수용체의 결과신호를 미세조정하고 조절한다는 근거가 있다(Forster & Smith 2010).

두 개의 각기 다른 제어 장치가 있다는 것은 안전장치가 되지만, 마치 한 사람이 연주하면 불협화음이 생기지 않겠지만 두 사람이 연주하게 되면 불협화음이 일어나는 것처럼, 또한 부조화가 생길 수 있다. 불안증의 환자, 특히 패닉환자에서 호흡과 이산화탄소가 고르지 못한 것은 신경 제어 중추사이의 조화가 어렵다는 것을 반영한다. 호흡의 갑작스런 변화에 반응한 역치하 자극(역치하 증상)은 만성 과호흡 환자에서는 전반적인 불쾌감과 좌불안석 상태의 원인이 될 수 있고, 거꾸로 정신상태에 영향을 미쳐 불안증을 더 심화시킬 수 있다. 이에 더해 제한된 대뇌 피질 순환, 비판적 사고력과 판별력이 더 심하게 손상 받는다.

과호흡 지속

많은 사람들에 있어 과호흡은 지속되는 양상을 보이며, 과호흡 패턴이 한번 자리잡게 되면 분당 호흡량이 단지 10%만 증가해도 과호흡은 유지 될 수 있다. 분당 호흡량 10% 증가는 더 깊은 호흡, 더 빠른 호흡, 또는 때때로 하는 깊은 한숨의 조합에 의해서 발생 할 수 있다(Saltzman et al 1963). 이러한 미묘한 차이는 계측 기기 없이 발견하기는 어렵다. 만성 과호흡의 확실한 진단은 과호흡 유발 후에 기준치로 복귀하는데 시간이 지연되는 것이다(역자 주:카프노그래피에서 이산화탄소 수치를 이야기 함)(Hardonk & Beumer 1979).

과호흡 지속의 이유가 불안한 감정상태가 지속된 것일 수 있지만 또한 생리적인 요소가 될 수도 있다. 한 연구에서 과호흡 증후군으로 진단된 90명의 환자를 대상으로 부정적인 감정의 기억에 대해 초점을 맞추어 몇 분간 과호흡을 하도록 요청하고, 그 이후 정상 호흡을 회복시키고 그들의 호흡이 실제로 정상으로 돌아왔다고 생각될 때 신호를 보내라고 했다. 그들 중 반수 이상이 이산화탄소 기준치 또는 휴식 시 수치의 80% 미만일 때 정상이라고 표했고, 반면에 대조군의 4%만 같은 결과가 나왔다(King 1990).

부정적인 감정 상태에 초점을 맞춘 이러한 연구는 과호흡 그 자체의 효과와 감정상태 지속의 효과를 혼동케 하지만, 그럼에도 불구하고 과호흡 환자들에서 가능한 특성에 대한 중요한 자료가 된다. 이러한 저탄산 상태를 많이 경험하게 되면 절충된 화학적 상태와 정상역치의 변화와 같은 습관이 생기게 된다. Gardner(1996)는 만성 과호흡은 아주 지속적이고, 완고하며 수면의 마지막 단계에서만 완화된다는것을 밝혔다. 만약 이러한 사람들이 그렇지 않을 때, 관례대로 그들의 호흡이 정상이라고 지각한다면, 결과에 좋지 않은 영향을 끼칠 것이다. 나쁜 자세와 만성 근육 긴장도 이와 유사하게 받아들여지는데, 문제를 여전히 눈치채지 못하고 어떤면에서는 이러한 연유로 제약을 받고 있는 것이다. 따라서, 호흡 재활 훈련은 지속적으로 주의를 기울이지 않고서도 적정한 호흡을 생성하고 유지할 수 있도록 하는 것 뿐만 아니라 적정한 호흡을 인지할 수 있도록 도움을 주는것도 포함해야 한다.

이완 중 공황발작

특별한 이유 없이 갑자기 발생하는 공황발작은 공황장애를 겪는 사람들에게는 종종 일어나는 일이다. 조용히 텔레비전을 보고 있다거나 장거리 운전을 하다가 갑자기 호흡곤란을 호소하는 경우가 종종 있다. 깊은 잠에서 사람을 깨우는 야간 공황 발작은 (만약 가능한 꿈의 내용을 가정하지 않는다면, 하지만 그렇다 하더라고 가정은 객관적으로 인정받기가 힘들 것이므로) 어떠한 심리적 설명으로 잘 해결되지 않을 것 같다.

Ley(1988a, 1988b)는 신체의 만성 과호흡에 대한 적응에 기초해 이러한 현상을 이치에 맞게 설명했다. 장기간에 걸친 중탄산염 완충 농도의 감소는 낮아진 이산화탄소를 상쇄하면서 pH를 정상으로 회복시키지만 그 평형은 과호흡에 의존하는 불안한 것이다. 이러한 상황에서는 알칼리 보충제가 감소되었기 때문에 환자는 이산화탄소 상승에 더욱더 예민하게 된다.

어떤 깊은 수면 상태이거나 앉아 있는 동안, 대개 호흡이 느려지기 쉽다. 몸의 체계가 과호흡을 어느정도는 할 것으로 예상하기 때문에, 조금 더 정상적인 호흡에 놀라게 된다. 심부온도는 0.8내지 1.1도 떨어진다. 저하된 대사는 과호흡을 통해 이미 저하돼있던 이산화 탄소 수치에 더해 이산화탄소 생성을 감소 시킨다. 타이밍이 중요하다; 만약 호흡량이 변화된 대사 요구량에 미치지 못한다면, 미스매치의 시기가 생길 것이다. Ley는 이렇게 표현했다.

> *만성 과호흡 증후군 환자들은 이미 낮아져 있는 휴식 시 이산화탄소의 수치를 더욱더 낮추기 때문에 대사 요구량 감소에 취약하다. 그 결과, 심각한 호흡성 알칼리증의 역치를 넘게 되고 공황 발작을 만드는 저탄산 혈증의 이러한 느낌을 생성하게 되는 것이다. 이리하여, 과호흡 환자들은 재앙의 끝에 아주 불안하게 서있게 되는 것이다. 만약 이산화탄소 대사 생성이 급격히 줄게 되면, 앉거나 누워서 편안히 있게 되는경우, 분당 호흡량이 지속되는 동안, 저탄산 혈증의 느낌은 점점 강하게 나타 날 것이고 급기야는 공황발작을 나타내는 익숙한 증세가 나타날 것이다.*
>
> Ley 1988b, p. 255

Bass & Gardner (1985), Leznoff(1997)의 연구에서 인용을 하면:

> *불안증 때문에 만성적으로 과호흡 하는 환자들은 자는 동안에 과호흡을 할 수 없기 때문에 중탄산염을 배출하는 적정한 콩팥 보상을 하지 않는다. 그리하여 그들은 보상 되지 않는 과탄산증의 생리적 그리고 신체적 결과를 겪는 것이다.*

일반적인 요약

신체의 가장 우선 순위는 pH를 약 7.4를 유지하는 것이고 적절한 산소 공급과 운반이 되도록 하는 것이다. 과도한 호흡은 생산되는 것보다 많은 이산화탄소를 배출하게 되고 pH는 상승하게 되며, 알칼리를 띠게 된다(낮은 이산화탄소 분압은 알칼리를 증진시킨다). 불충분한 호흡은 생산되는 것보다 더 많은 이산화탄소를 함유하게되어 pH는 산성쪽으로 이동하게 된다. 단기적으로는 pH는 호흡량의 상승과 하강으로 조절된다. 중탄산염은 산성쪽으로 급작스럽게 이동하는 것을 완화해 주는 알칼리 완충제이다. 만성 호흡에 의해 호흡성 알칼리증이 지속되면, 콩팥에서는 pH를 정상화 하기위해 중탄산염을 배출하게 된다. 이것은 정상 환기로 복귀하는데 반대가 되는 거짓 평형을 만들어내고 중탄산염의 완충 작용을 덜 받기 때문에 이산화탄소 분압이 상승하게 되어 호흡곤란의 느낌을 가지게 된다.

근육 수축 또는 어떠한 대사량 증가도 더 많은 이산화탄소를 생성하게 되지만 정상적으로 또한 호흡도 증가하게 되어 결과적으로는 날숨을 통한 이산화탄소 배출은 증가하게 된다. 호흡이 대사요구량과 조화(match)가 이루어 질 때, 산소분압과 pH 수치가 안정화 상태가 유지 될 것이다. 하지만 대사 생산이 예측될 때(염려, 불안, 운동준비, 불쾌감 또는 만성통증) 호흡량을 늘릴 것이다. 만약 운동을 하지 않으면, 운동을 예측한 상태에서 호흡을 증가시킨 뒤 근육 활동을 하지 않기 때문에 이산화탄소 분압은 떨어질 것이다.

이산화탄소 분압이 높을 때(낮은pH), 헤모글로빈은 조직에 더 많은 산소를 유리(release)해 준다. 하지만 이산화탄소가 부족하게 되면 헤모글로빈은 산소 저류를 증가시킨다. 이리하여 알칼리화와 높은 pH에 의해 혈관수축이 진행됨과 동시에 보어(Bohr)효과에 의해 산소 유리(release)는 더 억제된다. 체내 시스템은 운동이 동반되지 않은 예측성 불안을 조절하는 기제는 가지고 있지 않은것 같으며, 이로 인해 미래를 예측할 수 있는 민감한 사람들이 겪는 기능적, 화학적 함정이 생기는 것 같다.

알레르기, 식이와 영양 요소

식품 알레르기는 면역 글로불린 E와 관계된 면역학적 반응이지만, 식품 불내성은 면역매개 없이, 알 수 없는 원인에 의한 생리학적 유해 반응과 관련된다. 식품 불내성은 음식독성 또는 음식에 관한 특이체질 반응과 관련되며, 때로는 효소결핍 또는 약물학적 반응와 관련되기도 한다(Hodge et al 2009).

Lum(1996)은 '식사후에 몸이 붓고', '횡격막이 굳게 되는' 식품 불내성은 식이요법 전문가가 필요하고 많은 환자들이 특정 증상을 특정음식에 대한 알레르기로 잘못 결론 내리고 있는 거짓-알레르기도 흔하다는 것을 밝혔다:

> *거짓 알레르기 사례의 2/3정도에서 증상은 특정상황 노출 시 과호흡에 대한 조건반사 때문이라고 보여진다. 이는 향수와 공해에 대한 알레르기에서 보이는 흔한 유사한 기전으로 보인다.*

Gray & Chan(2003)은 식품 불내성의 수많은 복잡한 기전이 있고 이러한 것들은 완전히 알 수는 없다. 그들은 흔히 믿는 것보다 진정한 알레르기 반응(i.e. 면역 반응과 관련된)은 별로 없다고 주장한다.

많은 전문가들은 음식과 환경적 불내성과 관련된 증상이 실제적인 화학적 반응보다는 불안에대한 반응성이 더 클것이라는 의견을 고수한다(Leznoff 1997, Simon et al 1993). Ley(1988c)는 예지력을 가지고 다음과 같은 사실을 언급했다.-특정물질에 노출 후 찾아온 공황발작증세는 두 가지 가능성중 하나를 원인으로 판별하지 않는다: 두 가지 가능성은 첫째, 물질에 반응해서 과호흡이나 공황발작을 일으킨다는 것과 둘째, 공황발작의 경험이 민감성 증가를 유발한다는 것이다.

진정한 음식 알레르기(과민성) 반응과 식품 불내성을 명확히 구분하는 것은 확실히 도움이 될 것이다; 하지만 이러한 용어들은 많이 혼란스러운 원인이 되고 확실하지 않다.

기전

장내 음식은 보통 효소에 의해 흡수 또는 제거를 위해 분자(단쇄지방산, 펩티드와 이당류) 크기로 분해된다; 하지만, 식이 항원과 면역복합체가 또한 점막 장벽을 통과하여 혈류속으로 들어간다는 내용이 몇 년간 주목받고 있다. 침투 속도는 장내 항원 물질의 부하와 직접적인 연관이 있을 것으로 보인다(Bischoff 2011, Mitchell 1988). Mitchell은 다음을 언급했다:

특성화된 상피세포의 존재에서 항원 농도가 낮을 때조차 점막을 통과하여 항원의 능동수송이 일어나는 것으로 보인다.

Box 4.2에는 장벽에 손상을 입힐 수 있는 요소가 명시되어있다. 침투성은 효소, 산분해, 점액분비, 장운동과 장벽으로 인한 흡수와 부착을 감소시키는 방어기제에 의해 지연된다.

세균 또는 효모의 과증식(Guarner et al 2006) 또는 독성물질에 기인하는 장벽 염증은 혈액 내로 침투하는 바람직 하지 않은 분자들의 이동 속도를 증가시킨다–이름하여 '장누수증후군'이라 한다. 다양한 면역학적 방어 전략은 특정 체계에 독소와 항원의 유입에 대응해서 일어난다; 하지만, 적응 내성도는 흔하게 일어나는 결과인 것 같다. Mitchell은 동물실험 결과에서 간, 처음 노출된 시기, 항원의 부하 그리고 항원이 존재하는 형태의 이 모든 것들은 이러한 과정에서 나오는 항원 특이 내성을 조절하는 역할을 한다고 제안했다(Mitchell 1988, Roland 1993). 조기 식이 패턴은 음식(가장 심한 원인으로 평가되는 계란, 우유, 생선 및 견과류)에 대한 후속 항체 반응을 결정하는 아주 중요한 요소이다(Mitchell 1988, Brandtzaeg 2010). 뚜렷하게 대부분의 사람들은 모든 종류의 면역글로뷸린을 포함한 식이 항원에 대한 혈장 항체가 존재함을 보여준다. 항체는 추후에 포식되는 면역복합체 형성을 통한 식이 항원을 제거하는데 도움을 준다고 추정된다. 이러한 복합체 제거에 실패할 경우, 조직내 침착에 이은 염증의 결과가 나타난다(Brandtzaeg 2010). 때때로 음식 항원에 대한 면역반응은 IgE와 관련되고, 때로는 아닌 경우도 있다. 진성 식이 알레르기는 존재하고 또한 진성 식이 알레르기의 진단 기준에는 미치지 못하는 다른 반응도 있는데 이를 식이 불내성이라 한다. 식이 불내성 환자에 대한 접근은 그림 4.5에서 보여준다.

비만세포

폐, 내장 및 기타 다른곳에서 비만세포는 점막 및 결합조직의 변이를 일으키는 알레르기 반응에 상당히 중요한 역할을 차지한다. 비만 세포는 IgE에 높은 친화도를 가진 표면항원을 가지고 있지만, 위험하게도, 또한 음식항원을 포함해서 비면역학적 자극에도 친화성을 가지고 있다. 비만세포와 IgE 또는 기타 자극과의 상호작용을 포함한 알레르기 반응이 얼마나 격렬한지는 히스타민 및 아라키돈산(및 류코트리엔과 같은 유도체)과 같은 다양한 매개체의 존재에 따라 달라지며 이는 염증과정을 강화시킨다(Wardlaw 1986, Holgate 1983)

히스타민은 알레르기 항원에 노출되는 동안 비만세포에 의해 분비되며 지속되는 과환기 동안 순환 히스타민의 수치는 상승한다(Kontos et al 1972). 히스타민은 기관지 수축뿐만 아니라 국소적 염증과 부종을 유발한다. 최종 효과는 특히 천식환자들에 관련한 것이지만, 누구에게나 어느정도는 호흡 문제에 영향을 끼칠 수 있다. 때로는 섭취되고 흡수된 항원에 빠른 반응이 나타난다; 하지만 반응이 나타나기까지 수시간에서 수일이 걸리기도 한다(Mitchell 1988). 이 책의 내용에서 식품 불내성과 호흡 증상은 아주 특별한 관계가 있다. 알레르기성 비염과 기관지 천식 둘 다 음식에 대한 반응의 결과로 나타날 수 있다(Box 4.3). Wilson and colleagues (1982)는 즉각적으로 발생하는 기관지 경련의 에피소드가 없을 때 조차도, 음식에 대한 반응(콜라 음료로 실험 되었다)은 매개 경로가 불분명하긴 하지만

Box 4.2 **무엇이 장벽을 손상시키는가?**
(Dinan & Cryan 2012, Deitch 1990, Locono 1995, Jenkins 1991, O'Dwyer 1988, Isolauri 1989, Hollander 1985, Bjarnason 1984)

- 약물(항생제, 스테로이드, 알코올, NSAIDs (역자 주: 진통제의 일종))
- 연령
- 알레르기(유전적으로 획득된 특이적 불내성)
- 장내 감염–세균, 효모, 원충등
- 음식으로 흡수된 화학물질(살충제, 첨가제등)
- 소화불량, 변비(결과로 장내 발효 현상, 장내 세균 이상증식 등이 생김)
- 장 pH를 변화시키고, 장내 정상 세균총에 나쁜 영향을 주는 감정적 스트레스
- 화상과 같은 큰 외상(아마도, 외상부위의 혈액공급이 차단되기 때문)
- 배설되지 않거나 비활성화된 독소는 신체내 지방에 침착된 상태가 된다

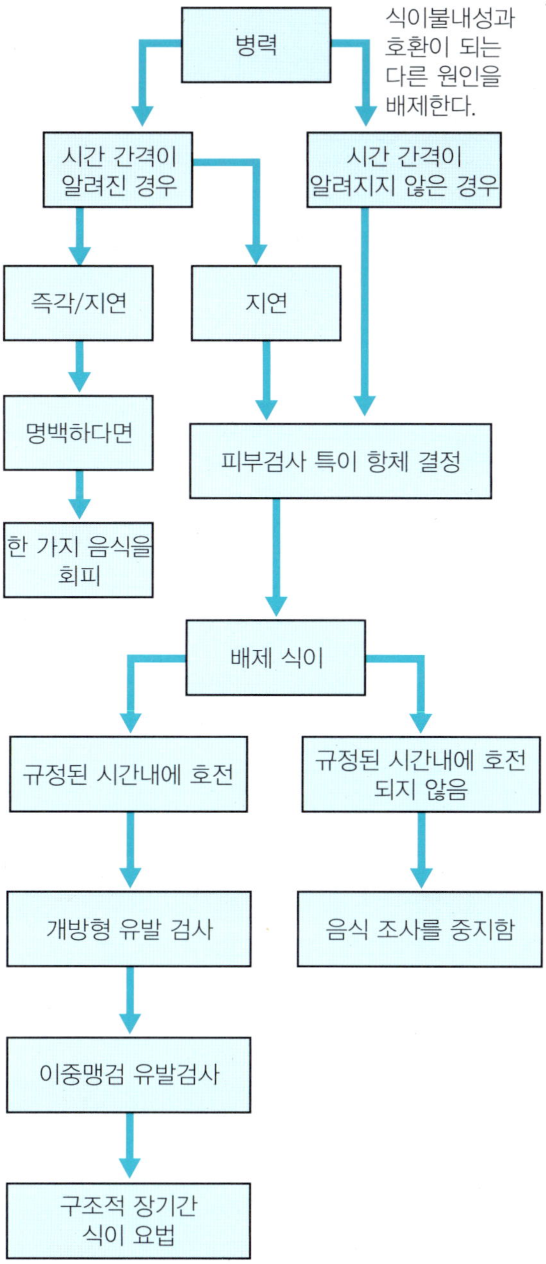

그림 4.5 식품–불내성 환자에 대한 접근

기관지벽의 기능을 변화시킬 수 있다고 한다(그림 4.6을 참조).

불내성검사 및 진성 알레르기 검사조차도 간단하지 않다. 다음과 같은 다양한 변수들로 인한 혼동이 생긴다(Roberson 1997):

- 혈장에 존재하는 IgE 항체를 증명하는 것은 다른 종류의 항체의 존재로 인해 혼동될 수 있다.

> **Box 4.3 식품감수성과 기관지 상태와의 관련성**
> (그림 4.6을참조)
>
> 천식과 기타 기관지 상태에 대한 식품 감수성과 관련된 증거의 요점 정리는 아래에 제시된다.
>
> - 모유 수유하는 어머니의 우유, 계란, 생선과 견과류의 회피–유아 콩,밀과 오렌지를 포함한 같은 음식 회피(0–12개월)–천식을 포함한 알레르기 질환 감소(대조군 62 증례와 비교해서 58증례)(Spector 1991).
> - 이중맹검, 위약–대조연구에서 천식 성인 환자에서 식품 알레르기 유병율은 2%이고 소아는 6.8% 천식이 잘 조절되지 않는 경우, 식품 알레르기가 의심되어야 한다. 확인된 주원인은 계란, 우유, 땅콩, 콩, 생선, 조개와 밀(Onorato 1986, James 1997).
> - 다른 연구에서는 천식의 10%까지 음식 알레르기와 관련된다는 보고가 있다. 이것은 환자가 아토피성 피부염의 과거력(계란, 땅콩과 우유가 반응을 일으키는 주원인으로 밝혀졌다)이 있는 경우, 더 관련이 있다. 만약 천식이 표준 약제에 반응이 없을 때, 식품 알레르기가 반드시 고려되어야 한다(Plaut 1997).
> - 다양한 연구에서 식품 불내성은 천식 환자의 50%까지에서 유발인자로 확인된다(Warner 1995, Metcalf 1989, Wilson 1988, Bahna 1991).

- 세포독성 혈액 검사는 흔히 위양성의 결과를 나타낸다.
- 피부 검사는 흡입 알레르기 유발 항원의 존재를 입증하는데 유용한 수단이지만 이것은 음식 유발 항원의 경우에는 해당하지 않는다(Rowntree et al 1985)
- IgE 항체가 혈장에 존재하더라도 젊을 때 피부검사 반응이 소실 될 수도 있다.
- 피부검사는 지연성 과민반응을 평가하는 경우에는 비효율적이고 대사성 식이 불내성을 정확히 평가하지 못한다(Hamilon 1997).

피부검사 또는/그리고 RAST(radio–allergo–sorbent test)검사에서 양성이 나오게 되면 식이 불내성을 평가하기 위해 제한식이요법이 도입되어야 한다고 제안되었다(James 1997)(그림 4.5를 참조).

제한식이요법은 보통 3주간 한 식품 또는 식품군을 피하게 되고 그 기간 동안 증상을 평가하게 된다. 만약

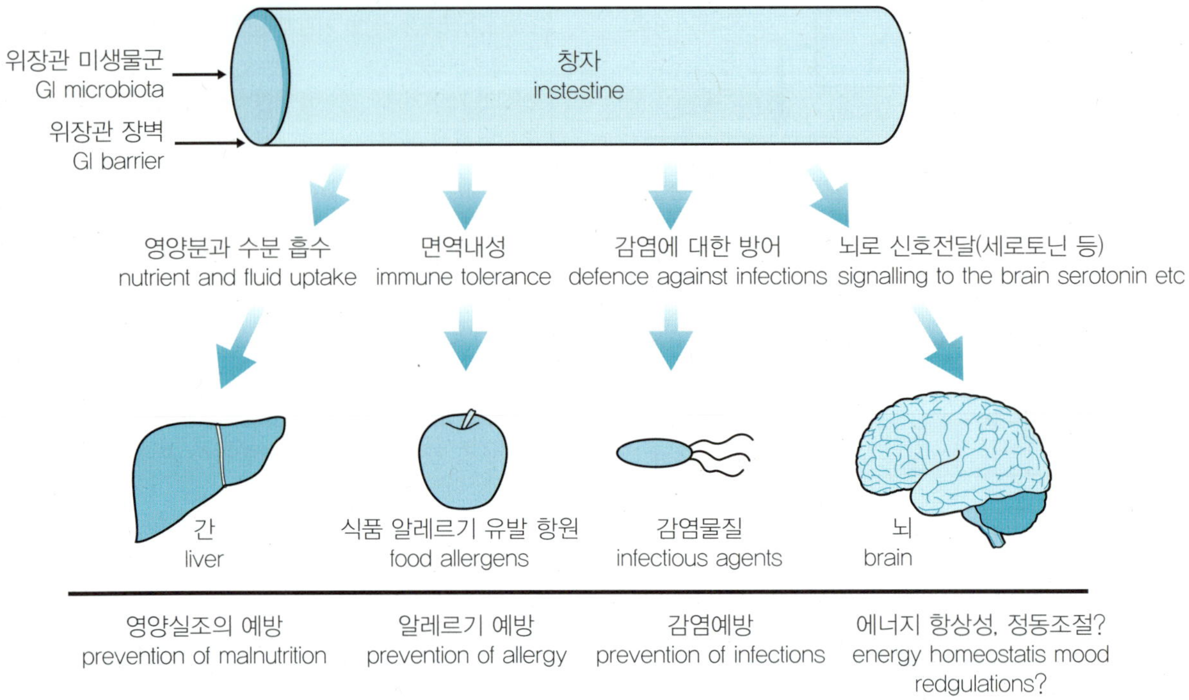

그림 4.6 창자는 건강에 영향을 미친다. 위장관은 영양분, 미네랄과 수분의 소화와 흡수를 돕고, 점막과 신체 내 내성을 유도하고, 감염과 다른 병원균에 대해서 숙주를 보호하고, 말초에서 뇌로 신호를 보내서 건강에 도움을 준다.

증상의 호전이 있으면 식품을 다시 접하는 유발 검사가 시작된다. 만약 식품을 피하였을 때 증상의 호전이 있고, 다시 접하였을 때 증상이 다시 발현된다면, 6개월 이상 그 음식을 피해야 한다. 이 과정이 식품 불내성을 평가하는 간단하고 안전하며 가장 정확한 방법이지만, 단 엄격하게 관리되었을 경우에만 그러하다.

전략

희소 알레르기 유발 식이, 제한식이, 유발검사와 순환식이는 증상을 유발하는 음식의 노출을 확인하고 그리고 나서 음식의 노출을 최소화 하려는 다양한 방법들이다. 이러한 접근법에 가치 근거는 Box 4.4에 나와있다.

요약

천식처럼 심한, 그리고 만성 비염처럼 가벼운 호흡장애는 진성 알레르기가 아닌 식품 불내성에 의해 유발됨과 동시에 악화 될 수 있다. 근거가 일관될 경우, 환자

Box 4.4 식이전략과 천식

- 50명의 천식 환자중 74%가 제한식이 후에 약물 복용없이 상단한 증상의 호전을 경험했다. 62%는 음식 단독으로 천식 발작이 유발되었고 32%는 음식과 피부 접촉에 의해 유발되었다(Borok 1990).
- 113명의 자극성 장증후군 환자가 제한식이로 치료 되었을 때 현저한 증상의 호전을 보였다. 환자의 79%에서 건초열, 부비동염, 천식, 습진과 두드러기를 포함한 아토피 증세를 보였는데 이 또한 상당한 증세의 호전을 보였다(Borok 1994).
- 기름기가 많은 생선을 중등도 내지는 고도로 섭취한 경우 천식의 위험성 감소와 연관된다는 것을 보여주었는데 이는 아마도 EPA(eicosapentaenoic acid)의 염증억제 작용 때문으로 추정된다(Hodge 1996, Thien 1996)
- 35명의 천식 환자는 커피, 차, 설탕과 곡류(메밀, 기장, 렌즈콩은 제외) 뿐만 아니라 모든 유제품, 계란, 고기와 생선을 피한 채식을 시행하였고, 그중 24명이 1년간의 실험을 마쳤다. 실험 4달 이내에 71%의 환자에서 증상의 호전이 있었고, 1년이 지나자 92%에 달했다(Lindahl 1985).

는 신체 방어기제 부하를 줄여주는 식품성 원인의 회피와 감소를 환자들은 선택 할 수 있고, 그들의 삶의 질을 향상 시키기 위한 전략이 제공된다. 임상적으로 볼 때 6주간의 제한 식이를 한 후 조심스럽게 원인되는 식품을 주의해서 섭취하게 되면 더 이상 증상이 유발 되는 것 같지 않고, 특히 순환식(i.e 매일 먹지 않음)을 할 경우는 더더욱 그렇다. 다른 방법으로는 동종요법 주사 또는 문제가 된 식품을 희석하여 경구 투여를 하는 탈감작화가 있다(Reilly 1994, Kahn 1995).

불안, 공황발작, 공포행동과 식이생활과의 연관성

Ley(Timmons & Ley 1994)는 감정적 자극에 의해 호흡의 변화가 생기고, 감정과 호흡은 하나가 변하면 다른 하나도 변화하는 서로 상응하는 반응을 보이는 것 같다고 발표했다(5장 8페이지. 조건화에 대한 더 깊은 내용이 있다). 이러한 사실은 불안한 느낌은 과호흡을 유발하게 되고 그렇게 되면 불안증을 더 증폭시키게 되는데, 잠정적으로 파괴적인 순환이 된다는 것을 시사한다. Ley는 물론 과호흡이 또한 걱정과 불안의 느낌을 일으킨다고도 발표했다. 두 요소 사이에서 상대적인 중요성에 대한 의견이 많이 다른데, 이것은 닭이 먼저냐 계란이 먼저냐에 관한 논란과 비슷한 문제다. 물론 Gardner(in Timmons & Ley 1994, p.102)는 불안의 명백한 증거 없이도 만성 과호흡이 일어날 수 있다는 명백한 증거가 있다고 발표했지만–이것은 닭없는 달걀 또는 반대의 경우도 가능하다는 것을 나타내지만–사실은 과호흡의 흔한 원인은 불안이라는 것은 기정 사실화 되어 있다.

감정상태인 불안증은 대개 심리사회적인 관심을 받는다. 하지만, 불안증을 부추기는 흔한 식이요소가 존재한다면, 이러한 유발인자는 뒤이어 나오는 호흡 패턴 변화의 원인이 될 수 있을 것이다. 이러한 사람들에게는 과호흡의 주요한 전구 증상이 되는 불안상태를 어쩌면 감소시키거나 없앨 수 있는 상대적으로 간단한 식이요법(제한식이)을 시행 할 가능성이 생긴다. 이러한 다양한 식이 유발 인자는 확인되어 왔고(Werbach 1991) 아래에 이런 현상의 주요한 특징을 요약해 놓았다.

- Buist(1985)는 임상적 불안증과 증가된 혈중 젖산수치 뿐만 아니라 증가된 젖산:피루빈산염의 비율과 직접적인 관련이 있다는 것을 입증했다. 이 비율은 알코올, 카페인과 설탕에 의해 증가된다. 젖산을 실험적으로 주입하게 되면 패닉(공황) 경향이 있는 사람들에서는 과호흡 증상을 포함한 공황발작이 생기기 쉽고 그런 경향이 없는 사람들은 그렇지 않다. 젖산은 중탄산염으로 전환되므로 말초 알칼리증을 유발한다. 이런 젖산 효과는 짧은 시간 동안 이산화탄소 5%를 호흡하는 것과 유사하다: 패닉 환자들은 패닉이 쉽게 발생하고 그렇지 않은 사람들은 쉽게 발생하지 않는다. 젖산과 이산화탄소에 민감성을 보이는 것은 둘 다 질식을 유발하는 전구체라는 사실에서 유추된다고 몇몇 연구에서 가설로서 제시되었다: 공황장애 환자들은 이러한 물질들이 화학적이고 심리적인 이유 때문에 이러한 물질이 증가되는 것에 민감하다. Wemmie(2001)는 이산화탄소와 젖산 모두 pH 균형을 깨트릴 수 있고 pH 균형을 통한 뉴런의 기능에 영향을 미치고 과호흡과 공황증세를 유발한다고 보고했다. Esquivel et al(2010)은 이산화탄소/수소이온을 감지하는 뉴런의 공유 특성은 이산화탄소 흡입에 의해 유발되는 것처럼 뇌 pH 항상성의 위협적인 교란으로 인해 호흡곤란에서 공황장애까지 이르는 주요한 감정상태를 유발한다는 점에서 중복된다고 보고했다.
- 알코올 혈중 젖산으로부터 포도당 신합성을 제한함으로 인해 젖산:피루빈산염의 비율을 증사시킨다(Alberti & Natrass 1977). 90명의 건강한 남성 지원자를 대상으로 시행한 위약 대조군 실험에서 위약과 비교해 에탄올을 투여한 이후 불안상태의 증가가 관찰되었다(Monteiro 1990). 이번 연구에서는 에탄올이나 디아제팜이 따로 주입되었다. The Spielberger State Anxiety Inventory 적용되었으며 위약 투여 후 보고된 긴장감의 상당한 감소가 일어난 데 비해 에탄올 주입 후에 불안상태의 증가가 관찰되었다. 불안증의 경향을 보이는 사람들을 치료하는 경우 알코올 섭취를 줄이거나 가능하다면 중지해야 한다는 것을 의미한다. Duke(2011)는 급성 알코올 섭취는 중추

호흡 제어 기관을 탈억제시킴과 더불어 공간(dead-space)환기를 증가시켜 과호흡을 유발시킨다. 반면 만성 알코올 섭취는 모든 폐용적(폐활량, 기능잔기용량, 흡기용량)을 전반적으로 감소시킨다.

- 카페인은 불안증 환자, 특히 공황장애를 겪고 있는 사람들에게 불안을 유발하는 효과를 보여준다. 실험적 통제연구에서(Charney 1985) 21명의 공황발작 또는 공황 장애를 동반한 광장공포증 환자와 17명의 대조군 환자에게 kg당 10mg의 카페인을 복용시켰다. 카페인은 대조군에 비해 환자들이 평가한 불안정, 신경질, 두려움, 메스꺼움, 심계항진, 불안 및 떨림이 더 유의하게 증가하는 것으로 나타났다. 71%의 환자는 행위 효과가 공황 발작동안에 경험했던 것과 유사하다고 보고했다. Nadri et al(2007)은 카페인에 대한 호흡과 과민반응 사이의 연관성을 지적하면서 유사한 결과를 보고했다. 불안증의 경향을 보이는 환자를 치료할 때는 카페인 섭취를 줄이거나 가능하다면 중지해야 한다는 것을 의미한다.

혈당과 과호흡과의 관계

호흡장애에 대한 식이요법의 영향으로는, 혈당 수치가 낮은 이산화탄소의 영향을 완화시켜주는 것이 있다. 이러한 두 요소는 독립적이다: 즉, 한 개인이 저혈당 상태의 경우에 저탄산혈증일 수도 있고 아닐 수도 있다. 뇌혈류량을 감소시켜 신경대사를 방해하는 각각의 대뇌에 끼치는 영향으로 인해 두 요소의 조합되는 효과는 부정적인 영향을 크게 만든다. 뇌가 기능하기 위해서는 당과 산소 둘 다 필요하다. 뇌는 어느 시점에라도 이용가능한 포도당의 약 20%를 사용한다. Lum(1996)은 혈당이 정상 범위의 중간 이하가 될 때 점진적으로 과호흡 효과가 심하게 나타나고, 이것은 과호흡과 이와 공황 발작같은 연관된 증상을 유발한다고 언급했다. 고단백/저탄수화물 형태의 식이요법 패턴과 같은 식이습관의 변경은 정상범위의 상반부를 유지하는 데 도움을 주기때문에 중요하다. 만약 일련의 과호흡 발생이 늦은 아침 또는 늦은 오후에 생기거나 이전 식사시간이 많이 경과 하였다면, 저혈당과 과호흡의 동시발생이 고려되어야 한다. 부분적인 해결책은 저탄수화물 식이(고단백, 잦은 식사) 처방으로 구성된다. 덧붙여서, 과호흡 유발 검사에 대한 반응은 혈당 수준에 따라 다양하게 나타난다. 양성 검사 결과가 나올 가능성을 최대화하기 위해(자발적인 호흡을 하는 동안 증상이 나타날 가능성이 있는 조건을 똑같이 만들어), 검사를 받기 전에 적어도 4시간 동안 금식이 요구되야 한다. 개인의 인슐린 조절의 효율성에 따라, 금식이 과호흡에 대한 효과의 차이가 거의 없을 수도 있고 매우 클 수도 있다.

프로게스테론과 과호흡과의 관계

생리주기 후반부 절반 동안, 프로게스테론은 상승하기 시작하고 22일경 또는 배란 1주일 후에 최고치에 이른다. 자궁벽을 두껍게 만드는 것 말고도 프로게스테론은 또한 호흡을 자극한다. 몇몇 연구에서 프로게스테론은 우선 산성화를 자극하고 교대로 보상하기 위해 호흡을 증가시킨다고 보고했다. 다른 연구결과는 프로게스테론이 직접적으로 호흡을 자극한다는 사실을 뒷받침한다. 아무튼, 과호흡이 결과로 나타난다. 분당 호흡량이 증가하는 것과는 별도로, 프로게스테론은 또한 뇌 호흡중추에서 이산화탄소 수용체의 민감성을 증가시킨다(증가된 민감성은 호흡을 재촉하게 되리라는 것을 의미한다)

이산화탄소 분압 수치는 생리주기와 유기적으로 관련맺고 있고, 배란 직전 최고치에 도달하며 프로게스테론과 에스트라디올의 수치가 최고치에 도달할 때 가장 낮은 수치를 보인다(Slatkovska et al 2006). 황체기 동안 평균 하강하는 수치는 대략 20-25%정도이다. 수일 동안 이산화탄소 분압이 떨어지게 되며, 혈관수축, 신경전달, 근육긴장, 불안 등에 영향을 주는 모든 잠재적인 징후가 나타난다. 과호흡은 기타 월경전 증세의 중등도에 기여하기도 한다; 개인적으로 차이가 많이 난다(Damas-Mora et al 1980). 여성의 호흡 패턴이 본질적으로 정상적이면, 여전히 이산화탄소 분압은 낮은 정상 범위를 유지하기 때문에 증상을 유발 할 만큼 월경전 이산화탄소 분압의 하강이 생기지 않을 것이다. 하지만 여성이 이미 과호흡의 경향을 지니고 있다면 안정성 예비물이 결여된 상태이고 이산화탄소 분압은 증상을 유발하는 지점으로 떨어지게 될 것이다(Fried 1993).

Ott et al(2006)는 다음과 같은 사실을 발표했다:

PMS(생리전증후군)을 앓는 여자의 경우, 프로게스테론 및 황체에서 생성되는 분비물질에에 의해 이산화탄소에 대한 호흡중추의 민감성이 정상보다 높으며, 관련 임상적 징후 및 증세와 연관된 과호흡 증가의 결과가 생긴다.

Dunnel et al(2007)은 섬유근육통 환자 연구의 몇몇 참가자들은 생리주기 중에 진단이 변경되었는데, 이는 배란 후에 과호흡 패턴이 더 명확해지는 진단적 기준을 충족시켰고—이는 낮은 통증 역치를 의미한다—통증 역치가 높을 때, 여포기 때는 결코 그런 증세는 없었으며 호흡은 정상적이었다는 것을 알아내었다.

프로게스테론은 임신 유지를 돕고 또한 임신동안 높은 상태로 유지되며 지속적으로 호흡을 자극한다. 전부다 그런건 아니지만 어느 정도의 과호흡은 임신 동안 흔하고, 만약, 이미 특정 패턴이 존재한다면 이러한 만성적으로 감소된 이산화탄소는 불안증과 다른 증세를 악화시킬 수 있다.

Jensen et al(2005)은 임신기간 동안 이산화탄소 증가에 민감한 것은 아마도 임신성 호르몬의 영향 때문일 것이라고 보고한다. 폐경 후에 프로게스테론의 변경된 수치는 호흡과 관련된 영향으로 인해 더 심하게 변동될 수 있다.

여자들은 불안장애의 높은 위험성을 가지고 있고, 그들의 호흡 패턴과 생화학을 나쁘게 만드는 주기적인 호르몬 변화로 인해 불안증이 유발된다. 프로게스테론 효과는 다른 요소들과 독립적이다; 프로게스테론 또는 대조물질 중 하나를 투여한 남자군에서, 오직 프로게스테론을 투여받은 환자들에게서만 더 높은 기본 온도와 감소된 이산화탄소 분압의 결과가 나왔다.

운동과 생화학

만성과호흡의 다른 위험성은 운동에 대한 불량한 내성이다. 증가된 활동성은 더 많은 탄산(유산소 운동시)과 무산소 역치에 도달하게 되면 젖산을 더 많이 생성하게 된다. 하지만 과호흡하는 사람들은 탄산염의 소실로 인해 더 작은 범위의 완충 범위가 되므로 어떠한 혈중 산성도도 제어되지 않는다. 이러한 것은 쉽게 피곤해짐, 숨가쁜 느낌, 호흡곤란과 근육통의 가능성을 증가시킨다. 부가적으로, 많은 운동으로 유도된 대사작용의 변화는 시간차를 생성하게 되고 대사적 요구량과 호흡량 사이의 불일치의 가능성이 증가된다.

참고문헌 Reference

Alberti, K., Natrass, M., 1977. Lactic acidosis. Lancet 2, 25–29.

Bahna, S., 1991. Asthma in the food sensitive patient. Journal of Allergy and Clinical Immunology 87 (1), part 11, 174, abstract 144.

Ball, S., Shekhar, A., 1997. Basilar artery response to hyperventilation in panic disorder. American Journal of Psychiatry 154 (11), 1603–1604.

Bass, C., Gardner, W.N., 1985. Respiratory and psychiatric abnormalities in chronic symptomatic hyperventilation. Br Med J 290, 1387–1390.

Bischoff, S., 2011. Gut health: a new objective in medicine? BMC Medicine 9, 24.

Bishop, D., Edge, J., Davis, C., et al., 2004. Induced metabolic alkalosis affects muscle metabolism and repeated-sprint ability. Med Sci Sports Exerc 36, 807–813.

Bjarnason, I., 1984. The leaky gut of alcoholism – possible route for entry of toxic compounds. Lancet i, 79–182.

Borok, G., 1990. Childhood asthma – foods that trigger? South African Medical Journal 77, 269.

Borok, G., 1994. IBS and diet. Gastroenterology Forum (April), 29.

Brandtzaeg, P., 2010. Food allergy: separating the science from the mythology. Nat. Rev. Gastroenterol. Hepatol. 7, 389–400.

Buist, R., 1985. Anxiety neurosis: the lactate connection. International Clinical Nutrition Review 5 (1), 1–4.

Charney, D., 1985. Increased anxiogenic effects of caffeine in panic disorders. Archives of General Psychiatry 42, 233–243.

Comroe, J.H., 1974. Physiology of respiration, second ed. Year Book Medical Publishers, Chicago.

Damas-Mora, J., Davies, L., Taylor, W., et al., 1980. Menstrual respiratory changes and symptoms. British Journal of Psychiatry 136, 492–497.

Deitch, E., 1990. Intestinal permeability increased in burn patients shortly after injury. Surgery 107, 411–416.

Dinan, T., Cryan, J., 2012. Regulation of the stress response by the gut microbiota. Psychoneuroendocrinology 37 (9),

1369–1378.
Duke, J., 2011. Alcohol and substance abuse. In: Anesthesia Secrets, fourth ed. pp. 336–342.
Dunnett, A., et al., 2007. The diagnosis of fibromyalgia in women may be influenced by menstrual cycle phase. Journal of Bodywork and Movement Therapies 11, 99–105.
Esquivel, G., Schruers, K.R., Maddock, R.J., et al., 2010. Acids in the brain: a factor in panic? J Psychopharmacol. 24 (5), 639–647.
Forster, H.V., Smith, C.A., 2010. Contributions of central and peripheral chemoreceptors to the ventilatory response to CO_2/H+. J Appl Physiol. 108 (4), 989–994.
Fried, R., 1993. The psychology and physiology of breathing. Plenum, New York, pp. 174–176.
Gardner, W.N., 1996. The pathophysiology of hyperventilation disorders. Chest 109, 516–534.
Gibbs, D.M., 1992. Hyperventilation-induced cerebral ischemia in panic disorder and effects of nimodipine. American Journal of Psychiatry 149, 1589–1591.
Gotoh, F., Meyer, J.S., Takagi, Y., 1965. Cerebral effects of hyperventilation in man. Archives of Neurology 12, 410–423.
Gray, J., Chan, W., 2003. Encyclopedia of food sciences and nutrition, second ed. Academic Press, London, pp. 2621–2626.
Guarner, F., Bourdet-Sicard, R., Brandtzaeg, P., et al., 2006. Mechanisms of disease: the hygiene hypothesis revisited. Nat Clin Pract Gastroenterol Hepatol 3, 275–284.
Guyton, A.C., 1971. Textbook of medical physiology, fourth ed. W B Saunders, Philadelphia.
Hamilton, K., 1997. Allergy/hypersensitivity/intolerance. In: Roberson, K. (Ed.), Asthma: clinical pearls in nutrition and complementary medicine. I T Services, Sacramento, California.
Han, J.N., Stegen, K., Simkens, K., et al., 1997. Unsteadiness of breathing in patients with hyperventilation syndrome and anxiety disorders. European Respiratory Journal 10, 167–176.
Hardonk, J., Beumer, H., 1979. Hyperventilation syndrome. In: Vinken, P., Bruyn, G. (Eds.), Handbook of clinical neurology. North Holland, Amsterdam, pp. 309–360.
Hauge, A., Thoresen, M., Walloe, L., 1980. Changes in cerebral blood flow during hyperventilation, and CO_2 rebreathing in humans by a bidirectional, pulsed, ultrasound Doppler blood velocity meter. Acta Physiologia Scandinavia 110, 167–173.
Heistad, D., Wheeler, R., Mark, A., et al., 1972. Effects of adrenergic stimulation in man. Journal of Clinical Investigation 51, 1469–1475.
Hodge, L., 1996. Consumption of oily fish and childhood allergy risk. Medical Journal of Australia 164, 136–140.
Hodge, L., Swain, A., Faulkner-Hogg, K., 2009. Food allergy and intolerance. Australian Family Physician 38 (9), 706–707.
Holgate, S., 1983. Mast cells and their mediators. In: Holborrow, E., Reeves, W. (Eds.), Immunology in Medicine, second ed. Academic Press, London.
Hollander, D., 1985. Aging-associated increase in intestinal absorption of macro-molecules. Gerontology 31, 133–137.
Iocono, G., 1995. Chronic constipation as a symptom of cow's milk allergy. Journal of Pediatrics 126, 34–39.
Isolauri, E., 1989. Intestinal permeability changes in acute gastroenteritis. Journal of Pediatric Gastroenterology and Nutrition 8, 466–473.
James, J., 1997. Food allergy – what link to respiratory symptoms? Journal of Respiratory Diseases 18 (4), 379–390.
Jenkins, A., 1991. Do NSAIDs increase colonic permeability? Gut 32, 66–69.
Jensen, D., Wolfe, L.A., Slatkovska, L., et al., 2005. Effects of human pregnancy on the ventilatory chemoreflex response to carbon dioxide. American Journal of Physiology – Regulatory Integrative and Comparative Physiology 288 (5), 57–65.
Kahn, J., 1995. Homeopathic remedy relieves allergic asthma. Medical Tribune, 5 Jan, pp. 11.
King, J., 1990. Failure of perception of hypocapnia: physiological and clinical implications. Journal of the Royal Society of Medicine 83 (Dec), 765–767.
Kontos, H., Richardson, D., Raper, A., 1972. Mechanism of action of hypocapnic alkalosis on limb blood vessels in man and dog. American Journal of Physiology 223, 1296–1307.
Ley, R., 1988a. Panic attacks during relaxation and relaxation-induced anxiety: a hyperventilation interpretation. Journal of Behavior Therapy and Experimental Psychiatry 19, 253–259.
Ley, R., 1988b. Panic attacks during sleep: a hyperventilation-probability model. Journal of Behavior Therapy and Experimental Psychiatry 19, 181–192.
Ley, R., 1988c. Hyperventilation and lactate infusion in the production of panic attacks. Clinical Psychology Review 8, 1–18.
Leznoff, A., 1997. Provocative challenges in patients with multiple chemical sensitivity. J Allergy Clin Immunol 99, 438–442.
Lindahl, O., 1985. Vegan regimen with reduced medication in treatment of bronchial asthma. Journal of Asthma 22 (1), 44–55.
Lum, L.C., 1976. The syndrome of

chronic habitual hyperventilation. In: Hill, O.W. (Ed.), Modern trends in psychosomatic medicine. Butterworth, London.

Lum, L.C., 1981. Hyperventilation and anxiety state. Journal of the Royal Society of Medicine 74, 1–4.

Lum, C., 1996. Treatment difficulties and failures: causes and clinical management. Biological Psychology 43 (3), 243.

Macefield, G., Burke, D., 1991. Paraesthesiae and tetany induced by voluntary hyperventilation: increased excitability of human cutaneous and motor axons. Brain 114, 527–540.

McNaughton, L., Dalton, B., Palmer, G., 1999. Sodium bicarbonate can be used as an ergogenic aid in high-intensity, competitive cycle ergometry of 1 h duration. European Journal of Applied Physiology 80 (1), 64–69.

Metcalf, D., 1989. Diseases of food hypersensitivity. New England Journal of Medicine 321 (4), 255–257.

Mitchell, E.B., 1988. Food intolerance. In: Dickerson, W., Lee, H. (Eds.), Nutrition in the clinical management of disease. Edward Arnold, London.

Monteiro, M., 1990. Subjective feelings of anxiety in young men after ethanol and diazepam infusions. Journal of Clinical Psychiatry 51 (1), 12–16.

Nardi, A., Valença, A., Lopes, F., et al., 2007. Caffeine and 35% carbon dioxide challenge tests in panic disorder. Hum. Psychopharmacol. 22 (4), 231–240.

Nardi, A., Valença, A., Nascimento, I., 2001. Hyperventilation challenge test in panic disorder and depression with panic attacks. Psychiatry Research 105 (1), 57–65.

Nunn, J.F., 1993. Applied respiratory physiology. Butterworth-Heinemann Medical, Oxford.

O'Dwyer, S., 1988. A single dose of endotoxin increases intestinal permeability in healthy humans. Archives of Surgery 123, 1459–1464.

Onorato, J., 1986. Placebo-controlled double-blind food challenge in asthma. Journal of Allergy and Clinical Immunology 878, 1139–1146.

Ott, H.W., Mattle, V., Zimmermann, U.S., et al., 2006. Symptoms of premenstrual syndrome may be caused by hyperventilation. Fertility and Sterility 86 (4), 1001e17–1001e19.

Patel, C., 1991. The complete guide to stress management. MacDonald Optima, London; Plenum Press, New York.

Plaut, M., 1997. New directions in food allergy research. Journal of Allergy and Clinical Immunology April 1997, 7–10.

Reilly, D., 1994. Is evidence for homeopathy reproducible? Lancet 344, 1601–1606.

Roberson, K. (Ed.), 1997. Asthma: Clinical pearls in nutrition and complementary medicine. I T Services, Sacramento, California.

Roland, N., 1993. Interactions between the intestinal flora and xenobiotic metabolizing enzymes and their health consequences. World Review of Nutrition and Diet 74, 123–148.

Rowntree, S., Cogswell, J., Platts-Mills, T., et al., 1985. Development of IgE and IgG antibodies to food and inhalant allergens in children. Archives of Diseases in Children 60, 727–735.

Saltzman, H.A., Heyman, A., Sieker, H.O., 1963. Correlation of clinical and physiologic manifestations of sustained hyperventilation. New England Journal of Medicine 268, 1431–1436.

Schott, H.C., Hinchcliff, K.W., 1998. Treatments affecting fluid and electrolyte status during exercise. Veterinary Clinics of North America Equine Practice 14 (1), 175–204.

Simon, G., Daniell, W., Stockbridge, H., et al., 1993. Immunologic, psychological, and neuropsychological factors in multiple chemical sensitivity. a controlled study. Annals of Internal Medicine 119 (2), 97–103.

Slatkovska, L., Jensen, D., Davies, G., et al., 2006. Phasic menstrual cycle effects on the control of breathing in healthy women. Respiratory Physiology & Neurobiology 154 (3), 379–388.

Spector, S., 1991. Common triggers of asthma. Postgraduate Medicine 90 (3), 50–58.

Thien, F., 1996. Oily fish and asthma. Medical Journal of Australia 164, 135–136.

Timmons, B.H., Ley, R., 1994. Behavioral and psychological approaches to breathing disorders. Plenum Press, New York.

Wardlaw, A., 1986. Morphological and secretory properties of bronchoalveolar mast cells in respiratory diseases. Clinical Allergy 16, 163–173.

Warner, J., 1995. Food intolerance and asthma. Clinical and Experimental Allergy 25 (suppl. 1), 29–30.

Wemmie, J.A., 2011. Neurobiology of panic and pH chemosensation in the brain. Dialogues Clin Neurosci. 13 (4), 475–483.

Werbach, M., 1991. Nutritional influences on mental illness. Third Line Press, Tarzana, CA.

West, J., 2008. Respiratory physiology: the essentials. Lippincott, Williams and Wilkins, Philadelphia.

Wilson, N., 1988. Bronchial hyperreactivity in food and drink intolerance. Annals of Allergy 61, 75–79.

Wilson, N., Vickers, H., Taylor, G., et al., 1982. Objective test for food sensitivity in asthmatic children: increased bronchial reactivity after cola drinks. British Medical Journal 284, 1226–1228.

장 | 5 |

심리적, 감정적인 변수와 호흡기능이상의 상호관계

Chris Gilbert

장목차

횡격막과 횡격막 신경 89
최적의 호흡에 대한 감정적 혼란 90
호흡깊이와 호흡수 91
숨참기 92
호흡의 위치 92
가슴과 배 92
흉식호흡의 이유 92
활동투사 92
활동투사와 보조호흡 근육 93
비강호흡 대 구강호흡 94
조건화된 호흡 반응 95
호흡변화의 실험적 조건 97
공포 조건화와 편도핵 97
우연학습 98
최면조사 99
해리 101
과호흡관련 인지 수행 결손 101
결론 103
참고문헌 103

호흡은 어떤 원인이든, 각종 체내 계통에 스트레스를 유발한다. 이러한 스트레스는 항상성 유지를 도모하면서 정상 기능을 회복하기 위한 시도를 포함한다. 만약 그 문제(신체 또는 심리)가 환자를 어떤식으로든 적응하도록 강요한다면, 그때는 치료사들이 다음과 같은 치료에 따른 다양한 방법으로 도움을 줄 수 있을 것이다: 도수 물리치료, 운동제안, 희망부여, 과호흡을 줄이고, 원인을 치료하고, 식이습관을 개선하거나 정신적인 측면을 개선시키는 것. 이러한 방법들은 또한 항상성을 유지하는데 도움을 줄 수 있을 것으로 본다. 적응력 증가에 대한 댓가는 위협감이 적어지는 것이며, 이것은 심리적인 문제가 된다. 질병의 존재 유무와 관계없이, 급성 또는 만성, 기능적 또는 기질적인 것, 이 모든 것을 경험하는 사람이 있으며, 고통스런운 사람들은 다른 치료가 듣지 않을 만큼 그의 호흡을 망쳐 놓는다.

이 장에서는 정신과 신체의 상호작용에 관한 정보를 제공하는데 이것은 근본적으로 자아의 다른 면과 소통하는 방법이다. 의식과 호흡이 밀접하게 관련이 있기에, 기질적 질환과 관련 없는 많은 것들이 잘못 될 수 있다. 이러한 정신과 신체의 관계를 상기해볼 때, 원활한 호흡기능을 망치는 부정적인 정신적인 유발 신호를 단지 줄이는 것만으로도 그 상황을 좋게 만들 수 있을 것이다.

횡격막과 횡격막 신경

횡격막은 우리를 외부 환경과 연결해 주는 탯줄과도 같은 역할을 하는 근육이다; 신선한 공기를 폐로 들여오고 사용된 공기를 다시 외부로 내보냄으로써 우리의 생명을 유지시켜 준다. 이러한 과정은 아무런 생각 없이 이루어 지는 것이 아니고 우리의 사고에 매우 잘 반응한다. 단어 '횡격막'(diaphragm)은 그리스어로 '정신'과 연관된다: 횡격막은 횡격막 신경(phrenic)에 의해 조절되고, 'phren'의 그리스 어원은 근육뿐만 아니라 정신을 가르킨다. The Random House College Dictionary(Merriam-Webster 1991)의 'phrenic'단어의 정의를 다음과 같이 나타낸다: '1.횡격막과 관련된 또는 횡격막의. 2.정신과 관련된 또는 정신의'

이러한 특이한 두 가지 뜻을 생각해볼 때, 혹자들은 그리스인들이 혼동을 일으켰다고 결론지을 수도 있지만, 신체와 정신을 각각 구분해서 생각하는 현세의 사고방식이 더 혼동스럽게 보인다. 고대 의사들은 그들 자신과 타인의 호흡 활동을 관찰할 때 오직 타고난 감각을 이용했다. 이는 현대 호흡 감시 장치가 제공 할 수 없는 것, 즉, 생각과 호흡 과정의 기록을 가능케 한다. 관찰을 위한 이 기회를 통해 순간적 감정 상태와 호흡수, 깊이, 규칙성과 신체의 변위의 변화 사이에 유사성과 상관 관계를 도출해 낼 수 있었다. 주의력 산만, 집중의 형태, 평온 또는 고뇌의 상태, 정신력의 정도와 같은 정신적인 변수는 자기 자신에서 관찰 될 수 있고 어느정도까지는 다른 사람에게서도 관찰 될 수 있다. 이러한 변수들은 모두 횡격막 신경을 통한 호흡 패턴과 상호작용을 이룬다.

최적의 호흡에 대한 감정적인 혼란

'최적호흡'은 우선 공기 교환속도와 즉각적인 신체 요구량이 일치될 때라고 정의 내릴 수 있다. 이는 산소 섭취뿐만 아니라 이산환탄소 방출에도 적용된다. 산소 대사 요구량은 각성, 소화, 체열과 운동에 대한 수요 수준에 따라 변화된다. 이산화탄소 배출 수요 또한 운동, 소화와 일반적인 대사뿐만 아니라, 혈액 pH를 변화시키는 질병상태(콩팥 질환으로 인한 산성화와 같은)에 따라 변화한다. 혈액가스와 pH가 균형이 잘 유지되는 것은 생리학적으로 아주 중요하다. Jannett(1994, p.73)은 아래와 같이 표현했다.

호흡에 영향을 미치는 아주 강한 충동욕구가 없을 때는 신경 조절 체계에 의해 동맥혈 이산화탄소는 일정하게 유지된다. 이는 날숨으로 배출된 이산화탄소의 양과 조직의 대사에 의해 생성된 양과 지속적으로 균형적으로 이루어진다는 것을 의미하는 것임에 틀림없다. 측정결과에 따르면, 폐포 및 동맥혈의 이산화탄소 농도는 일정하게 유지되며 이는 폐의 기능적(폐포)용량으로 부터 호흡되어 나온 가스의 양은 대사성 이산화탄소 생산 속도와 밀접하게 연관되어 변한다는 것을 보여준다. 쉬거나 활동할 때 시스템 자체에 맡겨 놓을 때 대사성 활동이 지속적으로 변할 때 조차도 실질적으로 매 호흡마다 매칭이 일어날 정도로 효율적이다.

따라서, 최적호흡은 신체의 다양한 감각 시스템을 사용하여 재빨리 호흡의 깊이와 속도를 조정하고자 끊임없이 노력하는 것이다. 이러한 항상성의 안정성은 상당히 중요하지만 때로는 다른 우선 순위가 있는 요소에게 때때로 자리를 내어주어야만 한다. 소리를 내서 말하는 것, 하품하는 것, 기침하는 것과 숨을 참는 것과 같은 것들은 일시적이며 쉽게 종결되지만, 다른 상황은 좀더 극단적이고 장기적인 방법으로 안정성에 영향을 미칠 수 있다. 이 장에서 특별히 관심을 두는 것은 호흡을 변화시키는 정신적인 요소이다. 호흡과 관련된 서적에서, 특히 과호흡에 대한 서술을 보면 감정적인 스트레스가 호흡에 영향을 미친다던가 과호흡의 정신적인 면이 고려되어야만 한다는 문구가 관례대로 등장하지만, 자세한 설명은 빠져있는 경우가 많다. 이 장에서는 왜 호흡이 감정에 섬세하게 반응하는지와 관련된 견해와 함께 위에 언급한 자세한 설명을 제시한다. 기억, 연상 그리고 상상하고 예상하는 능력 이 모두가 호흡조절의 전반적인 상황을 복잡하게 만든다. 어느 특정 순간의 운동과 각성상태에서 특정 순간에 유기체에 최적의 상황은 활동이 요구되는 다음 순간에는 최적이 아닐 수도 있다. 활동은 근육의 수축이 필요하고 이어 더 많은 산소를 필요로 한다. 근육이 잘 기능 할 수 있는 시간이 늘어난다는 것은 생존하는데 유리한 점이 될 것이다. 따라서,활동에 대한 이러한 요구 사항을 예측하고 호흡을 증가시켜 이에 대비하는 것은 인간과 동물에게 있어 당연하고 자연스런 과정이다. 근육이 긴장하고, 심박출량이 상당히 증가하며 아드레날린이 갑작스럽게 증가하는 것 같은 다른 일들이 또한 발생하지만 호흡은 기본적인 연료공급에만 영향을 주고 호흡 없이는 어떠한 것도 작동되지 않는다.

Block et al(1991)은 감정 상태에 따라 어떠한 호흡 패턴의 변화가 생기는지를 연구했다. 문화 비교 연구가 아직 시행되진 않았지만, 프랑스 사람들을 대상으로 한 연구에서 분노, 에로틱한 사랑과 통증은 호흡 후 일시정지기, 호흡 진폭과 호흡 수에 따라 지속적으로 변화되었다. 슬픔, 기쁨과 두려움의 경우에 흡기대 호기의 비율은 그 감정들을 가장 명확하게 구분한다. 원글에는 각 감정에 대한 표본이 되는 호흡 기록이 포함되어 있고, 또한 각 주요 감정과 관련된 호흡 패턴의 정형화된 모습은 그것들이 명확히 구분되는 것을 보여준다.

행위에 대한 예측은 나무에서 떨어질 때처럼 확실 할 수도 있고 확률에 근거한 예측일 수도 있다. 이러한 베팅은 종종 무의식적이고, 어쩌면 강도에 따라 기호화되고 부정적으로 새겨진 이미지를 만들어내는 공포 조건화의 결과이다. 사람이 한번 나무에서 떨어졌다면, 이러한 사실은 다양한 관점에서 기억될 것이고 다시 나무 근처에 가게 되면 이러한 기억들과 그와 관련된 신체적 적응력이 활성화 될 것이다. 의식적인 회상은 일어날 일을 예측하는데 반드시 필요한 것은 아니다. 결과적으로 이러한 체계는 인지된 감각 신호 때문에 호흡과 다른 생존과 관련된 변수들을 조정하게 만든다. 이러한 기전은 고위의 의식보다 더 앞서 성장되고, 이는 의식수준에서 신호의 의미를 해석하는 것보다 더 빨리 준비를 하도록 한다. 이러한 처리 속도는 물론 장점이다; 단점은 긴급상황에서 행정 동반자와 상의하지 않고 군대가 움직이는 것처럼 의식이 판단 과정에서 배제되는 것이다(의식 판단 과정을 거르고, 편도에서 작용계로 이르는 직접적인 경로에 대한 묘사를 하고 있는 LeDoux(2003)의 내용을 참조). 호흡이 다른 조건에 적응하는 몇가지 특정 방법을 아래 서술했다.

호흡깊이와 호흡수

호흡의 깊이와 빈도는 공기를 신체가 필요로 하는 만큼 조정 가능하다. 이 두 가지 요소는 독립적으로 조정가능하다; 예로, 임신의 경우와 늑골 골절의 경우, 호흡의 깊이는 감소되지만 호흡의 속도를 늘림으로써 이에 대한 보상을 한다. 공기 교환의 증가와 감소를 위해 몇몇 호흡의 깊이와 속도 조합은 뇌에 의해 계산되어진다.

빈도를 증가시키는 것과 비교했을 때, 호흡의 깊이를 더하는 것이 폐포 환기를 증가시키는데 더 효과적이지만 어느정도 한계는 있다. 호흡의 깊이를 더하는 것은 숨을 내쉴 때 탄성 힘에 의해 제어를 받는다; 호흡을 빨리하는 것은 기도를 드나드는 공기의 마찰에 의해 제어를 받는다. 예비 호흡단계의 경우, 이 두 가지 요소의 상대적인 중요도는 알려져 있지 않다. 빠른 호흡은 예기불안시에 흔해지고, 한숨과 심호흡이 증가된다. 이러한 양상을 더 복잡하게 만드는 것은 감정을 표현하는 음성적 표현 때문인데, 울음, 비명 또는 소리지르는 것들이 있다. 더 깊고 빠른 호흡 모두가 발성 활동을 준비하는 도움을 줄 수 있다.

호흡을 빨리한다고 반드시 과호흡을 의미하는 것은 아니다. 호흡속도보다는 오히려 교환되는 공기량에 따라 결정된다; 만약 몸에서 필요한 것보다 더 많은 공기가 흡입된다면, 이러한 양이 과호흡이 될 것이며 단지 일분에 3번 내지 4번을 크게 호흡하는 것만으로도 과호흡이 유지될 수 있다. 정상보다 빠른 호흡 또는 헐떡거림은 다양한 상황에서 발생 할 수 있다: 예로, 불안해하는 사람, 열이 많이 나는 사람(헐떨거림은 열을 발산시키는데 도움을 준다), 또는 복부와 흉곽의 팽창이 제한된 사람이다. 폐포를 거치지 않은 신선한 공기는 신체를 변화시키지 않고 들어왔다 나간다. 헐떡거리게 되면 공기의 흐름은 호흡기계의 사공간(구강, 기도와 폐포의 상부 기도)에서 아래위로 움직일뿐 실질적인 가스 교환은 되지 않는다.

결국, 빠른 호흡은 기도의 와류를 증가시킨다. 이는 후각에는 도움이 되지만 부드러운 판상의 공기흐름에는 방해가 된다; 이는 기도가 좁아지는 천식을 포함한 폐쇄성 폐질환에 더 중요하다.

호흡 주기의 규칙성 또는 안정성은 내부적인 분산과 해리뿐만 아니라 외부적인 요구 상황에 따른 변화를 반영하기도 한다. 공황발작에 대한 민감성은 확실히 호흡의 안정성에 영향을 미치는 한 가지 요소이다; Burkhardt et al (2010)는 공황장애 환자들을 대상으로 편안하게 15분간 앉은 자세에서 호흡 안정성에 대한 연구를 했다. 호흡이 덜 안정적이라는 몇가지 징후가 있었고, 분당 호흡량과 호기 말 이산화탄소 수치에 있어 더 큰 변화가 있었다.

숨참기

살다보면 어떤 경우에는 조심스런 침묵 즉, 호흡을 완전히 억제하거나 중단시킬 수 있는 은폐반응이 필요하다. 다음 행동에 대한 불확실성이 있을 때 또는 더 많은 정보를 얻기 위해 대기할 때 행동을 준비하고 집중하며 은폐 시에 심적 변화가 생기므로 호흡의 변화가 생긴다. 각각의 이러한 주요 상태에 따라 특별한 호흡 조정이 요구된다: 기본 감각을 안정화시키는 부드럽고, 꾸준한 호흡은 외부환경에 대한 집중도를 높일 수 있다. 정확히 감각에 집중하거나 들키지 않으려고 할 때, 호흡이 몇 초간 중지되기도 한다. 호흡이 감소되거나 중지되면, 산소 보유량은 서서히 떨어지고 이산화탄소는 상승하게 되어 이산화탄소를 감소시키기 위해 더 많은 호흡(종종 한숨을 쉰다)을 유발하게 된다–이러한 순환이 반복된다(3장에 자세한 설명을 참조). 사람의 상상력은 어느때라도 모든 시나리오를 창조할 수 있고 실제 상황이 아닐지라도 종종 우리 신체가 반응할 정도로 상세하게 창조하기도 한다. 따라서, 활동, 은폐, 경계 또는 감정적인 표현을 필요로 하는 상황에 대해 단지 생각하는 것만으로도 이에 대응하는 호흡변화를 유발하는 경향이 있다.

호흡의 위치

가슴과 배

우리가 깨어 있을 때 최적의 호흡은 주로 횡격막을 사용하고 그 결과 적당한 복부가 팽창되며 하부 흉곽을 확장하기 위해 늑간근을 이용하게 되는 것이다. 반대로 흉식호흡은 대흉근, 사각근, 승모근, 흉쇄유돌근과 상부 늑간근을 더 많이 이용하는 것이다. 사각근을 제외한 제시한 모든 근육을 통칭하여 보조 호흡근육이라고 칭하는데 그 이유는 횡격막 호흡을 하기 힘들거나 여분의 호흡이 더 필요할 때 동원되는 근육이기 때문이다. 사각근은 흉식호흡 때 더 많이 사용되긴 하지만 더 주요한 호흡근이다. 이 두 가지 호흡방법은 개별 범주가 아닌 연속체의 양 극단에 위치해 있다–사람은 흉식호흡과 복식호흡의 어떠한 조합으로도 호흡 할 수 있다.

흉식호흡의 이유

호흡을 깊게 하거나 빠르게 할 것을 요청하게 되면, 만약 정말 복식 호흡을 하려고 의도하는 것이 아니라면 (예를 들어, 숙련된 가수), 거의 모든 사람은 흉식호흡을 하게 된다. 사람들은 또한 자주 자발적으로 코보다는 입으로 호흡을 한다. 복식호흡이 이완되고 자동적인 호흡의 경로인데 반해 흉식호흡은 의도적인 호흡을 통한 의식적인 경로를 통하는 것으로 보인다. 왜 이런것일까? 이 질문에 대한 해답은 호흡의 유형차이 즉, 각 호흡의 기능과 어떤 상황일 때 각 호흡이 시작되는지에 대한 추론에 있다.

활동투사

유기체에 있어 호흡의 자율조절이 무시되는 가장 큰 이유는 활동에 대한 준비 때문이다. '준비'란 단어는 나 자신을 미래에 투영하고 미래를 예측한다는 의미이다. 통상적으로, 호흡수와 호흡량은 대사성 수요에 따르는데, 증가된 근육 활동량으로 인해 더 많은 산소가 요구되는 그 순간 호흡의 변화가 생긴다. 그러나 행동에 앞서 최대한 큰 호흡을 하는 것은 산소 포화도를 최대로 높이는 것뿐만 아니라 급격한 운동으로 생기는 이산화탄소의 급증과 산도의 균형을 맞추는 데 도움이 되도록 이산화탄소를 낮춤으로써 생리학적인 장점을 제공하게 된다. 흔한 예로, 는 무거운 물건을 들어 올리기 전에 숨을 깊이 들이마시는 것이다. 이러한 준비과정은 자세 조정의 범주에서도 동일한데, 시간의 여유가 있다면 의식의 매개 작용을 통해 예상되는 활동정도를 미세하게 준비하게 된다. 운동생리학자들은 운동을 시작하자마자 환기의 즉각적인 증가가 발생한다는 것을 밝혀냈다 (Taylor et al 1989, Levitzky 2007). 환기의 상승정도가 현재 부족한 산소량을 뛰어넘기 때문에 단순한 대사성 요구량 이외의 다른 무언가에 의해 중재되리라 추정된다. Taylor의 설명은 이러하다:

첫 단계는 운동 시작 시에 근육과 관절로부터 나오는 고유수용성 감각 신호의 증가와 운동을 예상하는 것과 관련된 학습반응에 의해 신경학적으로 매개 되는 것처럼 보인다. 첫 단계는 부하와 상관없이 심장박동과 교감신경 활동의 증가를 동반한다(p.214, emphasis added).

호흡에서 첫 단계 변화는 운동에 대한 의식적인 예상을 함으로써 촉발되는 것으로 보이며 의식에서 호흡근육으로의 잘 정립된 경로를 나타내는 것이다. 이러한 경로는 감정적인 원인에 의한 미묘한 행동 투사가 호흡에 영향을 끼칠 수도 있다는 논리적인 뒷받침이 된다. 위기 대처상황은 더 복잡하다; 대뇌피질의 상태가 좋다면 언제, 어떻게 얼은 듯이 가만있어야 할지, 공격해야 할지 아니면 달아나야 할지를 판단해야 할 때이다. 감지된 위기 상황에서 매 순간 미리 예상하고 계획을 짜는 것은 관찰, 예상과 경험을 토대로 한 인지와 지각과정의 영향을 받는다. 예상되는 움직임의 변화에 따라 자세와 균형이 바뀌는 것처럼 호흡 패턴도 정확히 예측되는 대로 조절될 것이다. 주위깊게 관찰할 때 전형적으로 숨을 멈추게 되면 감각기관의 안정성을 증가시키게 되고, 또한 은폐에 방해가 되는 호흡 운동과 소리를 줄이게 된다. 이렇게 호흡을 중지할 때 특정 행동을 하기 바로 전에 깊게 숨을 쉼으로써 균형을 맞추게 된다. 전적으로 현재 상황에 존재하는 것이 아니라는 점에서 활동을 대비해 준비하는 과정에서 호흡을 중지하고 과호흡을 하는것은 균형이 맞지 않는 것이다. 미래 일을 미리 예측해서 투사하는것은 현재와 예측된 대사량 사이의 불균형을 만들어낸다. 불편한 출발자세로 있는 단거리 달리기 선수와 공을 던지기 전에 한 다리를 높이 올리는 투수를 생각해보자. 이러한 자세를 오래동안 유지할 의도는 없다. 만약 예상된 행동이 계획대로 수행된다면, 불편한 자세는 수행능력을 향상시키게 될 것이다. 하지만 만약 출발총성이 울리지 않거나 투수의 투구가 지연이 되면, 자세는 유지될 수 없을 것이다. 인간의 호흡 패턴 문제들은 이러한 지속되는 행동 투사로 많은 부분이 설명 될 수 있다: 사람들은 그들의 예측, 투사, 추론 그리고 상상하는 능력을 가지고, 행동을 필요로 할 수 있는 위협에 대한 예측을 할 수 있는 능력을 갖추고 있다. 이러한 일이 발생할 때, 신체는 호흡을 증가시키거나 과호흡과 호흡중지 사이를 불규칙하게 오가면서 일련의 활동을 하도록 강요받는다. 이러한 문제는 비신체적이거나 즉각적이지 않을 때 발생한다; 예로, 3개월을 앞두고 있는 결혼계획에 대한 불안, 편지에 쓰여진 모욕적인 내용에 대한 분노와 같은 것들이다. 이러한 상황에서는 이론적으로는 즉각적인 호흡의 증가가 필요하지는 않지만, 정신에서 위협에 대한 생각을 하게 될 때 신체는 다른 선택의 여지가 없는 것처럼 보인다; 사건이 임박해있고 신체에 위해를 가해지는 것인 양 활동을 위한 준비를 하게된다. 만약 이러한 느낌이 습관적이면, 그러면 활동을 위한 준비 태세는 만성적이 될 것이다.

활동투사와 보조호흡 근육

활동에 대한 준비가 왜 보조 호흡 근육의 과사용과 연계되는지 대한 몇몇 가능한 이유가 있다:

1. 횡격막은 자율 호흡의 주요 기전이고, 잘 작동하도록 의식으로부터 입력신호를 필요로 하지 않는다. 휴식 시 정상 호흡은 보조 호흡 근육의 사용없이 횡격막의 작용을 반영하는 주로 복식호흡과 하부 흉곽호흡을 하게 된다. 반면에 흉식호흡은 백업시스템으로 동원되고, 특히 활동을 위한 준비 단계의 호흡에서 이루어진다. 보조 호흡근육은 수의적이거나 감정적인 신호에 대한 주요 통로이기 때문에, 보조 호흡 근육의 다른 좋은 표현은 자유재량 호흡근육이다. 호흡조절에 대한 수의적인 신호 입력의 예는 숨을 깊이 들이마신 뒤에 풍선을 부풀릴 준비를 하는 것이다; 감정적인 신호 입력의 예는 적대적이거나 위협적인 사람이 다가오는 것을 지각하는 경우이다. 첫 번째 경우는 그 사람이 풍선을 부풀어올리기 위해 깊은 숨을 들이 마시기로 의식적으로 결정한 것이다. 두 번째 경우는 그 사람이 아마도 의식적으로 호흡을 증가시키려고 결정한 것은 아니지만, 어째든 두려움이나 분노의 감정 때문에 벌어진 일이다. 두 경우 모두에서, 빠른 행동을 취해야 할 필요성에 대한 가능성이 보조 호흡근육의 활성화로 이어졌다. 이러한 경로는 빠른 행동을 유발할지도 모르는 모든

감정에 반응하는 것처럼 보인다. 흉곽을 확장하는 것은 주위 환경에 따라 횡격막의 기능을 보충하거나 또는 횡격막의 기능을 대체하는 작용을 할 수 있다.

2. 흉곽호흡의 다른 이유는 단순히 방어를 위한 것이다: 신체적으로 대치중에 복부는 공격받기 쉽고, 이 중요한 영역을 보호하는 것은 생존의 확률을 높일 것이다. 복부 근육을 긴장시키게 되면 방어능력을 제공하게 되지만, 이러한 긴장은 복부를 편평하게 만들며 확장을 제한하게 되어 횡격막 호흡을 방해하게 된다. 흉식호흡으로 전환하게 되면 이런 문제가 해결이 된다.
3. 흉식호흡은 심박출량과 심박수를 증가시키는데 이는 복식호흡과 정 반대이다. 이는 긴급한 행동을 취할 때 이익이 된다. 몇몇 사람들은 만반의 준비태세의 느낌을 좋아하는 경우가 있는데, 그렇다면, 흉식호흡이 더 활성화된다. 복부를 긴장시키고 흉곽을 확장시킨 통상적인 군인 자세는 심장의 활동성을 증가시키는데, 이는 경제적인 호흡과 배치되지만 준비태세를 극대화한다.
4. 빠른 활동은 또한 척추와 체간의 안정성을 필요로 한다. 달아나던지 또는 공격하던지 간에 행동을 취하는 것은 체간과 골반의 밀접한 운동 협응성과 관련이 있다. 이로인해 복식호흡 동안 정상적으로 이완되어 있는 복직근, 복횡근, 외복사근과 내복사근과 같은 복근이 동원된다(Richardson et al 1999). 활동을 준비하는 동안 이런 근육들이 동원될 때, 보조 호흡기전을 사용해야만 한다. 많은 근육들은 자세유지 및 호흡 운동과 관련성을 가지고 있다. 호흡용으로 특화된 횡격막 조차도 부분적으로는 복부 내용물의 가압 및 이동을 돕고, 척추 및 골반의 안정화에 기여하며 복횡근이 흉요추근막의 긴장을 증가시키거나 복강내 압력을 유발 할 수 있도록 한다. 모든 전반적인 신체의 움직임은 복식호흡을 방해하고, 보조 근육 호흡은 보조적으로 남겨둔다. 코어 안정화의 필요성이 생길 때마다 복잡한 상호관계가 발생한다. 횡격막이 자세유지의 안정화와 관련된다는 사실은 모순되는 수요가 명백히 발생하는 상황이 일어날 수 있다는 것을 암시한다-예로, 호흡기능으로 인해 움직임이 필요함과 동시에 자세안정화 제어가 필요하게 되는 것이다.
5. 끝으로, 구강호흡과 흉식호흡이 연관되는 경우가 흔하다(아래를 참조). 비강호흡보다 구강호흡이 기도의 저항성이 훨씬 적기때문에(Barelli 1994), 공기를 입으로 들여 마시는것이 더 쉽다. 또한, 가슴과 하부폐로 공기가 이동하는 경로가 복부와 하부폐로 이동하는 것보다 더 짧다. 전체적으로, 이러한 요인들로 인해 소리지르거나, 기타 발성을 포함하여 활동준비를 할 때, 공기흡입을 위한 구강/가슴의 경로가 유리하게 된다.

이리하여, 보조 호흡 근육과 구강 호흡은 수의적인 호흡과 밀접히 관련 될 것이라는 것은 당연해 보인다. 안정적인 느낌이 들고 상대적으로 비활동성인 경우에 횡격막을 이용하고 외복사근을 이완시켜 효율성을 증대시키게 된다. 긴박한 순간에는 움직임에 필요한 다양한 요구조건을 위해 호흡의 효율성을 희생시키기도 한다.

비강호흡 대 구강호흡

우리는 입이나 코를 통해서, 또는 둘을 조합해서 호흡을 할 수 있고, 여기에서도 심리적인 요소가 개입된다. 다음 내용은 Barelli, 1994, p.52에 나온 내용이다.

> *비강호흡은 불수의적이다. 구강 또는 수의적인 호흡은 코를 통한 호흡이 어려울 때 일어난다. 운동을 하는 경우, 스트레스를 받을 경우, 특히, 심장, 폐, 또는 다른질환으로 인해 조직에 산소공급을 어렵게 할 때 특히 그렇다.*

심각한 불안증이 있게 되면 예비적인 호흡이 유발되고, 구강호흡에 의해 더 빠르게, 노력은 덜 들이고 폐는 공기로 들어차게 된다. 깜짝 놀라는 일이 생기게 되면 턱을 아래로 내리고 입을 벌리는게 아마도 이런 이유 때문일 것이다. 비강을 통한 경로는 적어도 공기 흐름의 저항이 50%이상 증가되기 때문에 비강을 통하지 않는 저항이 적은 좋은 방법을 고려하게 될 것이다. 하지만 호기중 폐의 압력 상승은 공기의 밀도를 높이게 되는데, 이는 단위당 산소가 풍부해지는 낮은 고도에 있는 것과 같으며 폐포에서의 관류가 향상 되게 된다. 또한, 비강호흡으로 인해 저항이 증가되게 되면 폐의 진공상태가 증가되어, 결과적으로 산소 운반량이 10~20%증가하게 된다(Cottle 1987). 마지막으로, 횡격막의 움직임은 심장으로의 정맥 환류가 증가하게 되고 심장의 작업 부하를 줄이게 된다. 저명한 이비인후과 전문의인 Maurice Cottle는 비강호흡의 기능을 다음과 같이 설명한다:

> *호흡의 호기 국면에서 속도를 줄여주고, 호기와 흡기 시에 저항을 주게되어 순서대로 폐의 정상 탄력성 유지에 도움을 주게되어, 산소 공급과 좋은 심장기능의 최적의 조건을 제공한다. 구강 호흡은 대개 저항이 너무 적고 무기폐 영역이 생길 수 있고 폐 하부에 환기가 불량 할 수 있다(p.146).*

만약 놀람과 행동 준비의 일시적인 상태가 만성적이 되거나 습관적이 된다면, 위에서 인용되었던 생리적인 요소가 호흡 패턴 장애를 변화시키는 중요한 변수가 될 것이다. 구강 호흡은 또한 만성 비폐색 문제로 발전될 수 있는데, 예를 들어, 부비동 문제나 코의 손상과 같은 것들이다. 한번 습관이 자리 잡게 되면, 설사 비폐색이 해결되더라도 습관은 바뀌지 않게 된다.

조건화된 호흡 반응

다양한 스트레스에 대한 호흡 적응의 대부분을 앞에서 설명했다. 시끄러운 소리, 명백한 신체적 위협 또는 신체적 운동을 준비하기 위한 명확한 요구 사항과 같은 일반적인 자극에 대한 표준반응이라는 의미에서 호흡 적응은 흔하게 일어나는 일이라고 할 수 있다. 어떤 개인의 호흡 양상은 사랑하는 사람의 죽음을 듣거나 누군가에 물리적으로 위협을 받는 것과 같은 경험에 의해서도 변경될 수 있지만, 이러한 것들은 호흡장애가 상대적으로 흔한 반면 대부분의 사람들에게는 비교적 드문 경우이다. 이러한 호흡 변화를 유도 할 수 있는 많은 자극은 개인적인 경험의 결과로 나타나기 때문에 개개인에 있어 고유한 것이 될 것이다. 이러한 이유로 신중하게 검사하게 되면 활동 준비 시의 호흡형태를 유발하는 것을 더 잘 알게되는 것이다. 여기에서 회상과 예측이라는 정신생리학적 시간 여행이라는 개념이 유용할 것이다. 다른 부분에서 논의되었던 것처럼(Gilbert 1998), 개인의 심각한 심리적인 사건은 과거를 현재로 시간 이동시키기 쉽다. 기억의 개념은 충분히 친숙하지만, 재활성화된 기억이 원래의 경험과 비슷한 신체반응을 유발하거나, 신체적 동반증상을 회상(flashbacks)시킬 때, 과거와 현실 사이에서 혼동이 생기게 된다. 공포 조건화라고도 알려진 외상성 조건화는 인간과 동물을 대상으로 광범위하게 연구되었다. 일반적인 법칙은 파블로의 침 흘리는 개에 대한 연구까지 거슬러 올라가는 조건화에 대한 연구로부터 유래되지만, 이러한 상황과 근래 사무직 근로자가 무서운 감독관이 다가오는 발소리를 들었을 때의 개념적인 차이는 크지 않다. 고전적 조건화는 의식적인 사고가 필요치 않은 흔하고 방어적인 학습 기전이다. 인간에게서 호흡장애와 조건화가 어떻게 연관되는지 이해하기 위해서는 몇 가지 중간 단계의 정보가 필요하다:

1. 적절한 자극에 의해 침 흘리기와 같은 자동적인 반응이 나타난다(예. 혀위에 음식). 음식을 주기 직전에 종소리와 같은 중립적인 자극이 주어진다면, 음식에 앞선 사전신호를 더 많이 주기때문에, 종소리에 대한 반응으로 침 흘리기를 시작하게 될 것이다. 어떤 점에서는 음식자극과 함께 벨소리 자극이 주어지기 때문에 시간이 어느정도 흐르면, 음식없이도, 종소리만으로도 침 흘리기가 아무래도 일어나게 될 것이다.
2. 족부 쇼크는 쇼크에 대한 무조건적인 반응인 경보/방어 반응을 일으키게 될 것이다. 이러한 반응에는 심박수와 혈압의 증가, 사지 회피, 아드레날린의 급작스런 증가와 호흡의 장애가 포함된다. 이는 학습이 필요치 않고, 첫 번째 시도에도 나타나게 된다. 하지만, 종소리, 조명변화, 바닥의 진동 또는 다른 중립자극이 쇼크보다 먼저 발생하게 되면, 놀람 반응은 쇼크의 전달유무에 상관없이 중립적 자극에 의해 발생된다. 그런 중립자극은 조건화된(conditioned) 자극이 된다(동의어: conditioning or conditional). 이것이 공포 조건화가 일어나는 방법이다–이전의 중립적인 자극이 그 자체만으로도 놀람 반응을 일으키는 힘을 가지게 되는 것이다.

3. 생존에 관련된 잠재적인 위협 때문에, 공포에 대한 학습이 음식과 침 흘리기와 관련된 학습보다 더 빠르다. 공포 조건화는 때때로 단 한번의 시도 이후에 정립 되기도 한다; 자연은 종종 두 번째 기회를 제공하지 않기 때문에 특정 연결을 빨리 배우는 것이 분명히 이점이 된다. 예로, 매가 토끼를 습격하여 날카로운 발톱으로 잡는다는 상상을 해보자. 토끼가 단지 상처만 입고 도망치게 되고 접근하는 매의 날개 소리를 기억한다고 가정하자. 통증과 공포를 소리와 연관시키는 것은 토끼에게는 굉장히 유용한 것이다. 토끼가 다음번에 경고 반응에 빠르게 반응할 수록, 효과적인 회피 활동을 취할 가능성이 더 커진다. 회피활동의 개념은 의도라는 변수를 도입하게 되는데, 이는 일종의 의식을 전제로 한다. 초기의 단순한 방어 또는 탈출의 반응은 자동적으로 조건화되겠지만, 다음 행동은(매가 따라 올수 없는 좁은 틈새로 점프하는 등) 기존의 맹목적인 도약 또는 얼어붙는 반응 이상이 요구되어 질수 있다. 즉, 다음 행동에 대한 의식적인 제어의 도입은 동물에게 더 큰 도움이 될 것이다.
4. 많은 조건화 실험은 동물들이 자신의 발을 피할 때 족부 쇼크가 종결되도록 되어있다. 벨소리와 같은 중립자극은 계속해서 쇼크에 선행되고, 이리하여 경고신호를 주게 되는 것이다. 이러한 경우에 발을 피하는 것이 중립자극으로만 조건화되고, 실험자는 회피반응이 곧 사라지지 않을 것이라는 확신과 함께 쇼크장치를 꺼버릴 수 있다. 벨소리만으로 다리 근육을 수축 시킬 수 있다. 쇼크는 발을 빨리 피함으로써 완전히 피할 수 있기때문에 대상자는 쇼크의 위협이 사라졌다는 것을 알아차리지 조차 못할 수가 있다(동물들이 자율신경반응처럼 수동적으로 반응하기 보다는 환경에 맞추어 조절되기 때문에 최근에는 고전적 조건화라기보다는 조작적 조건화라고 명명한다).
5. 다리 회피는 엄밀하게는 자동적이라기 보다는 수의적은 근육 조절의 영역이기 때문에, 그 반응은 선택의 영역이다: 다음에 무엇을 할지 생각하는것이다. 이는 덜 자동적인 방법으로 기억을 이용하고, 판단과도 관련되어 있다. 예로, 매와 토끼의 예에서 보듯이 자동 반응은 매가 포획몰을 놓치길 기대하며 방향에 상관없이 뛰는 것이다. 그러나 토끼 구멍이 몇인치 떨어져 있지 않지만 특정 방향으로 있다고 가정해보자. 단순히 뛰는 반사만으로는 목표한 곳에 도달하지 못 할 것이다; 토끼 굴을 향하는 것은 기억과 판단이 필요하다. 이렇듯 반사작용은 지향성 행동이 뒤섞이게 된다.
6. 사람의 경우 자동 조절과 수의 조절사이의 넓은 영역에서 호흡이 조절된다. 호흡형태는 다음 몇 초 이후에 어떤 일이 일어날지 예상함에 따라 자동적으로 선택 되는 것처럼 보인다: 숨참기는 망설이거나 얼어붙는 상황일 경우에 동반된다; 깊은 숨을 들이마쉬는 것은 큰 활동이나 소리지를 때 나타난다; 날카로운 날숨은 분노, 좌절 또는 공격할 때 동반되는 것 같다.

사람과 동물의 행동연구에서 적절한 자극이 없이도 호흡이 변화된다는 명확한 연관성을 밝혔다. 뇌는 과거 경험을 바탕을 기초로 삼아 무언가를 준비하기 위해 최선을 다하고 있고, 이 과정에서 의식은 필수적 요소는 아니다. 달팽이와 같은 동물도 성공적으로 조건화 반응이 일어났고, 조건화 기전은 가능한 행동을 다양한 선택을 가능케 하는 대뇌피질의 발달 이전에 진화되었음이 틀림없다. 다른 방법으로 설명하기 어려운 특정한 호흡변화는 직접적인 위협 신호의 자극에 대한 조건화된 반응 또는 위협의 신호와 연관된 자극에 대한 조건화된 반응을 나타낼 수 있다는 것을 의미한다. 의식을 거치지 않는 한 가지 이점은 속도이다. 더 많은 시냅스 연결의 결과로 인한 지체되는 몇 밀리 초는 위험을 피하는데 있어 치명적으로 위험 할 수 있다. 'head start'란 용어는 경주에서 우위를 점할 때 쓰는 표현이지만 또한 의식적인 예상을 통해서나 무의식적인 조건화 반응을 통해서 'head'를 사용하여 미리 예측하는 이점을 표현 할 수 있다. 조건화된 반응의 단점은 이해와 반응이 의식적으로 이루어지지 않는다는 점이다. 예로, 전쟁 참전 용사는 문을 쾅 닫는 소리를 총소리로 오인하게 되고 문을 쾅 닫는 소리라는 사실을 알아차리기도 전에 반응을 나타내게 된다.

호흡변화의 실험적 조건

호흡 반응이 조건화 될 수 있다는 명백한 근거가 있다. Ley(Ley et al 1996, Ley 1999)는 대학생들을 대상으로 한 연구에서 암산으로 200에서 7을 빼 나가는 계산을 하는 단기간의 정신적인 스트레스에 노출되는 동안 호기 말 이산화탄소를 모니터 함으로써 이를 확인했다. 피부 전도도(스트레스관련지표), 심박수 및 호흡 수를 증가시키고 과호흡을 의미하는 이산화탄소의 변화가 현저하게 나타났다. 이 상황에서 신체적인 스트레스 반응을 활성화할 만한 뚜렷한 이유가 없었기 때문에, 실험에 실패할지도 모른다는 두려움으로 인한 정신사회적인 위협(자아에 대한 상처;자존심에 대한 상처)이 존재하거나, 정신적인 작업과 관련된 노력이 신체변화를 활성화시킨다.

Ley는 피실험자들에게 '시작'이라는 지시와 함께 특정한 소리를 들려주어, 특정 소리와 수행해야 할 요구사항을 연관시켜 주었다. 결국, 작업 수행이 필요치 않을 때 소리가 들리는 것만으로도 동일한 스트레스 반응을 일으킬 수 있었다. 과호흡은 이제 중립적인 음향에 조건화 되었다.

상식적인 연관관계에 의해 의식적으로 매개되고, 피실험자들은 간단히 실마리를 찾게 되고 반응한다는 반론을 제기 할 수 있다. 하지만 이러한 의식적인 과정은 부수적이거나 지엽적인것으로 보이고, 조건화된 반응에서 반드시 나타나는 것은 아니다. 이러한 중류의 조건화는 지렁이, 달팽이와 초파리와 같은 원시 생물에서도 나타날 수 있다. 따라서, 호흡장애는 의식의 자각과는 별개로 외부환경의 자극 때문에 발생할 수 있다고 결론 짓는것이 합당 할 것이다. Van den Bergh and colleagues는 호흡과 관련한 다른 조건화 실험을 진행하였고, 그 결과 특정 호흡문제의 원인을 이해하는데 도움이 되는 유의한 결과가 나왔다. 피실험자들에게 정상적인 공기 또는 7%이산화탄소 농도와 함께 낮은 농도의 특정 냄새를 노출시켰다(이산환탄소 가스가 호흡증가를 빠르게 유발시키기 때문에 이러한 절차는 이산화탄소 과다에 대한 민감성을 검사할 목적으로 공황장애 연구에서 종종 사용된다). 고농도의 이산화탄소와 특정 냄새를 동시에 노출시킨 후, 실내공기에서 특정 냄새 자체만으로도 호흡수 증가와 호흡곤란, 가슴이 답답함, 기타 호흡 관련한 불편한 느낌을 유발했다. 여성은 호흡이 빨라지는 반응을 보이는 경향이 있고 남성은 호흡을 깊이하는 반응을 보이는 경향이 있다. 하지만, 어느 쪽이던 간에, 안 좋은 공기와 함께 자극을 받게되면 나중에 정상공기를 들이마셔도 호흡량의 증가를 유발할 수 있다는 사실은 호흡곤란, 불편한 호흡과 과호흡이 아무곳에서나 갑자기 나타나는 것처럼 보이는 기전을 나타낸다. 조건화된 소리에 관련한 Ley의 연구결과에서 냄새뿐만 아니라 다른 감각에 의해서도 이러한 효과가 나타난다는 것을 보여준다. 호흡과 조건화된 자극의 상호관계를 이용한 내부 감각 수용성의 공포 조건화에 관한 연구를 또한 참조하라(Pappens et al(2012)).

Van den Bergh et al는 이렇게 표현했다.

> *과호흡 환자들은 전형적인 호흡에 관련한 불편한 증상에 과도하게 집착하는 것 같다. 따라서 그런 집착은 증상을 가지게 되면서 그런한 종류의 많은 불편감을 더 많이 보고 하게 되고 뒤이어 조건화 반응을 더욱더 촉진시키게 된다. 과호흡이 발생하는 것은 대상자들이 정상적인 신체의 변이증상에 집중하고 걱정스럽게 해석하는것을 익혀나가는 학습 에피소드라고 여겨지며, 이는 불편한 증상을 발생시키고 또한 호흡변화를 유발시킨다. 결국 시간이 지나면서 과호흡과 신체증상은 역전 될 수 있다.*

이러한 소견에 비추어 볼 때, 저자들은 또한 다양한 화학전 민감성에 대한 현상을 논의하는데, 이유는 많은 증상들이 과호흡 증상과 겹치기 때문이다. 특정한 부유화합물, 특히 자극성 가스와 역한 냄새에 반응하는 공황장애 유사 증상은 기계적인 면역 반응이라기 보다는 일부 고전적인 조건화 반응 일 수 있다. 만일 그렇다면, 점진적인 노출(탈감작화)을 통한 반응 강도를 줄여나가는 것이 엄격한 환경 통제의 대안이 될 수 있다.

공포 조건화와 편도핵

적어도 인간의 경우에는 적절한 자극에 대해서 의식 수준에서 알아차리기 전에 때때로 비특이적으로 놀라는 감정을 가지게 된다. 빠른 맥박수, 발한, 두려움, 얼어붙는 반응과 갑작스런 호흡의 중지와 함께 비이성적인 회피는 외상 후 스트레스 장애의 잘 알려진 구성요소이다: 외상성 경험의 일부를 재 경험하는 것이다. 이러한 에피소드를 겪는 사람의 경우 특별한 이유없이 일시적으로 통제불능 상태의 기분을 느낀다.

이러한 순간에 대한 설명 가능한 기전은 실제로 2단계의 회상 체계와 관련이 있다. 신경과학자인 Joseph LeDoux(1996, 2003)는 이 분야에서 저명하며, 그의 책 '감정적인 뇌'에는 외현 기억과 암묵 기억의 구분에 관한 고전적인 연구 내용을 담고 있다. 이 차이는 각각 해마와 편도핵에 기반한 두 가지의 독립적인 기억에 해당한다. 대뇌 측두엽의 깊숙한 곳에 위치한 변연계의 일부분인 이 두 구조물은 기억 저장에 필수적이다. 기억은 일원화된 현상이 아니다; 우리의 의식적인 또는 '외현' 기억은 해마와 관련되어 있는 반면, 우리의 방어적인 생존지향적인 기억은 편도핵에 의해 유지된다. 기억의 두 번째 타입은 의식적인 자각이 필요치 않으며, 이는 논리적으로 설명되지 않지만 수의적인 반응보다 더 빠른 조건화된 반응에 대한 이전 고찰로 설명되어 질 수 있다.

편도핵은 위기 상황의 활동에서 화학적이고 신경에 관련한 방출신호를 효과기(effector system)에 충분히 방출한다. 편도핵의 조절하에, 혈압의 상승, 근육의 긴장도와 심박수가 증가 하게 된다. 호흡을 멈추고 난 연후에 인간의 의식으로 지각을 반드시 하지 못하더라고 추상적인 위협에 대해 뇌가 대비하려 하기 때문에 호흡이 빨라지게 된다. 신경은 시상에서 편도핵으로 직접 이동하게 되는데, 이는 대뇌피질과 의식을 경유하지 않고 감각 정보를 응급활동 개시를 담당하는 대뇌의 특정 부위로 직접 주게 되는 것이다. 이는 정부에 자문을 구하기 전에 응급한 상황에 대한 대응을 권한을 위임받은 군대 시스템에 비유할 만하다. 이러한 체계가 잘 작동될 시에 이런 권한은 초기 대응에 국한 될 것이고 이후 행동 지시는 고위 중추에 의해 행해 질 것이다. 관련 없는 주의산만한 사고를 포함하여 현재 활동을 중단하는 것이 첫 번째 단계이고, 이후에 위협적인 자극에 집중하고 위험한 상황을 피하려 한다. 예를 들어, 절벽의 가장자리에 가까이 가면, 이전의 추락에 대한 기억이 활성화되고 민감해진 편도핵은 중요한 피질의 정보 입력없이 신속하게 반응을 시작/중단 할 것이다. 해마 기반의 외현적 기억 체계는 정교하고 광범위하며 미세 조정 결정을 위해 대뇌피질의 다른 부분에 접촉 할 수 있다.

하지만 편도핵에 기반한 기억은 공포 반응을 일으켰던 다른 어떠한 이벤트와도 연결되는 것처럼 보인다. 이러한 기억의 흔적이 새로운 감각 입력정보와 일치한다면, 단순한 얼어붙는 동작이나 회피반응이 아니라 공격, 은폐, 도망, 활동준비 같은 조금 더 구체적인 명령을 하달하게 된다. 의식적인 판단이나 경험이 간과될 때는 이 점은 물론 문제가 될 수 있다. 도망치는게 더 좋은데 공격하는 것처럼 또는 조절 불가능할 정도로 혈류나 혈압을 상승시키는 것처럼 유기체를 위험에 빠트리는 실수를 범할 수 있다. 이리하여 편도핵은 늘 불침번을 서는 경비견처럼 신체를 지배하고 있고 편도핵의 위험 관련 자극에 대한 보관소는 원초적인 응급 활동 목록과 연계되어 있다.

경비견 주인처럼 의식은 새로운 소식을 늦게 얻게된다; 이를 보상하는 이점은 간접적이고 직접적인 면 모두 더 우월한 판단을 하게 되고 폭넓은 경험을 접하게 되어 결과를 예견하는 능력을 가진다는 점이다. 이동성, 적응성 대처 전략을 계획하고 수행하는 것은 뇌의식의 최고 수준의 기능을 필요로 하지만 더 많은 정보가 통합되어야 하고, 더 많은 신경 활동이 필요하기 때문에 시간이 다소 걸린다. 이상적으로는, 국방부와 입법부 사이의 관계처럼 두 체계간의 차이점이 원만하게 조정되어, 각각의 장점이 최종 결과에 도출되도록 하는 것이다.

우연학습

우연학습은 외상 사건의 전체적인 내용에 대한 조건화와 관련된다. 한 여성이 특정 노래가 들리는 엘리베이터에서 공격을 받았다고 가정하자. 특히나 감금이라는 생물학적으로 준비된 요소가 있었기 때문에 결과적으로 공포 조건화는 그녀로 하여금 엘리베이터에 관한 불편감을 가지게 할 것이다. 공격받음으로 인해 그녀는 낯선 사람에 대한 공포감을 또한 더 심하게 가지게 될 것이다. 만약, 훗날 그녀가 엘리베이터에서 들리던 같은 노래를 듣게 된다면 그녀는 설명할 수 없는 두려움을 느끼게 될 수도 있다. 여자의 호흡이 빨라지고 근육에 힘이 들어가며 그녀의 심장은 요동치기 시작하고 땀을 흘리기 시작하지만, 그녀는 이유를 알지 못할 것이다. 이는 그녀에게 경고하려는 뇌의 공포조건화 시스템의 결과이다. 편도핵은 엘리베이터에서 공격당한 사건의 내용에 대한 다중 감각적인 순간사진(스냅샷)을 저장하게 되었고, 지금 공포 조건화를 활성화시키게 되어 여자는 의식적으로 그녀의 의식적인 자아가 상당한 불편감을 느끼는 이유를 몰라 어리둥절한 상태가 된 것이다. 그녀가 그 음악을 유발인자라는 것을 알아차릴 수도 있겠지만, 그녀는 같은 음악이 엘리베이터에서 흘러나오고 있었다는 사실을 의식적으로 기억 할 필요는 없다. 그녀의 편도핵 기억 체계는 이미 그 사실을 알아차렸다.

이 경우 뇌의 방어 체계는 심각한 잘못을 저지르게 된 것이다. 그 여자는 노래가 들리는 새로운 상황을 피할 수 있고, 난데없는 불안감이 엄습하는 것처럼 두려워 할 수도 있다. 하지만 앞에서 본 사례처럼 만약 여자 대신에 토끼였고, 매가 그녀를 잡으려 하강하고 엘리베이터 음악 대신에 매의 날개소리로 대체해 본다면, 이 자극은 확실히 적절한 것이고, 자극에 대한 반응으로 그녀의 생명을 구했을 것이다. 특정한 세부적인 전후 사정을 적절한지 그렇지 않은지를 정하는 것은 편도 기억 체계의 역량을 아마도 넘어서는 것일 것이다. 실제로는 기억 체계에서 만들어진 편향된 규칙이 있는 것 같다. 무해한 자극에도 과도하게 반응하는 실수를 저지르는 것은 단기간의 엄청난 불안과 회피, 회복가능한 에너지의 소비를 의미한다. 반면에, 익숙한 위험이 다시 온다는 실제 신호를 보내는 자극을 무시하는 실수는 치명적일 수 있다.

이때, 편도핵의 신경고리는 기억, 지각과 놀람반응 사이의 관계를 영속화시키며, 대뇌 피질은 이러한 과정을 저지하기 위해 싸워야만 하는것이다. 하지만 불행히도, 이러한 공포 조건화는 완전히 지울수 없을 수도 있다.

LeDoux는 다음과 같은 말을 했다.

편도를 통해 확실히 자리잡은 무의식적인 공포 기억은 영구히 뇌에 각인되어 있는 것처럼 보인다. 그것들은 평생 우리와 함께 할 수도 있다. 우리는 같은 종류의 위험에 대해서 반복적이고 의무적인 학습을 원치 않기 때문에 이는 특히 안정적이고, 변화가 없는 환경에서는 종종 도움이 된다. 단점은 때때로 편도핵의 회로에 각인되는 것이 부적절 할 때도 있다는 것이다. 이런 경우에, 우리는 공포 체계의 믿을 수 없는 효율성에 대한 값비싼 대가를 치뤄야 한다.

LeDoux 1996, p. 252

최면조사

만성증후군 또는 행동 성향으로서의 과호흡은 종종 기능적, 정신생리적 또는 정신신체로 불리우는 장애의 범주에 확실히 속한다. 하지만 그것은 항상 아주 확실한 형태로 나타나는 것은 아니고 최적 호흡 패턴의 장애는 교묘한 형태로 발생하기도 한다. 매번 호흡 시 호흡 양상의 다변성은 불안 상태와 관련이 된다고 알려져 있다(Han et al 1997, Beck et al 2000). 이산화탄소 분압이 낮고 한숨쉬는 빈도가 증가하는 것은 공황발작이 없을 때도 공황장애 환자에게서 전형적으로 나타난다(Wihelm et al 2001a). 이러한 일반화로 인해 만성 호흡 패턴 호흡장애는 없지만 특정 상황에서 호흡 양상 장애를 경험하는 사람을 놓치게 된다. 이러한 상황은 편도핵의 놀람 반응, 어떤 면에서는 독특한, 학습된 호흡 반응 뿐만 아니라 우발성 공황장애를 유발 할 수 있다.

Conway, and Freeman and colleagues(Conway et al 1988, Freeman et al 1986)는 많은 환자들의 과호흡의 원인을 파악하기 위해 최면기법을 사용하였다. 이 연구를 기반으로 과호흡은 하나의 범주가 아니라 적어도 두 그룹으로 형성된다고 제시했다: 만성적인 형태와 가끔 일어나는 형태. 많은 사람들은 일시적인 과호흡을 겪기 쉽지만, 대부분의 시간 동안 정상적으로 호흡한다. 그들은 몇몇 원인이 되는 사건의 강렬한 감정상태와 연관된 특정 자극에 취약하며, 이런 사건을 기억할 때 이산화탄소를 빠르게 떨어트리는 호흡 패턴을 보이기 쉽고, 과호흡의 다양한 증상이 시작되고 심하면 때때로 공황상태를 나타내기도 한다.

특히, 상실, 이별과 주체 할 수 없는 분노와 관련된 감정적인 사건은 과호흡 경향을 일으키는 원인이

된다고 여겨진다. 어떤 경우에는 병력청취를 해보면 심리적인 압박 또는 일생일대의 사건과 같은 중요한 기폭 사건이 명백히 존재하지만, 다른 경우에는 최면하에 조사를 하게 되면 이전에 밝혀지지 않았던, 호기 말 이산화탄소 분압을 현저히 떨어트리는 심리적인 유발인자가 밝혀지기도 한다. 기폭 인자가 숨겨지고 단지 신체증상만 남아 있는것이 많은 정신 신체화 질환의 특징이기 때문에, 기대했던 것보다 치료 진행이 이루어지지 않는 몇몇 환자들에게 이 요법은 상당한 도움이 될 수 있다.

Freeman et al 1986, p. 80

자발적인 과호흡 후에 호기 말 이산화탄소 수치가 정상 범위로 회복되는데 걸리는 시간이 지연되는 것은 공황장애의 한 가지 지표가 된다(Wilhelm et al 2001b). 증상보고서에 따르면, 검사 시행후 3분이 지나도록 기저 수치로 회복되지 않는 것은 과호흡 증후군의 진단적 양성 징후이다. Conway and colleagues(1988)는 기저수치로 느리게 회복되는 사람들은 습관적으로 과호흡을 하는 경향이 있고, 과호흡과 동반되는 생리적인 불편한 증세로 대부분 괴로움을 겪는다는 것을 알아냈다. 이러한 그룹은 불안감의 민감성을 의미하는 불안 민감 지수에서 높은 점수를 아마도 기록할 것이다. 그러나 다른 대상자들은 불안감 대신에 사별, 분노, 이별, 상실, 슬픔과 같은 특정한 감정적 유발요인에 더 민감했다. 그들의 과호흡 삽화의 시작은 아주 빠르게 생성 및 소멸하는 경향이 있고 습관화 되지 않는다.

이러한 결과는 특정 감정으로 인해 과호흡이 유발된 그룹은 회상된 경험에 대처하는 것을 더 힘들어하거나, 특별하고 강렬한 감정과 호흡기 증상이 아주 밀접히 연관되어 있으리라는 사실을 암시한다. 그들은 Lum(1975)이 과호흡증후군 환자들의 전형적인 모습이라고 제시했던 '나쁜 호흡습관'을 가지고 있는 것처럼 보이지 않았다; 대신에, 이산화탄소가 급격히 떨어지는 그들의 성향은 증상이 유발되기를 기다리고 있다. 이러한 순간들은 예측될 수 없는 것처럼 보여지기도 하며 유발인자가 밝혀지지 않는 경우도 있는 것으로 보인다. 하지만, 개인의 과거력이나 특정 사건들의 자각과 회상을 통해서도 쉽사리 분명하게 드러나지 않는 과호흡 발작의 유발인자로 밝히는데 있어 최면은 가치가 높은것으로 입증이 되었다(Conway et al 1988, p.303).

이러한 것들은 반드시 억압된 기억만은 아니었다; 과호흡은 단순히 특별한 경험의 기억과 연결되었던 것이다. 다른 연구(Freeman et al 1986)에서는, 과호흡 증후군으로 진단된 환자를 대상으로 보고된 증상과 특히 관련있는 감정적으로 힘들어 했던 경험을 최면을 통해 회상하면서 연구를 진행하였다. 감정적으로 힘들어했던 경험을 최면회상을 통해 과호흡 증상이 없는 대조군과 비교하여 호기 말 이산화탄소의 하강 정도를 측정했다. 27명의 환자들의 평균 하강 정도는 18.2mmHg였고 대조군 평균은 5mmHg였다. 환자군에서 하강 범위가 더 컸으며, 두 그룹간의 전체적인 차이도 상당한 차이가 있었다.

이 연구에서는 적어도 호흡기 증상만을 호소하는 것이 아닌 흉통, 심계항진, 어지러움증 등을 동반한 과호흡을 나타내는 몇 가지 증상을 호소하는 개개인들은 감정적으로 힘들었던 기억을 회상함으로 인해 강한 과호흡 증세를 나타내는 반면에 대조군은 그렇지 않다는 사실을 보여주었다.

최면은 이러한 증상을 유도하는데 필수적인 것은 아니지만, 연구자들은 기억에 주의를 집중하는 면에서 가치가 있기에 이를 선택한다. 최면상태에서는 진실과 가상 사이의 차이점을 혼동 할 수 있기때문에 최면으로 회상된 기억이 진실이란 보장은 없다. 이러한 이유로 어린시절의 학대에 대한 회상이 진짜인지 아니면 우연한 최면 암시의 산물인지 여부를 두고 논쟁이 벌어지고 있다. 최면은 아마도 편도핵의 각인된 기억에 접근하거나 해마-대뇌피질 기억 체계내에서 억제되어 있는 것을 극복 해냄으로써 기억 체계를 더 깊이 파헤쳐 나가는 방법이 될 수 있을 것이다.

Donald Dudley and colleageus는 호흡의 다변성에 관한 감정적 상태의 효과를 조사했다. 이 모델은 Conway가 사용했던 방법과 유사한데, 기본정보를 얻고, 참가자와 감정적으로 중요하고 불안감을 주는 주제에 관해 이야기를 나누고 호흡 패턴이 어떻게 변화하는지를 지켜보았다. 이 실험은 때때로 최면을 사용하기도 그렇지 않기도 하였고, 최면은 아마도 뚜렷한 새로운 실험적인 상황을 만들어낸다기 보다는 감정적인 상태를 강화하거나 촉진시키는 효과로 나타났을 것이다.

이 책에서, Dudley(1969)는 통계적 결과뿐만 아니라 많은 유익한 증례를 제시한다. 행동 지향성은 호흡증가와 관련된 것처럼 보이지만 반면에 회피, 무관심과 우울감과 같은 무활동 상태는 호흡 저하와 관련이 있었다. 일반적으로 맥박수, 피부온도와 카테콜아민 분비와 같은 각성과 관련된 다른 변수들은 호흡 변화와 유의한 관계가 없었다. 이는 감정과 인지상태의 변화에 따라 조절되는 호흡 조정이 민감하게 산소 공급을 조절함을 나타낸다.

Dudley의 천식 및 다른 호흡관련 질환을 지닌 많은 환자들에 대한 연구 결론은 다음과 같다.

1. 22명의 대상자를 상대로한 호흡 운동 기록지의 연구결과에서, 호흡 패턴은 감정 상태와 밀접히 관련되어 있는것으로 밝혀졌다.
2. 불안할 때 주로 호흡수 또는 호흡깊이의 증가와 한숨쉬기가 관찰되었지만, 때로는 화가 나거나 억울할 때도 나타났다. 호흡수 또는 호흡깊이의 감소는 대상자가 긴장하고 불안한 느낌으로 조심하는 상태에서 나타나거나 화나고 슬프거나 실의에 빠졌을 때 나타나기도 한다.
3. 불규칙한 호흡은 흔히 분노와 연관이 있었고, 특히나 분노 감정이 억압되었을 때 그러했다. 또한 죄책감을 느낄 때도 그렇고 우는 동안에도 나타났다.
4. 정서장애를 겪는 동안 호기 시간의 연장은 불안증을 가진 사람들보다 천식환자에서 더 높은 비율로 나타났다. 3명의 천식환자에서는 천명음과 호흡곤란증세가 나타났으며, 1명의 환자는 호흡곤란증세만 나타났다.
5. 호흡 증상과 관계된 반항적인 자세와 갈등에 대해 토의를 하게 되면 대상자의 절반 이상에서 이러한 증상이 유발되고, 그 증상은 호흡 패턴 변화와 연관되었다.
6. 정서장애와 연관된 호흡증상은 특정 활동을 유발하는 상징적인 자극 원인들에 반응하는 변화된 호흡 기능으로부터 유발되고 종종 이러한 활동에 관련된 갈등상황과 관련된다(Dudley 1969, pp. 98~99).

해리

'부활된' 감정적 기억은 의식에서 자각을 하던 하지 않든 간에 극단적으로 호흡을 붕괴시킬 수 있다. 호흡이 유발된 유일한 신체 반응은 아니다; 모든 장기는 이렇듯 조건화가 될 수 있다. 이러한 현상은 암묵기억, 맥락 또는 우연한 조건화 그리고 해리와 억압으로 불려지는 것에 관한 LeDoux의 연구결과와 일치한다. 외상성 스트레스 환자들에게서, 외상 당시 해리의 명백한 증거가 있으면 향후 외상 후 스트레스 장애로 진행하는 중요한 예측인자로 여겨진다(Van der Kolk et al 1996, p. 314). '해리'는 경험의 구획화를 의미하는데, 이는 외상성 경험이 자아의 일원화된 감각으로 적절히 통합되지 않았다는 것이다. 이는 마치 일어나는 경험으로 부터 멀어지거나 또는 경험 후의 기억으로 부터 멀어지는 것과 같다. 이러한 과정은 지남력상실, 변화된 신체상, 좁아진 시야, 비현실감, 변화된 시간 감각, 특이한 현실 괴리와 유체이탈 경험과 같은 것으로 나타난다. 19세기 말의 Pirre Janet은 해리를 설명하기 위해 '기억공포'란 개념을 제시했고 Sigmund Freud는 Janet의 개념을 자신의 연구의 발판으로 삼았다.

해리는 견딜 수 없는 무엇인가를 대처하고 심리적인 거리를 둠으로써 의식을 잃지 않으려는 응급 수단으로 보여진다; 정신적으로 도망치는 것과 같다. 하지만, 그 순간에 발생한 일을 견디는데에는 도움이 되지만, 해리는 기억의 저장을 방해하고 경험의 단절된 파편들을 만들어 냄으로써 훗날 기억을 억지로 떠올리게 되면 기억의 오직 고립된 면만을 자극하게 될 수 있다. 정신적 충격을 받은 참전용사와 강간 피해자의 너무 생생히 떠오르는 회상은 이로 설명될 수 있다. 사별이나 큰 슬픔을 회상할 때 유발되는 과호흡은 이러한 범주에 딱 들어맞는다.

과호흡관련 인지 수행 결손

많은 저자들은 과호흡의 결과로 생기는 일시적인 정신적 결손에 관한 자료를 관찰하고 수집해왔다. 낮은 이산화탄소는 대뇌 혈관 수축을 일으키는 것으로 알려져 있고, 이어서 다양한 정도의 뇌 저산소증을 일으킨다. 뇌파는 일반적으로 저산소증에 의해 느려진다. 2차 세계대전에서 임무를 수행 시에 위험한 문제들을 겪는 전투기 조종사들에 대한 연구에 고무되어 1940년대와 1950년대에 많은 연구가 이루어졌다(Hinshaw et al., 1943, Balke & Lillehei 1956). 비행훈련을 하는 동안 조종사 학생들의 이산화탄소 분압은 15mmHg 정도로 낮아지는 것을 발견했다.(Wayne 1958). 다양한 연구에서 집중력, 기억력, 운동 협응력, 반응시간, 판단력과 일반적인 지적 기능의 저하가 관찰되어 왔다. Wyke(1963)는 초기 문헌의 대부분을 요약했는데, 때로는 다른 증상에 의해 주의가 산만해 질 수 있는 요소와 또한 도수 검사 반응을 방해 할 수 있는 손상된 운동 협응력으로 인해 실험적 통제가 불량했다.

Van Diest et al(2000)는 과호흡에 대한 인지와 수행 효과를 측정하기 위한 시각 집중력과 분별력에 대한 정확한 검사를 시행하였다. 실험은 정상 호흡과 깊은 호흡을 하는 환경 하에서 시행되었고, $PaCO_2$는 과호흡을 한차례 한 이후 자연스레 떨어지도록 했고 반면에, 다음 시도에서는 대상자의 정상 $PaCO_2$가 유지되도록 $PaCO_2$가 눈에 띠지 않게 다시 원상 복귀되도록 했다. 대상자는 42명의 '정상'여자 들이었다(과호흡이나 공황장애의 징후가 있는 사람들은 배제되었다). 과제는 과호흡에서 회복되는 동안 3분간 진행되었다. 이러한 통제를 적용하자, 대상자의 한 무리에서, $PaCO_2$가 실제로 떨어지는 진성 과호흡의 시도 동안에 반응 시간이 느려지고 더 많은 실수를 하는 명백한 수행능력 결손이 나타났다. 수행능력에 문제가 있는 대상자들은 일반적으로 3분간의 회복 단계에서 짧은 무호흡이 나타났다. 결과적으로 나타난 수행능력 결핍은 지연된 중추 저산소증으로 조심스럽게 설명되었다.

저자들은 $PaCO_2$가 무호흡이 나타나는 실험자들에서 더 빨리 회복되는 동안 산소 포화도는 낮은 상태로 머무른다는 것을 보여주는 자료를 제시했다. 호흡 충동욕구가 낮아진 $PaCO_2$에 의해 감소되기 때문에 회복단계 동안 호흡중지는 흔하다. 짧은 과호흡 후에 회복시기에 뇌의 조절 중추의 혼란이 생긴다: 회복하는 동안에 무호흡증이 생긴다면 과호흡 후에 더 빨리 혈액 내 이산화탄소는 정상화가 되지만, 호흡이 중지된 순간 산소가 받아들여 지지 않고, 뇌 혈관 수축이 지속되기 때문에 뇌는 더욱더 취약한 상태에 놓이기 쉽다.

이 문제에 관해 초점을 잘 맞춘 연구가 Han et. al (1997)에 의해 진행되었는데, 과호흡 증후군 또는 불안장애 환자 399명과 대조군 347명을 대상으로 자료를 수집했다. 기초 측정 기간 5분간 편안히 호흡한 다음 3분간 과호흡을 한 이후 다시 5분간 편안히 호흡을 진행하는 비교적 시간 소요가 적은 실험이었다. 저자들은 기저 $PaCO_2$ 수치로의 회복시간이 대조군보다 실험군에서 더 느리다는 것을 알아냈다. 회복기 동안 숨의 호기 말 휴지 빈도는 환자군에서 보다 대조군에서 명확히 더 높았고, 이러한 차이는 특히 젊은 대상자에서 더 명백히 나타났다. 대조군에서 더 정확히 과호흡을 멈추는 것처럼 보였으며, 사실상 환자군은 적어도 호기 말 휴지를 하지 않음으로써 어느 정도는 과호흡 상태를 유지하였다. 위에서 서술된 Van Diest의 연구 결과가 적은 대상자 수를 넘어 일반화 될 수 있다면, 무호흡을 하지 않고 천천히 회복하는 과호흡 환자들은 수행과 지각에 대한 실수를 범하는 경향이 덜 할 것이다. 저자들은 호흡중지에 대한 저항성이 더 높은 각성상태를 나타낸다고 상정한다.

Ley & Yelich(1998)는 자연 발생적인 스트레스 상황에서 낮은 $PaCO_2$가 관찰된다는 몇몇 연구를 고찰했다. 어린 사춘기 학생들을 표준 설문지를 이용하여 검사상 높고 낮은 불안도로 분류했다; 실험 도중에 호기 말 이산화탄소는 낮은 불안도 그룹보다 높은 불안도 그룹에서 더 낮았으며(38.3mmHg vs. 36.6mmHg), 호흡수에서 또한 높은 불안도 그룹에서 더 빨랐고, 니지메겐 설문지(과호흡을 평가하는 설문지)에 해당하는 증상도 훨씬 많았다고 보고 되었다. 저자들은 이렇게 결론 내렸다:

부정적인 감정상태로 표현되는 스트레스 받는 상황에서 과호흡을 하는 경향이 특징적으로 나타난다. 이는 과호흡 증상은 어느 정도는 상태 의존적이고 과호흡이 나타나는 전체적인 맥락에 달려 있을 가능성을 시사한다.

무대 수행 불안('무대 공포')는 호흡 패턴의 측면에서 연구되어 왔다. Studer et al(2011, 2012)는 클래식 음악을 전공하는 학생들을 대상으로 니지메겐 설문지와 공연전 불안증세에 관한 자가 보고서를 사용했다. 2012년 연구에서 호기 말 이산화탄소 수치가 또한 측정되었고, 무대 불안과의 연관성을 밝혔다. 일반적으로, 객관적인 질적 수행 상태가 수치로서 측정되진 않았지만, 보고된 불안이 증가함에 따라 과호흡 관련 증상의 보고도 증가했다.

결론

의학적인 문제 외에도, 호흡 조절을 방해하는 심리적인 그리고 행동적인 많은 요소가 여전히 남아 있다(그림. 5.1). 성공적인 조절은 모든 요소를 고려해야 하며 특히 생존에 관한 우선 순위를 고려해야 한다. 인간의 뇌는 상상하고, 투사하고 그리고 회상하는 능력 때문에 여러 가지 복잡한 상황을 만들며, 별 이유 없이 호흡 반사를 자극하기도 한다. 7.4장에서는 자가 조절을 향상시키기 위한 의식을 이용한 몇몇 심리적인 기법을 제시하지만, 호흡 패턴 장애에 대한 치료적 접근은 지각, 감정 그리고 의식의 영향을 반드시 다루어야 한다.

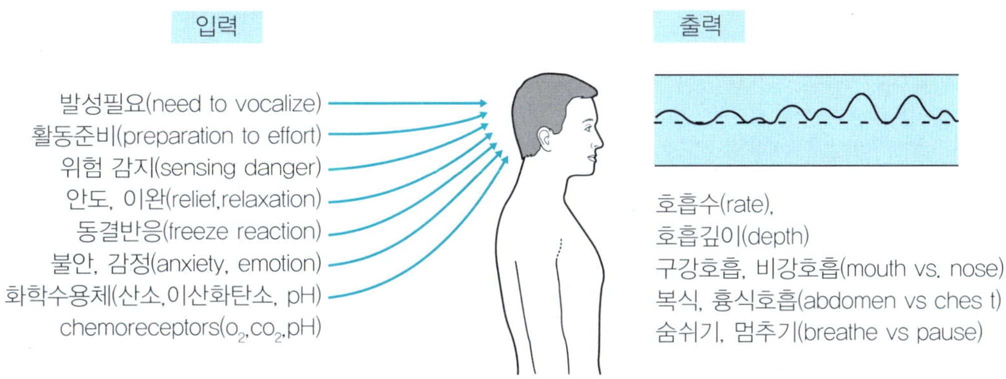

그림 5.1 호흡활동의 최종 조절은 가능한 많은 입력신호의 요소들을 고려한다: 발성에 대한 필요성(도움을 요청하는 비명소리, 경고성 외침, 아마도 화가 나서 고함치는 소리), 활동준비, 행동을 멈추어 눈에 띄지 않도록 하는 것, 몸을 움직이지 않음으로써 감각의 정확성을 극대화할 필요성, 차분함을 유지하거나 차분한 상태로 되돌아가려는 필요성 등이 있다. 이러한 입력신호들은 아주 자주 서로 상충되지만, 만약 생존 위협에 대한 징후가 있다면, 다른 모든 고려 할 사항보다 우선시 된다.

참고문헌 Reference

Balke, B., Lillehei, J., 1956. Effects of hyperventilation on performance. Journal of Applied Physiology 9, 371–374.

Barelli, P., 1994. Nasopulmonary physiology. In: Timmons, B.H., Ley, R. (Eds.), Behavioral and psychological approaches to breathing disorders. Plenum, New York.

Beck, J.G., Shipherd, J.C., Ohtake, P., 2000. Do panic symptom profiles influence response to a hypoxic challenge in patients with panic disorder? A preliminary report. Psychosomatic Medicine 62, 678–683.

Bloch, S., Lemeignan, M., Aguilera, N., 1991. Specific respiratory patterns distinguish among human basic emotions. International Journal of Psychophysiology 11 (2), 141–154.

Burkhardt, S.C., Wilhelm, F.H., Meuret, A.E., et al., 2010. Temporal stability and coherence of anxiety, dyspnea, and physiological variables in panic disorder. Biological Psychology 85 (2), 226–232.

Conway, A.V., Freeman, L.J., Nixon, P.G.F., 1988. Hypnotic examination of trigger factors in the hyperventilation syndrome. American Journal of Clinical Hypnosis 30, 296–304.

Cottle, M.H., 1987. The work, ways, positions and patterns of nasal breathing (relevance in heart and lung illness). Reprinted in: Barelli, P., Loch, W.E.E., Kern, E.R., Steiner,

A. (Eds.), Rhinology. The collected writings of Maurice H. Cottle, MD. American Rhinologic Society, Kansas City, Missouri.

Dudley, D.L., 1969. Psychophysiology of respiration in health and disease. Appleton-Century-Crofts, New York.

Freeman, L.J., Conway, A., Nixon, P.G.F., 1986. Physiological responses to psychological challenge under hypnosis in patients considered to have the hyperventilation syndrome: implications for diagnosis and therapy. Journal of the Royal Society of Medicine 79 (Feb), 76–83.

Gilbert, C., 1998. Emotional sources of dysfunctional breathing. Journal of Bodywork & Movement Therapies 2, 224–230.

Han, J.N., Stegen, K., Simkens, K., et al., 1997. Unsteadiness of breathing in patients with hyperventilation syndrome and anxiety disorders. European Respiratory Journal 10, 167–176.

Hinshaw, H.C., Rushmer, R.F., Boothby, W.M., 1943. The hyperventilation syndrome and its importance in aviation medicine. Journal of Aviation Medicine 14, 100–114.

Jennett, S., 1994. Control of breathing and its disorders. In: Timmons, B.H., Ley, R. (Eds.), Behavioral and psychological approaches to breathing disorders. Plenum, New York.

LeDoux, J.E., 1996. The Emotional Brain. Simon & Schuster, New York.

LeDoux, J., 2003. Synaptic Self: How Our Brains Become Who We Are. Penguin Books, New York, pp. 122.

Levitzky, M.G., 2007. The Control of Breathing. In: Levitzky, M.G. (Ed.), Pulmonary Physiology, seventh ed. McGraw-Hill, New York (Chapter 9).

Ley, R., 1999. The modification of breathing behavior: Pavlovian and operant control in emotion and cognition. Behavior Modification 23, 441–479.

Ley, R., Ley, J., Bassett, C., et al., 1996. End-tidal CO_2 as a conditioned response in a Pavlovian conditioning paradigm. Paper presented at the Annual Meeting of the International Society for the Advancement of Respiratory Psychophysiology, Nijmegen, The Netherlands.

Ley, R., Yelich, G., 1998. Fractional end-tidal CO_2 as an index of the effects of stress on math performance and verbal memory of test-anxious adolescents. Biological Psychology 49 (1–2), 83–94.

Lum, L.C., 1975. Hyperventilation: the tip and the iceberg. Journal of Psychosomatic Research 19, 375–383.

Merriam-Webster, 1991. Random House Webster's college dictionary. Random House, New York.

Pappens, M., Smets, E., Vansteenwegen, D., et al., 2012. Learning to fear suffocation: A new paradigm for interoceptive fear conditioning. Psychophysiology 49 (6), 821–828.

Richardson, C., Jull, G., Hodges, P., et al., 1999. Therapeutic exercise for spinal segmental stabilisation in low back pain. Churchill Livingstone, Edinburgh.

Studer, R.K., Danuser, B., Hildebrandt, H., et al., 2011. Hyperventilation complaints in music performance anxiety among classical music students. Journal of Psychosomatic Research 70 (6), 557–564.

Studer, R.K., Danuser, B., Hildebrandt, H., et al., 2012. Hyperventilation in anticipatory music performance anxiety. Psychosomatic Medicine, 2012, epub.

Taylor, A., Rehder, K., Hyatt, R., et al., 1989. Clinical respiratory physiology. W B Saunders, Philadelphia.

Van den Bergh, O., Stegen, K., Van de Woestijne, K.P., 1997. Learning to have psychosomatic complaints: conditioning of respiratory behavior and somatic complaints in psychosomatic patients. Psychosomatic Medicine 59, 13–23.

Van der Kolk, B., Van der Hart, O., Marmar, C.R., 1996. Dissociation and information processing in posttraumatic stress disorder. In: Van der Kolk, B., McFarlane, A., Weisaeth, L. (Eds.), Traumatic stress. Guilford Press, New York.

Van Diest, I., Stegen, K., Van de Woestijne, K.P., et al., 2000. Hyperventilation and attention: effects of hypocapnia on performance in a Stroop task. Biological Psychology 53, 233–252.

Wayne, H.H., 1958. Clinical differentiation between hypoxia and hyperventilation. Journal of Aviation Medicine 29, 307.

Wilhelm, F.H., Trabert, W., Roth, W.T., 2001a. Characteristics of sighing in panic disorder. Biological Psychiatry 49, 606–614.

Wilhelm, F.H., Gerlach, A.L., Roth, W.T., 2001b. Slow recovery from voluntary hyperventilation in panic disorder. Psychosomatic Medicine 63 (4), 638–649.

Wyke, B., 1963. Brain function and metabolic disorders: the neurological effects of hydrogen-ion concentration. Butterworth, London.

장 | 6.1 |

역동적인 근신경 안정화: 평가방법

Pavel Kolar, Alena Kobesova, Petra Valouchova, Petr Bitnar

장목차

역동적 근신경 안정화(DNS): 호흡–자세 기능의 임상적 검사 105
기립자세 평가 105
호흡 패턴과 횡격막의 호흡기능의 평가 108
횡격막의 자세 기능에 대한 평가 110
참고문헌 110

호흡 패턴을 평가하게 되면 자세 기능을 평가하는데 있어서 중요하고도 통찰력있는 시작점이 될 것이다. 또한 횡격막과 횡격막을 보조하는 몸통 근육의 호흡 안정화 기능을 평가 할 수 있게된다(Kolar 2006). 호흡평가는 다양한 자세 –바로 누운 자세, 앉은 자세, 선자세–에서 평가 될 수 있다. 또한 시진과 촉진을 통한 호흡 안정화 양상의 좋고 나쁨을 알 수 있게 된다. 역동적근신경안정화(DNS)는 발달성 신체운동학에 근거한 접근법이다. 발달성 신체운동학에 대한 자세한 설명은 2장의 1문단에 서술되어 있다.

유아는 척추를 올바르게 안정화 시키는 방법이나 호흡하는 법을 배울 필요는 없다. 왜냐하면 중추신경계가 성숙함에 따라 유전적으로 결정된 프로그램이 자동적으로 작동하기 때문이다. 5개월이 되면서부터 건강한 유아는 이상적인 패턴의 호흡 안정화 기능을 발휘한다. 어떠한 체위(눕기, 엎드리기, 네발로기기, 서기)에서도 이상적인 자세와 움직임의 형태가 일어난다(Kolar & Kobesova 2010). DNS에 있어 우리는 5개월 이상된 유아와 환자의 호흡, 자세와 움직을 비교한다. 아래 서술된 평가와 치료절차는 일차성 호흡장애를 가진 환자나 운동체계에 의한 통증증후군으로 고통을 겪고 있는 환자에게 적용될 수 있을 것이다. 자세와 호흡기능은 불가분의 관계이며, 몸통 근육은 자세 안정화와 호흡에 동시에 작용한다(Kolar et al 2012, McGil et al 1995). 호흡장애는 자세장애를 동반한다(Kolar et al 2012, Smith et al 2006). 따라서 치료는 호흡과 자세 기능을 동시에 다룬다. 정상적인 호흡 패턴 없이는 어떠한 움직임 양상이 정상일 수가 없다. 변화된 호흡 자세 양상은 중추신경계에 의해 조절되는 근육의 균형문제이다. 그리고 이것은 측정되기가 어렵다. 필요하다면 시진, 촉진과 같은 임상적 평가와 함께 진단하거나 치료결과를 객관화시키는데 도움이 되는 다음의 검사가 같이 이루어진다–PFT(호흡기능검사), 기구를 이용한 평형조절검사, 근전도검사, 역동성 MRI검사 등.

역동적 근신경 안정화(DNS): 호흡–자세 기능의 임상적 검사

기립자세 평가

먼저, 환자의 기본자세가 평가되어야 한다. 흉곽과 골반의 첫 정렬상태는 호흡 패턴과 자세 안정화 기능에 있어 상당히 중요하다. 이전에 언급되었다시피(2.1장,

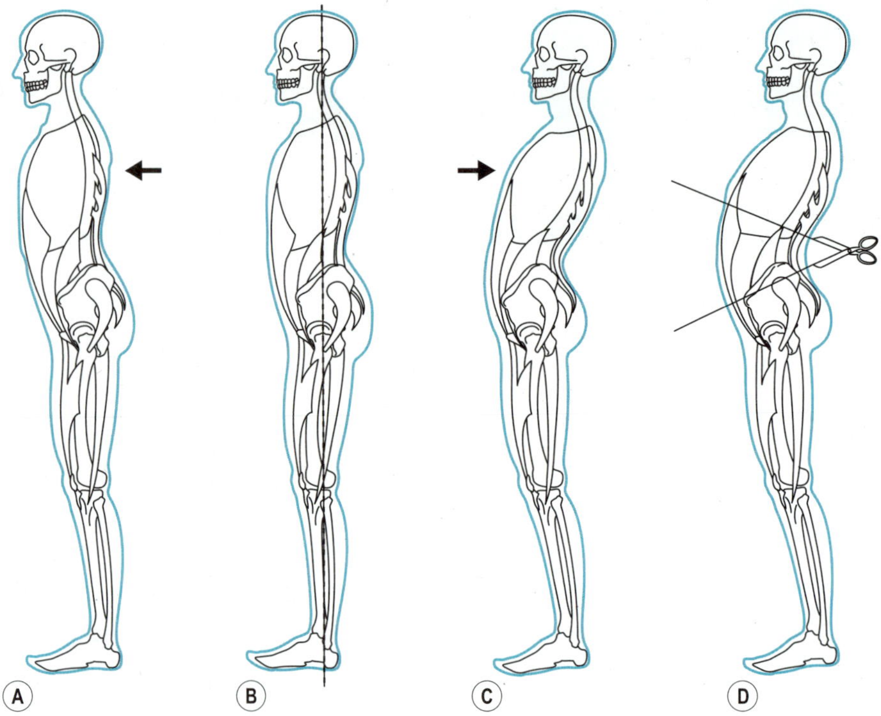

그림 6.1.1 흉곽–척추–골반 정렬. **A** 흉곽이 앞으로 당겨진 위치. 흉곽은 골반보다 앞에 위치한다. **B** 적절한 정렬, 흉곽이 골반위에 있고, 정상 척추곡선, 전방과 후방 근육 사이의 적정한 균형. **C** 요천추 접합부위 뒷쪽에 위치한 흉곽.
D '벌려진가위증후군'; '흡기성'(cranial) 흉곽 위치와 골반의 전방경사. 시상면에서 비정상적인 척추곡선과 척추 기립근의 과도한 활성도를 가진 환자에게서 나타나는 비정상적인 흉곽–골반 관계인 **A**, **C**, **D** 상태

그림. 2.1.3),흉곽은 횡격막의 가장 하부의 앞뒤를 연결한축(횡격막의 해부학적 위치인 pars sternalis와 post. costophrenic angle을 연결한 선)과 평행하도록 위치가 잡혀져야 한다. 하부흉곽의 축과 골반의 축은 평행해야 하는데 이것은 가슴이 골반위에 위치한다는 것이다(그림 6.1.1B). 이러한 정렬이 이루어져야만 횡격막, 골반저근과 복근 사이에서 이상적인 자세–호흡의 조화가 생긴다. 호흡하는 동안에 골반과 횡격막이 위아래로 평행하게 움직이며 복벽 안에서 조화로운 변화가 생긴다. 따라서 체형은 근육의 쓰임새에도 영향을 주기도 한다(Talasz et al 2011). 신체발달 운동역학에서 유추된 이상적인 기립자세에 근거하여 위에서 서술된 바와 같이 흉곽과 골반의 정렬상태와 잘 조화된 근육의 작용은 14–16개월 이상된 건강한 유아에서 관찰될 수 있다(그림 6.1.2).

흉곽 흡기(inspiratory alignment) 정렬이라고 알려진 흉곽의 흡입 자세는 보통 골반의 전방경사와 동반된다. 임상적으로,이러한 비정상적인 자세를 열린가위증후군이라고 한다(그림 6.1.1D). 흉곽의 전방이동은 다른 흔한 비정상적 자세를 보여준다(그림 6.1.1A). 또한 요천추 관절을 기준으로 후방에 위치한 흉곽도 있다(그림 6.1.1C). 이 자세는 시상면에서 비정상적인 척추곡선의 결과로 나타나는 것이다. 이러한 부정렬은 종종 척추협착증과 강직성 척추염 환자에서 종종 관찰된다.그리고 이러한 부정렬은 전형적으로 굽은등자세를 동반한다. 복벽을 끌어당기면서 상부복부 근육이 활성화되면 전형적인 장애가 나타난다. 이 현상을 모래시계증후군이라고 이야기 한다(그림 6.1.3). 지속적인 상복부 근육의 등척성 수축과 이완불능으로 인해 호흡 시와 자세긴장 시 횡격막의 충분한 하강이 힘들게 된다. 복부의 움직임은 횡격막의 움직임과 밀접히 관련된다. 즉 복부의 움직임이 횡격막의 움직임을 증가시킨다(Wang et al 2009). 어깨의 움직임도 주목되어져야 한다. 어깨가 전인(protraction)되었다는 것은 흉근(pectoral

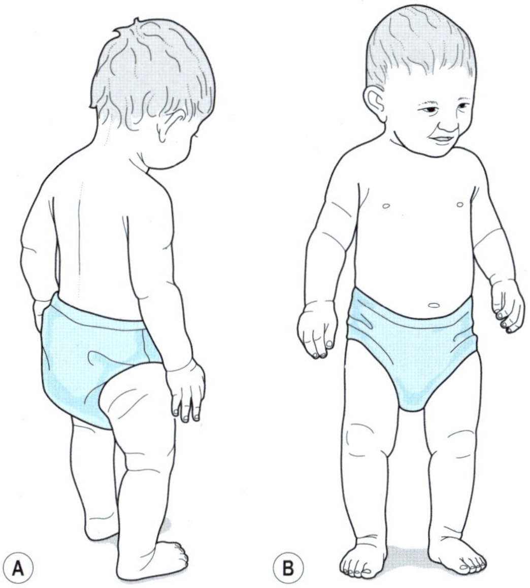

그림 6.1.2 척추, 가슴과 골반의 생리적인 안정화, 즉, 최적의, 유전적으로 결정된 자세. 흉곽과 견갑대의 중립적 위치; 상부흉곽과 견갑골 안정화 근육은 이완되어 있고 하부 안정화 근육과 균형이 잡힌 상태; 전후면 코어근육의 최적의 균형상태; 수직으로 선 척추와 골반의 중립적 위치. 이러한 근육들의 협응과 흉곽과 골반 사이의 최적의 정렬상태와 적절한 척추 안정화가 어떤 자세에서나 움직임(누워있는 자세, 엎드린 자세, 네발기기 자세, 앉아있는 자세 등등)에서도 유지된다. 중립 흉곽 위치는 모든 호흡 주기 (호기 및 흡기) 중에도 유지가 된다.

muscle)의 우세와 단축을 내포하고 있다. 어깨가 후인(retraction)이 시도될 때 흉곽이 상승하며, 상부 하부 몸통의 체간 안정화 근육(pec &abdominal m)의 불균형이 생긴다.

흉곽의 모양 또한 척추의 생리적 안정화에 중요하다. 흉곽의 흔한 변형은 특히나 갈비뼈의 기울기와 관련이 있다. 긴(무력)가슴(long(asthenic) thorax)은 전후방향에서 편평하고 갈비뼈들은 좁은 늑간 간격으로 현저히 늘어져있다. 이런 흉곽은 흡기와 호기 사이의 흉곽의 주변 둘레가 상당한 차이를 보이게 되거나 상당한 호흡 유동성(breathing excursion)을 보이게 되고, 그 결과 아주 좋은 환기 능력을 가지게 된다. 통모양가슴(barrel chest)은 긴무력 가슴과 정반대로 생겼으며 갈비뼈는 수평하게 주행하며 늑간 간격이 넓다. 전후직경은 증가되어 있으며 가슴은 지속적인 흡기 정렬이고 낮은 환기 능력을 지니고 있다(van Schayck et al 1995). 통모양가슴의 배치형태는 만성 폐쇄성 폐질환에 전형적이지만 특이적이지는 않고 종종 잘못된 체형의 발달 상황과 연계된다. 신생아의 가슴형태는 통모양 형태이고 가슴우리의 기하학적 모양은 유아기를 거치면서 변화된다(Openshaw et al 1984). 비정상적인 체형의 발달은 흉곽을 비롯한 해부학적 변화로 나타난다(Park et al 2006). 통모양 가슴은 해부학적으로 기능의 안정성으로 볼 때 불리한 측면이 많다. 모양의 변이가 심할수록 척추와 관계있는 하부 늑골의 후각(post.angle)의 위치가 중요해진다. 만약 너무 앞쪽으로 정렬이 된다면, 척추 신전근과 복강 내의 압력이 균형을 맞출 수 없다. 이런 상황에서는 각 개인에게 척추 문제를 야기시키는 경향이 큰 척추 양 옆 근육의 과활성화가 관찰된다. 생리적이 아닌 체형의 발달은 대개 모양의 변이로 나타난다. 우리는 종종 수술실패증후군이나 만성 허리 통증의 환자에게서 통모양 가슴형태를 목격한다. 이러한 많은 환자의 경우에, 비정상적인 체형발달은 그들의 만성 통증증후군의 일차적인 원인으로 여겨진다. 또한 통모양 가슴은 노화로 인한 단순한 결과이기도 하다(Maitre et al 1995). 노화는 축삭(axon)소실, 수초(myelin)과 세포내 효소의 감소, 감소된 수용체 농도등 중추신경계 변화와 관계된다. 동시에 말초신경계 변화도 일어나고 (Wickremarachi & Llewelyn 2006) 이러한 과정이 감각운동 자세 조절에 영향을 미칠뿐 아니라 해부학적 결과에도 영향을 미친다는 것을 추정할 수 있다. 노화과정은 자세-운동 발달의 역과정으로 보여질 수 있다. 많은 면에서 나이든 개인의 자세는 신생아의 자세와 닮아있다(척추후만, 통모양의 흉곽, 감소된 운동범위, 반굽은 자세).

하지만 발달성 흉곽 기형과 선천성 흉곽기형은 구분되어져야 한다. 오목가슴(pes excavatus)는 갈비뼈가 앞으로 튀어나오고 흉골이 함몰되어 있다. 새가슴(pes carinatum)은 흉골이 앞으로 튀어나온 반대의 기형이다(Maitre et al 1995). 대개 이러한 기형은 미용적인 측면의 결과(Jaroszewski et al 2010, Kelly et al 2008)로 나타나고, 때때로 환기 계수에 영향을 미치지만, 자동적으로 비정상적인 체형안정화(Schoenmakers et al 2000) 또는 비정상적인 호흡 패턴의 결과가 나타나지 않는다. 흉곽기형의 이러한 형태는 안정화와 호흡형태에 관련해서 불편할 수 있고, 특히나 척추측

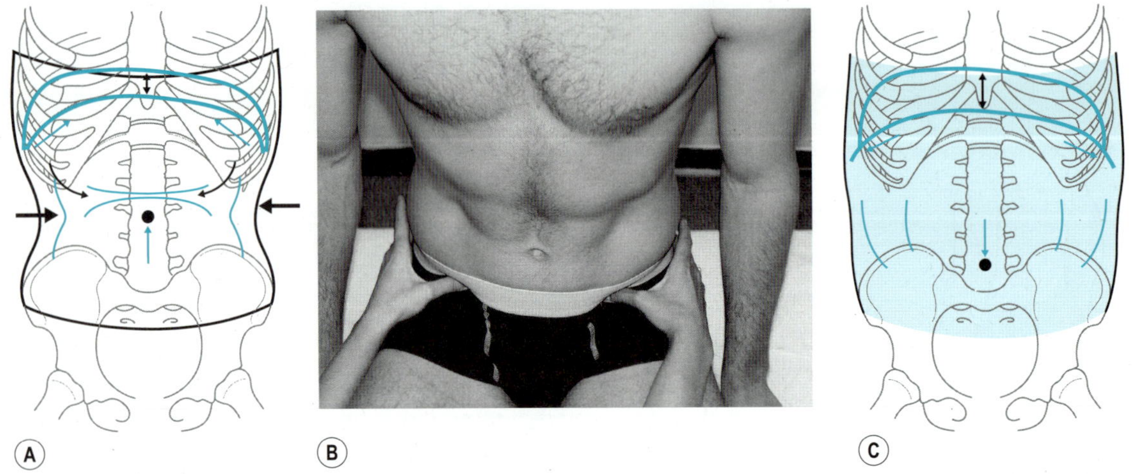

그림 6.1.3 '모래시계 증후군'. **A** 배꼽이 안으로 당겨지고 윗쪽 방향(cranial)으로 향하는 복근(특히, 상부)의 지속적인 구심성 수축. 이러한 근육의 협응상태는 횡격막이 머리 쪽으로 이동하게 되며 체위가 변할 시 횡격막의 하강에 제한을 주며 체위의 안정성을 변화시킨다. 자세가 변화하는 동안 횡격막의 이동은 작아지며 움직임 방향은 중앙 건(centrum tendineum)(위쪽 파란색 화살표)를 향한다. 이유는 하부 늑골에 부착된 횡격막이 원심성 수축을 통한 안정화가 일어나지 않기 때문이다. **B** '모래시계 증후군'의 임상 사진. 상부 복근의 활성화가 두드러진다.; 환자는 복벽의 하부를 원심성 수축(의료진의 엄지손가락을 외측,아래로 미는 수축)을 할 수가 없다. **C** 안정화의 정확한 모델. 모든 복부의 균형잡힌 기능, 횡격막은 체위가 변할 시 하강하게 되고 늑골 부착 부위는 안정화가 된다. **A** 와 비교했을 때 반대방향의 파란 화살표와 큰 폭의 횡격막 이동성을 주목하라. 배꼽은 증가된 복압과 횡격막의 하강 이동으로 인해 아래(caudally)로 향한다. 복벽은 모든 방향으로 골고루 확장된다.

만증(Schoenmakers et al 2000) 또는 결체조직 질환(Kelly et al 2005)과 관계될 때 더 더욱 그러하다. 발달성 흉곽기형과는 달리 선천성 기형의 형태에서는 물리치료나 재활치료가 대개 해부학적 측정치의 변화로 나타나지 않는다는 것이 우리의 경험이다. 단지 소수연구에만 흉벽의 기하학적인 면에 대한 보존적인 치료가 도움이 되었다(Haecker 2011, Moreno et al 2011). 만약 필요하다면 기형은 수술적으로 교정되는 것이 필요하다(Jaroszewski et al 2010). 흉통, 호흡곤란, 지구력의 감소, 감소된 운동내성과 증가된 피로는 오목가슴(pectus excavatum)의 심한 형태를 지닌 환자에게서 발생할 수 있다는 것을 모든 임상치료사들은 알아야만 한다(Jaroszewski et al 2010).

호흡 패턴과 횡격막의 호흡기능의 평가

흉곽의 움직임과 복강의 움직임이 관찰된다. 횡격막의 호흡 동안, 횡격막은 꼬리 쪽으로 하강하며 편평해지고 내부장기를 꼬리뼈 쪽으로 밀어낸다. 예로, 흡기 동안 콩팥은 꼬리 쪽으로 수cm하강하며, 호기 동안은 머리 쪽으로 상승한다(Xi et al 2009). 흉곽과 복강은 대칭적으로 확장된다. 생리적인 횡격막 호흡을 하는 동안 복강 이에외도 흉곽의 아래면 또한 확장된다는 것은 중요하다. 흉골은 앞쪽으로 움직인다. 갈비뼈를 촉진하는 동안 늑간 간격이 넓어지고 하부 흉곽은 이에 비례해서 외측, 전후면으로 확장된다(그림 6.1.4B). 동시에 양 엄지손가락으로 12번째 늑골 아래 복벽의 후외측 면을 촉진하고 촉진된 부분이 흡기 동안 확장되는지 아닌지를 관찰한다. 호흡파동은 가능한 하부복벽멀리까지 도달한다, 환자는 숨을 서혜부 바로 위에까지 밀어넣을 수 있어야 한다(그림 6.1.4A). 흉골은 횡단면에서는 움직이지 않는다. 호흡보조근(사각근, 흉근, 상부승모근)은 생리적으로 휴지기 호흡 동안은 이완되어 있다.

병적인 시나리오에서는 흉골이 아래위로 움직이고 늑간 간격이 넓어지지 않으면서 흉곽이 최소한 움직인다. 호흡보조근이 흡기 동안 활성화된다. 환자가 횡격막 호흡을 수행할 수 없다는 것은 횡격막과 복근 사이의 충분한, 균형잡힌 조화로운 동기화 운동이 안된다는 것을 의미한다. 이것은 종종 복벽(특히, 상부)이 이완될 수 없다는 것을 의미한다. 호흡 패턴과 조절의 유형은

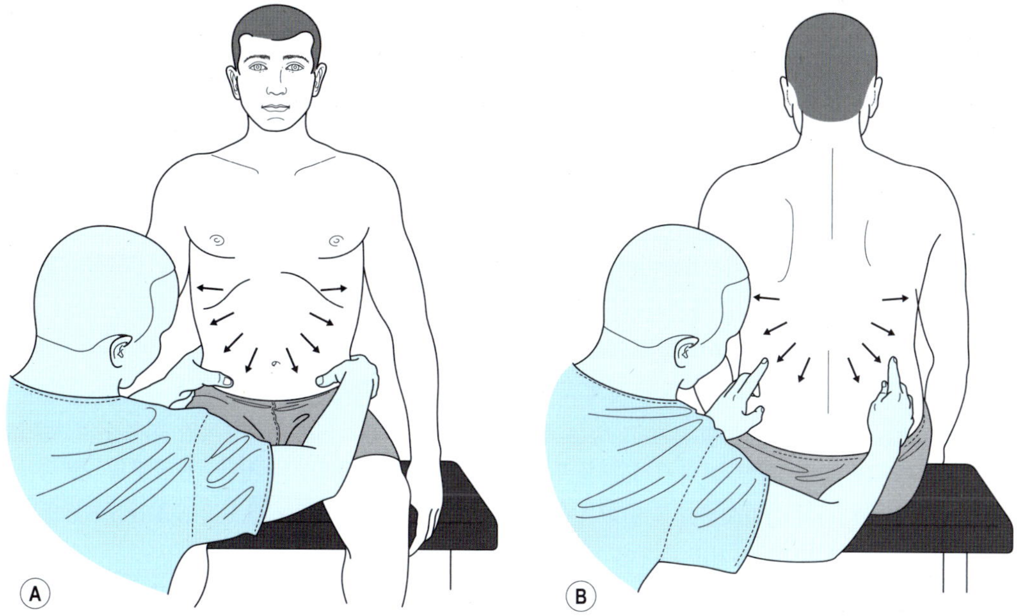

그림 6.1.4 횡격막의 호흡-자세 기능의 평가. 흡기 시, 환자는 바로 앉은 자세로 어깨가 이완된 상태를 유지하는 동안 복벽의 모든 방향으로 팽창 시킬 수 있어야 한다. 의료진은 전면에서 서혜부 상부를 촉진한다(**A**). 그리고 뒤에서 하부 늑골 아래 쪽 사이(between and below the lower ribs)를 촉진한다(**B**). 오직 체위적인 횡격막의 기능을 평가하면, 환자에게 숨을 멈추고 있는 동안(역자 주:원서에는 숨을 내쉬고라고 되어 있지만 본문의 내용을 참조하면 숨을 들이마시고 있는 동안이라고 해석하는게 맞음) 의료진의 손가락을 적극적으로 밀어내라고 요청한다. 확장은 비교적 강해야 하며 대칭적이고 어떠한 연합운동이 없어야 한다.(예를 들어, 흉곽, 골반과 척추의 위치가 중립을 유지한다.) 같은 자세가 훈련시에도 사용될 수 있다. 의료진은 환자에게 도수와 구두언어로 가르쳐야 한다.

대개 척추 안정화 기능에 초점을 맞춘 임상검사 결과와 연관성이 있다.

상부 가슴 안정화 근육이 우세하고 흉곽을 흡기 자세로 끌어당기면, 흉곽의 위치는 흔히 늑골척추 관절의 운동성의 장애와 동반된다. 이런 기능이상은 숨 쉴 때조차 흉요추 접합부의 움직임에 의해 보상된다(그림 6.1.1D). 척추는 흡기 동안 신전되고 호기 동안 굴곡된다. 흉추가 똑바로 펴지는것과 함께 전체 흉곽은 머리 쪽으로 움직인다.하지만 생리적으로 호기나 흡기 동안 중립적인 자세가 유지되어야 한다(그림6.1.2).

위에 서술된 바와 같이 호흡 패턴을 평가할 때 환자의 자연적인 양상이 검사되어져야 한다. 어떤 특별한 지도나 교정없이... 상부 하부 늑골 사이 부분이 관찰되어지고 촉진된다. 대부분의 환자들(기능이상을 가진 사람 뿐만아니라 건강한 사람을 포함해서)은 결점있는 움직임의 정형화된 양상 때문에 이상적인 양상을 보여주지 못한다. 하지만 문제가 되는 정형화된 양상을 수정할 수 있는 능력이 있다. 평가의 두 번째 단계는 환자의 지도로 이루어진다. 환자는 상부 가슴 근육을 이완시키고 꼿꼿하게 바로 앉으며(upright) 흉곽 아래 쪽과 서혜부 바로 위쪽 복강의 하부 및 후외측까지 숨을 밀어 넣으라고 가르친다. 검사자는 환자에게 구두로, 손으로 지도한다. 대부분의 환자는 그들의 불충분한 정형화된 패턴에 갇혀있다. 그들은 지도를 따라할 수 없고 호흡 자세의 정형화된 패턴을 수정할 수 없다. 특정 근육 또는 근육 구획(끊임없이 불충분한 근육에 대한 대체)의 과활성화, 특정 척추 또는 관절분절의 과활성화와 마침내 일어나는 통증 증후군은 끊임없는 획일화(uniformity)의 결과이다. 우리의 경험으로 보아 호흡 또는 운동패턴을 잘 수정하는 능력과 치료사의 지시를 잘 따르게 하는 능력은 좋은 예후를 나타낸다. 치료가 더 짧아지고 더 간단해지고 결과는 더 오래 지속될 것이다.

횡격막의 자세 기능에 대한 평가

평가하는 동안 환자는 테이블 가장자리에 앉고, 발은 땅에 닿이지 않으며 팔은 자연스럽게 체간을 따라 이완된 상태를 취한다. 위에 서술된 같은 규칙이 적용된다. 첫 번째, 환자의 자연스럽 호흡 패턴을 관찰한 후 필요하다면, 환자에게 어떻게 수정할지를 지도한다. 팔을 짚지 않은 상태로 상지는 자유롭게 위치시켜 놓는다. 환자의 등뒤에서 늑골 하연을 따라 복벽의 후외측을 촉진한다(그림 6.1.4B). 그리고 ASIS 전내측의 서혜부 부위를 촉진한다(그림 6.1.4 A). 호흡을 멈추고 있는 동안, 복벽의 후외측부를 후외측으로 확장시키고 복벽을 하방쪽으로 밀면서 검사자의 엄지손가락을 전외측으로 밀치도록 요청한다. 검사자의 엄지손가락이 복벽에 의해서 대칭적으로 밀려야 정상 호흡 패턴이다.

우선 횡격막이 활성화되고 복벽이 신장되면서 모든 방향으로 밀려난다. 그다음으로 복근의 등척성 수축이 일어난다. 이 원칙은 역도선수가 무거운 무게를 들 때 분명해 진다(그림 2.1.7을참조).

환자가 자유롭게 복벽을 활성화시킬수 없거나 검사자의 엄지손가락에 저항이 비대칭적으로 느껴지거나 복직근과 외복사근의 상부가 강하면서 양쪽 다 엄지손가락의 저항이 약하다면 양성이다. 복근의 상부는 안쪽(drawn-in)으로 끌어당겨지고 배꼽은 머리 쪽으로 당겨진다(그림 6.1.3A.B를 참조).

환자는 하복부를 쓰는 대신에 골반을 후방경사로 만든다. 촉진된 근육이 대칭적인 하복부의 밀어냄(bow out) 없이 활성화되는 것 또한 잘못된 패턴이다. 부가적인 평가 접근법은 6.2 6.3 6.4 6.5 6.6에 서술되어 있다.

치료와 재활방법, 역동적 근신경 안정화 (DNS)에 근거한 방법론은 7.1b에 요약되어 있다.

참고문헌 Reference

Haecker, F.M., 2011. The vacuum bell for conservative treatment of pectus excavatum: the Basle experience. Pediatr Surg Int. 27 (6), 623–627.

Jaroszewski, D., Notrica, D., McMahon, L., et al., 2010. Current management of pectus excavatum: a review and update of therapy and treatment recommendations. J Am Board Fam Med. 23 (2), 230–239.

Kelly, R.E., Jr., Cash, T.F., Shamberger, R.C., 2008. Surgical repair of pectus excavatum markedly improves body image and perceived ability for physical activity: multicenter study. Pediatrics. 122 (6), 1218–1222.

Kelly, R.E., Jr., Lawson, M.L., Paidas, C.N., et al., 2005. Pectus excavatum in a 112-year autopsy series: anatomic findings and the effect on survival. J Pediatr Surg. 40 (8), 1275–1278.

Kolar, P., 2006. Facilitation of agonist-antagonist co-activation by reflex stimulation methods. In: Liebenson, C. (Ed.), Rehabilitation of the spine – a practitioner's manual, second ed. Lippincott Williams & Wilkins, Philadelphia, pp. 531–565.

Kolar, P., Kobesova, A., 2010. Postural – locomotion function in the diagnosis and treatment of movement disorders. Clinical Chiropractic. 13 (1), 58–68.

Kolar, P., Sulc, J., Kyncl, M., et al., 2012. Postural function of the diaphragm in persons with and without chronic low back pain. J Orthop Sports Phys Ther. 42 (4), 352–362.

Maitre, B., Similowski, T., Derenne, J.P., 1995. Physical examination of the adult patient with respiratory diseases: inspection and palpation. Eur Respir J. 8 (9), 1584–1593.

McGill, S.M., Sharratt, M.T., Seguin, J.P., 1995. Loads on spinal tissues during simultaneous lifting and ventilatory challenge. Ergonomics. 38 (9), 1772–1792.

Moreno, C., Delgado, M.D., Martí, E., et al., 2011. Conservative treatment of the pectus carinatum. Cir Pediatr. 24 (2), 71–74.

Openshaw, P., Edwards, S., Helms, P., 1984. Changes in rib cage geometry during childhood. Thorax. 39 (8), 624–627.

Park, E.S., Park, J.H., Rha, D.W., et al., 2006. Comparison of the ratio of upper to lower chest wall in children with spastic quadriplegic cerebral palsy and normally developed children. Yonsei Med J. 47 (2), 237–242.

Schoenmakers, M.A., Gulmans, V.A., Bax, N.M., et al., 2000. Physiotherapy as an adjuvant to the surgical treatment of anterior chest wall deformities: a necessity? A prospective descriptive study in 21 patients. J Pediatr Surg. 35 (10), 1440–1443.

Smith, M.D., Russell, A., Hodges, P.W., 2006. Disorders of breathing and continence have a stronger association with back pain than

obesity and physical activity. Aust J Physiother. 52 (1), 11–16.
Talasz, H., Kremser, C., Kofler, M., et al., 2011. Phase-locked parallel movement of diaphragm and pelvic floor during breathing and coughing – a dynamic MRI investigation in healthy females. Int Urogynecol J. 22 (1), 61–68.
van Schayck, C.P., Dompeling, E., Putters, R., et al., 1995. Asthma and chronic bronchitis. Can family physicians predict rates of progression? Can Fam Physician. 41, 1868–1876.
Wang, H.K., Lu, T.W., Liing, R.J., et al., 2009. Relationship between chest wall motion and diaphragmatic excursion in healthy adults in supine position. J Formos Med Assoc. 108 (7), 577–586.
Wickremaratchi, M.M., Llewelyn, J.G., 2006. Effects of ageing on touch. Postgrad Med J. 82 (967), 301–304.
Xi, M., Liu, M.Z., Li, Q.Q., et al., 2009. Analysis of abdominal organ motion using four-dimensional CT. Ai Zheng. 28 (9), 989–993.

장 6.2

호흡 패턴이상(BPD)과 관련된 구조적 변화에 대한 정골의학적 평가

Leon Chaitow

장목차

구조-기능 114
기능적 대칭성 114
기능적 평가 접근법 114
정골의학적 평가 115
A. 앉은 상태: 하이로우, 투핸드 테스트 115
B. 흡기 시 대칭적인 움직임의 촉진 115
C. 첫 번째 갈비뼈 촉진 검사 116
D. 앉은 상태에서 외측 확장의 평가 117
E. 누운자세에서 갈비뼈 촉진: 2-10번 갈비뼈 118
F. 하부 흉추 및 흉요추 움직임제한 평가 119
바로누운 자세에서의 호흡패턴 평가 119
G. 늑골 촉진 검사: 11번째와 12번째 늑골 119
H. 고관절 외전 검사 120
I. 고관절 신전 검사 120
J. 견갑상완 리듬 검사 122
변화 1 122
K. 상부 흉추 스프링 검사 122
L. 호흡 파동 122
보조(그리고 강제적인)호흡 근육 단축의 평가 123
'장벽'의 의미 124
모든 단축된 근육에 주의를 기울여야 하는 것은 아니다. 124
장요근 단축의 평가 124
요방형근 단축에 대한 평가 125
대흉근 단축의 평가 126
상부승모근 단축의 평가 126
사각근 단축의 평가 127
흉쇄유돌근 단축의 평가 127
근막 통증유발점(MTrPs): 연관성과 평가 127
호흡 양상 장애에서 통증유발점과의 연관성 128
근막통증유발점의 확인 129
근막통증유발점의 진단적 특징 130
결론 131
참고문헌 131

이 장의 정보는 전문적으로 훈련된 도수치료사들을 돕고자 계획되었다. 만약 해부학, 생리학, 뼈와 연부조직에 관한 기법에 정통한 사람이 아니라 적당히 이와 관련된 자격증을 지닌 사람이 이 장에서 서술된 내용을 가지고 치료적용의 기초로 사용되어야 한다는 제안은 아니다.

이 장에서 서술된 방법 중의 많은 것들이 정골의학에 뿌리를 두고 있다. 하지만 이 장의 제목은 언급한 모든 것이 정골의학이 기본이라는 주장보다는 저자의 직업적인, 철학적인 성향과 관련되어 있다.

구조-기능

2장2부에서 구조와 기능의 상호 보완성을 강조하였다. 상식적으로 임상적 경험으로 보았을 때 BPD의 재활은 관절과 연부조직에 관한 문제를 확인하고 정상화시키고 난 뒤에 효과적인 것 같다.

정골의학적 도수치료(OMT)에 의한 호흡 기능이상의 치료는 20세기 초로 거슬러 올라간다(Smith 1920). 주요한 치료 목표로서 근골격계를 정상화시키는 치료 시스템이라면 호흡이 이루어지는 것에 대한 적절한 초점을 맞추어 호흡 기능이상을 고찰하는 것이 타당할 것이다(Riley 2000, Knott et al 2005, Hruby & Hoffman 2007).

호흡이라는 "기계"(흉곽에서 펌프로 작용하고 섬세하게 중추에서 조절된다)에서 나타날 수 있는 생체역학적인 기능이상은 다양한 영역이 있다. 이러한 것은 근막조절 네트워크와 함께 신경 활성화에 의해 조절되면서 통합된 근수축 및 이완과 관련되고 -신체 거의 모든 관절에서 움직임을 유발하지만 특히나 흉곽에서의 다양한 관절 움직임을 유발한다.

기능적 대칭성

Ward 등(2002)는 기능이상을 치료하고자 시도할 때, 3차원적인 패턴화된 기능적 대칭성을 복구하는 것과 관련한 중요한 정골의학적 목표들을 서술했다(호흡기능과 관련한 예를 들어, 국소적인지 전반적인지).

1. 풀림/묶임, 이완/꽉조임, 단축/약함 등의 패턴을 확인함. 조사할 신체 영역중에서, 연부조직의 단축과(또는) 관절의 제한에 대한 순차적인 촉진과 평가를 통해 알 수 있다(Cleland et al 2006, Heiderscheit & Boissonnault 2008). 뒤이어서;
2. 단단하고, 제한되고, 묶여진 곳으로 확인된 영역의 이완, 이러한 방법으로는 근에너지기법(MET), 신경근기법(NMT), 자세이완기법(PRT), 관절가동술(관절치료, 또는 적응증이 된다면 도수치료)가 있으며, 후에 7장 2절에서 논하겠다(Flynn et al 2001).
3. 이러한 구조물에 내재되어 있는 통증유발점의 확인과 비활성화(평가에 대해서는 아래를 참조하고, 치료를 위해서는 7.2장을 참조하라)(Dommerholt et al 2006).
4. 약화된 근육의 활성화, 이상적으로는 집에서 자가운동, 관리(Lewit 2009).
5. 트러스트(High velocity thrust) 기법은 개개인의 상태(나이, 조직의 안정성, 염증상태, 통증상태 등)가 적절하다면 시행할 수 있고, 연부조직 치료로 적절히 반응하지 않을 때에는 보류하는 것이 좋다. Rose et al(2004)는 HVLA(High Velocity Low Amplitude)를 포함한 도수치료는 특정 분절보다는 척추 부위에 영향을 미치는 경향이 있다는 유용한 정보를 알아냈다.
6. 재교육과 재활(집에서 하는 운동)이 가능한 한, 이것은 구조적 통합과 재발방지를 위해 자세, 호흡과 습관들에 관련된 작업을 포함해야 한다. 집에서 하는 운동에 초점이 맞추어지고, 시간효율성이 높으며 환자가 쉽게 이해할 수 있어야 하고, 순응도가 높은 것이 필요하다(Vance 2003). 이 책 본문에 여러 장에서 서술된 자가 요법뿐만 아니라, 재택치료에 관련해서 9장을 참조하라.

기능적 평가 접근법

추가적인 도수 측정 방법은 6.1 6.3을 보라.

Janda(1996),Janda et al(2006)과 Lewit(2009)는 변화된 움직임 패턴은 운동 기능이상을 위한 선별검사의 일부분으로 평가돼야 한다고 제안했다. 손으로 평가하고 촉진하기 전에 자세와 움직임을 먼저 관찰하고 관찰한 것이 정확한지 확인하기 위해 가볍게 촉진한다.

2장2부에서 나왔듯이 체형의 양상(예로, 교차증후군)을 알게되면 연부조직의 단축, 신장, 제한에 관한 정보를 즉각적으로 알 수 있다. 특별히 그림 2.2.1, 2.2.3, 2.2.4, 2.2.5를 보라(Hruska 1997, Pryor & Prasad 2002).

머리가 몸통보다 앞으로 나오는 경향은 호흡 양상의 변화와 동반되는지 고려해 보아야 한다. Courtney

(2009)는 다음과 같은 사실을 주목했다. 거북목의 형태가 상기도를 열어주기 때문에, 잘 알려져 있다시피, 호흡장애와 관련이 있고 만성비염이나 구강호흡을 하는 어린이들에게 흔하다. 이 주제에 관해서 더 알고 싶다면 *(부제: 보조(그리고 강제적인) 호흡 근육의 단축)인 이 장 뒷쪽에 주석을 보자.*

이 장에서 아래 서술된 기능적인 평가 이후에 호흡기능과 관련된 근육의 단축뿐만 아니라 이들 근육 내에 존재하는 근막 통증유발점의 확인을 위한 특이 검사에 대한 설명이 나온다. 부가적으로, 갈비뼈 평가방법도 자세히 설명되어 있다. 개별적인 평가는 진단을 추정할 뿐이지 확진을 할 수는 없다. 추정진단을 확진으로 바꾸기 위해서는 개인의 병력, 현재 증세 및 진단을 지지하는 검사결과가 필요하다. 그리고 나서도 추정 진단인 경우도 있다.

NOTE: 모든 평가와 촉진 결과는 차트에 기록되어야 한다.

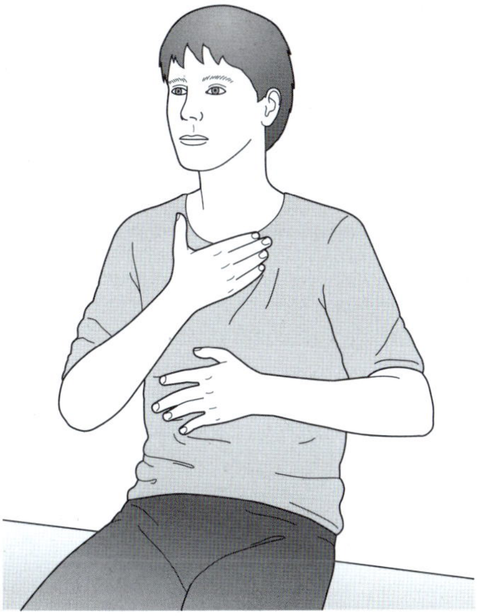

그림 6.2.1 하이로(HiLo) 또는 두손(two-hand)검사를 이용하여 호흡기능을 평가할 때 손의 위치. *Reproduced with kind permission from Chaitow & Delany 2010. Adapted from Bradley D 1998.*

정골의학적 평가

호흡기능 평가에 대한 정골의학적 접근은 호흡활동과 관련된 다음의 요소를 고려하는 것이다(Chila 1997).

- *범주*: 호흡이 횡격막과 관련이 있는가? 하부늑골과 관련이 있는가? 호흡 패턴은 기록되어야 한다. 이상적인 것은 둘 다 관련이 있는 것이다.
- *복부 움직임의 위치*: 움직임이 배꼽까지 있나? 치골까지 있나? 움직임은 기록되야 한다. 숨을 충분히 들이마시면 치골의 앞쪽으로 촉진이 되어야 하며 늑골 외측도 확장되어야 한다.
- *속도*: 빠른가? 느린가? 호흡 속도는 치료 전 후로 기록되어야 한다.이상적인 속도는 분당 10~14회이다(7장 1절을 참조).
- *한 주기의 지속시간*: 호기와 흡기의 시간이 동일한가? 다른 것보다 하나가 더 길지 않은가? 이 비율은 기록되어야 한다.이상적으로 호기가 흡기보다 길다.

부가적으로, 일련의 관찰과 촉진은 아래 개요처럼 순서대로 조합 될 수 있다.

호흡기능 평가는 체형, 두위, 둥근 어깨, 교차증후군(2장 2절을 참조)에 관한 표준적인 평가 후에 앉은상태, 누운상태, 옆으로 누운상태, 엎드린 상태에서 촉진 및 관찰에 의해 진행 될 수 있다.

A. 앉은상태: 하이로우,투핸드 테스트
(그림 6. 2.1)

환자에게 한 손은 윗가슴에 다른 한 손은 윗배에 손을 대라고 요청한다. 환자가 몇 번의 흡기 동안 손을 잘 관찰한다. 만약 윗 가슴 쪽의 손이 먼저 움직이면, 특히 그 손이 앞쪽 위쪽보다는 위쪽으로 더 치우쳐서 움직인다면 그리고 윗배의 손보다 더 많이 움직인다면 이것은 윗가슴(상부흉식) 호흡형태의 기능이상이라는 것을 나타낸다.

B. 흡기 시 대칭적인 움직임의 촉진

검사자는 앉은 자세의 환자 뒤쪽에서 서서 자신의 두 손을 상부승모근 부위에 부드럽게 올려놓는다. 환자에게 숨을 들이쉬도록 하고 그때 검사자는 자신의 손이 천장쪽으로 편측 또는 양측으로 많이 움직이는지 관찰

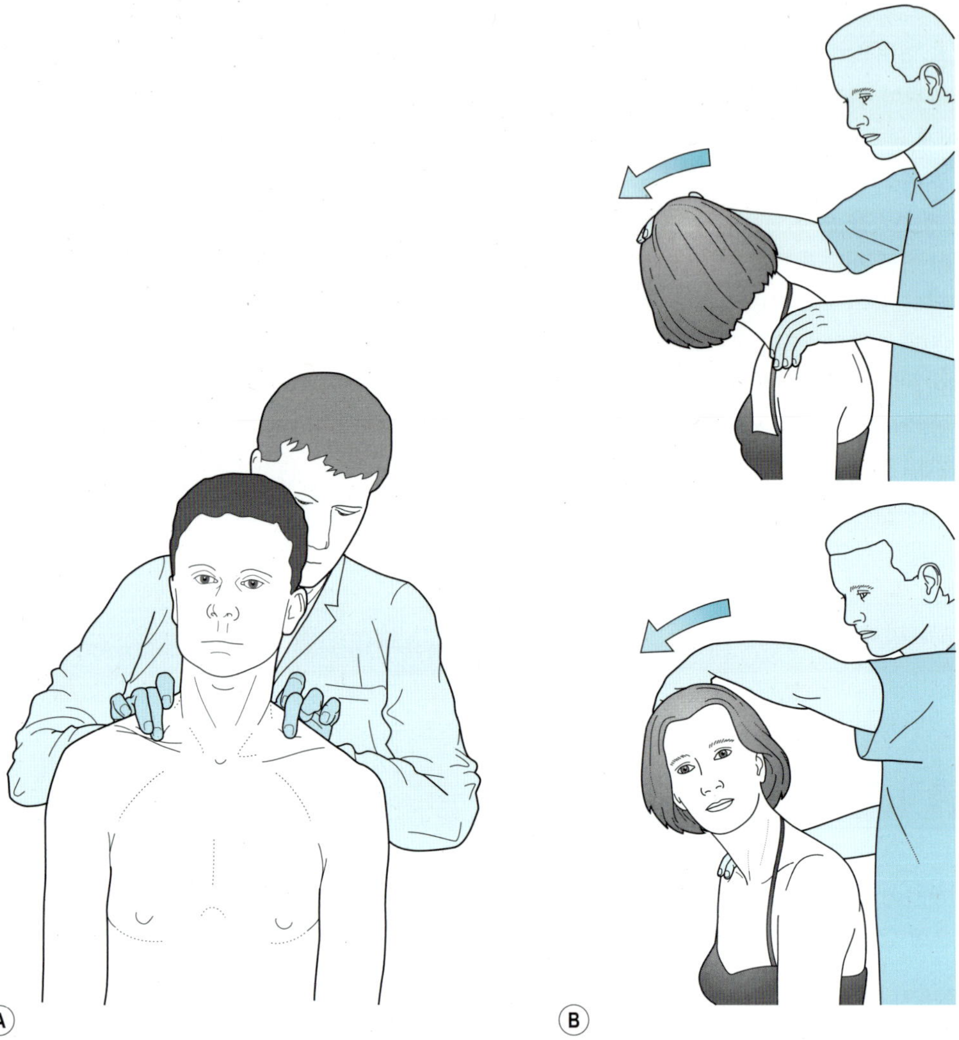

그림 6.2.2 **A** 제1늑골의 촉진 검사. *Greenman 1996.* **B** 제1늑골의 움직인 제한 확인을 위한 경추 회전, 측굴 검사. *Lindgren et al. 1989, Lindgren 1997.*

한다. 만약 이러하다면 자세 근육인 어깨 고정근육이 호흡 보조 근육과 사각근이 과다 활동하고 있고 단축되어 있을 것이다(2.2에 근육형에 관한 토의를 참조). 특정 근육들은 이 장의 후반에 서술된 것처럼 순차적으로, 개별적으로 평가되어져야 한다.

C. 첫 번째 갈비뼈 촉진 검사(그림6.2.2)

많은 대체 검사들이 있다. 어떠한 검사도 다른 검사 보다 반드시 더 민감하지는 않다. 많은 도수 검사와 마찬가지로 여타 다른 방법을 이용한 결과를 확인한다면 검사자가 발견한 소견의 타당성이 증가될 것이다.

환자는 앉고 검사자는 뒤에 서서 첫 번째 갈비뼈 바로 위에 놓여있는 상부승모근을 손가락으로 뒤로 당길 수 있도록 손을 둔다. 검사자의 3.4번째 손가락 또는 3.5번째 손가락으로 첫 번째 갈비뼈의 후방부위의 상부에 쉽게 위치시킬 수 있을 것이다. 주의: 이곳은 종종 극도로 민감한 곳이라서 압력을 때에 따라서 잘 맞추어야 한다. 환자의 호기 때 대칭성을 평가해야 한다.

다른 방법:

환자가 숨을 들이쉬고, 어깨를 들어올릴 때 첫째 늑골이 대칭적으로 비대칭적으로 움직이는지 즉, 하나가 다른 하나보다 더 위로 올라가진 않는지 촉진해서 평가한다. 비대칭성이 있다면 다른 쪽보다 더 올라간 쪽이 아마도 상승되어 있을 것이다.

다른 방법:

환자에게 숨을 완전히 내쉬게 하고, 늑골이 대칭 또는 비대칭적으로 움직이는지 촉진한다. 즉, 한 쪽이 다른 쪽보다 더 아래 쪽으로 움직이는지... 만약 비대칭이 있다면, 다른 늑골만큼 아래 쪽으로 이동하지 못한 늑골은 아마도 더 상승되어 있을 것이다.

NOTE: 임상적 경험상 상부 흉곽호흡법을 만성적으로 사용하는 사람에게 있어서 양측 1늑골이 올라가 있는 것 같고, 양쪽 다 정상화가 필요할 수도 있긴 하지만, 위에 서술된 검사법은 7장 2절에서 서술된 방법을 가능하다면 사용하여 둘 중에서 더 기능이상이 있는 것을 확인하는 방법을 제시하는 것이다.

다른 방법:

Lindgren et al(1989), Lindgren(1997)에 의해 주창된 경추회전,측굴검사는 첫째 늑골 거상의 선별검사로 사용된다. 환자는 앉고 검사자는 뒤에 선다. 검사자는 수동적으로 검사하고 있는 첫째 늑골의 반대 방향으로 목을 돌린다. 경추는 수동적으로 아주 부드럽게 시상면에서 측굴이 되도록 한다(검사자가 움직임). 명백히 측굴 움직임의 제한이 보인다면, 경추 회전 반대방향의 첫 번째 늑골이 거상되었다는 것을 나타내는 것이다. Lindgren et al(1989)는 이미지 테스트상에서도 입증되었던 만큼 신뢰할 수 있는 테스트라고 보고했다. 그림 6.2.2b.보라.

명백한 늑골을 치료하고 난 뒤에 주의를 요하면서 다른 늑골이 거상되어 있지 않은지 밝혀야 한다.

가장 흔한 기능이상은 양쪽 제 1늑골 중 하나의 거상 위치에서 흡기 중 잠김이고 이것은 아마도 전.중사각근과 관련된 연부조직 문제일 것이다(Kuchera & Goodridge 1997). 이런 늑골의 윗면은 위로 튀어나와 있을 것이고 살짝 건드려도 불편하다고 표현할 것이다(Greeman 1996).

첫 번째 늑골 거상은 사각근, 흉쇄유돌근과 상부승모근과 아마도 관련있다고 암시한다. 이러한 근육들은 개별적으로 단축이 있는지 과항진되어 있는지 통증유발점가 있는지 평가되어야 한다(아래를 참조).

D. 앉은 상태에서 외측 확장의 평가(그림6.2.3)

검사자는 환자 뒤에 서고 손은 환자의 하부늑골 외측에 대고, 양쪽 엄지손가락은 흉추 9번, 10번 정도의 극돌기 양옆쪽에 둔다. 흡기 시 외측팽창의 이동 정도, 대칭성 정도를 눈여겨 본다. 어느정도 움직임이 대칭적인지 외측 움직임보다 수직적 움직임이 더 많은지 눈여겨 보자. 횡격막 호흡에서는 수직의 움직임이 아예 또는 거

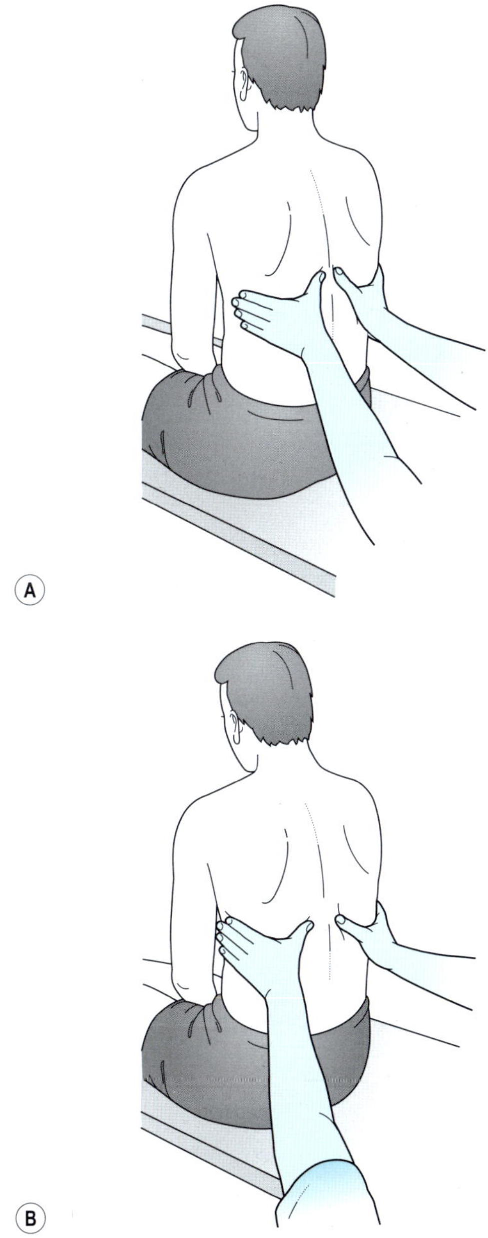

그림 6.2.3 A 하부 늑골의 외측 확장 평가

의 없어야 한다. 결과를 기록해 놓자.

NOTE: 6.5에서 호흡 패턴 도수 평가 대체 가이드라인을 제공한다. 이 장에서 MARM(*Manual Assessment of Respiratory Movement*)을 보라.

E. 누운자세에서 갈비뼈 촉진: 2-10번 갈비뼈

(그림 6.2.4)

환자는 앙와위이다. 검사자는 환자의 허리높이에 서고 환자의 손을 대면한다. 한 손가락씩 양측 갈비뼈 윗면에 댄다(그림 6.2.4). 검사자의 주안시에 따라 갈비뼈 기능을 관찰하는 곳을 테이블 어느 쪽에서 볼지가 결정된다. 우측이 주안시라면, 환자의 우측에 서서 관찰하면 된다. 손가락은 환자가 완전히 들숨, 날숨을 쉴 때 관찰하면 된다. 눈의 촛점은 말초 시야에서 움직임의 대칭성을 보기 위해 촉진하는 손가락 사이에 두면 된다.

흡기 시에 한쪽 갈비뼈가 다른 쪽 갈비뼈만큼 위로 상승하지 못한다면 그것은 하강된 갈비뼈라고 서술하고 흡기 시에 움직임의 끝까지 완전히 이동하지 못한다는 것을 의미한다(호기 중 잠김). 호기 시에 한쪽 갈비뼈가 다른 쪽 만큼 내려가지 않는다면, 이것은 상승된 갈비뼈라고 서술하고 호기 시에 움직임의 끝까지 완전히 이동 할 수 없는 것을 의미한다(흡기 중 잠김). 치료 옵션은 7.2에 서술되었듯이 가능한 관절의 제한뿐만 아니라 근처에 있는 근육도 집중해야 한다.

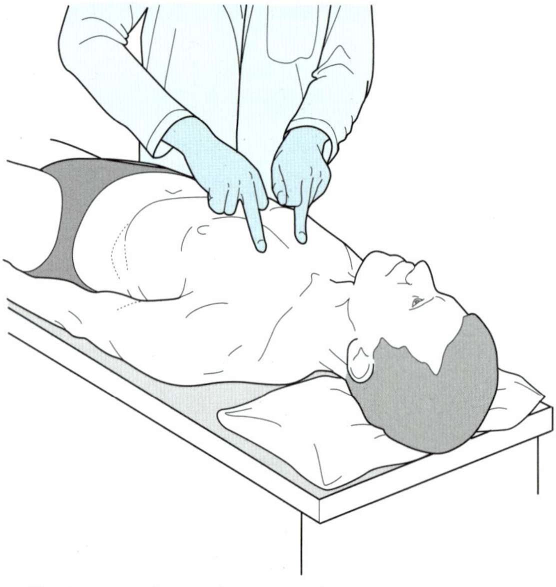

그림 6.2.4 늑골기능 평가 (늑골2~10)

> **Box 6.2.1 갈비뼈 기능이상 평가**
> (Hruby & Goodridge 1997, Greeman 1996)
>
> 평가하는 갈비뼈(given rib)의 제한 또는 갈비뼈 쌍의 제한 흡기 동안 완전히 위로 움직이는것의 제한은 하강된 상태를 의미한다. 반면에 호기 동안 완전히 아래로 움직이지 못하는 것은 상승된 것을 의미한다 (locked in inhalation).
>
> 대체로, 직접적인 외상이 없다면 갈비뼈 움직임 제한은 보상성이며 여러 갈비뼈가 연관되어 있다. 정골의학적 경험상, 하강된(depressed) 갈비뼈들이 있다면 중요한 갈비뼈는 아마도 가장 위쪽에 위치한 갈비뼈일 것이다. 이 뼈가 성공적으로 이완(released)된다면 나머지 갈비뼈들도 풀릴 것이다. 유사하게 상승된(elevated)된 갈비뼈들이 있다면 가장 중요한 갈비뼈는 가장 아래 쪽에 있을 것이다 성공적으로 key갈비뼈가 해결된다면 나머지 뼈들도 풀릴 것이다.
>
> 평가가 흉곽의 가장 머리 쪽에서 시작된다면, 2번째 갈비뼈가 가장 쉽게 촉진될 것이다.
>
> 갈비뼈들이 순서대로 평가되고 만약 하강된 늑골(depressed rib)이 보인다면, 이것은 명확히 가장 위쪽에 있고 치료되어야 하는 것이다. 이와 비슷하게 상승된 늑골(elevated rib)도 확인되면, 정상 움직임이 있는 갈비뼈까지 평가하고, 그 뼈의 바로 윗부위 기능이상을 치료한다.
>
> 모든 체성 기능이상의 형태와 관련해서 다음 장에 서술되었듯이 MET또는 다른 방법을 사용하여 움직임의 제한을 풀어주어야 하고 거기에다 더하여 원인을 찾고 원인에 대해서 고심해야 한다.

부가적으로, 환자가 엎드리거나 앉아 있을 때, 기저 분절성 기능장애(갈비뼈 기능에 영향을 주는)를 나타내는 변화된 연부조직의 압통, 긴장도를 느끼면서 동시에 흉추기립근을 따라 손가락으로 흉추의 변화를 촉진하기가 유용하다(Cleland et al 2007). 흉추 일부분의 가동성 장애는 흉추 후굴의 증가 또는 감소, 감소된 운동범위, 압통과 동반된 과긴장된 연부조직, 엎드린 환자에 있어서 스프링테스트(spring test)상에서 저가동성(hypomobility)과 연관되어 있을 것이다. Heiderscheit & Boissonnault(2008)는 늑골 각(rib angle)의 압통, 호흡 시 감소된 움직임, 갈비뼈의 전후면 스프링테스트를 하는 동안 감소된 운동성은 모두 갈비뼈의 제한을 나타낸다는 것을 언급했다.

F. 하부 흉추 및 흉요추 움직임제한 평가

하부 흉추 위치의 가동성은 대칭성을 평가하기 위해 부드럽게 회전을 하면서 평가되어 진다. 횡격막은 하부흉곽의 구조물에 내회전된 상태로 부착되어 있다. 만약 회전력에 제한이 생긴다면, 횡격막의 제한이 어느 정도 생긴다는 것을 추측할 수 있다.

환자는 바로 누워있고 검사자는 환자의 머리 쪽을 보면서 허리 레벨에 서 있다. 손은 중하부 흉곽구조에 둔다. 손가락을 갈비뼈 골간(rib shaft)에 댄다. 원기둥으로 촉진되는 구조물을 치료할 때 이 원기둥이 축을 중심으로 어느 방향으로 잘 도는지를 평가한다. 그림 6.2.5에서 보여지듯이 측굴(side flexion)가동성은 또한 전이(translation)를 적용함으로써 평가되어질 수 있다. 이상적으로 회전과 측굴의 대칭 정도가 기록되어져야 한다. 가동술 방법은 7.3에 서술되어 있다.

바로누운 자세에서의 호흡패턴 평가

- 복부가 흡기 시에 앞쪽으로 움직이는가?
  그래야 한다, 약간
- 복부가 얼마나 많이 관련되어 있나? 많이? 미미하게?
- 늑골 하연에 관찰할 수 있는 움직임이 있나?
  외측으로 움직이는 모션이 있어야만 한다.
- 배가 꺼질때(retract), 흡기 시에 상부가슴이 앞으로 움직이는가? 만약 그렇다면 이것은 패러독시컬 호흡(역설적 호흡)의 증거이다(그림 6.2.6).

요약: 역설적 호흡은 다음 연부조직이 단축되었다는 것을 의미한다(사각근, 흉쇄유돌근, 상부승모근, 대흉근, 늑간근). 가능한 한 부가적으로 장요근 요방형근이 과도하게 과항진되거나 단축되지 않았는지 평가되어져야 한다. 늑골과 흉추의 가동성도 평가돼야 한다.

G. 늑골 촉진 검사: 11번째와 12번째 늑골
(그림 6.2.7)

대개 11, 12번 늑골의 평가는 완전한 흡기 호기의 모션을 평가하기 위해 엎드린 환자의 후방 늑골(shaft)에 대고 촉진한다.

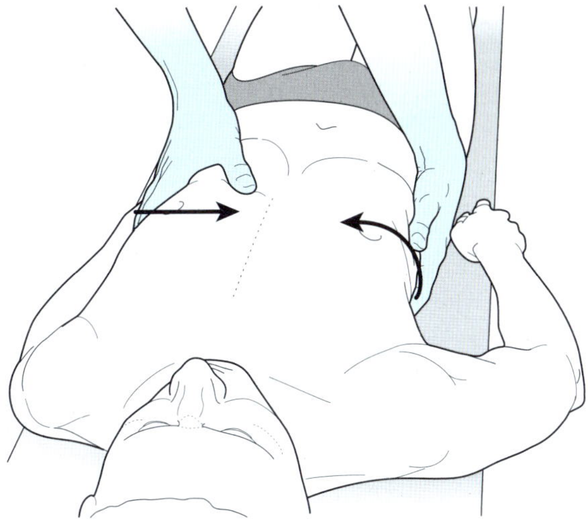

그림 6.2.5 하부 흉곽의 회전과 측굴 잠재력(potentials) 평가

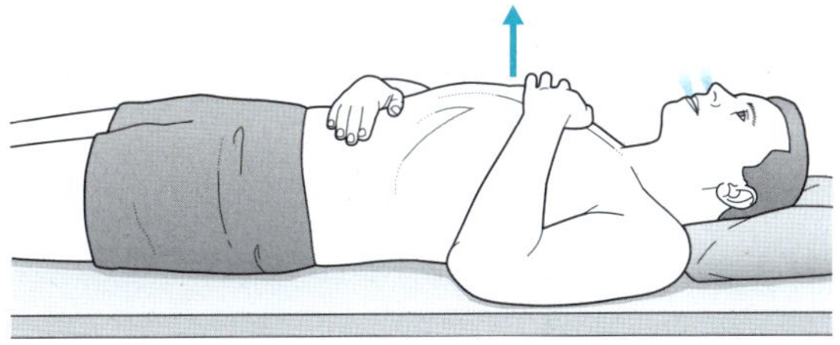

그림 6.2.6 역설적 호흡–호기 시에 배가 뒤로 당겨지고, 상부흉곽은 확장된다.

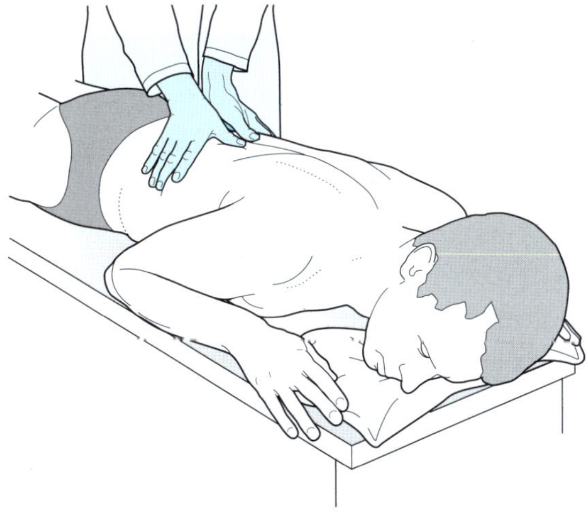

그림 6.2.7 늑골의 기능 평가(11, 12번 늑골)

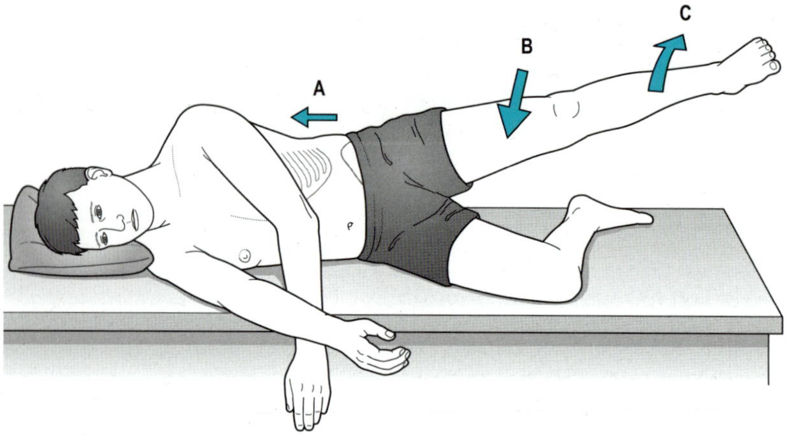

그림 6.2.8 고관절 외전 검사. 엉덩이가 당겨 올라가는것 없이('hip hike') (**A**), 고관절의 굴곡없이(**B**), 고관절의 외회전 없이 (**C**) 움직여야 정상이다.

11번 12번 늑골은 보통 짝으로 움직이므로 후방 움직임이 감소되는 느낌이 한쪽 또는 다른쪽에 있다면(흡기 시) 두 경우 다 하강되었다고 보며 완전 흡기가 안 되는 상태이다(호기에 잠긴 상태이다('locked in exhalation'). 만약 전방에 움직임이 감소되는 느낌이 한쪽 또는 다른쪽에 있다면, 두 쪽 다 상승되었다고 보며 완전 호기가 안되는 상태이다(흡기에 잠긴 상태이다('locked in inhalation').

H. 고관절 외전 검사 (그림 6.2.8)

요방형근은 호기 동안 12번 늑골의 안정성의 역할 때문에 호흡에 영향을 준다. 또한 근막이 횡격막과 직접 연결되어 있다(Palastanga et al 2002). 이것은 측와위 고관절 외전 검사(side lying hip abduction test)에서 촉진 하에 평가된다(그림 6.2.8).

환자는 옆으로 눕고 검사자는 환자의 둔부 근처에서 환자와 마주해서 선 상태로 환자는 다리를 외전시킴과 동시에 중둔근, 대퇴근막장근, 요방형근을 촉진한다.

균형잡힌 외전에서는 중둔근이 먼저 작동되고 하지의 순수한 외전의 후반에 TFL이 작동한다. 요방형근은 다리가 25~30° 외전이 될 때까지는 부드러운 긴장도 외에는 힘이 들어가서는 안된다.

요방형근이 과활성화되어 있으면 TFL과 함께 요방형근은 종종 외전 시작 때 작동될 것이다. 이것은 요방형근의 단축을 의미하며 호흡기능에 어떤 영향을 잠재적으로 끼칠 수 있다(Morris et al 2006).

옆으로 누운자세에서 하는 완전 테스트는 부가적인 정보를 제공한다(그림 6.2.8).

- 요방형근의 빠른 작동–단축과 횡격막에 잠재적인 좋지 않은 영향–은 외전시작 때 엉덩이가 당겨 올라가는 동작에서 나타난다(그림 6.2.8A를 참조).
- 외전 시 다리가 앞쪽으로 이동한다면, 고관절 굴곡근이 단축되었다는 것을 나타낸다 (그림 6.2.8B를 참조).
- 외전된 다리가 외회전 된다면 이상근의 단축을 나타내는 것이다(그림 6.2.8 C를 참조).

I. 고관절 신전 검사

천골척추근(sacrospinalis)은 기립근의 일부이며 내측, 중간, 외측으로 구분되어 있고 천골에서 늑골까지 연결되어 있다. 척주의 안정화를 포함한 여러 역할을 담당하고 있다. 근육섬유가 늑골까지 붙어있다는 것은 만약 척추기립의 일부가 단축되어 있거나 과긴장 상태라면 호흡기능에 영향을 줄 수 있다는 것을 나타낸다(Palastanga et al 2002)(그림 6.2.9A).

복와위 고관절 신전 검사(prone hip extension)의 가장 흔한 활성화 순서는 대둔근, 햄스트링 이후에 기립근(반대측 이후 동측)이다.

햄스트링 또는 기립근이 먼저 작동한다면 그리고 대둔근의 역할을 대신한다면 그 근육들이 단축되어 있고

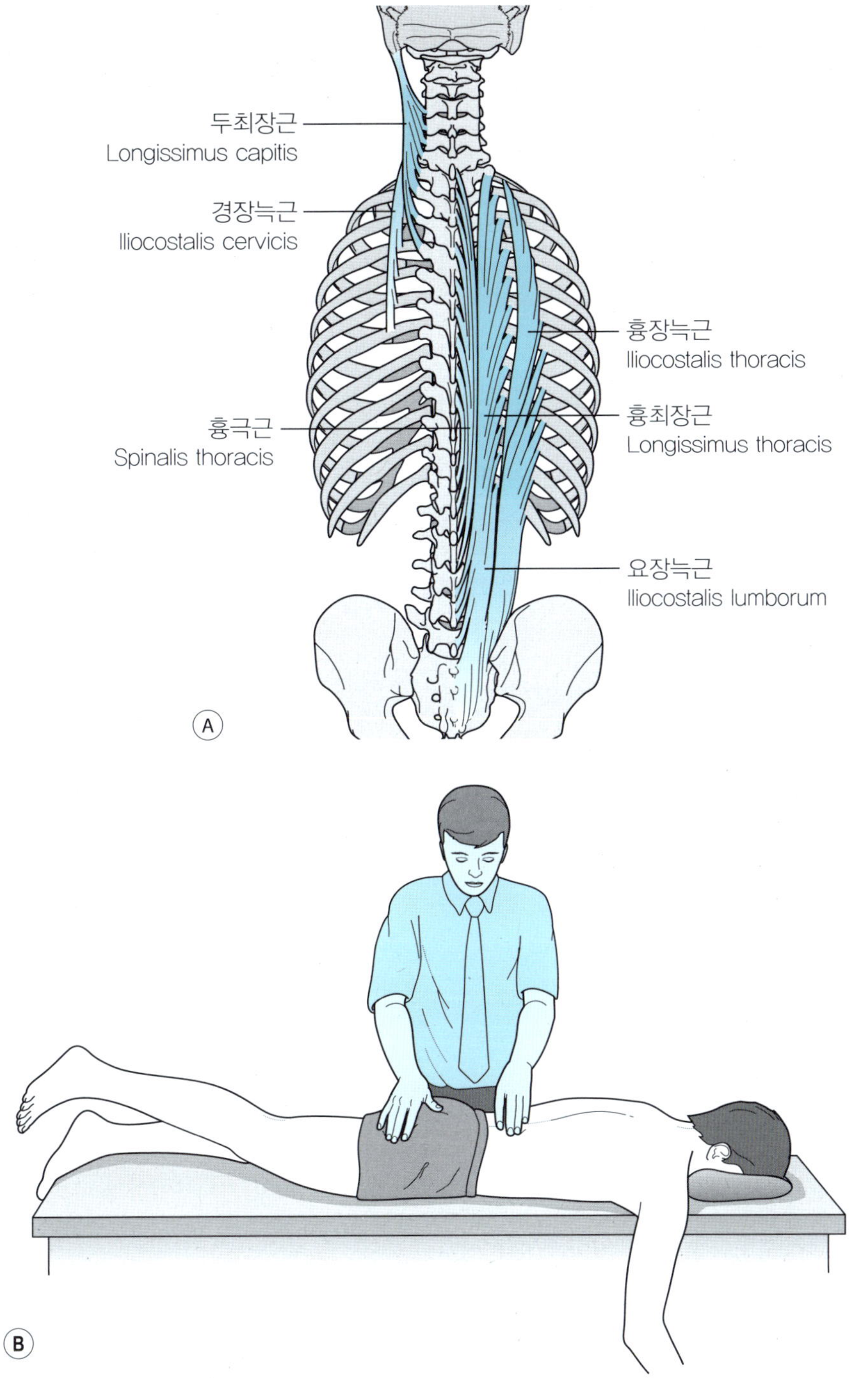

그림 6.2.9 **A** 기립근의 종류와 늑골에 부착되는 부위 **B** 기립근 과활동성 검사를 위한 얀다의 고관절 신전검사. *Janda 2006.*

과항진되어 있다는 것을 의미하며, 반면 대둔근은 억제되어 있다는 것을 의미한다(그림 6.2.9B).

J. 견갑상완 리듬 검사

이 검사는 보조호흡근의 불균형에 대한 증거를 제공한다. 흉식호흡이 나타날 때 이 보조호흡근은 아마도 기능이상이 되거나 과다한 활동을 하게 되는 것 같다(Liebenson 1999, Courtney 2009).

- 환자는 앉고 검사자는 뒤에 서서 관찰한다.
- 환자는 팔을 내린 상태에서 90°로 팔꿈치를 굽히고 엄지손가락을 위쪽으로 한 상태에서 테스트 받도록 한다.
- 환자에게 수평 방향으로 팔 외전을 천천히 하도록 시킨다.
- 정상 외전은 먼저 60°의 외전이 일어난 후 견갑골의 거상, 회전과 상방 움직임이 일어난다.
- 만약 견갑골의 상승, 회전 및 상방 움직임 또는 익상 형태의 움직임이 외전 60°가 되기전에 발생한다면 정상이 아닌 것이다. 그리고 이것은 견갑거근, 상부승모근이 단축 또는 과항진되었고 반면 중하부 승모근과 전거근은 약화되었다는 것을 의미한다.

변화 1

- 위에 서술된 것처럼 환자는 팔을 외전하고 검사자는 환자의 뒤에 서서 관찰한다.
- 만약 상부승모근과 견갑거근이 정상이라면 "hinging"(꺽임)은 견관절에서 일어나야 한다. "hinging"이 목 근처에서 발생한다면 이것은 어깨 상부 고정근육의 과활성화를 나타내는 것이며, 이것은 상부승모근과 견갑거근의 단축을 암시한다.
- 과활성화된 것처럼 보이는 근육은 단축을 평가해야 하고(아래 참조), 근막통증유발점의 존재를 찾아보아야 한다.

K. 상부 흉추 스프링 검사 (Beal 1983)(그림 6.2.10)

내장 신체반응의 활성도와 관련있는 상부 흉추의 가동성에 대한 유용한 평가는 환자를 바로 눕히고 검사자는 환자의 머리 위치에 서서 양 손으로 T1-T3부위에 손을 넣어서 촉진하면서 실시한다.

부드럽게 눌러보는 동작은 관절에서 움직임의 원활함을 보기 위해 진행된다.

Beal은 척추 양 옆의 내장 체성반응의 진단은 체성제한(척추근육의 딱딱함 및 분절관절의 제한과 같은)의 근거를 보여주는 인접한 2개 이상의 분절에 근거하여야 한다고 제안한다. 덜 심각한 제한은 과긴장성 지엽적 근육과 관련된다(예로, 사각근, 상부승모근).

이런 평가의 소견(finding)은 이전에 서술된 바와 같이 상부 늑골과 관련한 늑골 평가로부터의 소견과 관련지어 생각해야 한다.

L. 호흡 파동 (그림6.2.11)

Lewit은 척추가 호흡기능에 반응하는 효율성을 평가하기 위한 다음의 유용한 프로토콜을 서술한다.

- 검사자는 환자의 옆에 서서 환자가 앉아 있거나 서 있는 상태에서 완전하게 구부려서 척추의 모양을 관찰한다. 만약 명백하게 흉추의 편평(완전히 구부려지지 않음을 의미함)한 부분이 있다면, 이것은 아마도 부가적으로 그 레벨에서 늑골의 제한이 있음을 나타낸다.
- 환자는 엎드려 누운자세를 취한다. 검사자는 허리 레벨에 위치하고 옆에서 관찰하며 눈의 높이는 척추의 높이와 맞춘다.
- 흡기를 충분히 하며 척추가 천추에서부터 움직임이 시작되고 목의 기저부에서 끝나는지 관찰한다.(an ideal, if rare, obseravation), 좀더 자주 제한된 척추 분절은 동시에 마치 블록처럼 동시에 상승한다. 그리고 척추의 움직임은 블록된 부위로부터 두 방향: 꼬리 방향, 머리 방향에서 일어난다. 종종 아주 작은 움직임이 흉추 7-8번에서 일어난다.
- 만약 호흡파가 상부 흉추에서 일어난다면, 이것은 상부 흉식호흡 양상이다.

  NOTE: 파동의 관찰이 진단은 아니지만 현재 호흡에 대한 척추의 반응을 나타낸다. 이 파동은 치료 중간마다 천천히 정상화되는지를 보기 위해 모니터 될

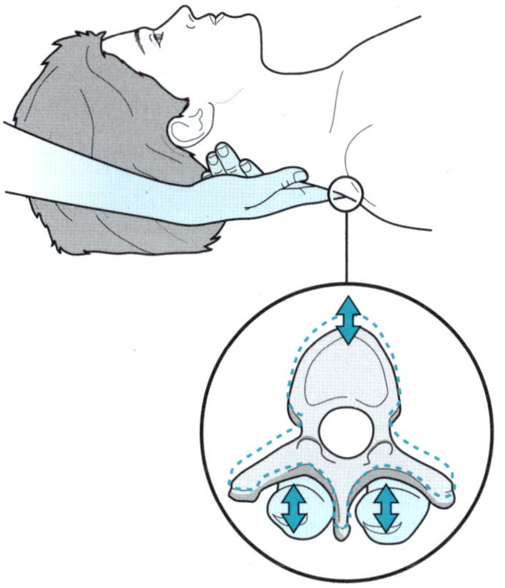

그림 6.2.10 상부 흉추 스프링 검사

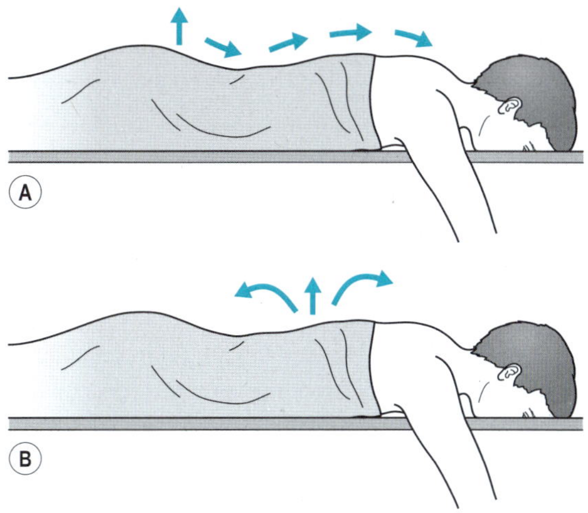

그림 6.2.11 호흡파동. **A** 흡기 시 하부에서 상부로 향하는 정상 움직임 **B** 흡기 시에 제한된 부위가 '함께 묶여' 움직인다. 이러한 양상은 제한된 부위가 가동성이 생길 때, 그리고 호흡기능이 향상될 때, 정상으로 되돌아간다. *Lewit 2009.*

수 있다. 더 길어지고 더 낮은 곳에서 시작되면 호흡기능과 흉곽과 흉추의 더 많은 가동성의 향상을 나타내는 것이다. 그 파동은 정상 호흡기능에 반응하는 척추와 흉추 구조물이 증가되거나 감소된 또는 변하지 않는 기능적 효율성의 스냅샷(상태)을 제공한다.

- 호흡파동이 천추로부터 상부 흉추부위로 가는 움직임과 다르다면, 앉아있거나 서있는 자세에서 굴곡 시 관찰되는 편평한(flat) 구획(segments)과 상관관계가 있는 척추의 제한이 다소 존재할 것이다.

위에서 나온 촉진검사와 호흡기능 평가뿐만 아니라 이러한 기능검사로부터 나온 근거들은 자세 유지근에 대한 과긴장성 단축 그리고/또는 약화에 대해 주의를 요할 필요가 있다는 것을 시사한다. 상대적 단축에 해당하는 중요한 근육들의 특정한 평가의 선택은 아래 서술된다. 하지만 수많은 부가적인 기술 프로토콜이 존재한다는 사실이 중요하다.

보조(그리고 강제적인)호흡 근육 단축의 평가

빈번히 또는 계속되는 깊은 가쁜 호흡은 점진적으로 근육이 피로해지고 많은 고통을 느끼게 된다. Renggi와 동료들(2008)은 정상 이산화탄소 분압하의 과호흡 동안에 횡격막 및 복근의 수축성 피로는 더해지고 흉곽근육을 더 많이 쓰게 된다는 것을 보고했다. Han과 동료들(1993)은 호흡 시 복장뼈 옆의 늑간근과 사각근이 협동해서 상부흉곽을 확장하고, 횡격막의 작동 시 내측으로 당겨지는 것을 막는 작용을 한다는 것을 언급하면서 흉곽 근육의 작용과 상호간의 작용을 서술했다. 하지만 외늑간근의 호흡활동은 예비체제인 것으로 보인다. 흉곽 확장이 필요할 때만 동원되는 것 같다. 호흡 재활치료에 있어서 명백히 드러나는 사각근같은 명백한 근육만 치료가 필요한게 아니라 종종 무시되는 늑간근에 대한 주의가 요구된다는 것을 의미한다.

Masbuchi와 동료들은(2001) 아주 미세한 전선 단자를 근육 안에 넣고 고화질의 초음파를 사용하여 다양한 호흡동작과 자세에 따라 세 개 근육의 활성도를 비교하였다. 경추 흡기 보조근인 사각근이 가장 활성도가 높았으며 상부승모근이 활성도가 가장 낮았고, SCM은 중간 정도의 활성도를 보인다는 것을 증명했다. 이것은 오래동안 흉곽 상부에 놓여 있으면서 관찰과 촉진으로 사각근이 가장 중요한 호흡근육군임을 의심해왔던것에 대한 확인을 해준 결과이다. 상부승모근의 호흡동안에 상대적으로 관련성이 떨어진다고 해서 재활치료에 있어서 간과되어서는 안된다. 왜냐하면 상부승모근은 자세 유지근으로서 상당히 중요한 근육이기 때문이다 –

그리고 이것은 그 자체로 호흡에 영향을 주기 때문이다(Gregory 2007). 상부교차 증후군(upper crossed syndrome)에 관한 설명과 그림을 보라(그림 2.2.1, 2.2.3, 2.2.4)

Lewit(2009)은 다음과 같이 상부승모근을 평가하는 게 왜 필요한지 간단 명료히 설명했다. "상부승모근은 통증유발점과 압통 밴드가 있다면 치료 되어져야 한다.

이러한 현상은 현대 생활에 있어서 거의 대부분 보편적인 상태이기 때문에 모든사람이 대다수 성인에 있어 과긴장된 상태를 줄이기 위해 적절한 치료가 필요할 것으로 보인다. 게다가 특이하게도 상부승모근은 가수(Petterson 2005, 또한 7장 5절을 참조)와 구강호흡을 하는 어린이들(Ribeiro-Corre et al 2004)에게 있어서 과활동화 되어 있음이 밝혀져 왔다. 현재 핸드폰 사용과 관련한 재미있는 사실중에 Lin &Peper(2009)의 다음과 같은 보고가 있다.

83%의 대학생이 문자를 주고받는 동안 손과 목의 통증이 보고되었고, 메시지를 받을 때 숨을 멈추었다.

역설적 호흡 패턴이 증명된 입원환자 46명중에 50% 이상에서 사각근의 기능이상과 통증유발점이 존재한다는 것이 증명되었다(Pledidelova et al 2002). 호흡기능과 관련한 근막통증유발점의 영향은 평가와 관련해서는 이 장의 후반부에서 그리고 치료적 접근에 관해서는 7.2장에서 다뤄질 것이다.

'장벽'의 의미

근육단축, 관절제한과 같은 체성 기능 이상을 서술할 때 '풀림'과 '묶임'과 같은 단어는 지나치게 단단하거나 느슨한 조직과 구조물을 표현할 때 사용되곤 한다. 평가하는 부위에 유사한 개념이 적용되는데, 관절과 연부조직의 end feel(끝에 다다랐다는 느낌)을 평가할 때, 반대 쪽을 비교하여 이러한 소견을 알아내는 것이 일반적이다(Kaltenborn 1985).

부드러움 또는 딱딱한 끝 느낌(end feel) 또는 빽빽한 느낌(tight)과 느슨함, 풀린 느낌과 묶인 느낌을 기술하는 특징들의 묘사는 만성과 급성 변화와 연관될 것이고 이러한 차이점은 치료적 접근의 선택에 영향을 줄것이고 진행되는 순서에도 영향을 줄 것이다. 빽빽한 느낌(tight), 느슨함 등과 같은 소견은 장벽과 밀접한 관계가 있고 이것은 직접적인 치료 방법의 준비에 있어 확인되어질 필요가 있다. 직접적인 치료방법은 제한장벽 쪽으로 치료의 행위가 이루어지는 것이다. 즉, 묶인 느낌과 빽빽한 느낌(tight)쪽으로 치료가 이루어진다. 그리고 간접적인 치료 방법은 제한장벽으로부터 멀어지는 방향 즉, 느슨하고 풀린 쪽으로 치료의 행위가 이루어진다는 것이다. 이러한 방법은 7장 2절에 설명되어 있다.

모든 단축된 근육에 주의를 기울여야 하는 것은 아니다.

기능이상 양상으로 확인될지도 모르는 단축된 모든 근육을 반드시 치료가 필요한 것은 아니다. Lewit(2009)과 Simons와 동료들은(1998) 후두하근육을 등척성운동후 이완을 하면, 흉쇄유돌근도 이완이 되었다는 것을 보고했다. 또한 흉요추 근육도 장요근의 이완을 유발했고 반대도 그러하다. 사각근과 흉쇄유돌근의 치료(근에너지기법, 7장 2절에 서술)는 대흉근을 또한 이완시킨다.

아래 서술된 근육들은 호흡의 생역학적 기능과 가장 밀접히 연관된 것들 중에 선택된 것이다.

이러한 근육들은 5장에서 서술된 것처럼 감정의 영향 때문에 또는 습관적인 오남용 때문에 기능이상이 될 수 있다. 짧고 단단한 근육은 근복과 근부착점(Mense & Simons 2001)에서 근막통증유발점을 만드는 경향이 있다(7장 2절과 이 장의 후반부에서 통증유발점을 참조하라).

다음 근육들의 상대적인 단축은 평가되어야하고 기록되어야 한다:

요방형근, 장요근, 대흉근, 광배근, 상부승모근, 견갑거근, 사각근, 흉쇄유돌근 뿐만 아니라 경흉추 척추 주변 근육(2.2.2박스를 보라. 그리고 개별 근육들의 평가는 아래에 있다)

장요근 단축의 평가 (그림 6.2.12)

장요근은 횡격막 및 그 기능과 밀접하게 관련되어 있어 호흡 재활에 앞서 단축에 대한 평가 및 과로한 단축에 대한 재활치료를 한다. 횡격막과 장요근의 관계를 기억하기 위해 그림 2.2.7과 2.2.9를 보라.

테스트를 위해 환자는 가능한 한 엉덩이(천추)를 테이블의 끝 부위에 붙인 채로 눕는다. 테스트 받지 않는 다리는 골반의 안정성을 위해 가슴쪽으로 고정한채로 있고 반면에 테스트 받는 다리는 무릎이 구부러진채로 테이블의 끝쪽으로 자유롭게 아래 쪽으로 떨어트린다.

테스트 받지 않는 쪽의 힙을 완전히 구부리는 것은 요추가 편평해지면서 골반을 완전히 회전시키는 것을 돕는다. 이는 검사가 의미있고, 척추에 가해지는 스트레스를 피하려면 필수적이다.

테스트 받는 다리의 넓적다리가 수평면에 평행하다면, 바닥에 평행하고, 바닥 쪽으로 수동적으로 움직여질 때 어느정도 스프링처럼 튕긴다면 이것은 장요근이 짧지 않다는 것을 의미한다.

넓적다리가 수평면 위로 올라오고 또는 땅과 수평하지만 딱딱한 느낌이 있다면, 그것은 장요근이 짧다는 것을 의미할 것이다. 고관절 신전 각도가 10°가 되기 위해 인위적인 노력이 필요하다면 이것은 장요근이 단축되었다는 것을 의미한다.

Peelera &Anderson(2007)은 고관절의 가동범위와 장요근의 유연성을 측정하기 위해서 사용되는 토마스 테스트의 통계적 신뢰도에 관련한 의문점이 있긴 하지만 그럼에도 불구하고 유용한 임상적 도구라는 사실을 발표했다.

요방형근 단축에 대한 평가 (그림6.2.13)

이 장에서 이미 서술된 측와위 고관절 외전 검사는 요방형근이 과긴장하고 있는지를 알려준다(그러므로 단축 가능성이 있다).

상대적 단축의 징후는 관찰에 의해 얻어진다. 환자는 어깨너비로 다리를 벌리고 선다. 그리고 손을 넓적다리 옆으로 내리면서 가능한 한 옆으로 편안하게 측굴한다.

측굴 시 앞으로나 뒤로 몸이 눕지 않도록 주의한다. 무릎의 주름을 보고 한쪽과 다른 쪽의 유연성 정도를 비교한다.우측만큼 좌측이 도달할 수 없다면 우측 요방형근이 단축되어 있을 것이다. 무릎 주름 바로 아래에 도달 될 수 있어야 한다.

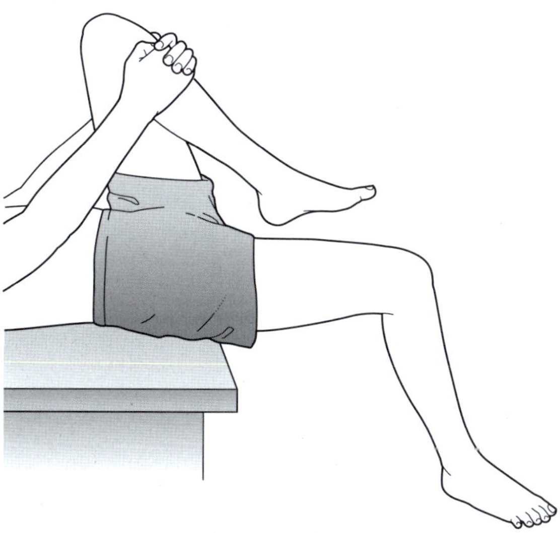

그림 6.2.12 장요근 단축을 평가하는 Thomas 테스트. 지지되지 않은 다리는 바닥과 평행하게 떠있어야 하고 장요근의 단축이 아니라면 고관절 신전 각도는 10도정도는 쉽게 나와야 한다.

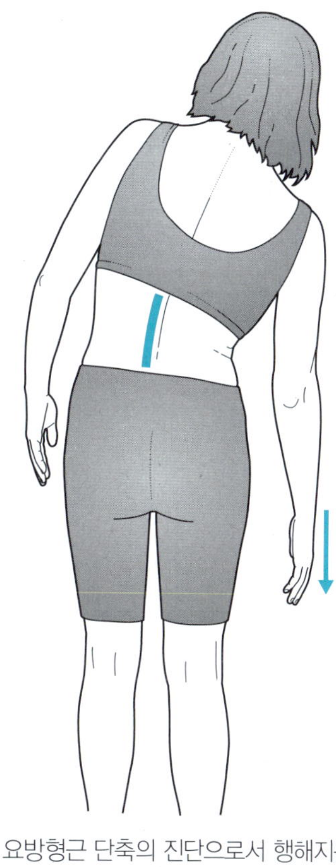

그림 6.2.13 요방형근 단축의 진단으로서 행해지는 측굴범위 평가

대흉근 단축의 평가 (그림6.2.14)

환자는 바로 누워서 머리는 테이블 위쪽 가장자리에서 40cm정도 떨어진 정도, 손은 위로하고 테이블위에 머리 쪽으로 팔을뻗은 상태로 편안히 두도록 한다. 만약 이 근육이 정상이라면, 허리가 구부러지지 않고 흉곽이 튀들어지지도 않으면서 팔은 어깨위로 쉽게 뻗을 수 있어야 하며 팔의 거의 대부분이 테이블에 닿아야 한다. 자연스럽게 팔 뒷쪽이 테이블에 닿지 않는다면 대흉근 섬유는 아마도 단축된 것이다.

쇄골하 분지의 평가는 체간에서 90° 정도 외전된 상태와 관련있다. 이 포지션에서는 팔을 완전히 외전시킨다 하더라도 흉골근처의 대흉근 힘줄은 지나치게 타이트한 상태가 되면 안된다.

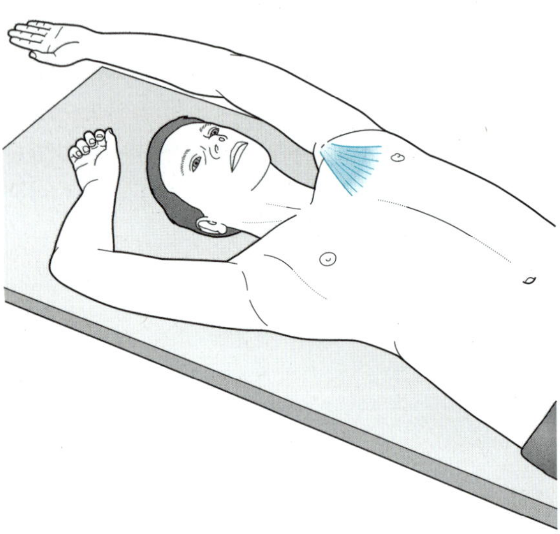

그림 6.2.14 대흉근의 단축 평가. 만약 팔이 어깨의 기능이상이 없이 머리 옆 바닥에 닿지 않는다면, 대흉근은 단축되어 있을 것이다.

상부승모근 단축의 평가 (그림 6.2.15)

환자는 바로 누워서 목과 머리를 검사하고자 하는 쪽의 반대쪽으로 회전하고 굽힌다. 검사자는 테이블의 머리쪽에 서고 어깨를 원위부로 쉽게 내릴 수 있는지를 평가한다. 어깨를 다리쪽으로 밀었을 때 편안히 튕기는듯한 느낌이 있어야만 하고 부드러운 끝부위의 느낌이 있어야 한다. 만약 관절 가동범위의 끝부위 느낌이 딱딱하게 느껴진다면, 상부승모근의 후섬유가 단축되어 있을 것이다.

얼굴과 목을 완전히 검사하고자 하는 쪽의 반대편으로 돌리고 측굴은 40° 정도로 한 상태에서 어깨를 살짝 튕기는 동작을 한다. 만약 딱딱한 느낌이라면 상부승모근의 후섬유 부위가 아마도 단축되어 있을 것이다. 머리를 반대쪽으로 반정도만 돌리고 같은 방법으로 검사한다면, 상부승모근의 중간섬유를 평가할 수 있다. 목을 테스트 받고자 하는 쪽으로 머리를 돌리면 전섬유부위를 평가할 수 있을 것이다. 각각의 예에서 어깨를 아래 쪽으로 밀었을 때 튕기는듯한 느낌을 유지하는 동안 측굴이 40~45° 정도 유지될 수 있다면 정상 상부승모근이라고 할 수 있다.

NOTE: 근육의 평가와 치료의 위치는 같다. 7장 2절에서 서술되어 있다.

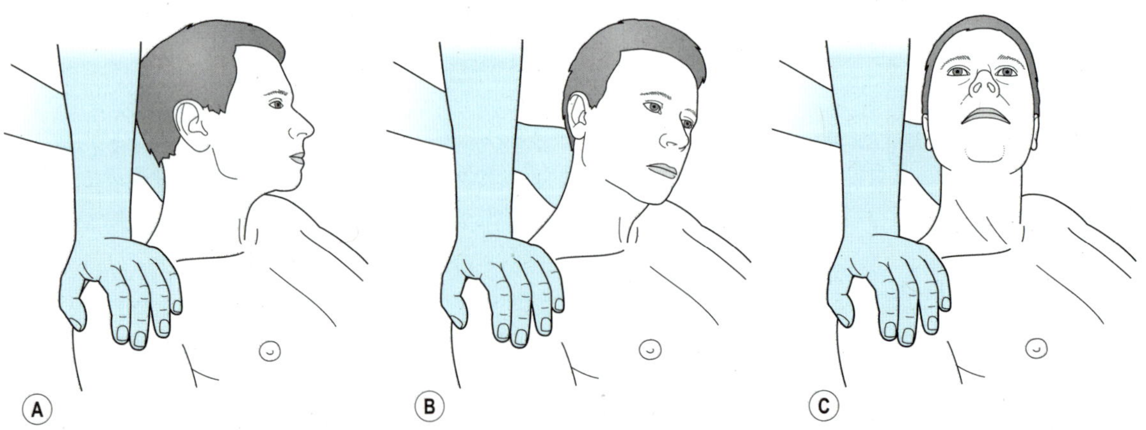

그림 6.2.15 우측 상부승모근의 근에너지기법 평가 **A** 후섬유 **B** 중간섬유 **C** 전섬유

사각근 단축의 평가

Hudson와 동료들(2007)은 사각근이 보조호흡근인 흉쇄유돌근보다 더 유용한 필수 흡기근육이라는 것을 발표한다. 호흡 활동과 상관없이 사각근과 흉쇄유돌근은 기계적인 이득을 위해 쓰인다는 것을 밝혀냈다. 사각근이 항상 흉쇄유돌근보다 더 먼저 움직인다. 통증유발점이 활성화되는 경향이 있는 사각근은 본연의 지근과 속근의 성질을 둘 다 가지기 때문에 논쟁의 여지가 있다.

사각근의 위상은 노출되는 스트레스의 형태에 따라 수정된다. 사각근에 연축과 통증유발점이 흔히 존재하는 것처럼 또한 약화와 억제도 존재한다고 Janda(1996)는 보고했다.

다음과 같은 통증유발점과 긴장의 활성화의 관찰 촉진 평가와 기능적 평가를 제외하고는 간단한 검사는 없다:.

> *검사자는 손가락을 쇄골에 갖다 대고 손을 부드럽게 환자의 어깨에 갖다 놓는다. 앉아 있는 환자에게 적당히 깊게 숨을 들이마시라고 요청한다. 만약 검사자의 손이 보일 정도로 올라간다면, 사각근이 부적절하게 쓰이고 있는 것이다. 그리고 그것은 사각근이 단축되었다는 것을 나타내고 이완시키면 도움이 될 것이다..*
>
> 2009 Lewit에서 인용함

실제로, 상부흉식호흡을 하는 사람들 모두는 과긴장된 사각근이 있다.

흉쇄유돌근 단축의 평가

사각근과는 달리, 흉쇄유돌근의 단축에 대한 절대적인 검사는 없다. 하지만 체형의 관찰(과신전된 목, 턱을 앞으로 내밀고 있는 자세), 경화 정도 촉진, 섬유화와 통증유발점의 활성화를 통해 단축의 가능성을 알아 낼 수 있다. 이 근육은 사각근처럼 자세유지근, 호흡보조근육이고, 부적절한 호흡 습관에 의해 단축될 수 있다.

관찰은 정확한 평가방법이다. 흉쇄유돌근은 정상일 때 거의 보이지 않기 때문에, 흉골 부착 부위가 쉽게 보이거나 근육의 어떠한 부위라도 도드라져 보이면 이것은 근육의 뻑뻑함(tight)으로 받아들여도 된다. 환자의 자세가 목이 앞으로 튀어나와 있다면, 이것은 경추의 전만과 흉추의 후만이 동반된다. 2.2 상부교차증후군의 내용을 보라. 심부경추 굴곡근의 약화와 흉쇄유돌근의 뻑뻑함(tight)이 의심될 수 있다(Hudson et al 2007).

근막 통증유발점(MTrPs): 연관성과 평가

근막통증유발점은 촉진 가능하고 근육조직 내 단단하고 긴장 밴드(taut band)이며 근육을 촉진하거나 움직일 때 아프다. 광학현미경으로 근막통증유발점(MTrPs) 내에 근육분절의 수축과 관련된 개별 근섬유의 부분적인 비후를 동반한 수축성 매듭(contraction knot)의 존재를 밝혀 냈다(Simons et al 1998). 근육병변은 근신경 종말판에 손상을 입힌다(Simons 2002)고 Mense(2008)에 의해 제안되었다. 그리고 이러한 조직 손상은 비정상적인 아세틸콜린의 운동종말판의 신경말단으로부터 분비가 되는 결과로 나타난다. 이렇게 되면 수축성 매듭(contraction knot)과 수축 효과가 생기게 되고, 이것은 국소허혈 및 저산소증을 유발하게 된다. 동시에 굉장히 에너지 소비가 증가된다. 증가된 에너지 요구와 감소된 에너지 공급은 신경-혈관 반응 민감성 물질(neuro-vasoreactive sensitizing substances)의 분비를 초래하는 위기로 이어진다. 결과적으로 탈분극화는 수축성 매듭을 만들고 그것은 근처 혈관을 누르게 되며 근처 조직을 허혈상태로 만들게 되며 통각수용기(nociceptor)를 민감화시키는 물질들을 분비시키게 된다. 이것은 사실은 압력을 가했을 때 두드러지게 나타나는 근막통증유발점의 압통에 대한 부분적인 설명이 된다. 이러한 다양한 민감성 물질은 투석분석방법으로 근막통증유발점 내에 존재한다는 것이 밝혀져 왔다(Shah 2005).

덧붙여서 Baldry(2001)는 과호흡으로 인한 저산소증은 브래디키닌 분비의 강력한 유발인자이고 근막통증유발점의 지속적인 민감화를 시킴으로 인해 통증이 지속되도록 유발한다고 발표했다.

Lucas et al (2004)는 근막구조에서 통증유발점의

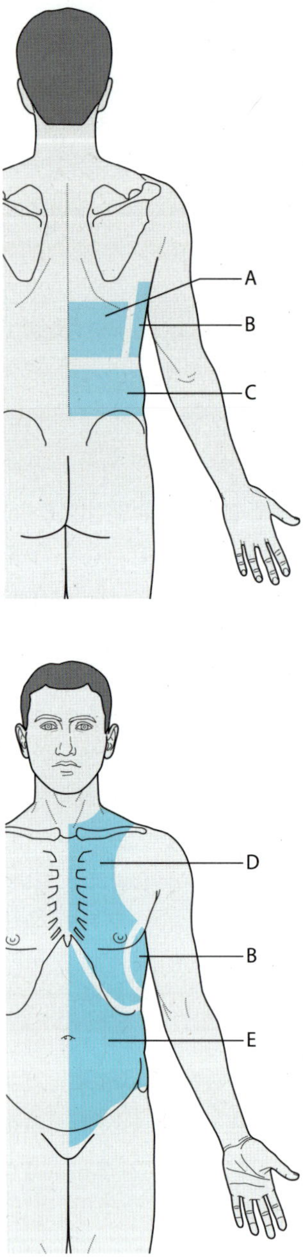

A. 하부 흉추 허리 통증
흉장늑근
다열근
하후거근
복직근
늑간근
광배근
장요근

B. 측면 흉통
전거근
늑간근
광배근
횡격막

C. 허리통증
흉최장근
요장늑근
흉장늑근
다열근
복직근
장요근
중둔근

D. 전면부흉통
대흉근
소흉근사각근
흉쇄유돌근(흉골분지)
흉골근
늑간근
경장늑근
쇄골하근
외복사근
횡격막

E. 복부 통증
복직근
외복사근
복횡근
흉장늑근
다열근
추체근
요방형근

Ⓐ

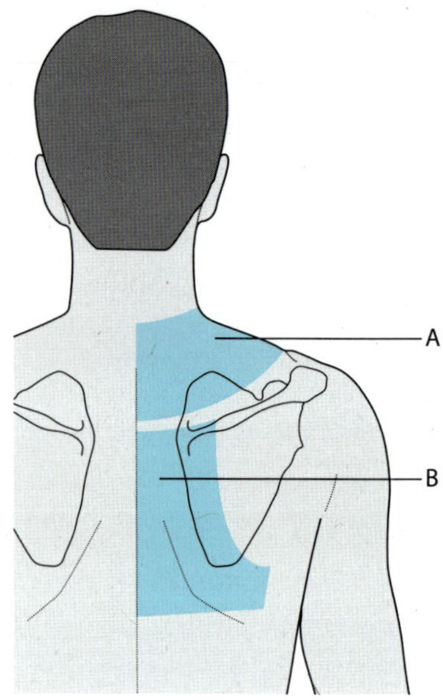

A. 상부-흉부 등통증
사각근
견갑거근
극상근
승모근
다열근
능형근
경판상근
상완 삼두근
상완 이두근

B. 중부-흉부 등통증
사각근
광배근
견갑거근
흉장늑근
다열근
능형근
상후거근
극하근
승모근
전거근

Ⓑ

그림 6.2.16 AB 나열된 근육에 존재하는 통증유발점에 의해 영향받을 수 있는 조직과 구조물

존재는 전체 운동체인에 있어 활성화 순서를 바꾼다는 것을 밝혀냈다. 덧붙여서 경추, 흉추, 요추 어깨 부위에 존재하는 근막통증유발점(MTrPs)이 역설적 호흡과 같은 호흡 기전에 영향을 끼칠수 있고 또한 영향을 받을 수 있다. 또는 비정상적인 체형에 의해 영향을 끼칠 수도, 받을 수도 있다.

호흡 양상 장애에서 통증유발점과의 연관성

근막통증유발점은 유아를 제외하고 모든 세대에서 나

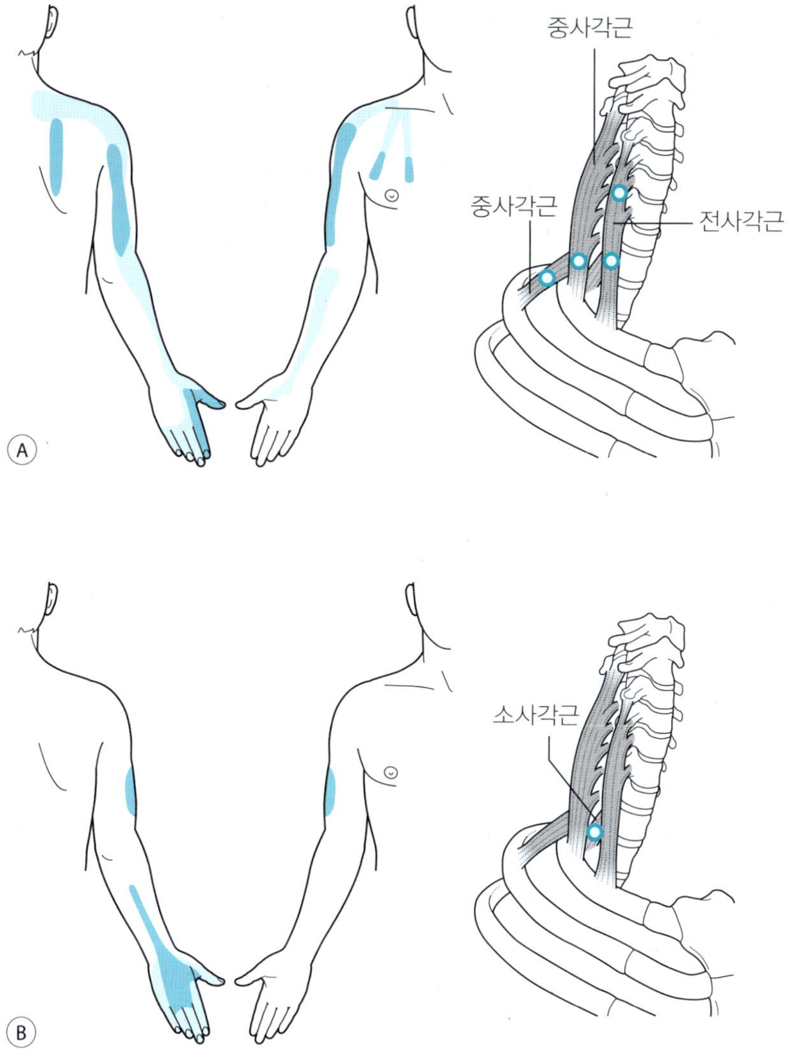

그림 6.2.17 AB 사각근의 통증유발점은 잠재적으로 사각근(분지:역자 주)의 어떠한 부위에서도 나타날 수 있는 흔한 통증양상을 나타낸다.

타날 수 있다. 부분적인 근육의 과사용으로 인해 나타나기도 하는 것 같고, 국소통증 관절 기능부전, 내장 골반 문제, 갑상선 기능저하증, 자가면역질환, 감염, 복합통증증후군, 저혈당, 약물복용의 효과(특히, statin 약물), 대사성 또는 영양 불균형(특히ferritin, vit B12, vit D)과 관련되어 있다(Dommerholt & Huijbregts 2011).

근막통증유발점은 일반적으로 통증과 기능이상의 주요 원인이다. 하지만 이장에서 포함된 내용은 통증과 기능이상보다는 호흡기능의 잠재적인 영향에 관련한 설명이 더 많다.

근막통증유발점의 확인

확실하게 단단한 띠(taut band)를 촉진하거나 근육에서 경련성 반응(twitch response)을 끌어내는 능력은 검사자의 숙련도나 촉진 기술과 근육의 크기나 깊이에 따라 다르고 다양하다. Gwerin et al 1997은 검사자들이 검사하기전에 숙련도가 증가되었을 때 평가자 간의 신뢰도가 향상된다고 발표했다. Sciotti et al 2001는

Box 6.2.2 근막통증유발점을 찾기 위한 피부 촉진법들 (끌림, 등)

반사성으로 활성화된 조직 표면의 피부는 교감신경이 항진되어 있고, 땀샘 활동성이 높다 (Lewit 1999). 이렇게 땀이 많이 나는 환자를 손가락으로 부드럽게 피부를 촉진하다 보면 멈칫하게 된다. 촉진 시 압력은 피부와 피부가 닿을 정도의 "깃털처럼 가볍게" 만지면 된다.

촉진하는 한, 손가락은 목적의식이 있어야 하고, 너무 빠르지도 느리지도 않게 초당 5–7 cm 정도면 적당하다. 피부 표면에서 손가락이 움직일 때 저항감이 느껴지는 끌리는 듯한 곳을 찾는다. 이것은 건조함, 사포같은 느낌 또는 약간 거친 또는 울퉁불퉁한 느낌이 들 수 있다. 이러한 느낌들은 땀이 많이 났다는 것을 의미한다.위치를 찾았으면, 더 강하게 눌러보면 불편감을 느끼는 부위가 나타나거나 또는 압통점의 위쪽이라면 경계가 잘 나타나는 불편한 부위가 나타날 것이며, 통증은 어느 위치에라도 나타날 수 있다. 부가적인 통증유발점 위의 피부 특징은 다음과 같다 (그림 6.2.18).

- 근막에 유착되어 있는 피부(피부 구르기 또는 반대측 피부를 밀어서 비교하면 알 수 있다).
- 피부는 국소적인 탄력을 잃는다. 탄력장벽을 찾고 즉시 근처와 비교하면서, 탄력성이 현저히 소실된 곳을 찾을 때까지 피부를 스트레치 시켜본다. 이곳은 또한 "drag (끌림)"의 위치가 된다.
- 주변 조직과 비교할 때 온도의 차이가 있고, 흔히 더 따뜻하다(상대적으로 고장성임을 의미한다). 하지만 때때로 조직이 허혈상태이면 더 차가울수도 있다 (Barral 1988).
- 피부가 차가운 공기에 노출되면 입모반사의 결과로 닭살 형태가 관찰된다.
- 땀분비 반사의 항진으로 인해 땀 생성이 증가하므로 병변을 가볍게 지나칠 때 끌림의 촉진 느낌을 알 수 있다.
- 항진된 상태 때문에 피부 감각 과민이 나타날 수 있다 (예로, 바늘에 찔린듯한 느낌).
- 피부 영양성 부종으로 인해 영향받은 분절의 피부 표면위를 문지를 때 피하 조직에서 귤껍질 같은 느낌이 든다.

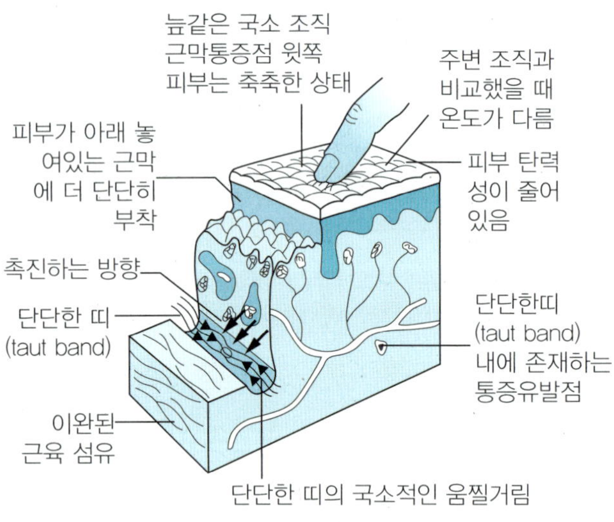

그림 6.2.18 근막 통증유발점 위치 조직의 생리적 변화.
Reproduced with kind permission from Chaitow & DeLany 2000.

네 명의 맹검법에 경험이 많은 검사자들(연구 이전에 광범위하게 함께 교육받았던)은 상부승모근에서 잠복해 있는 근막통증유발점의 위치를 확실히 확인할 수 있었다(80% 일치).

근막통증유발점의 진단적 특징

(Simons 1998, Simons 2002, Simons 2004))

정골의학에서 "STAR"이라는 두음 문자어로 체성 기능이상의 특징을 기억한다.

- Sensitivity(민감성)–움직이거나 압력이 가해지면 거의 항상 존재한다.
- Texture change(질감의 변화) –섬유화되어 있고, 부어있고, 따뜻하고, 냉하고, 정상 조직과는 다른 느낌을 주는 피부를 포함한 기능이상 조직(box 6.2.2)
- Asymmetry(비대칭성)–흔하다. 하지만 항상 그런 것은 아니다.
- Range of motion reduced(운동범위 감소)–근육과 관절이 연관되어있다.

원인이나 본연의 성질 말고 문제점은 2개 또는 3개의 특징만 확인되면 되는 것이다. 블라인드 테스트에서 Fryer et al (2004)은 흉추기립근이 비정상으로 촉진되어 질 때 같은 조직이 통증에 낮은 역치를 가진다는 것을 증명했다(통각계를써서).

Sikdal et al (2008)은 근막통증유발점을 진단 초음파와 탄성 초음파 영상(sonoelastography)를 이용하여 볼 수 있다는 것을 증명했다.

통증유발점은 이차원 초음파에서 낮은 에코(hypoechoic)상태로 보이며, 진동 탄성 초음파 영상에서는(vibration sonoelastography) 주변 조직보다 더 딱딱해 보인다.

통증유발점이 존재할 때 아마도 급성, 만성 또는 반복적인 근육의 과부하와 관련된 발병과 함께 신체 일부분의 통증을 느낄 수 있다.

통증의 강도는 통상적으로 움직임이나 체위에 따라 달라질 수 있으나 심할 때는 계속적으로 통증이 있을 수도 있다.

진단적 소견은 흔히 다음과 같다.

- 운동제한 범위를 늘리려고 할 때 통증 때문에 제한을 받음
- 경계가 잘 지어진 압통결절을 보유한 촉진 가능한 단단한 띠(taut band)의 존재

이곳에 압력을 가하면 환자에게 친숙한 갑작스러운 몸을 움츠리게 하는 통증을이끌어 낼 수 있다(jump sign).

그림 6.2.16a와 6.2.16b에 신체의 위치를 그려 놓았다. 나열된 근육들은 통증유발점에 의해 영향을 받을 수도 있고, 호흡기능에 잠재적인 영향을 줄 수 있다. 통증유발점은 나열된 근육의 어디에서나 존재할 수 있으나 근부착 부위나 운동종말판 또는 근복(muscle belly)에 아주 흔하다.

그림 6.2.17은 사각근에 통증유발점에 의해 영향받는 증상의 위치를 보여준다. 치료 옵션은 7.2에서 서술되어 있다.

결론

이장에서는 기능적인 것 뿐만 아니라 생체역학적인 호흡 패턴 장애와 관련된 변화의 확인에 있어 평가 접근법을 조명했다. 평가를 통해 밝혀진 이러한 기능장애를 가진 사람들의 호흡 패턴에 관한 특정한 관련성은 제각각이다. 호흡재활 프로토콜은 호흡과정에 있어 가장 많이 관련된 뼈와 연부조직의 구조물의 구조적인 상태뿐 아니라, 생체역학을 향상시키는데 목적을 두고 전략을 짜야만 한다.

참고문헌 Reference

Baldry, P., 2001. Myofascial pain and fibromyalgia syndromes. Churchill Livingstone, Edinburgh.

Barral, J.P., 1988. Visceral manipulation. Eastland Press, Seattle.

Beal, M.C., 1983. Palpatory testing for somatic dysfunction in patients with cardiovascular disease. J Am Osteopath Assoc 82, 822–831.

Bradley, D., 1998. Hyperventilation syndrome: breathing pattern disorders and how to overcome them. Kyle Cathie, London.

Chaitow, L., DeLany, J., 2000. Clinical applications of neuromuscular techniques. Volume 1: Upper body. Churchill Livingstone, Edinburgh.

Chaitow, L., DeLany, J., 2010. Clinical applications of neuromuscular techniques. Volume 2: Lower body, second ed. Churchill Livingstone, Edinburgh.

Chila, A., 1997. Fascial-ligamentous release. In: Ward, R. (Ed.), Foundations for osteopathic medicine. Williams and Wilkins, Baltimore.

Cleland, J.A., Childs, J.D., Fritz, J.M., 2006. Inter-rater reliability of the history and physical examination in patients with mechanical neck pain. Arch. Phys. Med. Rehabil. 87 (10), 1388–1395.

Cleland, J.A., Childs, J.D., Fritz, J.M., et al., 2007. Development of a clinical prediction rule for guiding treatment of a subgroup of patients with neck pain: use of thoracic spine manipulation, exercise, and patient education. Phys. Ther. 87 (1), 9–23.

Courtney, R., 2009. The functions of breathing and its dysfunctions and their relationship to breathing therapy. International Journal of Osteopathic Medicine 12, 78–78.

Dommerholt, J., Huijbregts, P.A., 2011. Myofascial trigger points: pathophysiology and evidence-informed diagnosis and management. Jones & Bartlett, Boston.

Dommerholt, J.C., Bron, C., Franssen, J., 2006. Myofascial trigger points: an evidence-informed review. J Manual Manipulative Ther 14, 203–221.

Flynn, T., Whitman, J., Magel, J., 2001.

Orthopaedic manual physical therapy management of the cervical-thoracic spine & ribcage. Evidence in Motion, Louisville, KY.

Fryer, G., Morris, T., Gibbons, P., 2004. Relation between thoracic paraspinal tissues and pressure sensitivity measured by digital algometer. Journal Osteopathic Medicine 7 (2), 64–69.

Gerwin, R., Shannon, S., Hong, C.Z., et al., 1997. Interrater reliability in myofascial trigger point examination. Pain 69, 65–73.

Greenman, P., 1996. Principles of manual medicine. Williams and Wilkins, Baltimore.

Gregory, S., 2007. Evaluation and management of respiratory muscle dysfunction in ALS. Neuro-Rehabilitation 22, 435–443.

Han, J., Gayan-Ramirez, G., Dekhuijzen, R., 1993. Respiratory function of the rib cage muscles. European Respiratory Journal 6 (5), 722–728.

Heiderscheit, B., Boissonnault, W., 2008. Reliability of joint mobility and pain assessment of the thoracic spine and rib cage in asymptomatic individuals. J. Man. Manip. Ther. 16 (4), 210–216.

Hruby, R., Goodridge, J., 1997. Thoracic region and rib cage. In: Ward, R. (Ed.), Foundations of osteopathic medicine. Williams & Wilkins, Baltimore.

Hruby, R., Hoffman, K., 2007. Avian influenza: an osteopathic component to treatment. Osteopath Med Prim Care 1, 10.

Hruska, R., 1997. Influences of dysfunctional respiratory mechanics on orofacial pain. Dent Clin North Am. 41, 211–227.

Hudson, A., Gandevia, S., Butler, J., 2007. The effect of lung volume on the co-ordinated recruitment of scalene and sternomastoid muscles in humans. J Physiol 584 (1), 261–270.

Janda, V., 1996. Evaluation of muscular balance. In: Liebenson, C. (Ed.), Rehabilitation of the spine. Williams and Wilkins, Baltimore.

Janda, V., Frank, C., Liebenson, C., 2006. Evaluation of muscular imbalance. In: Liebenson, C. (Ed.), Rehabilitation of the spine, second ed. Lippincott Williams and Wilkins, Baltimore.

Kaltenborn, F., 1985. Mobilization of the extremity joints. Olaf Norlis Bokhandel, Universitetgaten 24, N-0162 Oslo 1, Norway.

Knott, M., Tune, J.D., Stoll, S.T., et al., 2005. Lymphatic pump treatments increase thoracic duct flow. JAOA 105, 447–456.

Kuchera, M., Goodridge, J., 1997. Lower extremity. In: Ward, R. (Ed.), American Osteopathic Association: Foundations for Osteopathic Medicine. Williams and Wilkins, Baltimore.

Lewit, K., 2009. Manipulative Therapy: Musculoskeletal Medicine. Churchill Livingstone, Edinburgh.

Liebenson, C., 1999. Re-education of faulty respiration. Journal of Bodywork and Movement Therapies 3 (4), 225–228.

Lin, I.M., Peper, E., 2009. Psychophysiological patterns during cell phone text messaging: a preliminary study. Appl Psychophysiol Biofeedback 34 (1), 53–57.

Lindgren, K., Leino, E., Manninen, H., 1989. Cineradiography of the hypomobile first rib. Arch. Phys. Med. Rehabil. 70 (5), 408–409.

Lindgren, K.-A., 1997. Conservative treatment of thoracic outlet syndrome: a 2-year follow-up, Arch Phys Med Rehabil 78, 373–378.

Lucas, K., 2004. Latent myofascial trigger points: their effects on muscle activation and movement efficiency. Journal of Bodywork & Movement Therapies. 8 (3), 160–166.

Masubuchi, Y., Abe, T., Yokoba, M., 2001. Relation between neck accessory inspiratory muscle electromyographic activity and lung volume. Journal Japanese Respiratory Society 39 (4), 244–249.

Mense, S., 2008. Muscle pain: mechanisms and clinical significance. Dtsch Arztebl Int 105 (12), 214–219.

Mense, S., Simons, D., 2001. Muscle pain; understanding its nature, diagnosis and treatment. Philadelphia, Lippincott Williams & Wilkins, Baltimore.

Morris, C., Chaitow, L., Janda, V., 2006. Functional examination of low back syndromes. In: Morris, C. (Ed.), Low back syndromes. McGraw-Hill, New York.

Palastanga, N., Field, D., Soames, R., 2002. Anatomy and human movement, fourth ed. Butterworth-Heinemann, Oxford, pp. 478–479.

Peelera, J., Anderson, J., 2007. Reliability of the Thomas test for assessing range of motion about the hip. Physical Therapy in Sport 8, 14–21.

Pettersen, V., 2005. Muscular patterns and activation levels of auxiliary breathing muscles and thorax movement in classical singing. Folia Phoniatr Logop. 57 (5–6), 255–277.

Pleidelová, J., Balážiová, M., Porubská, V., 2002. Frequency of scalenal muscle disorders. Rehabilitacia 35 (4), 203–207.

Pryor, J.A., Prasad, S.A., 2002. Physiotherapy for respiratory and cardiac problems, third ed. Churchill Livingstone, Edinburgh.

Renggli, A., Verges, S., Notter, D., 2008. Development of respiratory muscle contractile fatigue in the course of hyperpnoea. Respiratory Physiology & Neurobiology 164, 366–372.

Ribeiro-Corre, E., Marchiori, S.C., Silva, A.M.T., 2004. Electro-myographic muscle activity in mouth and nasal breathing children. J Craniomandibular Prac 22, 45–50.

Riley, G.W., 2000. Osteopathic success

in the treatment of influenza and pneumonia 1919. JAOA 100, 315–319.

Ross, J., Bereznick, D., McGill, S., 2004. Determining cavitation location during lumbar and thoracic spinal manipulation: is spinal manipulation accurate and specific? Spine 29 (13), 1452–1457.

Sachse, J., 1995. The thoracic region's pathogenetic relations and increased muscle tension. Manuelle Medizin 33, 163–172.

Sciotti, V., Mittak, V.L., DiMarco, L., 2001. Clinical precision of myofascial trigger point location in the trapezius muscle. Pain 93, 259–266.

Shah, J., 2005. An in vivo microanalytical technique for measuring the local biochemical milieu of human skeletal muscle. J Appl Physiol 99, 1977–1984.

Sikdar, S., Shah, J.P., Gilliams, E., et al., 2008. Assessment of myofascial trigger points (MTrPs): a new application of ultrasound imaging and vibration sonoelastography. Conf Proc IEEE Eng Med Biol Soc 2008, 5585–5588.

Simons, D., Travell, J., Simons, L., 1998. Myofascial pain and dysfunction: the trigger point manual, Vol. 1 second ed. Williams and Wilkins, Baltimore.

Simons, D., 2002. Understanding effective treatments of myofascial trigger points. Journal of Bodywork and Movement Therapies 6 (2), 81–88.

Simons, D., 2004. New Aspects of Myofascial Trigger points - etiological and clinical. Journal of Musculoskeletal Pain 12 (3/4), 15–21.

Smith, R.K., 1920. One hundred thousand cases of influenza with a death rate of one-fortieth of that officially reported under conventional medical treatment. Journal American Osteopathic Association 20:172–175. Reprinted in 2000: Journal American Osteopathic Association 100, 320–323.

Vance, C., 2003. Enhance patient compliance by targeting different learning styles. Podiatry Today 16 (8), 28–29.

Ward, R.C., Hruby, R.J., Jerome, J.Z., 2002. Foundations for osteopathic medicine, third ed. Lippincott Williams & Wilkins, Baltimore.

장 6.3

물리치료 평가 접근법

Dinah Bradley

장목차

물리치료 평가	**135**
환경	136
물리치료 평가	136
자세한 병력	136
과거 병력	137
사회력	137
이전 검사 기록	137
대체의학 치료	137
설문지	137
니지메겐(Nijmegen) 설문지	137
로울리(Rowley) 호흡 자가 효율성 점수	138
병원 불안과 우울증 설문지	138
호흡속도와 양상에 대한 임상적 관찰	138
비강 문제	138
폐색	138
코골이	139
계절성 비염	139
구강호흡	139
호흡중지 검사	139
근골격계 검사 및 시진	139
상부흉곽과 견갑대 근육의 적응성 변화	139
산소측정기	142
카프노그래피	143
최고 호기 유속(PEFR)	143
교육	143
참고문헌	**144**

수십 년간 물리치료는 기질적이든, 기능적이든 또는 특발성이든 간에 흉곽 문제의 평가나 치료에 관계되어 왔다. Thompson & Thompson(1968), Cluff(1984), Innocenti(1987) 그리고 Holloway(1992)같은 사람들이 일찍이 출판한 서적은 물리치료에 있어 미래 지향적인 초석을 마련했다.

독립적인 물리치료 서비스 회사인 Breating Work© 사는 BradCliff®방법이라고 알려진 호흡 패턴 장애를 관리하는 전문적인 평가와 치료의 가이드라인을 발전시켜왔다. 평가전략, 환자 교육재료, 스트레스 감소 기술, 신체적 대처기술, 환자의 자신감과 건강을 도와줄 운동 계획을 더 발전시키는 접근법이다(Clifton-Smith & Rowley 2011).

물리치료 평가

호흡 패턴 장애(BPD)를 앓고 있는 사람들을 치료하는 데 있어 아래 서술된 물리치료 접근이 가장 침습적이지 않고 가장 효과가 좋은 것으로 요약될 것이다(Hough 2001). 많은 환자들은 이미 철저하게 검사 받았고(때때로 아프고 침습적인 검사 방법으로), 그리고 종종 더 많은 걱정을 하게 되는 결과에 이른다. 자신감은 사라지고 이차적인 문제점이 나타나기도 한다. 회피반응과 공포증은 극도의 긴장감과 함께 더 심해질 것이다. 이러한 증상의 단계는 box 6.3.1에 나와있다.

증상이 있는 호흡 기능이상은 감정 상태에 영향을 끼

Box 6.3.1 증상의 연속단계

근본 원인(감정 또는 신체)
↓
긴장과 걱정
↓
과호흡
↓
급성 과호흡 증세
↓
예기불안
↓
회피 행동/공포

Box 6.3.2 흡연자

담배, 시가, 파이프 흡연은 상부 호흡 패턴을 유발할 수 있다. 흡연자가 복부에 숨을 쉬도록 격려하고 싶지는 않지만(담배를 필 때 숨을 깊게 들이쉬기):

- 흡연자는 금연 프로그램에 참여할 수 있다.
- 과팽창 하는 경향이 있는 마리화나 흡연자는 이러한 행동을 멈추도록 해야 한다.
- 담배를 계속 피려고 하는 사람들은 가볍게 아주 얕게 호흡하도록 시킨다.

친다. 죽음, 이혼, 외상과 같은 잘 인식된 큰 사건을 잘 대처하는 규정된 것이 있는 반면에, 만성호흡장애의 두려운 증상이나 염려스러운 증상을 경험하는 사람들은 종종 잘 이해하지 못한다. 그들은 실제 겪은 일생일대의 사건에 대한 필연적인 사회적 지원없이 고통을 겪으며, 종종 건강염려증이나 아주 예민한 사람이라고 여겨지기도 한다. 이러한 "저기술적"인 접근은 대부분의 환자들에게 새로운 변화를 일으킨다. 호흡 패턴 장애에 대한 자세한 설명, 과호흡의 생리학적인 문제점과 개개인의 통합된 회복 프로그램과 관련한 다음에 기초한 치료와 평가로 환자들을 관리한다.

- 호흡의 인식과 훈련
- 면담 및 이완기법을 통한 긴장 이완요법
- 스트레스 인식과 관리
- 즐길 수 있는 점진적인 운동처방
- 휴식과 수면 가이드(Bradley 2012)

환경

치료와 평가를 위해서는 차분한 분위기의 바람이 잘 통하는 조용한 방이 추천된다. 안락하고, 비밀과 개인 신변이 보장되는 따뜻한 느낌이 필수적이다. 편안한 의자의 치료용 침대가 비치되어야 한다. 환자가 요구 시에 가족이나 친구를 위한 여분의 공간이 있어야 한다. 그리고 휴지와 음료가 비치되어야 한다. 처음 약속에 한 시간 정도 배정되어야 한다.

물리치료 평가

여러 곳으로부터 의뢰가 들어올 수 있다. 의료 전문 상담사, 일반의, 심리학자, 임상간호사, 지역사회 보건종사자, 언어치료사, 치과의사 또는 환자 스스로 찾아오기도 한다. 어떤 곳은 아주 자세한 정보를 제공해주기도 하지만, 또 어떠한 곳은 환자의 참고 자료에 관한 아주 빈약한 정보를 주는 곳도 있다. 의뢰한 곳과 확실한 상호 의사전달이 필수적이다.

환자 스스로가 의뢰를 한 경우, 이전 검사나 건강에 관련한 문제점에의 기록들이 없을 때 환자에게 환자의 주치의에게 연락을 취한다는 동의를 반드시 구하는 것이 추천된다.

주의사항: 환자에게 설명되지 않음 흉통, 호흡곤란, 어지러움이 있다면, 더 위험한 원인을 배제하기 위하여 치료사는 반드시 평가전에 환자의 주치의에게 보고 및 문의하여야 한다.

자세한 병력

현재치료상태와 가능한 부작용을 파악하기 위해 이전 처방을 기록해야 한다. 예로, 베타차단제는 스트레스나 아드레날린으로 유도된 심장부정맥 환자에게 처방되는데 이 약물은 기관지경련이나 과호흡을 더 악화 시킬 수 있다.

과거 병력

과거 병력은 많은 실마리를 제공할 수 있고, 다음과 같이 기록되어야 한다. 어린 아이일 때 기관지가 안좋음, 부비동 문제, 안면외상, 알레르기력, 빈혈, 당뇨, 편두통, 위식도 역류질환, 정서적인 또는 신체적인 외상, 패닉, 불안장애와 우울증, 과거 수술경력, 입원횟수 과민성 대장증후군, 두통, 변비, 수면장애, 월경전증후군 또는 갱년기 호르몬문제, 만성피로, 섬유근육통, 이명, 턱관절통증와 같은 현재 건강 문제도 기록되어야만 한다.

현재 건강상태에 영향을 끼칠 수 있는 기분전환용 약물 복용 또는 과거, 현재의 약물남용이 논의되어야 한다. 환자가 도움을 요청하는 경우 관련 단체나 웹사이트에 의뢰할 수 있다. 지역단체를 확인해 보라!

수면은 전체적인 건강의 척도이기 때문에 환자가 경험하고 있을 수면장애는 기록해야 한다. 가장 흔한 수면장애는 불면증이다. 그 이외에 수면 무호흡 증후군, 코골이, 교대근무 수면적응이다.

증상에 대해 이야기하고 환자의 의견에 귀 기울이게 되면 환자와 좋은 관계 신뢰를 쌓을 수 있는 기회가 될 것이다. 몇몇 환자에게는 말 그대로 가슴에서 우러나오는 것을 듣게되는 첫 번째 경험일 수 있다.

병력청취는 교감신경 우위를 나타내는 자율신경장애를 기록할 수 있는 또한 좋은 기회이다(예를 들어, 축축한 손, 발한, 확장된 동공, 체위성 긴장, 안절부절, 빠른 언어구사).

사회력

섬세한 조사는 스트레스와 관련된 유발인자나 이벤트를 밝히는데 도움을 줄 것이다. 직업, 직업만족도, 정리해고 문제, 결혼생활 상태, 환자의 가정상태가 평온한지, 복잡한지 또는 고립되어 있는지가 밝혀져야 한다.

환자가 지난 6개월간 직장이나 학교를 얼마나 많이 결근했는지 기록하라.

이것은 장기적인 결과 측정을 위해 유용한 통계이다. 민감한 사안 즉, 학대, 정서적, 성적 문제들과 대면할 수도 있다. 들을 준비를 하고 환자가 원한다면 전문 상담가로부터 도움을 받을 수 있다. 6장 4절을 참조하라.

이전 검사 기록

치료사가 검사 및 조사 받았던 목록을 알게 되면 환자가 견뎌왔던 많은 중재적 시술을 알수 있고 공존하는 문제점 또는 배제(예:뇌암)해야 하는 질환(예:빈혈)을 밝힐수도 있다. 가능한 검사는 피검사, 방사선 촬영, 폐기능검사, 수면검사, CT, 신경학적검사, 심장검사이다.

대체의학 치료

현재 환자의 건강에 영향을 줄 수 있는 자연요법 또는 식이변화를 기록할 필요가 있고 이러한 것에 대해서도 허심탄회하게 이야기 할 필요가 있다. 정통의학으로는 호흡 양상 기능이상에 대해 인지하기 어렵고 치료종류 선택의 어려움 때문에 환자들이 대체의학(때론 극단적인, 종종 아주 비싸긴 하지만 책임 소재가 없고 이러한 주장을 뒷받침할 수 있는 연구결과도 없는)을 찾는 고생을 한다.

주의사항: 약초와 처방약물의 위험한 조합으로 인해 피해를 입을 가능성 또한 존재한다. 모든 약과함께, 처방약물이든 자연요법이든 당신의 환자들이 그들이 먹는 약물이 정확히 무엇인지 왜 먹는지 확인해야 한다..

설문지

니지메겐(Nijmegen) 설문지

아직까지 만성 과호흡 증후군을 진단할 수 있는 최적의 검사는 없다. 하지만 니지메겐 질문지(6.5에 167page를 참조)는 차선책이 될 수 있고, 침습적이지 않으면서도 높은 민감도(91%이상), 높은 정확성(95% 이상)을 나타낸다(Van Dixhoorn & Duivenvoorden 1985). 이 검사법은 쉽게 처방되고, 국제적으로 타당성이 확인되었다(Vansteenkiste et al 1991). 이 질문지는 가장 간단하고, 알아보기 쉽고, 지금까지는 급만성 과호흡증후군의 가장 정확한 지표이다. 또한 그들 증상의 전체적인 특성을 환자들이 종종 처음으로 인식하는 것으로서 또한 교육적인 굉장한 가치가 있다.

훗날 재검사를 하게 되면 증상이 좋아지거나 사라지게 되는 것에 대한 그들의 진행 상황을 보여주는 데에 도움을 줄 수가 있다. 만성 과호흡환자들은 그들이 가장 걱정하는 증세(예: 흉통)에 집중하고 다른 증세는 무시하는 일이 흔하다. 재검사는 잘못된 호흡이 모든 시스템에 영향을 주고 엄청난 신체 증세를 가지고 있다는 사실을 인정하고 받아들이는 데에 도움이 될 수 있다(Lum 1995).

결과는 다음과 같은 사실을 알려준다.

- 과호흡증후군/호흡 패턴 장애(S/BPD)는 과호흡 증후군이나 호흡 패턴 장애를 유발하는 시작 인자가 해결되었는지 여부: 그리고 나면 단지 치료되지 않고 남겨진 나쁜 호흡습관, 근골격계와 운동패턴 변화를 다루어야만 할 것이다.
- 만약 유발 인자가 그대로 진행되고 있고 해결되지 않았다면: 환자는 더 많은 정신심리적인 도움이 필요할 것이다. 이러한 환자 부류에게 정신과 의사, 심리학자, 심리치료사와 함께 세심한 치료가 필요할 것이다.
- 치료사는 환자가 어떤 증상으로 괴로워하는지 인지하게 된다.

로울리(Rowley) 호흡 자가 효율성 점수

이러한 자기관리 등급은 환자의 호흡 패턴 장애가 어떻게 정상생활에 영향을 끼치고 변화를 주는지에 대한 기능적인 잣대가 된다(Rowley & Nichols 2006). 니지메겐 설문조사가 환자와 치료사에게 증상에 대한 것을 이야기하는 것이라면 로베설문조사는 기능의 향상 또는 저하에 대한 것을 기록하는 것이다(예를 들어, 다시 운동에 참여할 수 있게 되었습니까?). 검사자를 위한 이 설문지해석하는 방법을 위한 정보지와 등급을 보려면 9장을 보라

병원 불안과 우울증 설문지 (Zigmond & Snaith 1983)

이것은 불안이나 우울 수준을 확인하는데 도움이 되는 간단히 측정된 점수이다. 환자가 도움을 원할 때 상담사와 심리치료사도 함께 치료하는 것이 필요하다(9장). 주의사항: 만약 환자가 정신과 치료 중이라면 자살에 대한 생각, 의도가 있다면 지체없이 환자의 의사 또는 관련 위기대응 팀에 지체없이 보고해야 한다.

호흡속도와 양상에 대한 임상적 관찰

환자의 자세와 몸짓을 표나지 않게 관찰한 후에 다음과 같은 것들이 기록되야 한다.

1. 안정 시 호흡수(정상성인범위는 10~14/분) (West 2000)
2. 비강 또는 구강 호흡
3. 안정시 호흡 양상
   a. 자연스런 윗가슴 호흡/과다 팽창
   b. 호흡보조근 사용
   c. 잦은 한숨/하품
   d. 호흡중지(조각상호흡)
   e. 복부/골반 고정
   f. 위의 것들의 부조화/조화
   g. 반복적인 목청소(헛기침)/공기삼키기

환자의 요골동맥을 측정하면서 이러한 관찰은 사려깊게 이루어져야 한다

비강문제(2.3을 참조)

과호흡증후군/호흡 패턴 장애(HVS/BPD)를 가진 환자에게 있어서 가장 흔한 문제점은 만성 구강호흡이다. 비강의 공기흐름을 체크하라:

작은 주머니용 거울을 환자의 콧구멍 밑에 대고 호기 때 거울 표면의 습기 양상을 주목하라. 콧구멍으로부터 나온 공기흐름의 농도가 높은 두 위치가 나타날 것이다. 만약 콧구멍 한쪽이 막혔다면 어느 쪽인지 기록하라.

부분 또는 완전 폐색을 더 조사하기 위해서, 부비동 세척액을 사용하거나 공기흐름을 파악하기 위한 nose pipe를 우측에서 좌측으로 또한 반대로 사용한다.

더 자세한 정보를 위해서 이 웹사이트를 이용하라 (http://www.fammed.Wise.edu/research/past-projects/nasal irrigation((Accessed June 2013).

폐색

만약 부분 또는 완전 폐색이 밝혀진다면(식염수의 흐름이 줄거나 없다면), 문제의 원인을 찾기 위해 환자와 의사에게 미니 컴퓨터 단층촬영에 대한 상의를 하여야 한다. http://www.youtube.com/watch?v=RB3nCDA1uic

(Accessed June 2013)보라. 효율적인 호흡재활을 시작하기 전에 이러한 문제를 해결하기 위해 이비인후과 의사에게 의뢰가 필요할 것이다.
폐쇄성 수면 무호흡증을 앓는 아이들은 폐쇄성 수면 무호흡이거나 편도와 아데노이드 비대로 인한 코골이인 경우가 많다. 이러한 경우는 이러한 문제가 소아 이비인후과 전문의나 수면 전문가에게 예약을 하여 인도되기 전 까지는 호흡재활훈련으로 호전을 기대 할 수 없다.

코골이

성인에 있어, 폐쇄성 수면 무호흡과 코골이는 폐쇄성 수면 무호흡증의 가장 흔한 형태이고 과체중이면 더 심해질수 있다. 목구멍 밖의 과다한 비후는 목의 내부에 압력을 증가시키고 이것은 교대로 상기도가 좁아질 수도 있고 막힐 수도 있다. 만약 자기 전에 음주, 안정제, 수면제를 복용하면 또한 과다하게 목근육을 이완시켜 폐쇄성 수면무호흡에 더 취약하게 된다.

편도 비대나 비폐색이 또한 원인이 될 수 있고, 이비인후과 전문의의 평가가 필요하다. 생활양식 변경과 함께 수면 클리닉의 예약과 호기 말 양압 장치의 사용을 위한 평가가 추천된다(Gay 2006).

계절성 비염

계절성 비염을 앓는 아이들은 상기도를 깨끗이 하기 위해 비강 생리식염수 세척이 도움이 될 수 있고 비강 호흡을 도와줄 수 있다(Gravello et al 2011).

일부 만성 구강호흡 환자는 비강을 사용하지 않아 비강이 질척거리는 상태이며 이런 경우는 생리식염수나 중탄산 비강 세척액에 잘 반응한다. 이러한 것은 과도하게 쌓인 점막 비대를 제거함으로써 정상 기능을 회복하는데 도움이 된다. 중탄산염을 가하면 테플론처럼 작용하면서 효과를 더할 수 있고 비강 내벽을 코팅하면서 배액에 도움이 된다(9장에서 recipe의 견본을 참조).

구강호흡

과호흡 및 구강호흡을 하는 경도 중등도의 폐쇄성 수면 무호흡증이 있는 환자들은 비강 횡격막 호흡을 회복함으로써 낮에는 증상이 호전되고, 자는 동안에 비강 복식호흡에 도움이 되는 것이 보여진다. 특별한 비인두 운동이 코골이와 경도 중등도의 폐쇄성 수면 무호흡을 감소시켜주며(Glumaraes et al 2009) 폐쇄성 수면 무호흡증 치료에 있어 대체방법과 참신한 방법이된다(http://www.youtube.com/watch?v=RB3nCDA1uic (Accessed June 2013)).

호흡중지 검사

아직 표준화된 검사가 없는반면에 많은 치료사들이 과호흡증후군/호흡 패턴 장애(HVS/BPD) 평가의 일부로서 숨참는 시간을 기록한다. 30초넘게 숨을 참지 못하면 만성 과호흡의 양성 진단 징후로 본다(Gardner 1996). 실제로 과호흡 환자는 숨을 10~12초도 참지 못하고 가쁜호흡을 쉬곤 한다.정기적으로 검사를 해서 호흡중지 시간이 개선되는지 여부를 관찰하기에 유용한 지표이다(7장 6절 8장 2절에서 참조하라).

근골격계 검사 및 시진

시진하고 신체 차트에 통증부위, 긴장, 다른증세(감각이상, 마비,피부색 변화)에 대한 그림을 그려라(그림 6.3.1). 턱, 안면과 자세의 긴장, 떨림, 틱(tic) 또는 경련을 기록하라.
다음과 같은 흉곽의 비정상적인 움직임을 기록하라:

- 새가슴(흉골전방돌출)
- 오목가슴(흉골의 오목함, 함몰)
- 척추후만(역자 주:비정상적인 시상면 forward anteroposterior spinal curvature)
- 척추측만(역자 주: 외측성 척추 곡선; lat.spinal curvature)
- 척추 뒤옆굽음증kyphoscoliosis(후만과 측만의 조합)

상부흉곽과 견갑대 근육의 적응성 변화

과다한 상부가슴과 보조호흡근육의 사용을 밝히기 위해 경추와 흉추의 능동적, 수동적 운동범위, 어깨의 움직임과 어깨관절의 움직임을 검사하고 기록하라.
복벽과 골반의 긴장도와 뻣뻣함을 검사하고 기록하라.

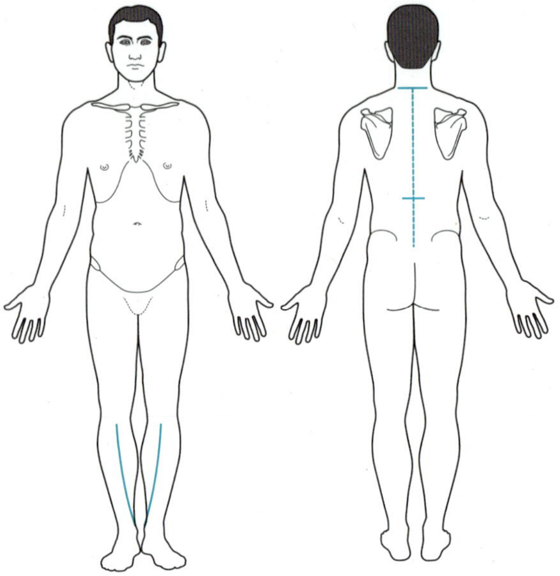

그림 6.3.1 신체지도.

박스 6.3.3에서는 직업적 과사용 증후군과 반복적 긴장 손상에 기여한다고 생각되는 몇몇 요소들을 서술해놓았다.

세 가지 중요한 상부흉추 유발점을 그림 6.3.3-6.3.5에서 보여준다. 더많은 예를 보려면 6.2를 또한 보라.

전후방 흉부 및 경부의 유발점의 적절한 선택과 통증 유발점을 촉진해서 통증수치 척도(Box 6.3.4, Jensen et al 1986) 기준하에 환자의 주관적인 반응을 기록하면 다음과 같은 반복적이고 객관적인 측정을 하게 된다.

- 평가시 흉통의 강도
- 호흡재활과 근이완기법을 실시한 후 가슴근육 통증(chest wall pain)의 감소

압박에의해 생기는 유발통증을 없애는 행위는 BradCliff 치료 계획의 일부분이 아니긴 하지만, 정기적인 재검사는 진행 상황을 모니터하고 환자가 호흡 재활, 긴장의 인지와 근육 탄력의 회복을 위해 참고 견디도록 동기부여를 한다(Chitow &DeLany 2008).

또한 환자가 증상의 인지를 하는데 유용한 지표로서의 역할을 한다. 브래드클리프 앵글테스트(xyphocostal border)의 자세한 내용은 7장 6절에서 서술되어 있다.

Box 6.3.3 일과 관련된 호흡 문제들

지속적인 흉부 호흡으로 인한 근골격계 변화로 인한 흉곽 출구 신경 및 혈관 압박은 (전자기 시대의 어두운 그림자인)직업 과사용 증후군의 발병 및 반복적인 긴장 증후군과 관련이 있다. Sxhlieffer & Ley(1994)는 반복적인 시각장치 및 컴퓨터 작업에서 오늘 현재 만연해있는 근골격계 문제의 기여요소로서 심리적스트레스의 과호흡 모델을 제시했다.

과도한 업무 요구량, 오랜 시간, 지루함 그리고 피로함등의 스트레스 상황하에서는 앉아서 일하는 자세에서 호흡량이 대사성 산소 요구량을 초과하기 때문에 저탄산혈증이 결과로 나타난다는 것을 알아냈다. 세포 수준에서는 상대적으로 가벼운 정도의 동맥혈 이산화탄소 분압 저하로도 ph상승(알칼리증)을 일으킨다. 이러한 경우 신경활동성 증가, 근육긴장성과 연축의 고조, 감각이상, 부교감신경 억제와 이어 나타나는 자율신경계에서 교감신경우세가 나타나게 되고, 그 결과 카테콜아민에 대한 과도한 반응이 나타난다. 이러한 과호흡으로 유발된 스트레스 반응은 일과 관련된 과사용 및 스트레스성 손상에 있어 중요한 요소가 된다고 알려져 왔다.

현장의 인체공학적 점검과 전략같은 아주 우수한 직업적 과사용 증후군 예방 계획이 있긴 하지만, 대부분 전체적인 스트레스 감소의 부분으로서 호흡 자각훈련/재활훈련은 포함되어 있지 않다. 그들은 또한 일과 관련된 과호흡과 증세의 시작의 상관관계가 있음을 제시했다. 최근연구는 휴대폰 사용과 문자사용으로 말미암은 목팔통증과 과호흡의 관련성을 보여주고 있다.

호흡재활과 더불어, 흉곽출구제한의 감소를 위한 관절가동운동,신경신장은 직업안전보건담당자 또는 일반의사와 연계하여 교육받을수 있다.

정신사회적 긴장이든, 복근의 무리한 활동이든 간에 복근이 타이트한 상태인 환자에게 있어 xyphocostal angle(역자 주: subcostal angle을 의미하는것으로 보임)이 감소하게 되고, 이는 정상적인 횡격막의 움직임이 제한받게 된다(정상각도는 75~90°).

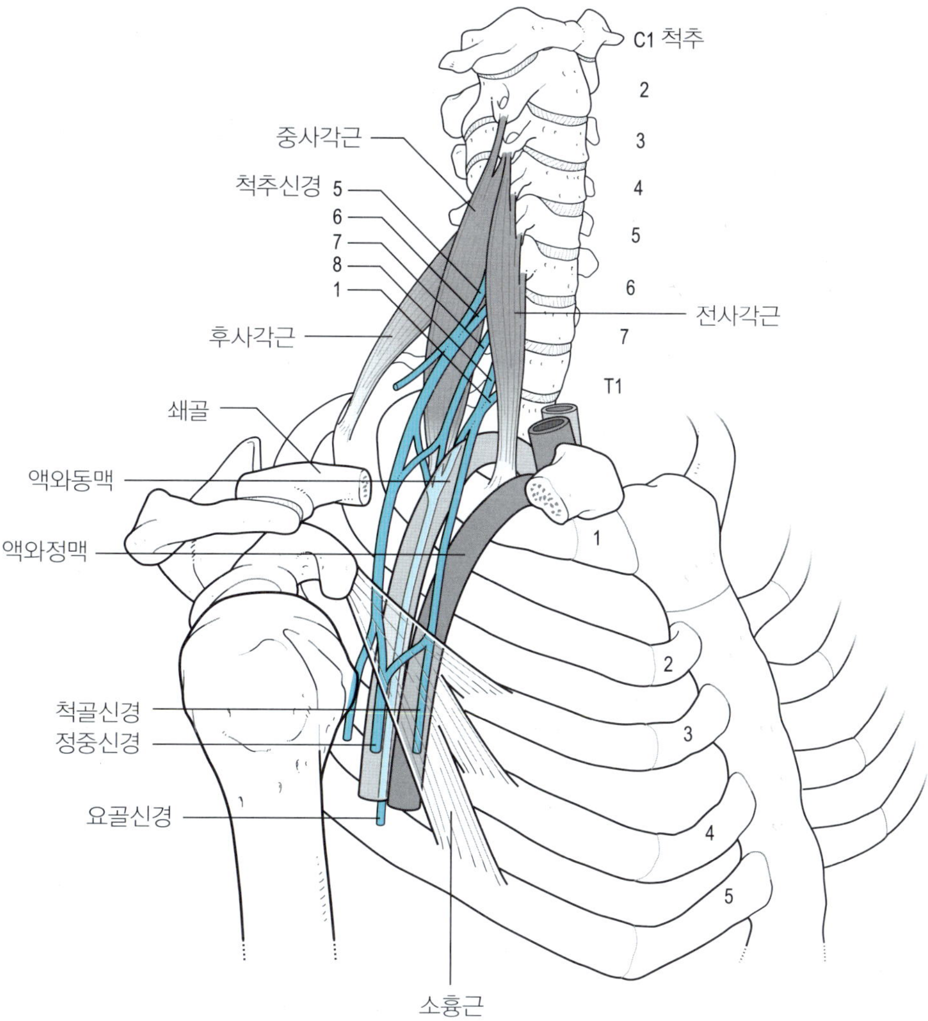

그림 6.3.2 흉곽 출구.

Box 6.3.4 **통증 수치 척도.** (Jensen et al 1986)

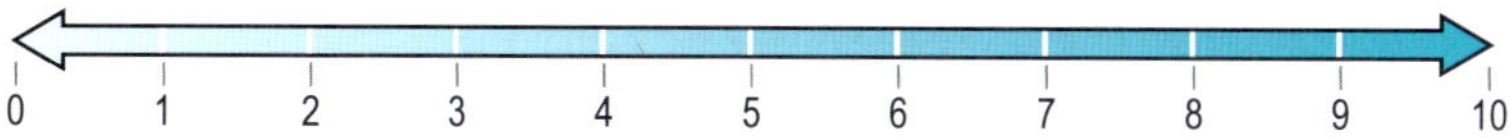

범위: 0점 = 아프지 않음에서 10점 = 참을수 없는 통증까지
지금 당신의 통증 정도를 나타내는 숫자를 숫자 위나
그 근처 선상에 표시를 하세요.

환자들은 종종 상부흉부 근육의 경직 정도와 통증의 원인이 심장이 아니고 흉벽이라는 사실에 놀라게 된다. 그들이 하부 흉부 호흡 양상을 받아들임에 따라 재검사를 하고 통증이 가라 앉았을 때 또한 놀라게 된다.

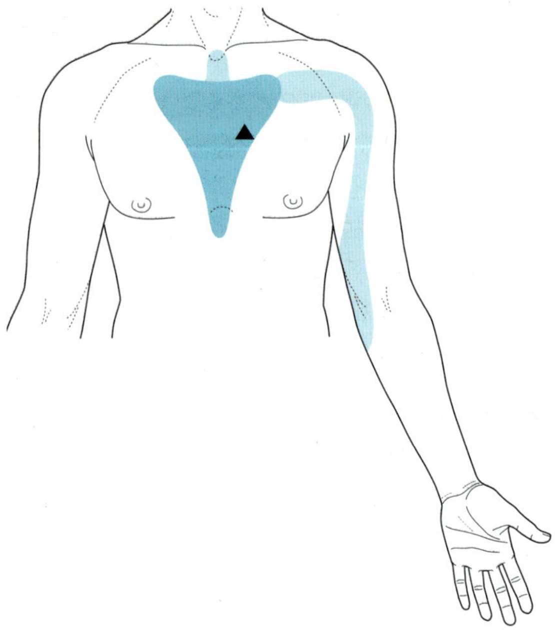

그림 6.3.3 흉골 통증유발점에서 생기는 연관통 양상.
From Baldry 1993.

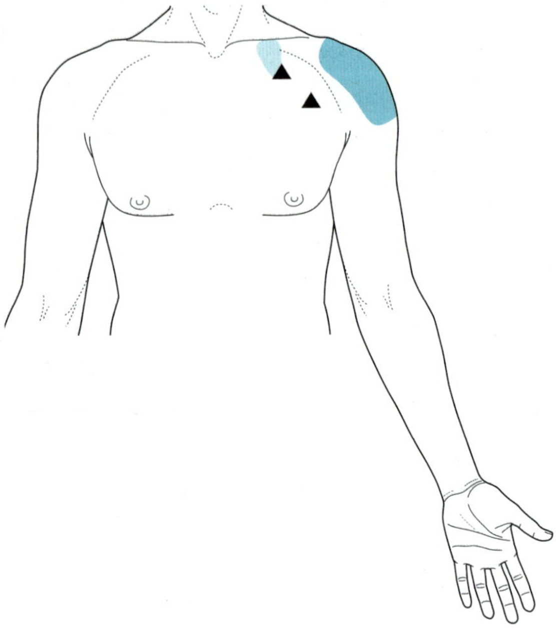

그림 6.3.4 대흉근과 쇄골 통증유발점에서 생기는 연관통 양상.
From Baldry 1993..

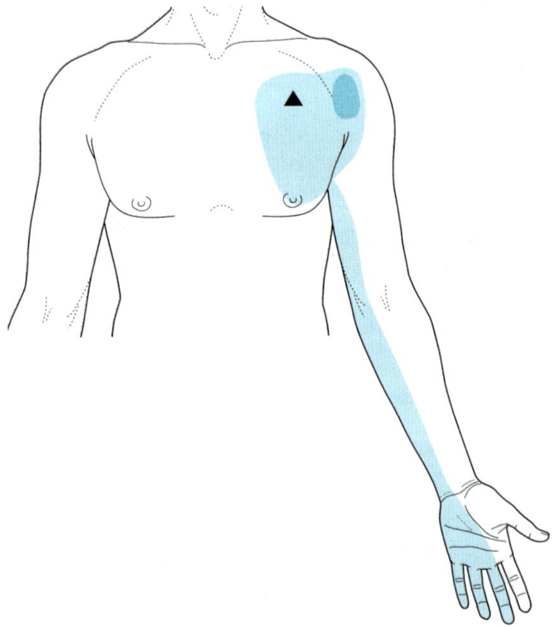

그림 6.3.5 소흉근 통증유발점에서 생기는 연관통 양상.
From Baldry 1993.

산소측정기

산소측정기는 작은 배터리를 이용하고 손에 움켜 쥘 만 한 크기의 장치이며, 동맥혈 산소포화도를 비침습적인 방법으로 즉시 알려준다. 동맥천자를 통해서 분석한 헤모글로빈 산소포화도(SaO_2)와 구별하기 위해 SpO_2로 기록한다(Hanning & Alexander-Williams 1995). 백분율로 측정되며, 맥박 산소측정기(pulse oximetry)는 75% 이상 수치에서는 상당히 정확하다. 불포화 상태는 백인의 경우 92%, 흑인의 경우 95% 이하 또는 4% 감소하는 경우이다.

정상 안정시 산소포화도(SpO_2)는 95~98%이다 (West 2000).

호흡 패턴 기능장애 환자에 있어서 산소측정법은 두 가지 목적이 있다.

1. 심폐질환의 합병증을 앓고 있는 환자를 검사하기 위한 안전한 방법이다.
   예로, 저산소증이 있으면서 설명되지 않는 흉통, 호흡곤란이 있다면 폐색전증 일 수 있다.

Box 6.3.5 산소운반능력. (Carroll 1997)

전반적인 산소운반능력은 SpO_2수치와 헤모글로빈 농도에 1.34ml를 곱하여(헤모글로빈 1g이 운반하는 산소량)계산한다.

환자 X의 헤모글로빈 수치가 15g/dL, SpO_2가 97%라면 계산은: 1.34 × 15 × 0.97 = 19.5ml/dL가 되어 정상범위 19 – 20내에 놓이게 된다. 이 경우, 숨찬증세가 산소운반능력의 저하로 발생한 것은 아니다.

환자 Y의 경우, 산소포화도는 97%로 또한 같지만, 헤모글로빈 수치는 11g/dL로 낮다. 같은 계산 방법으로 1.34 × 11 × 0.97 = 14.3이 되며 이 경우, 산소 가용 능력이 감소하면서 호흡곤란증세가 유발된다.

SpO_2는 환자의 총 혈색소 수치와 연계하여 해석되어야 한다.

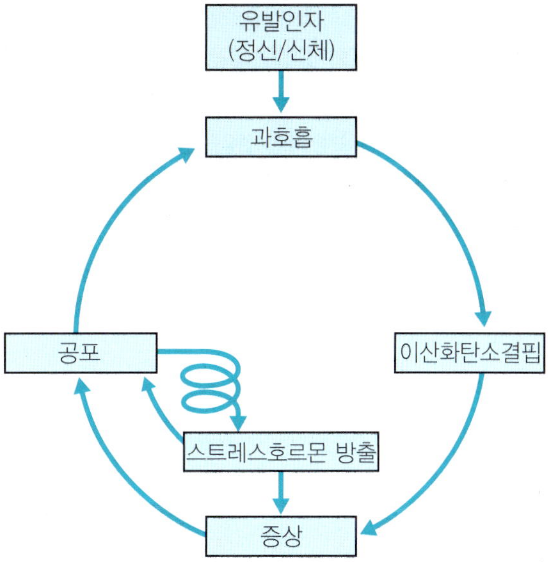

그림 6.3.6 비호흡문제.

2. 환자들이 충분이 이용할 수 있는 산소를 체내에 보유하고 있고, 호흡횟수와 양을 쉽게 줄일 수 있을 정도로 건강하다는 것을 보여주는 긍정적인 방법이며 보조적인 교육목적이기도 하다(박스 6.3.5를참조).

카프노그래피(7.7을 참조하라)

병원의 물리치료사는 capnograph를 이용할 수 있다. 이 장치는 호기 말 이산화탄소 수치를 측정하는 장치이다(nasal prong:산소카테터)을 이용하여 수집한다). 이 수치는 동맥혈 이산화탄소 수치와 유사하다. 이산화탄소 수치가 변동이 있거나 32이하면 만성 과호흡 증후군임을 시사한다. 결과치도 또한 제공될 것이다.

최고 호기 유속(PEFR)

최고 호기 유속 측정기는 간단하고, 비싸지 않은 장치이다. 이것은 숨을 최대한 들이마셨다가 빠르게 숨을 강하게 내뱉을 때 최고 호기 유속의 측정치이다. 이 속도는 공기저항, 폐지지 조직의 탄성도 그리고 호흡의 편안함을 반영한다.

- 과호흡 유발검사를 대체할 수 있는 더 간단하고 덜 위험한 검사(6장4절 134page 참조하라)
- 최대 날숨을 강하게 연속 세 번 하게되면 과호흡과 환자의 증상의 관련성과 연관해서 약간 어지러운 느낌 또는 익숙한 저린 느낌을 유발하게 된다.
- 정상 폐기능이라는 사실을 알게 되면 종종 숨 가쁨 또는 가슴 답답함을 호소하는 환자들에게 용기를 북돋아주게 된다.
- 정상 예상 유속의 감소가 보이면 좀더 정확한 검사인 폐활량 측정 검사의 필요성을 의미한다.
- 천식환자나 만성 기류제한 환자에서는 치료 시작 시점에 기저 수치를 측정한다.

어떤 목적에서건 반복적으로 또는 만성적으로 경구 스테로이드를 복용해서 근골격계의 힘이 감소된 환자들에게도 사용된다. 횡격막도 예외는 아니다. 횡격막 강화와 흡기근육 훈련을 하는 호흡재활은 2–6주 이내에 증상의 호전을 보여줄 수있고, (McConnell 2011, Cochrane Review 2009) 한달 호흡 재활후에 간단히 최고호기유속을 반복적으로 측정한다.

교육

병력을 청취하는 시간과 자료를 모으는 시간은 호흡 기능이상의 기계적, 생리적 설명을 들을 아주 좋은 기회이다. 여러 가지 소견을 요약하고 나서, 치료사는 시각자료(흉벽, 폐, 횡격막, 비인두, 전형적 비전형적 호흡 패턴의 다이아그램)를 활용하여 더 완벽한 교육을 할 수 있다. 얼마나 자세히 설명해야 할지 신중하게 결정해야 한다. 왜냐하면 너무 많은 정보를 주게 되면 한 귀로 듣고 한 귀로 흘려버리기 때문이다. 극도로 스트레스 받은 환자들은 집중력이 많이 떨어져 있다. 생체역학에 관한 설명은 때가 되면 하기로 하고, 조용히 바로 단순한 물리치료 기법을 사용하는 것이 더 좋은 옵션이 될 수도 있다.

환자와 관련한 정보를 수집한 후에 개개인의 치료 계획이 세워질 수 있다. 환자가 생활양식(예로, 카페인 섭취를 줄일 것, 의무사항에 우선 순위를두는 것)을 바꿀수 있을지, 새로운 계획에 전력을 다할 수 있는지 뿐만 아니라 환자가 기대하는게 무엇인지도 알아내야 한다. 그제서야 명확히 측정가능하고 이룰 수 있는 목표가 있는 치료가 진행된다.

물리치료 전략에 관한 내용은 7장 3절을 참조하라!

참고문헌 Reference

Baldry, P., 1993. Acupuncture, trigger points and muscular pain. Churchill Livingstone, Edinburgh.

Bradley, D., 2012. Hyperventilation syndrome/breathing pattern disorders. Random House NZ.

Carroll, P., 1997. Pulse oximetry: at your fingertips. RN (Feb), 22–27.

Chaitow, L., DeLany, J., 2008. Clinical applications of neuromuscular techniques. Vol 1: Upper body, second ed. Churchill Livingstone, Edinburgh, p. 110.

Clifton-Smith, T., Rowley, J., 2011. Breathing pattern disorders and physiotherapy: inspiration for our profession. Physical Therapy Reviews 16 (1), 75–86.

Cluff, R.A., 1984. Chronic hyperventilation and its treatment by physiotherapy: discussion paper. Journal of the Royal Society of Medicine 77, 855–862.

Cochrane Review, 2009. IMT Asthma Review. Ram, F.S.F., Wellington, S.R., Barnes, N.C. Inspiratory muscle training for asthma. Cochrane Database of Systematic Reviews 2003, Issue 3. Art. No.: CD003792. DOI: 10.1002/14651858. CD003792.<IMT asth09.pdf>

Durbin, C.G., 1994. Monitoring gas exchange. Respiratory Care 39, 123–137.

Garavello, W., Romagnoli, M., Sordo, L., et al., 2011. Hypersaline nasal irrigation in children with symptomatic seasonal allergic rhinitis: A randomized study. Pediatric Allergy and Immunology 14 (2), 140–143, April 2003.

Gardner, W.N., 1996. The patho-physiology of hyperventilation disorders. Chest 109, 516–534.

Gay, P., Weaver, T., Loube, D., et al., 2006. Evaluation of positive airway pressure treatment for sleep related breathing disorders in adults. SLEEP 29 (3), 381–401.

Gulmaraes, K., Drager, L., Genta, P., et al., 2009. Effects of oropharyngeal exercises on patients with moderate obstructive sleep apnoea syndrome. American Journal of Respiratory Critical Care Medicine 179, 962–966.

Hanning, C.D., Alexander-Williams, J.M., 1995. Pulse oximetry: a practical view. British Medical Journal.

Holloway, E., 1992. The role of the physiotherapist in hyperventilation. In: Timmons, B.H., Ley, R. (Eds.), Behavioral and psychological approaches to breathing disorders (Ch. 11). Plenum Press, New York, London.

Hough, A., 2001. Physiotherapy in respiratory care, third ed. Nelson Thornes Publishers, pp. 278.

Innocenti, D.M., 1987. Chronic hyperventilation syndrome. Cash's textbook of chest, heart and vascular disorders for physiotherapists, fourth ed. Faber and Faber, London, pp. 537–549.

Jensen, M.P., Karoly, P., Braver, S., 1986. The measurement of clinical pain intensity: a comparison of six methods. Pain 27, 117–126.

Lum, L.C., 1985. Psychogenic breathlessness and hyperventilation. Update 12 July, pp. 99–111.

McConnell, A., 2011. Breathe strong perform better. Human Kinetics Publishing.

Nixon, P.G., Freeman, L.J., 1988. The 'think test': a further technique to elicit hyperventilation. Journal of the Royal Society of Medicine 81, 277–279.

Rabago, D., Zgierska, A., 2009. Saline nasal irrigation for upper respiratory conditions. Am Fam Physician 2009. Nov 15;80 (10), 1117–1119.

Rowley, J., Nichols, D., 2006. Development of the RoBE self-efficacy scale for people with breathing pattern disorders. NZ Journal Physiotherapy 34 (3), 131–141.

Schlieffer, L., Ley, R., 1994. End tidal CO_2 as an index of psychophysiological activity during VDU data entry work, and relaxation. Ergonomics 37 (245), 261–266.

Thompson, B., Thompson, H., 1968. Forced expiratory exercises in asthma and their effects on FEV1. New Zealand Journal of Physiotherapy 3 (15), 19–21.

Timmons, B.H., Ley, R., 1994. Behavioural and psychological approaches to breathing disorders. Plenum, London.

Van Dixhoorn, J., van Duivenvoorden, H., 1985. Efficacy of Nijmegen questionnaire in recognition of hyperventilation syndrome. Journal of Psychosomatic Research 29, 199–206.

Vansteenkiste, J., Rochette, F., Demendts, M., 1991. Diagnostic tests of hyperventilation syndrome. European Respiratory Journal 4, 393–399.

West, J.B., 2000. Respiratory physiology: the essentials. Lippincott, Williams and Wilkins, Philadelphia.

Zigmond, A.S., Snaith, R.P., 1983. The Hospital Anxiety and Depression Scale. Acta Psychiatrica Scandinavica 67, 361–370.

장 | 6.4 |

호흡문제의 심리적인 평가

Chris Gilbert

장목차

호흡 패턴의 생리적인 관찰	147
불안 민감지수 (ASI)	150
호흡성 동성부정맥(RSA)	151
정신심리적인 감시	152
과호흡 유발검사	153
참고문헌	155

5장에서 논의되었던 것처럼, 호흡 패턴은 (아주 내적이고 사람들이 인식하지 못하는)감정적 자극으로 무너질수 있다. 그래서 이러한 타입의 평가는 수량화하기가 어렵다. 하지만 호흡 패턴은 "특정한 방법으로 반응하려는 경향"과 "그대로 있으려는 방법"(American Heritatge Dictionary 2000)이라는 단어의 두 가지 의미를 지니는 "사고방식"이 되는 감정적인 편견에 의해 만성적으로 변화될 수 있다. 체형에도 적용될뿐 아니라, 이것은 호흡 스타일에 적용되어질 수 있다. 심리적인 치료 성향을 가진 치료사는 특정호흡형태에 적절한 만성적인 감정 상태에 대해 질문하면서 때때로 상담을 진전시킬 수 있다(see Bloch et al 1991 covered in chapter5).

호흡 패턴의 생리적인 관찰

생체자기제어(biofeedback)는 모니터되는 개인의 정보고리를 완성하면서 몇몇 생리적 변수를 발견하고 보여주는 것을 포함한다. 하지만 생체자기제어 기계들은 우선은 생리적 활성도의 모니터고 오직 측정을 위한 정보고리 없이 사용되어 질 수 있다. 어떤 신체변수는 상대적으로 안정적이고 일시적인 감정변화에 쉽게 변화되지 않는다. 하지만 호흡은 사고방식의 변화뿐만 아니라 의식적으로 노력하면 쉽게 변화될 수 있다. 그리고 사람의 호흡에 주의를 기울이도록 지시하고 감독하면 확실히 변화시킬 수 있다. 따라서 호흡 양상을 평가하는 것은 눈에 잘 띄지 않아야 하고 그렇지 않으면 양상이 관찰되는 것에 대한 영향을 받는다. 집중하지 않고 은밀히 진행되는 검사는 자연스런 호흡의 더좋은 샘플을 나타낸다.

다음은 호흡 양상을 쉽게 측정 할 수 있는 방법으로 환자가 집중하지 않고 어떤 식으로든 수집되는 정보에 주의를 기울이지 않고 있는 동안 호흡수, 호기/흡기 비율, 호흡중지의 존재, 호흡의 꾸준함, 흉식/복식호흡의 관련성 등에 대한 지표를 얻을 수 있다.

1. **스트레인 게이지**: 이것은 잘 늘어나는 밴드, 줄, 튜브를 가슴, 복부 또는 둘다 주위에 둘러서 놓는 것이다. 검사 대상자가 흡기와 호기를 할 때 센서의 길이가 변하게 되면 전기 저항의 변화에 대한 수치가 상승과 하강으로 표시된다. 각각 두 개의 센서와 다른 채널로 흉식과 복식호흡의 비율을 알아낼 수 있다.
2. **표면근전도검사**(EMG): 흡기 호기에 따라 참여하는 근육에 따라 조사하고자 하는 근육(통상적으로 상부승모근, 사각근)에 부착 단자를 위치시킨다.

스트레인 게이지(strain gauge)와 같이, 특정 근육을 관찰하게 되면 흉식호흡과 복식호흡중에 더 우세한 형태를 나타내게된다. 신호는 소리, 빛, LED 또는 점의 형태로 비디오 모니터에 표시된다.

3. **콧구멍에서의 온도차**: 콧구멍에서 나오는 기류에 빠른 반응을 보이는 디지털 온도계를 위치시키면, 호기와 흡기 사이에 온도 차이가 5.5 정도만큼 변화가 생기는 것이 보여질 것이다.
   비디오 스크린에 움직이는 선으로 표시될 수 있고 변화하는 소리, 움직이는 빛 그리고 숫자로 표시될 수 있다.
4. **심박수 변동**: 이것은 이러한 변수를 분석을 위한 소프트웨어와 연결된 심전도 장비와 PPG(정맥촬영법) 센서가 필요하다. 정상적으로 호흡 주기와 맞추어 심박수가 오르내린다. 그래서 나타나는 결과가 이전 3가지 검사결과의 호흡 패턴과 비슷하다.
5. **호기 말 이산화탄소**: 호기 말 탄산가스 농도측정기로 측정된 호기 말 이산화탄소는 호기가 진행되면 오르다가 흡기 시작 직전에 최고치를 기록한다. 스크린에 나타난 수치나 선의 변화는 각 호기마다 CO_2 수치뿐 아니라 다른 방법과 유사한 역동적인 호흡의 정보를 포함하고 있고, 이것들은 호흡의 적정성이나 호흡저하 또는 과호흡의 존재를 알 수 있다.

대개 이러한 측정법에는 정상범위라는게 있고, 호흡 이상의 몇몇 증거가 좋은 호흡을 하려는 환자에 의해 영향을 받지 않는다면 간단한 샘플로도 얻어질 수 있다.

EMG를 사용하면, 승모근, 흉쇄유돌근 또는 사각근의 과도한 흉식호흡과의 명백한 관련성을 보여준다 (그림 6.4.2와 6.4.3을 참조).

콧구멍의 기류온도는 호흡속도와 규칙성을 보여줄 것이다. 만약 복부와 흉부에 두 개의 밴드를 사용한다면 스트레인 게이지(strain gauge)는 흉곽과 복부의 상대적인 참여를 보여준다. 두 개의 스트레인 게이지를 사용하지 않는다면, 규칙성과 호흡속도만 보게 될 것이다. 심박수의 변화는 자율신경계의 지표로서 호흡에 따른 심박수의 반응을 보여준다. 하지만 단지 심박수가 측정될 때 조차도 호흡속도의 빠른 측정을 할 때 사용된다. 마지막으로 각 호흡에 대한 호기 말 이산화탄소는 호흡저하 또는 과호흡과 비교 할 때 CO_2의 정상 수

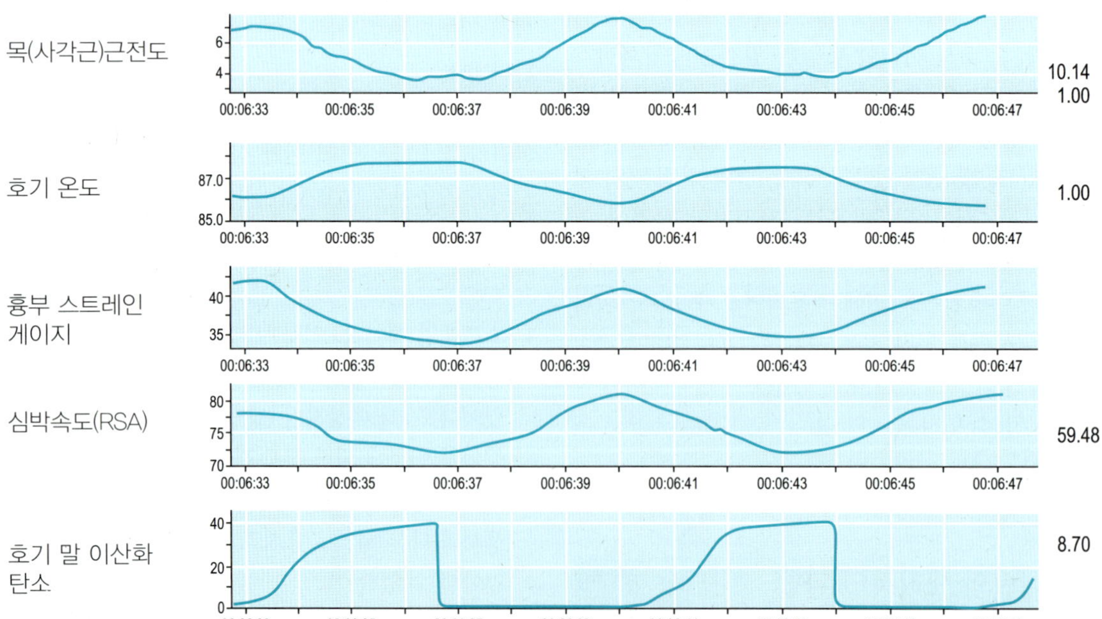

그림 6.4.1 호흡을 모니터하는 다섯 가지의 방법. 14초간의 다섯 가지 방법의 동시 기록 측정. 위에서부터 아래의 순서로 사각근의 긴장정도; 콧구멍의 온도; 흉곽의 직경; 호흡과 연동된 심박수

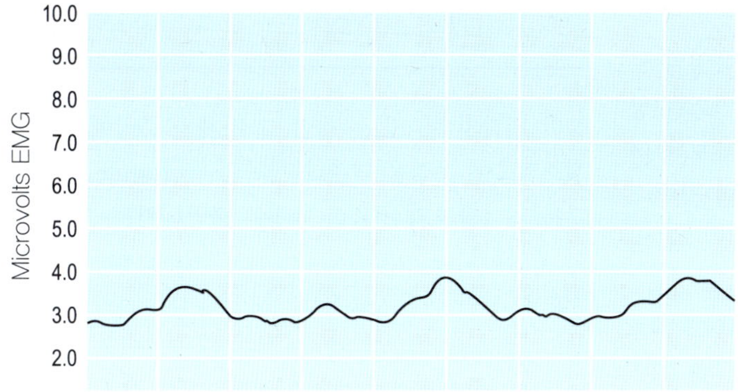

그림 6.4.2 배를 확장시키고 어깨를 편안히 한 상태에서 세 번의 정상 호흡 동안 사각근의 근전도 추적검사

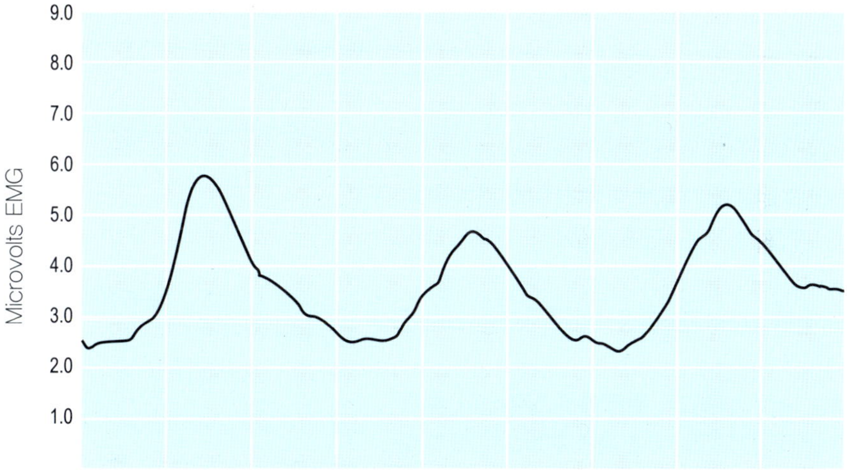

그림 6.4.3 배를 제한한 채로 세 번의 정상 호흡 동안 사각근의 근전도 추적검사; 보조호흡근육의 동원

치를 보여준다.

이것은 또한 호흡의 규칙성과 속도에 대한 정보를 포함한다. 이러한 측정법들은 명백히 서로서로 같이할 필요가 없다. 하지만 호흡의 객관적인 측정을 얻으려는 간단한 장비를 사용하기를 원한다면 다섯 개 중에 한두 개 정도면 충분할 것이다. 어떤 방법을 택하든지 자연스런 호흡을 관찰할 때 측정 당시의 컨디션 하의 호흡 패턴에 관한 기저정보를 얻을수 있다. 하지만 기능이상 호흡 패턴의 많은 예에서 보듯이 간헐적이고, 특정 상황 즉, 일하는장소, 컴퓨터 앞에서, 긴장되는 사회적 상황에서, 공포스럽거나 분노하는 감정상태에서 나타나게된다. 호흡기능이상의 만성도를 결정하기 위해서는 더많은 질문이 요구된다. 보행하면서 모니터하는 장치가 없이, 진정한 실제생활에서 평가는 불가능하다. 하지만 때때로 이러한 상황을 자세하게 회상하길 요청하면 호흡의 일탈을 유발할 수 있다.

이와 관련해서 두 가지의 호흡평가 설문지가 유용하다. Nijimegen설문지(NQ)와 호흡자가평가 설문지(SEBQ)가 그것이다. 전자는 역사가 28년 되었고(van Dixhoorn & Duivenvoorden 1985) 만성과호흡 패턴을 타나내는 특정 증세의 가능성을 평가하려고 하는 것이다. 호흡자가평가 설문지(SEBQ)는 더 최근의 것(Courtney & Greenwood 2009, Courtney et al 2011)이고, 숨가쁨, 호흡기능이상의 인지에 관련한 질문에 대한 더 많은 항목이 포함되어 있다. 과호흡증후군에 대해서 특이적인 검사가 아니긴 하지만, 이 설문지들은 둘 다 긴 한 페이지로 되어있고 호흡기능이상과 관련한 보고된 증상의 좋은 예시를 보여주고, 이해하기 쉽고 채점하기도 쉽다. 두 설문지 다 6장 5절에 설명되어 있고, 이 장의 부록에 완성된 질문지를 이용할 수 있다.

심리적인 요소는 주관적인 기대, 추억 그리고 지속되는 태도와 그 결과 일어나는 관찰가능한 행동들을 포함한다. 호흡 패턴은 호흡자체에 대한 개인이 느끼는 바와 조건반사적이고 의도적인 입력과 정서적 음영의 일정한 흐름을 결합한 것을 나타낸 것이다. 자연스런 상태로 찍은 사진이 인위적으로 포즈를 잡은 상태보다 더 정확히 어떻게 보여지는지를 보여주는 것처럼 자연스런 호흡을 관찰하기 위해서는 환자의 수의적인 호흡의 관심을 딴 곳으로 돌려놓는 것이 필요하다.

"자~나를 위해서 자연스럽게 호흡을 해보세요"에 반응해서 환자가 호흡하는 방법은 대기실에서 누군가 호흡하는 것을 은밀하게 지켜보는 것과는 아주 많이 다를 것이다.

다음은 호흡 질문지의 결과와 정상에서 벗어난 호흡 패턴을 발견했을 때 고려해야 할 다음과 같은 몇가지 가능성이다.

1. 환자들은 호흡 문제를 어떻게 해석하는가? 위험하게, 짜증나게, 미칠 것 같은, 당혹스럽게 느낄까? 기분을 더 좋게 하려는 시도인가?
   깊은 숨을 한번 쉬는 것은 감정적인 스트레스에 대한 만능의 대처기술이다.
2. 호흡문제는 다양한 조건과 환경에서 끊임없이 발생하거나 또는 주기적인가? 후자라면 유발되는 상황을 알고 있나? 진료실 상황에서 정상화된 호흡을 스트레스가 많은 직장이나 사회적인 상황으로 일반화 시킬 수는 없을 것이다.
3. 요구에 따라 환자는 자발적으로 호흡의 어떤 면을 변화시켜야만 하는가? 어떤 사람에게는 천천히 숨을 내뱉거나 복부에서부터 가슴으로 호흡을 바꾸는 것이 귀를 움직이는 것만큼이나 달성할 수 없는 것처럼 보인다.
4. 그 사람들은 얼마나 심리적으로 신경쓰고 있을까? 그들은 호흡 패턴에 있어 감정적인 영향을 고려하는가? 아니면 그 질문을 단순히 비웃으면서 문제가 해결되기만을 바라는것인가?
5. 불안함의 징후에 의해 고통받는 일반적인 양상이 있는가? 예로, 심계항진, 발한, 좌불안석과 같은 거북함.

마지막 주제와 관련해서 심신의 관계의 측면을 조사하는데 있어 ASI는 유용하다는 것이 입증되었다.

불안 민감지수(ASI)

불안 민감지수(ASI)는 불안 그 자체의 증상에 대한 걱정스러움에 초점을 맞춘 16항목의 등급(scale)이다. 대부분 패닉환자의 주요한 특징은 불안해지는 증상에 대한 불안함이다. 이러한 자기 지시적인 문제는 종종 '악순환의 고리'라고 불리우며, '불안에 대한 불안'과 유사하다. 증가된 심박수, 발한, 호흡곤란, 가벼운 두통, 몇몇 다른 불안에 대한 신체증상에 주의를 집중하든 아니든간에 몇몇 사람들은 이러한 증상들에 굉장히 강하게 반응한다. 그리고 그들은 불안 민감지수(ASI)에서 높은 점수를 받는 경향이 있다.

ASI를 고안해낸 Reiss et al(1986)는 불안의 민감성 기능은 불안을 확대하는 역할이라고 표현했다. 그들은 이렇게 표현했다.

> *...불안 민감도는 공포심과 불안장애를 발전시키는 경향이 있다.*
> *이러한 관점에서 볼 때, 불안함이 별다른 영향을 끼치지 않는다고 믿는 사람들은 불안을 야기시키는 자극에도 잘 참을 수 있는 것 같다. 반대로 불안자체가 심장질환, 정신질환 같은 끔찍한 결과를 야기한다고 믿는 사람들은 심각한 결과를 예상하는 불안 반응이 생기는 경향이 있다.*
> *불안 민감도는 불안을 야기시키는 자극에 대한 과장되고 지연된 반응을 보여주는 경향을 나타낸다.*

보고된 증상이 반드시 객관적인 데이터는 아니다 왜냐하면 증상들은 신체증상이기 때문이다. Sturge et al(1998)은 여대생들에게 불안 민감지수(ASI) 설문지를 주었고, 그 다음 여덟 번의 15초 간격으로 과호흡을 유발한 후 10초의 시간 동안 심박수를 측정하는 과호흡 유발 과제를 주었다. 피부전도 또한 모니터되었다. 실

Box 6.4.1 불안 민감지수에 있는 예시 항목

'심장이 빨리 뛸 때 겁나요'
'내가 신경질적일 때 내가 정신적으로 문제가 있을까봐 걱정되요'
'나의 감정상태를 유지하는게 나에게는 중요해요'

험 대상자들은 생리적 감각정도와 주관적인 불안정도를 평가받았다. ASI에서 높은 점수를 받은 사람들은 그렇지 않은 사람들보다 심박수의 변화가 더 크며, 불안함이 더 강하게 나타난다고 여겼다. 하지만 두 그룹사이에 심박수 변화나 피부전도는 별다른 차이가 없었다. 그런 차이점은 오직 편향된 지각에 기인한 것이다. 불안민감도는 다소 대상자의 마음에서 신체변화를 확대시킨 것으로 보인다. 원인 분석을 해보면 일반적인 불안증세가 심하다고 해서 더 높은 불안 민감지수 (ASI) 점수가 나오는 것은 아님을 나타낸다. 설문지는 '신체공포증'이라고 불릴 수 있는 특정 종류의 불안감을 나타낸다.

ASI는 다른 불안장애와 패닉 및 과호흡증후군을 감별하는 것으로 알려져 있다. 패닉, 범불안장애, 강박증과 단순한 공포를 구분하지 못하는 State-Trait Anxiety Inventory 또는 Hamilton Anxiety Inventory같은 표준형의 불안 테스트보다는 패닉과 과호흡증후군에 좀 더 특이적인 검사이다. 몇몇 연구(예로, Cox et al 1996)에 따르면 ASI는 네 가지 요소를 포함하고 있다.

1. 심장 및 호흡기계의 통증, 소화기 증상에 대한 공포
2. 인지/심리증세에 대한 공포
3. 다른 사람에게 보여지는 것에 대한 두려움 (사회적 공포)
4. 실신 및 진전에 대한 두려움

한 사람이 과호흡에 동반되는 정신의 몽롱함을 그가 정신을 잃고 있다고 해석한다면, 그 문제점의 한계(역자 주: 더 이상 어떻게 되지 않을 것 이라는)를 확신시켜주고 설명하는 것으로 대처 할 수 있을 것이다. 어떤 사람은 정신이 몽롱한 것을 걱정하지 않을 수 있지만, 가슴두근거림은 심장발작에 대한 걱정을 할 수 있다. 이것도 또한 교육과 안심시키는 방법으로 다뤄질 수 있다. 의료영역에서는 피 검사를 통해서 치료를 결정하는 것처럼 이상적으로는 이러한 테스트 결과를 보고 심리적인 치료를 받는 것이 맞다.

평가에 ASI를 추가하는 것은 단지 몇 분이 걸릴 뿐이고 그 문제 자체에 대한 것(호흡수, 이산화탄소 자료, 보고된 증상과 같은 객관적인 자료)이 아니라 문제를 가진 사람에 대한 부가적인 자료를 제공한다. ASI 정상과 비교했을 때 높은 점수를 받은 것은 증상에 대한 그림을 주관적으로 확대하고 있다는 것을 나타낸다. ASI 같은 간단한 검사에서 비정상적으로 높은 점수를 받게 되면 한 사람에 대한 새로운 병식을 알게 되고 불안증세에 대한 중대성에 대해서 다시 한번 생각하도록 고취시킨다. 어떤 형태에서는 악순환이란 개념이 환자들에게 대개 친숙하다 그래서 그들의 불안이 불안해질 것에 대한 공포심의 일부분이라는 것을 제시하는 것이 불안호흡을 포함한 제반 문제점을 감소시킬 수 있다.

불안 민감도는 또한 감정적 고통에 대한 대처하는 지략의 결핍과 관련되어 있고(Kashdan et al 2008), 호흡장애 및 이에 대한 결과를 포함한 불안증세의 지속 및 확대와 관련되어 있기도 하다. 부정적인 느낌을 처리하고 표현하는 기술이 몇몇 사람은 부족하고 이러한 것들이 감정적인 일상을 조절하기 힘들게 한다 그리고 이러한 양상이 ASI와 연관되어 있다. 이러한 사람들을 호흡을 잘 할 수 있도록 돕는 것이 해결책이다. 하지만 증세 이면의 영향에 대한 조절이 더 중요 할 수 있다.

호흡 문제를 가진 사람들은 그들이 더 간단한 해결책을 찾을수록 그 증세에 대한 더 깊은 이유를 놓치고 있을 수 있다. 유사하게 잘못된 식습관으로 기인한 소화불량, 근육의 지나친 사용으로 인한 팔 통증은 약보다는 행동 변화로 증세를 감소시킬 수 있다. 때때로 정신건강 전문가가 호흡 패턴을 호전시키려는 노력보다 더 좋은 치료 선택이 될 수 있다. 불안 민감성은 감정의 자가조절에 대한 자가 대처 전략의 한계를 보여주는 인지-감정의 복합적 특성이다. 그래서 일반적으로 비극적 사고보다는 불안함의 신체적인 측면에 초점을 맞춘다.

호흡성 동성부정맥(RSA)

이 용어는 호흡에 동반된 심박수 리듬의 상승하강에 관한 용어이다. 대부분의 사람들은 꾸준하고 변하지 않는 심방박동이 좋은 것으로 여긴다. 이는 심장박동이 건너뛰거나 심계항진, 일시적으로 추가되는 심박동, 빠른 심박수는 시계처럼 꾸준함에서 벗어난 것이기 때문이다. 진실은 실제로는 그 반대이다. 메트로놈 같은 꾸준한 심장박동은 좋은 건강의 징후가 아니다. 만약 만성적이라면 대개 자율신경계의 기능이상을 나타내고 심혈관계의 위험성이 증가하게 된다(Thayer et al 2010).

Yoo et al(2011)는 심박수의 낮은 변이는 Framingham risk score(역자 주:심장의 위험성을 판단하기 위해 고안된 지수)와 연관되어 있고, 이리하여 관상동맥 질환의 위험성을 높인다는 것을 알아냈다.(심장박동수변이(HRV)라는 용어는 호흡성 동성부정맥(RSA)의 활성도를 양적으로 서술할 때 사용된다).

건강한 사람은 이완된 상태에서 심장 박동수는 흡기 시에 상승하고 호기 시에 하강한다. 1분 동안 심박수의 변이 범위는 5 이하의 범위에서 30 이상의 범위까지이고 평균 8에서 14사이이다. 이 변이도는 종종 일반적인 미주신경 긴장도의 지표로 사용된다. 왜냐하면 자율신경계가 적당히 균형을 이룰 때, 매 호흡마다 부교감신경의 부침이 있기 때문이다. 스트레스와 과긴장은 자율신경계를 균형잡히지 않고 위험한 쪽으로 치우치면서 부교감신경의 요소를 감소시킨다.

깊고 천천히 호흡을 하게 되면 변이도를 증가시킨다: 부교감신경 억제제인 아트로핀은 변이도를 없앤다. 많은 기본적인 생리적인 연구가 이 분야에서 행해지고 있고 천식(Lehrer et al 2004), 섬유근육통(Hassett e al 2007), 외상 후 스트레스장애(Zucker et al 2009)의 경우에도 또한 응용연구가 행해지고 있다. 염증과 우울증도 향상된 심장박동수변이(HRV)에 반응한다는 것을 보여준다. 일반적인 가정은 HRV를 향상시키는 학습을 하게되면 교감/부교감 우세 사이에서 건강한 균형을 증진시킨다는 것이다. 자율신경 불균형과 관련된 많은 만성 장애는 HRV훈련과 관련한 천천히 꾸준한 호흡에 반응하는 것처럼 보인다.

협의의 의미로 낮은 심장박동수변이(HRV)가 호흡패턴 장애라고 말할 순 없지만, 장기간의 성향은 아주 중요한 건강의 의미를 가진다. 그리고 호흡 패턴 장애를 호전시킴으로써 HRV가 향상될 수 있다. 심장박동수변이(HRV)를 모니터 하는 것은 아주 정교한 ECG장비를 동반 할 수 있다. 하지만 심박수를 보여주고 빠르게 업데이트 할 수 있는 어떠한 장비도 정확한 피드백을 줄 수 없고 단순히 맥박을 짚는 것이 호흡 리듬에 맞추어 심박수의 상승하강에 대한 징후(정보)를 줄 수 있다. 유명한 하드웨어/소프트웨어 일체가 의료용과 평범한 사용의 목적으로 Heartmath에 의해 만들어졌다. 이 기계는 심전도 단자 대신에 혈류기능검사(photoplethysmography)를 이용하여 심장박동수변이(HRV)의 바이오피드백 목적으로 널리 사용된다. 이것의 정확도와 진단적 사용도는 제한적이긴 하지만, 호흡과 이완에 따른 HRV의 변화와 시작점을 보여줄 수 있다. 만약 ECG 장비를 이용 할 수 있다면, 심장박동수변이(HRV) 측정 소프트웨어는 짧은 검사 또는 밤을 새워서 하는 평가까지도 할 수 있다.

정신심리적인 감시

많은 호흡 패턴 장애 문제는 정서적 생활과 호흡의 너무 강한 상관관계를 보여준다. 이러한 상호작용은 식습관이 심리적인 요인에 의해 지장을 받는 것과 같은 방법으로 선천적인 호흡조절과 반대가 되게 된다. 수의적인 호흡의 조절은(호흡을 잘하려고 하는 노력) 복부의 자연스런 팽창을 막을 수 있는 정서적인 요소와 상반될 수 있다. wilhelm과Alexander Lowen은 이러한 이슈를 전체적으로 발표했다(Gilbert 1999).

호흡활동에 끼치는 심리적인 영향을 평가하는 것은 간단하면서도 어렵기도 하다(그림 6.4.4). 긴장된 상태에서부터 이완된 상태까지 호흡 패턴의 변화를 관찰하는 것만으로도 호흡과 감정적인 측면의 정보를 얻을 수 있다.

만약 좋은 쪽으로 상당한 조정이 있다면(더 천천히, 좀더 복식호흡, 더 규칙적), 이것은 진정시키는 시스템의 좋은 반응을 보여준다.

암시된 이완의 반응이 없다고 해서 이완이 도움을 주지 않는다 것을 의미하는 것은 아니다.

이것은 그 사람이 이완된 기분이 아니라 오히려 움직이지 않고 긴장된다는 것을 의미하는 것 같다.

5장에서 과호흡증후군의 원인을 밝혀내는 최면에 대한 것을 보았지만 현실적으로는 불가능하다.

특히 직접적인 호흡재활 훈련이 실패했다면, 지속적 호흡 문제의 가능한 원인에 대한 질문은 어떠한 치료사에게도 고려해야 할 합리적인 수순이다.

말하고 들으면서 알아가는것에 대해서 한계를 두지 말고, 가능하다면 토의하는 동안 호흡을 이전에 이야기 했던 방법들 중 하나를 이용하여 모니터하는 것이 아주 유용하다. 그래서 치료사는 언어적인 반응뿐만 아니라 신체적인 반응에도 주의를 기울인다.

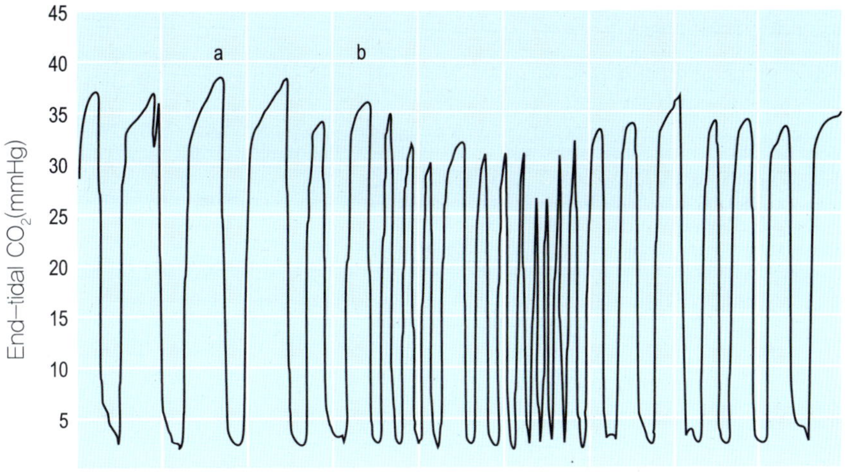

그림 6.4.4 카프노그램은 36세의 남자 환자에서 몸을 편안히 하고**(a)** 승진을 못하게 되었을 때 실망감을 생각하기 시작하자 **(b)** 호기 말 이산화탄소가 떨어지는 것을 보여준다.

예로: 어떤방식으로 호흡 패턴을 모니터하는 동안

1. 거의 익사할 뻔 했던 상황, 얼굴위에 배개를 놓은 상태, 깜짝 놀랄만한 천식 또는 목졸림 같은 거의 질식 직전까지의 과거력에 대한 조사. 이러한 경험은 심하게 평생동안 호흡에 대한 공포불안장애를 유발할 수 있고 관련상황에서 민감도를 증가시킬 수 있다.
2. 호흡 중지와 과호흡중 실제로 어느 것이 더 느낌이 좋은지에 대해서 물어보라. 둘중 어느 하나는 스트레스(극도로 집중할 때, 위협받는 느낌, 화났을 때, 좌절했을 때, 마비되었을 때) 받는동안 호흡의 의무불이행 상태일 수 있다.
3. 호흡 패턴에 대해 이야기할 때 어떤 관계된 것들이 일어나는지 물어보라. 전체적인 흐름에서 이해를 하지 않으면 호흡장애는 단지 증상이 전체적인 각성상태에서 일어날 때만 관심의 대상이 될 수 있다. 냄새, 소리, 체위, 상상 또는 상황같은 과거의 트라우마와 관계된 무언가가 패닉한 불규칙한 호흡의 재발을 유발할 수 있다.
4. 친척이 심한 심장 및 천식 질환의 가족력이 있다면, 유전적인 연관성을 아는 것이 환자로 하여금 흉통이나 호흡곤란에 대해서 특별히 취약하다고 느낄 수 있게 한다.
5. 패닉의 과거력은 한 개인의 통제력을 의심에 빠트릴 것이고, 만약 한 사건에서 숨찬 느낌이 있었다면, 유사한 통증이 나타났을 때 과호흡이 쉽게 나타날 수 있다. 공포발작 이후 뒤이어 나타나는 당혹감과 약점(역자 주: 공포발작 이후 나타나는 당황스러움)이 나타나는 공공장소에서 통제력 상실에 대한 공포는 특별히 물어보기 전까지는 말하지 않을 것이다.

과호흡 유발검사

환자가 전형적인 과호흡 증상을 나타내지만 이에 대한 설명이 회의적일 때, 한 가지 인기 있는 진단적 절차가 유발검사이다. 원칙은 1분 내지 2분 동안 호흡을 빠르고 깊게 하고 난 뒤 다시 정상 호흡을 하도록 요청하는 것이다. 이 검사는 대개 감시장치 없이 행해지며 이용가능하다면 이산화탄소 측정기는 타당성을 증가시켜주고 환자에게 객관적인 정보를 줄 수 있다. 만약 유발된 호흡이 환자가 걱정해왔던 증세(어지러움, 정신적인 몽롱함, 신경쇠약, 불안, 심계항진, 입술 및 손가락의 저림)의 몇 가지가 다시 나타나고, 일단 호흡이 정상으로 돌아올 때 증세가 사라진다면, 이런 증세에 대한 합리적인 설명이 되는 것이다. 이산화탄소가 30mmHg 이하의 수준이 되면 위에서 설명한 이러한 증상의 변화가 생길 것 같고, 20이하라면 확실히 그럴 것이다.

하지만 이 테스트는 주의를 요한다: 과호흡 증후군은 평활근(기관지, 식도, 소화기관, 뇌혈류와 관상동맥을

Box 6.4.2 Understanding panic attack 'triggers'

공황장애 및 과호흡증후군을 앓았던 32세 여자 환자와 최근의 공황장에 대해서 이야기를 하는 동안 카프노메트리(호기 말 이산화탄소 분압측정)로 모니터 하고 있었다. 그녀에게 눈을 감은 채로 공화장애 당시 상황을 전체적으로 기억해서 이야기 해달라고 요청했다. 친구 집에 방문하러 가는 중에 그녀는 가슴이 답답하고, 숨쉬기가 어려우며 약간의 두통을 느끼기 시작했다. 그녀는 차를 잘 몰 수 있을까에 대한 걱정을 하기 시작했고, 친구 집으로 운전을 계속함에 따라 급기야는 차 사고가 날지도 모른다는 공포감으로 까지 생각이 번졌다. 그녀는 차를 세웠고, 그녀의 거친 호흡과 요동치는 심장을 진정시키기 위해 노력했고, 마침내 집으로 돌아갈 수 있음을 느꼈다.

이러한 일련의 사건을 회상하고 진술할 때 그녀의 이산화탄소 분압은 대략 20%만큼 하강했고, 특히 주차하고 더 이상 운전할 수 없음을 확신하게 되었을 때 큰폭으로 떨어졌다. 그녀는 무엇이 그 일을 일으켰는지 말할 수 없었지만, 난데없이 일어났거나 또는 운전과 관련된 무언가가 연관되었을 거라고 추측했다. 그녀는 방문하는 친구나 이웃 또는 자동차 자체에 대한 불편감은 아니라고 했다. 그녀는 이번 공황장애와 동반된 과호흡은 지난번 공황장애 때 느꼈던 흉통과 연관되어 있는것 같다고 추정했다.

그녀의 공황장애를 유발한 원인에 대한 의문점을 알아내기 위해 나는 그녀에게 이번 사건의 각 단계를 시각화하고, 그녀에게 이러한 이미지에 대해 갖는 연관성을 간단히 언급하도록 요청했다. 호기 말 이산환탄소 분압 측정기에 의해 기록되어 졌고, 침묵의 순간에도 호흡과 관계된 적절한 기록을 얻을 수 있었다. 그녀가 친구 집으로 운전하는 것에 관해 이야기를 할 수록 그녀의 호흡은 더 빨라졌고 대략 1분 동안 이산화탄소 분압이 39에서 28내지 30까지 떨어졌다. 내가 이러한 사실에 관해서 그녀에게 이야기하자, 그녀는 다시 가슴이 답답하고 심장이 빨리 뛰는 것 같다고 이야기 했다. 갑자기 그녀는 친구가 때때로 이웃집 개를 돌보아 주었으며 뒷마당에 묶어 두었다는 것을 기억해냈다. 이것은 그녀에게 주요한 심리적인 의미가 있다. 왜냐하면 과거에 그녀는 누군가의 집 뒷마당에 들어가게 되었고 개로부터 공격을 받았던 것이다. 그녀에게 처음으로 이러한 관련성이 명확해졌다. 마치 그녀의 경고 시스템이 그녀의 인식하에서 작동하는 것처럼 보였다.

그날 친구가 개를 키울 수 있는 단순한 가능성이 예기치 않은 과호흡을 일으키기 시작했고, 그녀의 관심은 실제 원인 대신에 결과로 나타나는 증상으로 이르게 된 것이다.

이러한 일련의 과정을 이해하게 되면 그녀는 많은 실체를 알게 되고 공황상태를 유발하는 유발 인자의 개념을 깨닫게 된다. 이러한 깨달음 없이는 친구 집에 도착하는 동안 호흡을 조절할 수 있도록 지도하는 것은 성공하지 못했을 것이다. 왜냐하면 숨겨진 경보가 활성화됨으로써 반대되는 현상이 생기기 때문이다.

포함)의 혈관수축 효과 때문에 심장병 발생률을 증가시킨다. 심혈관계, 뇌졸중의 위험성, 경련의 가능성을 악화시킬 요인이 있다면 과호흡 유발은 현명한 방법이 아니다. 아주 과하게 과호흡을 하면 심혈관계에 스트레스를 주게 되고 협심증 통증을 유발하게 된다. 또는 협심증이 의심되는 사람들은 악화될 수도 있다(이러한 효과 때문에 잠재적인 협심증 환자와 관상동맥의 연축성 질환을 진단하는데 쓰이게 된다(Sueda et al 2002)). 만약 이것에 대해서 불확실하다면, 과호흡유발 암시 검사(hyperventilation provocation suggenstion test)라고 불리우는 것으로 대체할 수 있다. 이것을 하기 위해서는 어떤 반응이 일어나는지 보기 위해 환자에게 짧은 시간 동안 빠르게 깊게 호흡하도록 요청한다. 만약 반응이 불안하고 거부 반응이 생기거나, (아마 과호흡증상이 생겼을 것이다), 명백히 불편하다면 환자는 증상이 유발되었다는 것을 이미 아는 것이다.

이런 경우 증명이 더 이상 필요없는 것이다. 의도적인 과호흡 검사의 이점은 증상이 정상호흡에 의해 종결되는 것을 증명하고, 만약 증상이 예측 불가능하고 조절되지 않는다고 여겨진다면 이것은 꽤 설득력이 있을 수 있다. 몇몇 환자들은 놀랄 것이고, 아주 흥미로와 하고 감사해야 할 것이다.

이런 유발검사의 극도의 형태는 런던 심장전문의인 Peter Nixon에 의해 개발되었다. 환자가 심한 과호흡을 암시하는 심장 증상을 호소하게 되면, 그는 우선 인터뷰를 통해 호흡을 자극하는 것으로 의심되는 강한 정서적 문제를 확인하게 된다. 이런 연후에 환자에게 과호흡을 하기를 요구하고 정상호흡으로 회복하는 동안 환자에게 감정적인 사건을 생각하고 촛점을 맞추도록 촉구한다. 이것은 때로는 극적인 카타르시스, 회상반응 및 정화반응으로 이끌지만, 증상의 원인에 대한 통찰력의 가능성을 증가시켰다(see Nixon & Freeman 1988).

참고문헌 Reference

American Heritage Dictionary, 2000, fourth ed. Houghton Mifflin, Boston, MA.

Bloch, S., Lemeignan, M., Aguilera, N., 1991. Specific respiratory patterns distinguish among human basic emotions. International Journal of Psychophysiology 11 (2), 141–154.

Courtney, R., Greenwood, K.M., 2009. Preliminary investigation of a measure of dysfunctional breathing symptoms: the Self Evaluation of Breathing Questionnaire (SEBQ). International Journal of Osteopathic Medicine 12, 121–127.

Courtney, R., Greenwood, K., Cohen, M., 2011. Relationships between measures of dysfunctional breathing in a population with concerns about their breathing. Journal of Bodywork and Movement Therapies 15, 24–34.

Cox, B.J., Parker, J.D.A., Swinson, R.P., 1996. An examination of levels of agoraphobic anxiety sensitivity: confirmatory evidence for multidimensional construct. Behaviour Research and Therapy 34, 591–598.

van Dixhoorn, J., Duivenvoorden, H.J., 1985. Efficacy of Nijmegen Questionnaire in recognition of the hyperventilation syndrome. Journal of Psychosomatic Research 29, 199–206.

Gilbert, C., 1999. Breathing: the legacy of Wilhelm Reich. Journal of Bodywork and Movement Therapies 3 (2), 97–106.

Hassett, A.L., Radvanski, D.C., Vaschillo, ◎◎, ., et al., 2007. A pilot study of the efficacy of heart rate variability (HRV) biofeedback in patients with fibromyalgia. Applied Psychophysiology and Biofeedback 32 (1), 1–10.

Kashdan, T.B., Zvolensky, M.J., McLeish, A.C., 2008. Anxiety sensitivity and affect regulatory strategies: individual and interactive risk factors for anxiety-related symptoms. Journal of Anxiety Disorders 22 (3), 429–440.

Lehrer, P.M., Vaschillo, E., Vaschillo, B., et al., 2004. Biofeedback treatment for asthma. Chest 126 (2), 352–361.

Nixon, P.G., Freeman, L.J., 1988. The 'think test': a further technique to elicit hyperventilation. Journal of the Royal Society of Medicine 81 (5), 277–279.

Reiss, S., Peterson, R.A., Gursky, D.M., et al., 1986. Anxiety sensitivity, anxiety frequency and the prediction of fearfulness. Behaviour Research and Therapy 24, 1–8.

Sturges, L.V., Goetsch, V.L., Ridley, J., et al., 1998. Anxiety sensitivity and response to hyperventilation challenge: physiologic arousal, interoceptive acuity, and subjective distress. Journal of Anxiety Disorders 12 (2), 103–115.

Sueda, S., Hashimoto, H., Ochi, N., et al., 2002. New protocol to detect coronary spastic angina without fixed stenosis. Japanese Heart Journal 43 (4), 307–317.

Thayer, J.F., Yamamoto, S.S., Brosschot, J.F., 2010. The relationship of autonomic imbalance, heart rate variability and cardiovascular disease risk factors. International Journal of Cardiology 28;141 (2), 122–131.

Yoo, C.S., Lee, K., Yi, S.H., et al., 2011. Association of heart rate variability with the Framingham risk score in healthy adults. Korean Journal of Family Medicine 32 (6), 334–340.

Zucker, T.L., Samuelson, K.W., Muench, F., et al., 2009. The effects of respiratory sinus arrhythmia biofeedback on heart rate variability and posttraumatic stress disorder symptoms: a pilot study. Applied Psychophysiology & Biofeedback 34 (2), 135–143.

장 6.5

호흡기능이상평가 설문지 및 도수평가

Rosalba Courtney, Jan van Dixhoorn

장목차

서론 157

설문지 158

니지메겐 설문지(NQ) 158

정상과 비정상 평가 158

불편감과 호흡 불편감 159

치료반응 159

세부항목 160

호흡자가평가 설문지(SEBQ) 160

호흡자가평가 설문지(SEBQ)와 니지메겐 설문지의 비교(NQ) 161

호흡자가평가 설무지의 실제사용(SEBQ) 161

호흡 양상 평가를 위한 도수 테크닉 162

호흡 운동의 도수평가(MARM) 162

호흡 운동 도수평가(MARM)의 수행 162

호흡 운동 도수평가(MARM)의 기록 162

호흡 운동 도수평가(MARM)의 변수 계산 163

MARM과 균형잡힌 호흡 163

호흡기능 평가를 위한 MARM을 사용하기 164

MARM평가 자료와 정상수치 164

MARM을 사용하여 호흡의 다른 측면을 평가하기 164

결론 165

참고문헌 165

서론

호흡기능이상을 평가하는 것은 설문지를 통한 환자의 증상과 장비를 이용한 호흡 패턴 또는 직접적인 시진, 촉진에 의해 평가하는 것을 포함한다.

설문지와 호흡 패턴 평가는 호흡기능이상의 진단명을 붙이는데 기초자료로서 종종 이용된다. 이것은 이러한 수단(역자 주: 설문지와 호흡 패턴 평가)의 적절한 사용이 아닐 수도 있다. 호흡이상은 정확히 정의된 것이 아니며 한 가지 측정 방법만으로 밝힐 수 있는 것이 아니다. 주관적인 증상이 호흡이상의 객관적 징후와 상대적으로 관계가 거의 없을 수도 있다. 호흡은 많은 요소들의 영향하에 놓여있는 역동적인 체계이다. 이러한 것들은 물리적, 병태생리적 성질뿐만 아니라 심리적, 정서적인 근원일수 있고 그리고 또한 사회적, 행동양상의 일부분일수 있다. 호흡장애, 호흡 패턴 장애는 많은 원인 때문에 발생할 수 있다.

설문지로부터 얻은 정보와 호흡 패턴 평가는 임상적 소견이 나타나는 특별한 전후 사정을 주의를 기울여 해석되어질 필요가 있으며 호흡 패턴이상과 환자의 증상의 가능한 다른 원인을 이해하려는 시도가 필요하다. 하지만 설문지와 호흡 패턴 평가는 환자를 이해하는 유용한 시발점을 제공하며 다른 평가 장비와 같이 사용될 때 환자 호흡의 기능에 대해 검사자에게 정보를 제공할 수 있다.

이 장에서는 이장의 끝에 부록에 실려 있는 두 가지

설문지, 니지메겐(Nigimegen) 설문지와 호흡자가평가(SEBQ) 설문지와 호흡 운동의 도수평가(MARM)라고 불리우는 호흡 운동의 전체적인 질적 상태를 평가하는 도수평가 절차를 알아볼 것이다. 대체/부차적인 평가 접근법은 다른 장 섹션 6에 서술되어 있다.

니지메겐 설문지는 원래 과호흡증후군의 증상을 평가하기 위해 고안된 것이고 호흡이상을 평가하고 확인하기 위해 널리 사용되는 설문지이다. 최근 몇 년동안 이 설문지는 또한 의학적으로 설명되지 않는 아마도 심리적 정서적 스트레스가 원인이면서 저탄산증과 연관된 호흡증상을 평가하기 위해 사용되어져 왔다(Katsamanis et al 2011, Gevirtz 2007, Han et al 2004). 하지만 호흡증상은 스트레스/불안증세와 크게 중첩된다는것은 항상 분명하다. 따라서 니지메겐 설문지(NQ)는 호흡증세뿐만 아니라, 일반적인 불안증세와 연관되는 증세의 존재를 파악하는데 도움이 된다.

자가호흡평가(SEBQ)는 호흡기능장애를 평가하는데 있어 NQ를 보완하는데 유용할 수 있다. 이 설문지는 NQ보다 더 폭 넓은 호흡증상을 평가하도록 고안되었다.

이것은 호흡의 불편함의 정도와 불편한 호흡 느낌의 뚜렷한 질적 상태를 모니터하는데 유용하다. 호흡의 기계적 작용이 수행되어지는 효율성은 호흡의 기능성의 중요한 측면이다. 비효율적인 호흡 패턴은 호흡곤란, 근골격계 기능장애에 영향을 미치고 순환기계의 효율성 및 항상성 조절에 영향을 줄 수 있다. 호흡 운동의 도수 평가(MARM)는 호흡의 움직임의 분포를 정량화하는데 사용되어질 수 있는 도수 절차이다. 이것은 두 가지 측면이 있는데, 호흡 운동의 위치, 정도와 수직축에서 일어나는 호흡의 위치(상부흉추, costo-abdominal, abdominal)이다.

효율적인 호흡은 많은 호흡근들의 조화롭고, 균형잡힌 사용에 따라 결정된다. 특별한 근육의 조화로운 사용 양상의 효율성은 개인의 자세, 활동수준과 질환에 좌우된다. 어떤 상황에서 기능이상이라고 여겨지는 호흡 패턴이 어떤 상황에서는 적절할 수 있다. 활동량이 증가되는 동안 또는 호흡 욕구가 증가할 때 흉식우위의 호흡이 정상으로 여겨지고 보조호흡근이 사용되는게 증가된다(De Troyer & Estenne 1988). 제한성 폐질환 또는 말기 폐쇄성 폐질환 환자의 경우 상부 흉식호흡 패턴이 심한 질병에서는 최고의 적응방법이 될 수 있다 (Cahalin et al 2002). 효율적인 호흡은 개개인의 외부, 내부환경의 변화에 민감하게 반응하는 호흡의 양과 타이밍조절과 관련이 있다. 전후사정(예를 들어, 질병, 호흡욕구, 쉬는 상태와 비교되는 활동하는 상태)은 정상과 비정상 호흡 양상을 구분하는 중요한 요소이다.

설문지

일반적으로는 호흡장애를 가진 사람들은 호흡이 효율적이고 기능적인 사람들보다 호흡의 불편한 점을 더 많이 가지고 있다(Courtney et al 2011a). 그들은 또한 호흡과 밀접한 관련이 있는 심혈관계 또는 자율신경계 같은 다른 체계의 문제점을 가지고 있다(Wilhelm et al 2001).

자가호흡평가 설문지(SEBQ)는 호흡 증상을 평가하는데 집중하고 반면에 니지메겐 설문지는 호흡 기능이상과 동반되는 넓은 범위의 증상들을 평가한다.

니지메겐 설문지(NQ)

(이장 끝의 부록 1을 참조)

정상과 비정상 평가

NQ는 16개 항목으로 구성되어 있고, 절대 아니다는 0점, 아주 자주는 4점으로 총 5등급으로 답하게 되어 있다. 총 점수는 0점에서 64점이다(Doorn et al 1983). 설문지작성 시간이 짧고, 단지 몇 분밖에 걸리지 않는다. 항목은 다양한 증상 중에서 선택되었다

- 스트레스와 자극(불안하고 긴장된 느낌, 심계항진의 느낌)
- 저탄산증으로 추정된 결과(어지러움, 시야의 흐릿함, 입과 손주위의 저림, 뻣뻣한 느낌)
- 숨쉬기 어려움(깊은 숨을 쉴 수 없음, 가슴이 답답함)

하지만, 저탄산증의 결과로 추정되는 항목들은 스트레스와 높은 교감신경의 긴장도의 결과일 것이다.

이것의 유용한 사용을 위해서, 기능이상의 존재 유무와 불편함의 비정상적인 수준에 대한 기준을 세우는 것이 중요하다. 대개 정상적인 건강한 성인은 11±7, 남자의 점수가 다소 여자보다는 낮다(Han et al 1997). 이

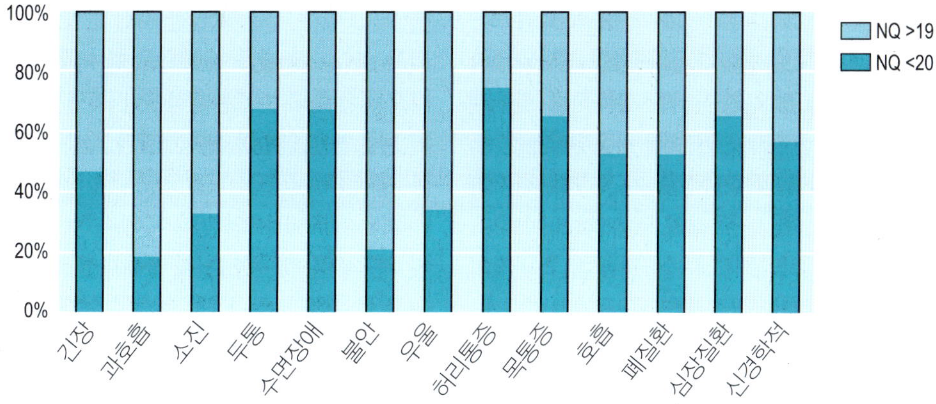

그림 6.5.1 다른 환자군에서 정상(NQ 1–19)과 비정상(NQ 20–64) 점수 분포.

자료는 대부분의 정상 성인은 4에서 18점의 점수를 나타낸다는 것을 의미한다. 하지만 이러한 자료는 벨기에와 영국에서 나온 자료임을 주목하라. 중국에서는 대조적으로 정상 평균은 5였다. 기능이상에 대한 기준을 정하기 위해서 우리는 호흡이완 치료를 받은 2천명이 넘는 환자로부터 얻은 자료를 사용하였으며, 이중 25%는 과호흡 질환이라고 진단받았다(Dixhoorn 2012). 환자군의 니지메겐 설문지 평균점수는 29.5였다. 이 환자들을 호흡장애가 있는 사람들을 위한 참고자료로 삼을 때, 20 이상의 값이 정상과 구분된다. 그래서 NQ가 19점을 초과하는 점수는 호흡곤란과 기능이상이 있을 가능성을 보여준다. 점수가 높을수록 더 많은 불편함이 있다. 20점 미만은 정상 기능 범위라고 여겨진다.

불편감과 호흡 불편감

하지만 높은 NQ점수가 과호흡 질환을 가진 환자들에게서만 독점적으로 나타나는 것은 아니다. 다른 1500명의 환자는 스트레스 관련 질환이지만 반드시 호흡관련 질환은 아니다: 두통, 수면문제, 피로, 신경쇠약, 불안, 목 또는 허리통증, 목소리 문제 또는 만성통증, 몇몇사람들은 내과적 질환을 가지고 있었지만, 스트레스 문제로 전원되었다. 이런 다양한 조건들과 문제들이 존재하게되면 니지메겐 설문지 점수는 전체적으로 상승하게 된다(Thomas e al 2005). 이리하여 흔히 생각하는 것과는 달리 높은 NQ점수는 과호흡 질환에 특이적이지 않다.

그림 6.5.1은 정상과 19점 초과 점수의 각각 다른 범주에서 분포도를 보여준다. 높은 NQ점수를 받은 환자의 분포도가 80%(과호흡, 불안)에서 30내지 40%(두통, 목통증, 수면문제, 심장질환)까지 나타나는 것이 분명하다. 비록 문제가 호흡분야가 아니라 할지라도 높은 NQ를 획득하지 않은 범주(항목)는 없다. 이러한 사실은 니지메겐 설문지가 일반적인 스트레스와 호흡 스트레스를 동시에 측정한다는 사실을 확증시켜주는 것이다. 하지만 특정 문제가 최소한의 호흡 문제일 때 소수의 환자들만이 고득점을 가진다. 흥미있게도, 코호흡, 기침, 말하는 동안 호흡등의 문제가 있는 호흡 범주 안에 있는 모든환자가 NQ가 다 높은 것은 아니다.

치료반응

NQ의 이점은 치료 반응을 보이며 시간이 많이 걸리지 않는다는 것이다. 이리하여 치료과정을 평가하기 위해 치료가 끝날 때 반복적으로 시행할 수 있다. 호흡치료로 의뢰된 2000명의 환자 가운데, 치료에 잘 반응하고 주된 문제가 확실히 해결된 환자는 평균적으로 치료의 끝에서는 정상수치를 보여준다. 이것은 과호흡 질환을 가진 환자에게 적용되지만, 똑같이 모든 환자에게 적용된다. 대조적으로 치료가 덜 되거나 성공적이지 못할 때 NQ는 조금 감소하지만 평균적으로 19점 초과된 상태로 유지된다. 따라서, NQ는 스트레스와 관련되고 설명되지 않는 문제를 가진 환자를 치료하는 경우 유용한 평가 방법처럼 보인다. NQ가 정상화되지 않을 때, 치료전략은 다시 평가되어져야 한다. 컷오프 점수와 관련해서는 (믿을만한 변화 지수인 야콥슨의 공식으로 과호흡증후군 환자를 계산했을 때) 적어도 10점이 감소했을 때 임상적으로 중대한 변화가 있다는 것을 나타낸다(Jacobson & Traux 1991). 이것은 명백히 니지메겐 설문지 점수가 초기에 올라가 있을 때 적용된다.

의학적으로 설명되지 않는 증상을 가진 모든 환자가 니지메겐 설문지 점수가 다 올라가 있는 것은 아니다. 이러한 경우 니지메겐 설문지 점수는 결과를 잘 반영하지 못하고 10점 이상 감소의 치료 결과를 얻기 힘들다. 예로, 천식을 가진 환자들은 평균적으로 니지메겐 설문지 점수가 약간 상승되어 있고, 한 연구에서 19점 정도가 나왔다(Holloway & West 2007). 그들의 호흡 치료에 대한 반응(Papworth method)은 양성이고 마지막 니지메겐 설문지 점수는 정상화되었다(11–12점). 그럼에도 불구하고 적어도 10점 이상의 감소 기준은 그들 중 대부분 도달되지 못하였다. 이리하여 치료사는 NQ 점수에 있어 변화의 의미를 개별적으로 평가해야 한다(Holloway & West 2007).

세부항목

때때로 NQ의 개별 항목을 조사하는게 유용하다. 예로, 천식환자 중에 호흡 항목에서 높은 점수, 나머지 항목에서는 낮은 점수를 받아 점수가 상대적으로 조금 올라가는 경우가 있다. 이리하여 불편한 사항을 고려할 때 총합 점수가 예상치 못하게 낮게 나올 때 개별 항목을 조사하는게 추천된다. 호흡 항목을 선택하는 다른 이유는 호흡 운동의 도수평가(MARM)와 니지메겐 설문지를 비교하는데 있다. 한 연구에서는 NQ의 총점수가 MARM과 약간의 연관성이 있고, 이것은 호흡 항목과의 연관성 때문이었다(Courtney et al 2011b).

호흡자가평가 설문지(SEBQ)

(이 장의 끝에 부록2를 참조)

SEBQ는 최근에 개발된 호흡 기능 이상과 관련해서 제안된 호흡 행위와 호흡기 증상의 과학적및 대중적 문헌의 다양한 묘사를 인용한 항목을 포함한 최근에 개발된 설문지이다(Courtney & Greenwood 2009). 가장 최근 사용되는 SEBQ버전(버전 3), (부록 2)은 0–3점으로 답하게 되어있는 25항목으로 구성되어 있고, '절대아님'은 0점, '아주 자주/확실한 사실'은 3점으로 채점되도록 되어 있다. 180명을 대상으로 한 연구에서 이번 버전에 나오는 점수의 분포는 0점에서 64점까지로 분포되어있다. 이 연구에서 호흡자가평가 설문지(SEBQ)는 테스트 재테스트 (ICC=0.88, 95% CI=84–91) 신뢰도(test retest reliability)의 높은 수준을 보여준다. 이 연구에서 평균값은 16이었고, 흡연자가 비흡연자보다 51% 더 높은 점수를 받았다. 호흡기 질환자가 호흡기 질환이 없는 사람보다 69% 더 높은 점수를 받았다.(Mitchell 2011).

호흡자가평가 설문지(SEBQ)는 불편한 호흡의 감각의 질과 양, 그들이 호흡에 대한 개인의 지각을 평가하는데 유용한 수단이며 불편함의 원인에 대한 병식을 알아가는데 도움을 줄 수 있다. 호흡곤란에 관한 연구에서, 호흡곤란의 다른 형태는 다른 수용체와 다른 병태생리를 가진다는 것과 유사한 질환으로 고통받거나 유사한 호흡의 문제점을 가진 사람들은 그들의 호흡에 있어 불편한 점이나 어려운 점을 표현하는데 같은 종류의 단어를 쓴다는 점을 규명했다(Simon et al 1989, Simon & Schwartzstein 1990, Elliot et al 1991).

요인 분석이라고 불리우는 통계적 기술을 사용한 호흡자가평가 설문지(SEBQ)분석은 이 설문지가 호흡 불안에 대한 두 가지의 뚜렷한 범주 또는 관점을 구분할 수 있는 있다는 것을 보여준다. 이 관점의 첫 번째는 호흡곤란과 연관된 "공기 부족"이라는 것과 두 번째는 "호흡하고자 하는 노력 또는 행위"에 관련된 것인데 제한된 호흡 또는 부적절한 호흡의 인식이라고 불리운다. 호흡자가평가 설문지(SEBQ)의 두 관점은 호흡지각과 호흡이상을 나타내는 생화학적인 측면과 내부 수용기에 대한 감각과 인식적인 측면의 생체역학적인 측면의 두 가지를 뚜렷하게 구분하지만 강한 연관성을 나타낸다.

이러한 두 관점의 임상적 평가는 개인의 호흡기능 이상의 본질에 대한 이해력을 높이는데에 유용함을 입증할 것이고 그래서 치료는 개별화 될 수 있다.

공기 부족이라는 SEBQ 범주에는 "나는 호흡이 짧아요", "나는 숨을 들이마실 수 없어요", "나는 노력해도 숨쉬기가 힘들다는 것을 느껴요" 그리고 "나는 답답하다고 느껴요" 같은 항목이 포함되어 있다. 호흡곤란에 대한 언어적인 묘사의 수준은 "공기 갈구(숨가쁨)", 또는 "호흡을 재촉함" 같은 다른 연구에서 확인된 것들과 아주 유사하다. 그 연구에서는 "공기 갈구"의 느낌은 주로 화학수용체의 활성화와 관련된 것이고 또한 연수로부터 되먹임 기전과 관련된 신경기계적인 상호작용에 의해 영향을 받는다는 것을 보여준다. '공기 갈구(역자 주 숨가쁨)'이란 느낌은 이산화탄소가 상승될 때 또는 1회 환기 호흡량이 감소될 때 발생되고(Lansing 2000) 반대일경우는 '공기 갈구(역자 주 숨가쁨)'가 경감된다. 과호흡증후군이 의심되는 환자들을 대상으로 한 연구에서 호흡곤란 증세가 낮은 CO_2와 관계가 없다는 것을 밝혀냈다(Hornsveld & Garssen 1996).

적절하지 못한 또는 제한된 호흡의 감각이라고 불리우는 SEBQ 범주는 제한된 또는 다른 표현으로 만족스럽지못한 호흡이라는 느낌을 전달하는 '나는 숨을 깊고 만족스럽게 쉴 수 없어'그리고 숨이 꽉막힌 느낌 또는 제한된 느낌이다와 같은 묘사를 포함한다. 이러한 종류의 감각은 적어도 일부분에서는 흉벽과 호흡근의 수용체에서 발생하고, 또한 호흡기의 운동성 출력이 운동피질로부터의 전하에 응하는 감각피질에서 발생되는 기대치에 미치지 못할 때 일어나는 호흡곤란의 질적 상태를 나타낸다(Beach & Schwatrzstein 2006). 이러한 형태의 감각은 흉벽이 끈으로 묶여져 있을 때처럼 (O'Donnell e al 2000) 또는 호흡근과 흉곽의 기능이 장애를 받을 때와 폐의 과팽창 때문에 신경근 연결기능과 호흡근 기능의 장애를 받을 때(Lougheed et al 2006)와 같이 호흡작용이 더 어려워지는 상황에서 보고된다.

SEBQ에서 확인된 두 가지 관점 중 첫 번째로는 또한 종종 "나는 느낀다"란 단어들을 사용하고 감각에 관련된 자극에 대한 민감성과 두 번째로는 자극에 대한 민감성을 좀더 인지하고 평가하는 것을 나타내는 다른 면을 서술한다. 호흡을 재촉하는 것과 관련된 느낌 또는 호흡자가평가 설문지의(SEBQ) '공기 부족'의 범주는 연수로부터 나오고, 호흡 활동과 관련된 느낌과 '나는 알아차린다'라는 말은 대뇌피질로부터 나온다는 것은 흥미로운 사실이다.

호흡자가평가 설문지(SEBQ)와 니지메겐 설문지의 비교(NQ)

니지메겐 설문지에 의해 평가된 증상들은, 스트레스, 불안, 과각성, 많은 경우 급성, 만성 과탄산증(과호흡질환)이 동반되는 호흡장애를 앓는 사람들에게서, 오래동안 인지해 왔던 불편한 증상들을 나타낸다. 니지메겐 설문지(NQ)는 호흡자가평가 설문지(SEBQ)처럼 호흡 문제의 다른 특성들을 포괄적으로 조사하지 않는다. 두 가지 설문지를 받은 환자들에게 있어서, NQ 점수는 SEBQ 총점수와 관계가 있고 SEBQ의 인자1(공기의 부족)과는 연관성이 있지만 인자2(부적절한 또는 제한된 호흡의 지각)과는 관계가 없는것으로 밝혀졌다. SEBQ는 호흡기능장애의 생체역학적인 면과 내장기관에 대한 감각(interoception)의 인지/평가적인 면으로부터 생기는 증상들을 구별하는것에 있어 NQ의 부가적인 설문지로서 유용하다는 것이 이 연구에서 제시되었다.

기능 이상적인 호흡 증세와 저탄산증의 약한 관련성이 긴장성 호흡 양상과 같은 다른 원인에 의해 발생한다는 사실에 의해 일부는 설명되기도 한다고 발표되었다(Hornsveld & Garssen 1997). 호흡질환이 있을 때 MARM의 중재역할뿐만 아니라 SEBQ에서 기능이상 호흡 증세의 각각 다른 생체역학적인 면과 평가적인 면이 존재한다는 것에 의해 이러한 주장은 뒷받침된다.

호흡자가평가 설문지의 실제사용(SEBQ)

SEBQ의 두 가지 측면은 호흡지각과 기능이상의 면이 강하게, 하지만 뚜렷하게 구분되는, 관련되었다는 것을 나타내고 대뇌수질과 생화학 기전과 좀더 연결된 호흡 증상을 호흡의 근신경의 기능이상으로 인한 호흡 증상들로부터 구분하는 도구로서 유용하다는 것을 입증할 것이다. 이것은 실무자들이 도수, 카프노메트리(호기말이산화탄소 분압측정기,capnometry)를 이용거나, 개인의 심리적인 상태와 스트레스 수준에 대한 더 깊은 검사를 가이드할 수 있다.

SEBQ를 위한 규범적인 가치(정상수치)를 정하는 연구는 공식적으로 착수된 적은 없다. 하지만, 호흡기능이상의 측정들 사이의 관계를 조사하는 한 연구에서 NQ점수가 20점 이하인 개개인들은 SEBQ의 11점에 해당하는 평균값을 가졌다는 것이 밝혀졌다(Courtney et al 2011a).

호흡 양상 평가를 위한 도수 테크닉

진료환경에서는 더 저렴하고 시간이 덜 소비되는 방법인 관찰과 촉진은 호흡 패턴 평가에 중심이 되는 반면에 연구환경 하에서는 기계장비가 호흡 패턴을 결정하기 위해 사용된다.

호흡향상을 평가하는 기기장비의 주요한 형태는 호흡유도 혈량측정법, 자기측정과 광전자 혈량측정법이라 불리우는 신기술이 있다. 많은 용량, 움직임과 시시각각 측정을 하고, 자료를 수집할 수 있는 기계장치의 이러한 형태들은 호흡 패턴의 정확하고 세련된 평가를 할 수 있지만 일반적인 의사들이 엄두를 못낼정도로 비싸다. 진료 환경하에서는 호흡 패턴의 기능이상을 평가하는 검사자는 주로 그들의 감각과 관찰력에 의존하게 된다.

환자의 자세, 처신, 말하는 양상을 관찰함으로서 종종 호흡 패턴 장애 대한 인식을 시작하게 되는 것이 종종 가능하다. 호흡 그 자체를 조금 더 면밀히 관찰함에 있어,상체를 기울이는 의료진은(역자 주: 환자에게 밀착해서 세밀히 진찰하면) 쉽게 과도한 흉곽호흡에서 나타나는 가슴 끌어올림, 어깨 움직임 증가와 긴장되고 억지로 힘써서 하는 호흡을 하는 사람의 긴장된 호흡, 흉벽 긴장을 쉽게 관찰할 수 있을 것이다. 이러한 관찰과 촉진결과에 대한 정확한 기록과 보고는 표준화된 기법이 필요하다. 다음 내용은 호흡 패턴의 여러 면을 수량화한 몇 안되는 입증된 도수인 호흡 운동의 도수평가(MARM)에 포커스를 맞추어져 있다.

호흡 운동의 도수평가(MARM)

MARM은 흉곽의 외측 움직임과 비슷한 평가 방법이고 횡격막 기능을 평가하기 위해 도수 치료사들이 오래동안 사용해왔다. 하지만, MARM은 또한 전체적인 호흡 운동의 다른면들과 관련하여 이러한 움직임을 해석하고 수량화한다. MARM은 처음에는 1980년대에 심장환자의 호흡과 이완치료의 추적 연구에서 적용되고 개발되었다. 순전히 운동재활만 받은 환자들은 MARM수치에서 부가적으로 호흡훈련 치료를 받은 환자들과 비교했을 때 명백한 차이를 보여주었고, 이러한 사실들은 2년 전까지도 분명하게 유지되었다(Dixhoorn 1994).

이후 연구서는 MARM이 좋은 조사자간 신뢰도(ICC=0.85, p=0.0001, CI 0.78, 0.89)를 가지고 자세나 언어지도의 변화에 반응하는 흉식호흡 정도의 변화를 호흡유도 혈량측정법보다 더 잘 밝혀낼 수 있다는 것을 보여준다(Courtney et al 2008).

호흡 운동 도수평가(MARM)의 수행

호흡 운동의도수평가(MARM)을 수행하는데 있어 검사자는 대상자 뒤에 앉고 양손을 흉곽의 후외측에 위치한다. 전체 손은 호흡 운동을 제한하지 않게 하기 위해 단단히, 편안하게 받친다. 검사자의 엄지손가락은 거의 척추와 평행하게 두며 수직 방향이 되도록 하고, 양손은 편안하게 손가락을 펴서 새끼손가락이 수평의 방향으로 되도록 한다. 4번째, 5번째 손가락은 복부팽창을 느낄 수 있도록 갈비뼈 하연에 위치시키도록 한다. 이렇게 특정위치에 손을 위치하고 검사자는 전체 흉곽과 복부의 외측, 수직, 전후방향의 움직임에 집중한다. 움직임이 주로 상부흉곽에서 일어나는지, 하부흉곽(복부)에서 일어나는지 또는 균형 잡혀있는지를 판단하기 위해 전체적인 횡운동에 대한 전체적인 수직운동의 정도에 대한 평가를 하게 된다.

호흡 운동 도수평가(MARM)의 기록

검사자는 원으로 된 그래프를 만들기 위해 반원에 두 줄을 이용해서 소견을 기록한다(그림 6.5.3). 윗쪽 선(그림a 6.5.3)은 수직 움직임과 함께 상부흉곽에서 일어나는 움직임을 나타낸다. 아래 쪽 선은(그림b 6.5.3) 흉곽의 바깥방향의 움직임, 횡격막의 복부쪽의 아래 쪽의 밀림과 함께 흉곽의 아래 쪽 움직임을 나타낸다. 이 두 선을 어디에다 그을지를 결정하는것은 검사자가 호흡 운동의 둥근모양(구체)의 성질을 명심할 필요가 있다. 수평선(그림c 6.5.3)은 이런 구체의 중간을 나타낸다. 만약 더 수직적이고 더 많은 상부흉곽의 움직임이 있다면, 윗쪽선(A)은 수평과는 조금 더 멀고 정상에 조금 더 가깝게 될 것이다. 만약 하부흉곽 및 복부 움직임과 외측 움직임이 더 많다면 아래 쪽 선(B)은 수평선과 더 멀고 바닥쪽에 더 가깝다. 마지막으로 검사자는 전반적인 더 큰 움직임을 표현하기 위해 선을 더 멀리 배

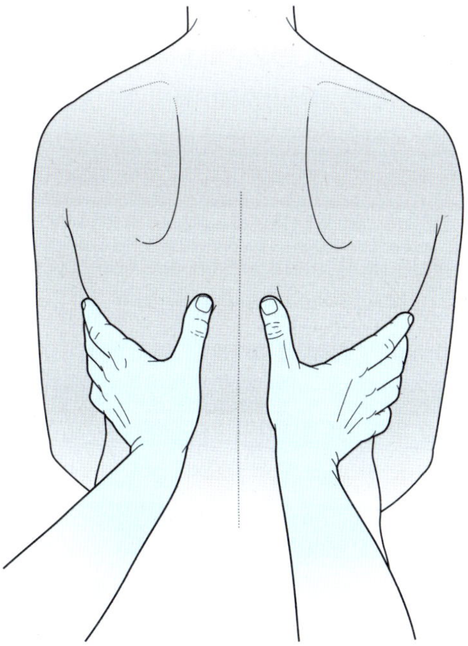

그림 6.5.2 MARM 수행하기

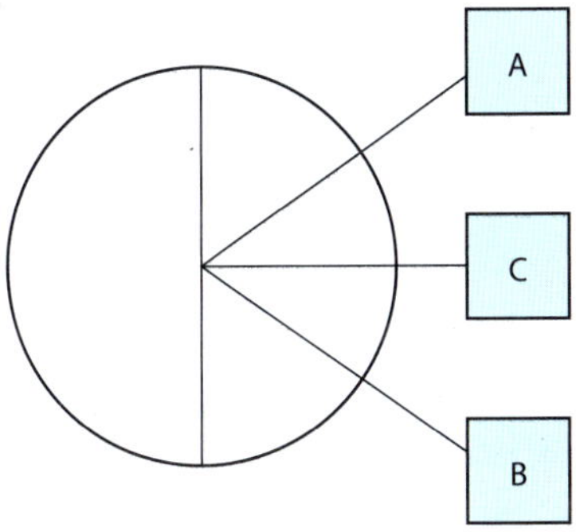

그림 6.5.3 그래픽 표기법(MARM). 명명에 대한 설명은 본문을 참조하라.

치하고 덜 움직임을 표현하기 위해 선을 가까이 배치함으로써 흉곽 운동의 전체 크기와 자유로움에 대한 자신의 감각을 보고 할 수 있다.

호흡 운동 도수평가(MARM)의 변수 계산

MARM 변수는 검사자에 의해 그 어진 두 줄로 결정되어진 각도를 측정함에 의해 계산된다. 이때 가장 윗부분은 180도, 가장 아래부분은 0도라고 한다. 윗쪽 선(A)는 흡기의 가장 윗지점을 나타내고 상부 가슴우리, 특히 흉골과 상부 흉곽의 수직적인 움직임 정도의 상대적인 기여도에 대한 검사자의 지각과 평가에 의해 그려진다. 아래 쪽 선(B)은 흡기의 가장 아래 쪽을 나타내고 이것은 늑골 하연과 복부 움직임, 특히 옆쪽 아래 쪽 범위의 상대적인 기여도에 대한 검사자의 지각과 평가에 해당한다. 더많은 흉식호흡이라면 상부라인 A는 더 높은 곳에 위치하고 호흡이 복식이고, 하부 흉곽과 복부가 더 많이 관련되어 있을 때 하부라인 B는 더 낮은 곳에 위치한다. 이리하여 두 가지 변수가 나오게 된다. 첫 번째, 두 선사이의 거리는 호흡 운동의 크기를 나타낸다. 이는 호흡이 깊어질수록 증가하고, 흡입이 얕아질수록 감소하기 때문에 이것은 또한 용적(볼륨)이라고도 불리울 수 있다. 하지만 MARM의 구역 변수의 절대적인 값은 일회 환기 호흡량의 측정과 별 관계가 없다. 더 정확히는 호흡 운동에 관계되는 몸통의 구역 또는 크기를 나타낸다. MARM 변수의 두 번째 세트는 수직축에서의 호흡의 위치와 관련된다: 상체, 중간 또는 하부 두 선을 평균 낼 수 있으며, 평균값이 90인 곳은 중간 위치를 의미한다. 높은 값은 상부흉식 호흡을 나타내며, 낮은 값일 수록 복식 호흡임을 나타낸다. 두 가지 파생물은 첫째로 중간선 상부에서 중간선 하부를 빼게(subtracted)되는 곳이다. 제로(0)값은 중간선 위치이거나 완변한 균형상태이다. 양성 값은 흉식호흡 우위를 나타내고, 음성값은 흉곽운동은 적고 횡격막 활동성이 큰것이다. 두 번째 파생물은 흉곽 움직임의 백분율이다(호흡유도 혈량측정계수중의 하나에 상응하는 수치). 둘다 일차 변환이고 수직축에서 호흡의 위치를 나타낸다.

MARM측정변수는 다음과 같다.

1. area=윗선과 아래 선 사이에서 형성된 각도
2. MARM average=(A+B)/2

2 a). balance=윗선과 수평축과의 각,아래 선과수평축과의 각 사이의 차이(AC−CB)

2 b). 백분율 흉곽 움직임=수평선 위의 구역/아래 윗선 사이의 구역 *100(AC/AB*100)

MARM과 균형잡힌 호흡

기능적 호흡은 상하부 호흡 구획의 균형으로 이루어지는 것 같다. 이러한 사실은 백분율 흉곽(2b)의 평균값은 50근처, balance(2a) 평균값은 0근처, average(2. MARM average) 평균값은 90근처의 결과로 나타난다. 횡격막, 복부와 흉곽 근육들은 모든 근육들이 동등하게 사용될 때 가장 효율적인 호흡이 될 수 있도록 근육들의 적절한 길이 긴장 관계와 협동작용의 양상을 유지한다(De Troyer and Estenne 1988). 호흡에 관련된 신체의 두 군데의 주요한 기능적 구역 사이에서 호흡에 대한 활동의 균등한 분포가 있을 때 적정한 호흡이 일어난다는것을 나타낸다(예로, 상부 흉곽과 하부 흉곽 및 복부). 이러한 균형이 또한 호흡 충동의 어떠한 내부 외부의 변화에 대해서도 호흡기계의 최고의 유연성을 제공할 수 있다. 적절한 이유가 아니고서는 불균등한 호흡 분포는 불필요하며, 억지로 힘을쓰게 되고 기능이상적인 것으로 여겨진다.

호흡기능 평가를 위해 MARM을 사용하기

중요한 가정은 호흡을 포함하여 건강한 기능은 생물학적 체계의 다양성을 포함하는 것이며, 따라서 기능적 호흡은 반응을 나타내고, 다양하며 유연하다(Dixhoorn van 2007). 이것은 환자들에게 호흡을 수의적으로 변화시켜보라고 요구하거나 자세변화에 따라서 일어나는 호흡의 변화를 관찰함으로써 테스트해 볼 수 있다(Courtney et al 2011b). 예로, 환자에게 정상적으로 좀 더 깊게, 상부흉곽 또는 복식 흡기를 더 이용해서 호흡을 하거나 기립자세 또는 앉아서 호흡을 하도록 요청할 수 있다. MARM의 윗선 아래 선의 위치는 그때 반응의 범위를 평가하기 위해 쓰인다. 프로토콜의 가로로 윗선과 아래 선의 수치 차이를 계산해서 범위가 넓다면 그때는 굉장히 기능이 좋다고 보아야 한다.

MARM평가 자료와 정상수치

정상수치는 치료사로부터 정보를 얻을 수 있고 COPD 환자, 스트레스와 긴장성 환자와 비교될 수 있다(표 6.5.1).

표 6.5.1 다른그룹의 MARM 수치

범주	ARM평균	MARM영역
호흡물리치료사 (n = 67)	90.5±6.9	58±15.8
물리치료사 (n = 16)	90.8±7.9	44±10.7
만성폐쇄성폐질환자 (n = 35)	103.2±20.8	42.3±17.9
스트레스와 긴장성 환자 (n = 62)	12±10.2	20.4±5.4

실제 치료사들은 평균값이 대략 90정도인 것 같다. 숙련된 호흡 전문치료사와 비숙련된 호흡 전문치료사 사이의 평균값은 차이가 없고, 하지만 MARM area 수치에서는 차이가 있다. 숙련된 호흡 전문치료사는 평균적으로 더 넓은 MARM area 수치를 보여준다. 경험으로 보건대, 90 MARM average 수치와 60 MARM area value보다 다소 많거나 적거나가 적정 수준인 것 같다. 반대로, 만성 폐쇄성 폐질환 환자는 물리치료사와 유사한 MARM area 값을 나타내고, average MARM은 더 높다. 이것은 흉식호흡을 의미한다.

특이한 점은, 표준편차가 더 높다. 이것은 많은 사람(역자 주: 만성 폐쇄성 폐질환자들)이 정상또는 정상보다 낮은 수치를 가진 결과이다. 반면에 단지 소그룹은 많이 높은 수치를 보여준다. 이리하여 도전받지 않는 상황에서는 모든 만성 폐쇄성 폐질환 환자가 상부 흉식 호흡을 보여주는건 아니고 많은 사람들이 그들이 호흡 문제를 잘 조절한다는 사실도 보여준다. 게다가 높은 수치와 상부 흉식호흡은 COPD의 중증도와 별 관련이 없는 것으로 보인다.

하지만 스트레스를 받고 긴장을 하고 있는 환자들(표 6.5.1의 4번째)은 상부 흉식호흡 패턴을 보여주고, 움직임의 작은구역(MARM area)을 보여준다. MARM area의 평균값(20.4)에 의해 나타나는것처럼 호흡 운동은 상대적으로 제한적이다. 그리고 표준편차는 다른 그룹과 달리 2-3배 작다. 이것은 스트레스성 불안장애는 다소 균일한 호흡 패턴을 보인다는 것을 의미한다. average MARM은 만성폐쇄성 폐질환와 대비해서조차도 현저히 상승되어 있다. 이 사실은 기능이상과 흉식 우세 호흡은 체성 원인보다는 스트레스와 긴장으로 인한 원인이 더 많다는 것을 확인시켜주는 결과이다. 정상 수치와 비정상 수치를 구분짓는 기준수치는 스트레스 받는 환자와 호흡 치료사를 비교하여 야콥슨 공식을 사용하여 계산될 수 있다. MARM average가 100이상일 때, 비정상으로 분류될 수 있다. MARM area의 경우, 관련된 비정상적인 작은 값을 나타내는 기준치는 30이하이다.

MARM을 사용하여 호흡의 다른 측면을 평가하기

MARM은 신체의 양 옆사이의 비대칭성을 평가하기 위

해 사용될 수 있다. 척추측만증이나 측굴의 경우, 좌측 우측의 현저한 호흡 운동의 차이가 있고, 이것을 검사자는 알아챌 수 있다. 이러한 비대칭성은 호흡유도혈량 측정법(RIP)같은 기구로는 적절히 평가될 수 없는 것 같다.

결론

호흡 기능장애는 정확히 정의하기가 어렵고 한 가지 측정법으로만 평가될 수 없다. 이것은 호흡 불편감 뿐만 아니라 부적절한 호흡 움직임과 관련이 있다. 많은 원인이 있을 수 있고 과도한 스트레스와 긴장에 민감하다. 호흡 기능장애는 신체 질환의 유무에 관계없이 생길수 있고 다른 스트레스나 긴장을 유발하기도 하며, 이로인해 증상을 악화시키게 된다. 3가지 평가 절차가 제공되었다(역자 주:니지메겐 설문지, 호흡자가평가 설문지, 호흡 운동의 도수평가). 그것들은 서로 상호보완적이다. 그들 중 각각은 호흡 기능이상의 존재를 나타내고, 후속 조치를 취하는 이유가 되기도 한다.

참고문헌 Reference

Beach, D., Schwatrzstein, R.M., 2006. The genesis of breathlessness. In: Booth, S., Dudgeon, D. (Eds.), Dyspnoea in advanced disease: a guide to clinical management. Oxford University Press, Oxford.

Cahalin, L., Braga, M., Matsuo, Y., et al., 2002. Efficacy of diaphragmatic breathing in persons with chronic obstructive pulmonary disease. A review of the literature. Journal of Cardiopulmoary Rehabilitation 22, 7–21.

Courtney, R., Greenwood, K., Cohen, M., 2011a. Relationships between measures of dysfunctional breathing in a population with concerns about their breathing. Journal of Bodywork and Movement Therapies 15, 24–34.

Courtney, R., Greenwood, K.M., 2009. Preliminary investigation of a measure of dysfunctional breathing symptoms: the Self Evaluation of Breathing Questionnaire (SEBQ). International Journal of Osteopathic Medicine 12, 121–127.

Courtney, R., Van Dixhoorn, J., Cohen, M., 2008. Evaluation of breathing pattern. Comparison of a manual assessment of respiratory motion (MARM) and respiratory induction plethysmography. Applied Psychophysiology and Biofeedback 33, 91–100.

Courtney, R.C., Greenwood, K.M., Dixhoorn, J., et al., 2011b. Medically unexplained dyspnea partly moderated by dyfunctional (thoracic dominant) breathing pattern. Journal of Asthma 48, 259–265.

De Troyer, A., Estenne, M., 1988. Functional anatomy of the respiratory muscles. Clinics in Chest Medicine 9, 175–193.

Dixhoorn, J., 2012. Nijmegen Questionnaire in the evaluation of medically unexplained symptoms, including hyperventilation complaints. Biological Psychology (in press).

Dixhoorn, J.V. 1994. Two year follow up of breathing pattern in cardiac patients. In: Proceedings 25th Annual meeting, Wheat Ridge, CO, USA. Association for Applied Psychophysiology and Biofeedback.

Dixhoorn Van, J., 2007. Whole-Body breathing: a systems perspective on respiratory retraining. In: Lehrer, P.M., Woolfolk, R.L., Sime, W.E. (Eds.), Principles and practice of stress management. Third ed. Guilford Press, New York.

Doorn, P., Folgering, H., Colla, P., 1983. Een vragenlijst voor hyperventilatieklachten. De Psycholoog 18, 573–577.

Elliot, M.W., Adams, L., Cockcroft, A., et al., 1991. The language of breathlessness: use of verbal descriptors by patients with cardiorespiratory disease. Am Rev Respiratory Diseases 144, 826–832.

Gevirtz, R. (Ed.), 2007. Psychophysiological perspectives on stress related and anxiety disorders. Guilford Press, New York.

Han, J., Stegen, K., Simkens, K., et al., 1997. Unsteadiness of breathing in patients with hyperventilation syndrome & anxiety disorders. Euro Respiratory Journal 10, 167–176.

Han, J., Zhu, Y., Li, S., et al., 2004. Medically unexplained dyspnea, psychological characteristics and role of breathing therapy. Chinese Medical Journal 117, 6–13.

Holloway, E., West, R.J., 2007. Integrated breathing and relaxation training (Papworth Method) for adults with asthma in primary care: a randomised controlled trial. Thorax 62, 1039–1042.

Hornsveld, H., Garssen, B., 1996. The low specificity of the hyperventilation test. Journal of Psychosomatic Research 41, 435–449.

Hornsveld, H.K., Garssen, B., 1997. Hyperventilation syndrome: an elegant but scientifically untenable concept. Neth J Med 50, 13–20.

Jacobson, N.S., Traux, P., 1991. Clinical significance: a statistical approach to defining meaningful change in psychotherapy research. J Consult Clin Psychol 59, 12–19.

Katsamanis, M., Lehrer, P.M., Escobar, J.I., et al., 2011. Psychophysiological treatment for patients with medically unexplained symptoms: a randomized controlled trial. Psychosomatics 52, 218–229.

Lansing, R.W., 2000. The perception of respiratory work and effort can be independent of the perception of air hunger. Am J Respir Crit Care Med 162, 1690–1696.

Lougheed, D., Fisher, T., O'Donnell, D., 2006. Dynamic hyperinflation during bronchoconstriction in asthma: implications for symptom perception. Chest 130, 1072–1081.

Mitchell, A., 2011. Test/retest reliability and determinants of the Self Evaluation of Breathing Questionnaire. Masters of Osteopathy Research, Unitec Instiitute of Technology.

O'Donnell, D.E., Hong, H., Webb, K., 2000. Respiratory sensation during chest wall restriction and dead space loading in exercising men. Journal of Applied Physiology 88, 1859–1869.

Simon, P., Schwartzstein, M., 1990. Distinguishable types of dyspnea in patients with shortness of breath. Am Rev Respiratory Diseases 142, 1009–1014.

Simon, P., Schwartzstein, R., Weiss, J., et al., 1989. Distinguishable sensations of breathlessness induced in normal volunteers. Am Rev Respiratory Diseases 140, 1021–1027.

Thomas, M., Mckinley, R.K., Freeman, E., et al., 2005. The presence of dysfunctional breathing in adults with and without asthma. Prim Care Respir J. 14, 78–82.

Wilhelm, F.H., Gertivz, R., Roth, W., 2001. Respiratory dysregulation in anxiety, functional, cardiac, and pain disorders: assessment, phenomenology, and treatment. Behavioral Modification 25, 513–545.

부록 1 니지메겐 설문지

니지메겐 설문지					
	절대아님	드물게	가끔	자주	아주자주
가슴통증					
긴장된 기분					
시야가 흐릿함					
어지럼 발작					
어떻게 해야 할지 모르는 느낌					
더 빠르고 더 깊은 호흡					
빈호흡(짧은 호흡)					
가슴이 조이는 느낌					
배가 빵빵한느낌					
손저림					
깊게 숨을 쉬지 못함					
손가락이나 팔이 뻣뻣함					
입 주위가 굳어버리는 느낌					
차가운 손발					
심장의 두근거림					
불안한 느낌					
총점: /64*					

* 환자는 나열된 증상들을 얼마나 자주 겪었는지 체크 표시한다. 점수 합이 19점초과면 호흡곤란과 호흡 기능장애의 존재를 나타낸다. 점수가 높으면 높을수록 더 많은 호흡곤란이 있다. 20점 아래면 정상이고 잘 작동된다고 판단된다.

부록 2 호흡자가평가 (SEBQ) 설문지

설문지에 점수를 매겨라. (0)결코 아니다/전혀 사실이 아니다; (1) 종종/약간은 사실; (2) 종종/대개 맞음; (3) 아주 자주/진실

1) 내 몸상태와 다르게 쉽게 숨이찬다.	0	1	2	3
2) 나는 나 자신이 얕게 호흡하는 것을 알아차린다.(눈치챈다)	0	1	2	3
3) 나는 읽기와 말할 때 숨이 찬다	0	1	2	3
4) 나는 나 스스로 한숨쉬는 것을 알아차린다	0	1	2	3
5) 나는 나 스스로 하품을 하는 것을 알아차린다.	0	1	2	3
6) 나는 깊은 호흡을 할 수 없거나 호흡이 만족스럽지 않다.	0	1	2	3
7) 나는 불규칙하게 호흡하는 것을 알아차린다.	0	1	2	3
8) 나의 호흡은 답답하고 제한되어 있는 느낌이다.	0	1	2	3
9) 나의 흉곽은 묶여진 것 같고 확장될 수 없다고 느낀다.	0	1	2	3
10) 나는 나 스스로 호흡을 빨리 하는 것을 알아차린다.	0	1	2	3
11) 나는 불안할 때 숨이 찬다.	0	1	2	3
12) 나는 나 스스로 가끔 숨을 멈춘다는 것을 발견한다.	0	1	2	3
13) 다른 신체증상과 연관되어 숨이 차는 것을 느낀다.	0	1	2	3
14) 나는 말할 때 호흡을 조절하는데 힘들다.	0	1	2	3
15) 나는 숨을 쉴수가 없다.	0	1	2	3
16) 나는 방안에 공기가 충분하지 않은 것처럼 숨이 턱턱 막힌다고 느낀다	0	1	2	3
17) 나는 휴식하고 있을 때조차 숨이 차다	0	1	2	3
18) 들숨이 완전히 안되는 것 처럼 느껴진다	0	1	2	3
19) 날숨이 완전히 안되는 것 처럼 느껴진다.	0	1	2	3
20) 나의 호흡은 무겁고 힘들다	0	1	2	3
21) 내가 더 호흡하고 있다는 것을 느낀다.	0	1	2	3
22) 숨 쉴 때 도움이 필요하다.	0	1	2	3
23) 숨 쉴 때 신경을 써야한다.	0	1	2	3
24) 낮 동안 입으로 숨을 쉰다.	0	1	2	3
25) 밤에 잠잘 때 입으로 숨을 쉰다.	0	1	2	3

Courtney, R., Greenwood, K.M., 2009. Preliminary investigation of a measure of dysfunctional breathing symptoms: the Self Evaluation of Breathing Questionnaire (SEBQ). International Journal of Osteopathic Medicine 12, 121 – 127.

장 | 6.6 |

카프노그래피 평가

Laurie McLaughlin

장목차

카프노그래피의 기초	169
임상적 상황	171
카프노그래피 검사	171
스크린 해석: 정상/비정상 예시	171
표준화 검사법	171
검사해석	173
맞춤형 검사	174
생각 검사	174
의도적 과호흡	174
운동과 피트니스	175
무산소 검사 프로토콜	175
해석	175
결론	176
참고문헌	176

이 장은 특정한 호흡 이상을 확인하는데 도움을 주는 평가 기구로서 카프노그래피(capnography)에 대한 개요를 서술한다. 호기 말 호흡의 끝에서 이산화탄소 값을 측정하게 되면, 환자는 환자의 호흡기계가 대사성 요구를 충족시키는지에 관한 병식이 생기게 된다. 또한 호흡속도와 호흡리듬에 관한 정보도 얻을 수 있고 호흡의 효율성을 평가하는 동안 치료 전략을 개별화 하며 초점을 맞추는 것에 도움을 줄 수도 있다. 다음 표준화된 프로토콜은 또한 개개인들을 안팎으로 비교하는 데에 도움을 줄수 있다.

카프노그래피의 기초

이산화탄소의 생산과 소비의 균형은 혈액 속의 이산화탄소 분압에 의해 측정된다. 이산화탄소 분압은 대사, 심혈관계 기능과 호흡 형태에 관한 중요한 정보를 제공한다. 가장 표준적인 측정법은 동맥혈 채취를 통한 방법이다(Gardner 1996). 그 방법은 침습적이고 동맥을 천자하여 혈액샘플을 구한 다음, 검사가 이루어져야 한다. 이것은 검사가 이루어진 오직 그 시간의 이산화탄소 수치를 알려준다. 이산화탄소 수치는 호흡할 때마다 변화할 수 있기 때문에(Levistsky 2007) 어떤 시간의 한 순간을 아는 것만으로는 나쁜 호흡 형태의 특징인 일시적인 또는 상황에 따른 저탄산증을 발견하는 데에는 한계가 있다(Gardner 1996). 하지만 지속적인 값은 호기 이산화탄소를 검사하는 capnometry(역자 주: 수치가나오는 장치)나 capnography(캐프노그램을 포함한 호기 말 이산화탄소의 수치를 보여주는 장치)를 사용해서 얻어질 수 있다. 호기의 끝에 측정값, 즉, 호기 말 이산화탄소($ETCO_2$)란 용어는 폐포 공기를 가장 잘 나타낸다. 아주 편리하고 비침습적인 방법으로 환자의 호기 말 이산화탄소를 측정하는 능력은 몇몇 사람에 의해 현대 보건 분야에서 중요하고 또한 근본적인 발전까지도 이루었다고 고려된다(Jaffe 2008). 보행 중(역자 주: 일상생활하면서 시시각각 측정을 의미함) 호기 말 이산화탄소 측정법은 새로운 표준이 되어야 한다고 제시되고 있다(Hornsveld & Garssen 1997).

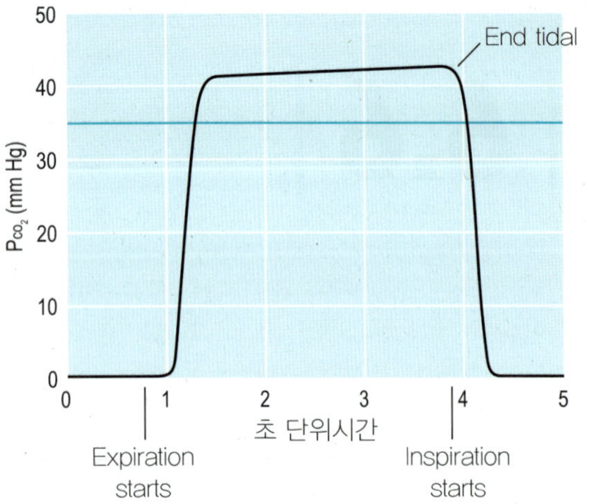

그림 6.6.1 카프노그램(그림으로 표시되어 있음). Y축은 이산화탄소의 분압을 mmHg로 나타낸다. 이 그림은 또한 호기 말 이산화탄소 분압을 보여준다. X축은 초 단위의 시간을 보여준다. *Levitsky 2007.*

이산화탄소의 분자 구조는 적외선을 흡수한다. 이산화탄소 농도는 적외선 감지기에 의해 (호기 유무에 따른 광투과율이 서로 비교가 되는) 카프노미터/카프노그래피에서 나타난다. 적외선 흡수는 이산화탄소 농도가 증가함에 따라 수치로 측정될 수 있고 이산화탄소 측정으로 전환 될 수 있다. 센서는 삽관된 환자에서만 시행가능한 환자의 기도에서 측정 할 수 있고(주기류) 또는 모니터에서(부기류) 측정할 수 있다. 부기류 측정은 누군가가 삽관된 상태일 때 사용될 뿐만 아니라 삽관되지 않은 환자도 이산화탄소 감시를 위해 사용되기도 한다. 측정 에러는 기록이 습기, 주변 온도, 기압 과 고도에 의해 영향받을 때 생길 수 있다. 측정의 정확성을 위해서 기준이 되는 가스에 대한 보정이 필요할 수도 있다.

카프노메트리(capnometry)는 호흡하는 동안 이산화탄소 분압의 상승 하강을 숫자 형태로 측정한다. 이러한 수치가 카프노그래프(capnograph)에 의해 시간에 따른 그림이 그려질 때, 파형 또는 카프노그램(capnogram)이 생성된다.

흡기 동안, 이산화탄소는 대기압의 760mmHg 중에 0.3mmHg를 차지하므로 측정치는 '0'을 보여줄 것이다. 호기가 시작될 때, 해부학적 사공간(기본적으로 대기상태이고 가스교환이 없는 위치)에서 호기되는 공기가 배출되기 때문에 그래프가 상승하기까지 잠시 시간이 걸리며, 따라서 '0'으로 기록이 된다. 다음으로는 이산화탄소 수치가 증가함에 따라 급격한 상승곡선을 그리게 된다. 그 다음 상태는 거의 수평선을 유지하는데, 이것은 폐포 또는 호기 정체기를 나타내고 정체기의 끝에 최고 수치를 기록하게 된다.

이러한 최고수치 값이 호기 말 이산화탄소 분압($ETCO_2$)이고 건강한 폐를 가진 사람의 폐포 이산화탄소와 상당히 밀접한 관련이 있다. 사람이 호흡을 완료하지 않았다면, 가스 교환이 없는 통로의 공기가 혼합되어 있을 수 있기 때문에 호기 말 이산화탄소($ETCO_2$)는 낮아질 수 있다. 호기는 기준선으로 급격한 하강을 유발한다(그림 6. 6.1).

숫자와 그래프의 형태로에 의해 수치를 표현하므로, 카프노그래피(capnography)는 수치가 호기 말인지를 확인하는데에 도움이 된다. 파형을 보지 않고서는 주어진 값이 실제로 호기 말인지 확신할 수가 없다.

호기 말 이산화탄소($ETCO_2$)는 심혈관계가 기능이 정상이라면 동맥혈 이산화탄소에 대한 좋은 임상적 추정치가 되며 폐가 잘 관류되는지 환기되는지 보여주어서 관류와 환기가 조화롭게 이루어지는지를 확실히 보여준다. 폐질환을 가지게 되면 환기보다 더 많은 관류가 생길 것이고, 그 결과 이산화탄소를 환기시키지 않고 피의 일부는 모세혈관을 지나치게 될 것이다. 심장병에서는 환기보다 관류가 적을것이고 확산작용이 없는 폐포가 있을 것이다. 두 예에서 동맥혈보다 더 낮은 호기 말 이산화탄소 분압이 기록될 것이다. 이런 경우 capnography 기록은 신뢰가 덜 가게된다. 하지만, 신뢰도가 부족한 것은 기저선을 설정하기 위해 동맥혈과 $ETCO_2$와 비교해서 보정이 가능하다. 비교를 통해 차이가 계산되면 이러한 상황에서도 여전히 유용한 도구가 될 수 있다(http://www.capnography.com (Accessed June2013)).

카프노그래피(capnography)는 위중한 의료 상황에서 환기 상태를 모니터하고, 튜브 위치를 확인하고, 심폐소생술의 효율성을 감시하고, 절차상의 진정한 마취상태(sedation)를 보조하기위해 사용된다(Scarth & Cook 2012, Grmec & Mally 2004, Hinkelbein et al 2008). 카프노그래피(capnography)와 이산화탄소에 대한 다른 측정법과 비교한 유효성 연구에서 카프노그래피는 정확하고 시간에 민감한 이산화탄소에 대한 측정법이란 사실을 알아냈다(Cinar et al 2012). Barten&

Wang(1994)은 저탄산혈증 환자에서 호기 말 이산화탄소와 동맥혈 이산화탄소를 비교해서 유의한 차이가 없다는 사실을 알아냈다(d = 0.7mmHg, p = 0.174). 환자의 문제가 호흡 또는 대사성 산증인 경우, 동맥혈 이산화탄소와 호기 말 이산화탄소의 차이가 심하게 났다(d = 6.0mmHg, p = 0.005). 하지만 두 그룹은 여전히 상당히 연관성이 있었다(0.9보다 더크다). 이러한 소견은 (저탄산혈증에서 처럼) 호기 말 이산화탄소가 낮을 때 상대적으로 더 정확하고, 산성화를 유발하는 대사성 병변이 있거나(조절되지않는 당뇨 또는 Henderson-Hasselbalch분자방정식이 변화되는 과도한 유산소 운동), 고탄산혈증이 있는 저호흡의 상황(폐, 신경병변)일 때 높은 호기 말 이산화탄소는 정확하지 않은 것처럼 보이고, 실제 동맥혈보다 더 작은 기록이 나온다. 높은 상관관계로 인해, 심각한 병이 있는 사람에서조차, 혈중가스와 비교 없이는 절대수치는 얻을 수 없지만, 호흡이 호전되고 있는지 흐름은 나타낼 수 있을 것이다(Martin 1992).

많은 종류의 휴대용 capnograph가 시장에 나와있고, 이중 몇몇은 이동하면서 착용할 수 있다. 반면에 다른 것들은 컴퓨터 장비가 필요하다. 신뢰성이 많은경우에서 확립되고 있다(Hildebrandt et al 2010, Craig et al 2010).

대부분 카프노그래프는 기능적 호흡 습관이 아닌 의학적 용도에 맞춰져 있으며 평균 기록 수치와 대표적인 파형을 이용해 무작위 추출검사로 자주 사용된다. 20~30초 이상의 지속저인 파형을 볼 수 있고 과거력을 알 수 있다면 교육용 capnograph로서 유용하다. 이것은 기능이상 호흡 유발 인자를 확인하고 호흡 치료 반응을 추적하는데에 도움을 준다.

임상적 상황

호흡 평가를 할 때 잠재적인 목적은 학습된 호흡 습관이 개인의 생리적 상황에 맞추어 일어난 것인지를 결정하는 것이다. 호흡 습관이 부정적인 기능적 효과를 유발한 것은 아닌지 신체적, 정서적, 심리적, 인지적 증상의 결과로 나타난건 아닌지 가려낼 필요가 있다.

자세한 특정 증상뿐만 아니라, 개개인의 일반적인 건강 상태에 대한 정보를 상세히 수집하는 것이 중요하다. 심장 또는 폐 문제 같은 신체적인 문제로 인해 호기 말 이산화탄소 기록이 변화될 수 있으므로 기록을 해석할 때 고려해야 한다. 임신, 생리, 천식, 외상 또는 통증과 같은 다양한 요소들이 나쁜 호흡 습관을 유발할 수 있다. 확실히 상황에 맞춘 평가를 하려면 잘못된 호흡을 일으키는 또는 잘못된 호흡의 결과로 나타날 수 있는 유발인자와 결과적으로 나타나는 증상에 대한 확고한 정립이 있어야 한다(어떠한 신체 시스템에서 발생할 수 있는 증상들을 기억하라)(1장 3절과 4절을 참조하라).

카프노그래피 검사

선별검사 해석: 정상/비정상 예시(그림 6.6.2-6.6.6)

카프노그래피는 호기 말 이산화 탄소 분압이 정상 범위(35~40mmHg)인지, 호흡속도 및 분당 정상 호흡횟수(분당 8~14회)의 변화뿐만 아니라, 파형이 부드러운지 또는 불규칙한 모양인지를 감시하기 위해 쓰여진다. 호흡은 대개 부드럽고 리듬성이 있으며 그래서 펌프처럼 기능을 할 수 있다. 정상 이산화탄소 분압 및 호흡속도를 지닌 사람들도 파형이 불규칙한 모양이라면 증상이 있을 수 있다.

나쁜양상의 예시

카프노그래피 검사를 할 때 많은 접근법이 사용되어질 수 있다. 표준화된 검사는 검사받는 사람의 호흡하는 방식과 그와 연관된 기분, 감정을 연관시키는 방법이 될 수 있다. 피실험자들 내외부를 비교하여 나온 데이터 수집 목적을 위해 표준화된 결과 수치로 사용하는 것이 또한 유용하다. 호흡은 매우 개별적이고 전후사정에 따라 다르므로 특징적인 문제가 되는 호흡 행동을 따로 떼어내서 생각하기 위해 내외부적인 특징적인 상황, 환경을 고려한 표준화된 검사를 검사자의 기호에 맞게 시행하는 것이 유용하다.

표준화 검사법

컴퓨터와 함께 카프노그래프를 테이블 높이에 설치하고 캐뉼라(도관)를 호스에 연결하기 전에 환자의 콧구멍에 캐뉼라(도관)를 위치시킨다. 샘플링 호스는 필터에 연결되고 다음으로 컴퓨터에 연결된 카프노그래프에 연결된다. 스크린이 보이지 않는 곳으로 환자를 위치시킨다. 사람들은 그래프를 보자마자 일반적으로 호흡 패턴을 변화시킨다 – 호흡 시작 시에 더 정확한 정보를 얻고자 한다면, 검사 시작 시 환자에게 정보를 주지 않고 시행한다면 가장 좋을 것이다. Better Physiology회사의 카프노트레이저(상품명)는 기록저장 장치가 있어서 검사기록이 저장되며 추후에 참조할 수 있다. 또한 테스트후 다시보기(review) 중 해석을 돕기 위해 그래프에 표시되는 이벤트 표식을 사용하여 새로운 검사의 시작을 식별 할 수 있다. 표준화된 검사를 통한 소견을 기록할 때 몇 번의 호흡을 가다듬은 후에 안정화된 호흡 패턴이 나타날 때 평균 호기 말 이산화탄소 분압의 기록을 알아낼 수 있다. 어떠한 나쁜 호흡의 징후(헐떡거림, 수면무호흡, 호흡중단)뿐만 아니라 호흡 속도도 기록해야 한다. 검사중 불편감이 생기면 검사는 언제든 그만둘 수 있다고 검사 받는 환자에게 알려야 한다. 환자에게 검사중에 생기는 어떠한 변화라도 이야기 해달라고 부탁하고 생기는 증상에 집중해달라고 요청하는 것이 중요하다.

1. 처음에는 앉아서 기준치를 얻는다. 일단 계속해서 몇번의 호흡을 해서 호흡이 안정화되면 – 대략 20초간 – 기록한다.
2. 검사자에게 일어서도록 요청하고, 검사 결과가 안정화되면 기록을 시작한다.
3. 다시 앉은 후에 스크린에 안정화된 파형이 보일 때, 환자에게 비강호흡으로 깊게 숨을 들이마시고 내쉬고를 10회 실시하도록 요청한다. 이리하면 이산화탄소 수치가 강제로 떨어질 것이다. 낮은 이산화탄소 수치 때문에 어떠한 증세가 생기는지 여부를 잘 지켜보아야 한다. 이후에 깊은 호흡에 앞서 나타나는 이산화탄소 수치 수준으로 명백히 급격히 또는 천천히 회복되는지를 주의 깊게 지켜보아야 한다. 호흡 상태가 좋은 사람들은 정상 이산화탄소 수치를 회복하기 위해 큰 노력을 들이지

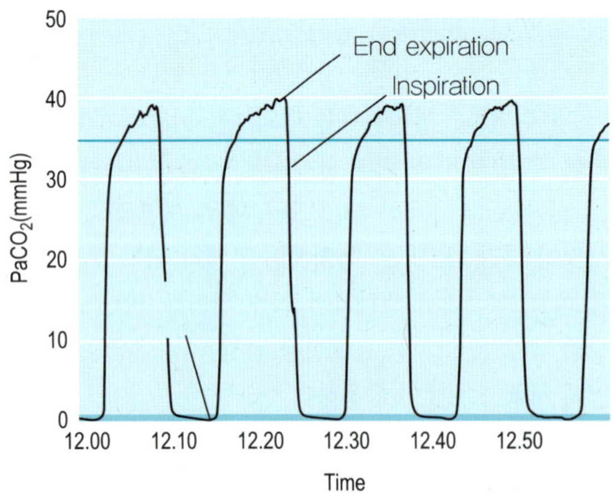

그림 6.6.2 정상 카프노그램. 파란색 수평선은 여기에서 35mmHg에 위치해 있고, 그림 6.6.3에서 6.6.6까지는 정상 범위보다 낮다는 것을 나타낸다.

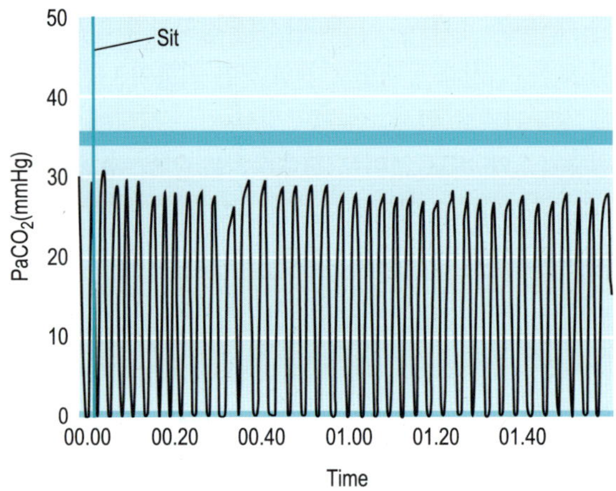

그림 6.6.3 이 카프노그램은 낮은 호기 말 이산화탄소 분압과 빠른 호흡속도를 보여준다(분당 20회).

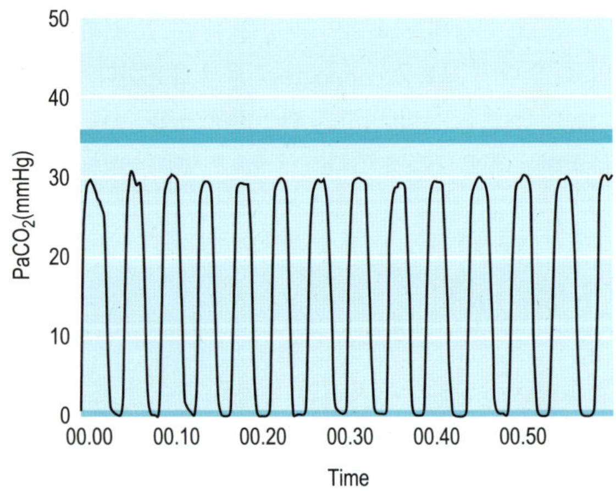

그림 6.6.4 이 카프노그램은 분당 14회의 정상 호흡속도를 보여주며 부드러운 패턴을 보여주지만 30mmHg의 호기 말 이산화탄소 분압은 흡입된 공기가 너무 많은 양이라는 것을 나타낸다.

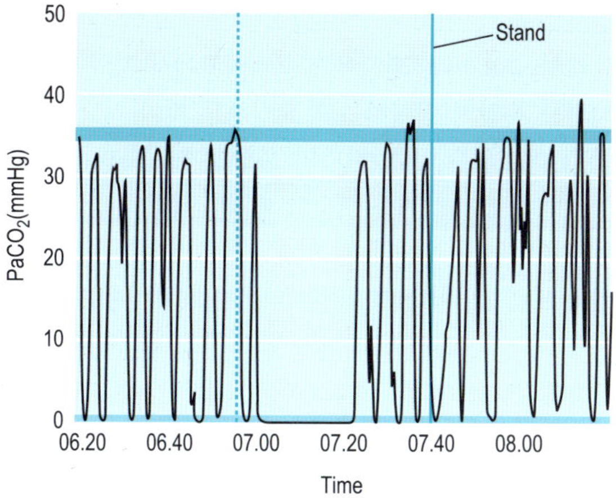

그림 6.6.5 이 카프노그램은 무호흡 또는 숨을 멈추고 있다는 것을 나타낸다.

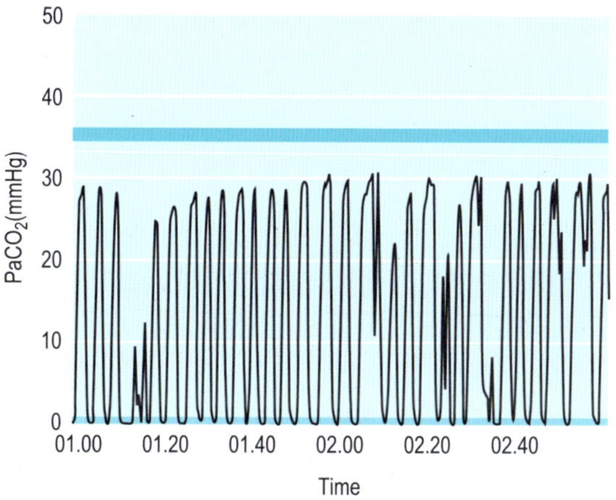

그림 6.6.6 이 카프노그램은 한주기를 완성하지 못한채 나쁜 호흡 패턴뿐만 아니라 낮은 이산화탄소, 빠른 호흡속도의 조합을 보여준다.

않고 호흡을 할 때마다 이산화탄소 수치가 정상화되어 상승된다. 많은 호흡이 불량한 사람들은 정상 수치로 회복이 안되고 정상 수치를 회복하기 위해 안간힘을 쓰게 될 것이다. 정상 회복까지 걸리는 시간은 유용한 객관적인 정보이다. 대개 첫 40초 이내에 검사전 상태로 회복된다(Tawadrous & Eldridge 1974).

4. 호흡 패턴과 이산화탄소 수치가 회복되면, 호흡 속도 유발 검사를 해 볼 수 있다. 환자에게 2분 동안 분당 20회의 호흡을 시킨다. 그런 다음 호기 말 이산화탄소 분압에 따라 제반 증상이 유발되는지 관찰하고 기록한다. 만약 환자가 불편함을 느낀다면 검사를 중지한다. 만약 이산화탄소 수치가 현저히 떨어진다면 회복되는 시간을 측정한다. 왜냐하면 측정된 시간은 유발검사 동안 정상 호흡으로 회복하는데 있어 어려운지 여부를 가늠할 수 있는 척도가 되기 때문이다. 또한 헐떡거림이 있는지 호흡을 하기 위해 무척 노력하는 징후가 있는지 관찰하는 것도 중요하다.
5. 다음으로는 환자에게 2분간 이야기 할 시간을 준다. 이야기를 길게 하면 이산화탄소 수치가 떨어지는 경향이 있고(Hoit & Lohmeier 2000), 강사나 콜센터 직원처럼 업무에서 많은 말을 하는 사람들은 이산화탄소 수치가 쉽사리 떨어 질 수 있다. 검사 방법은 환자들 그들 자신에 대해서 이야기하도록 하거나 표준화된 문구를 읽게 만드는 것이다. 대화하는 동안 파형 판독은 신뢰하기 힘들고, 대화를 멈춘 후 처음 하는 몇 번의 호흡이 실제 판독결과가 될 것이다. 이것은 환자가 호흡하는 동안 호기 말 이산화탄소 분압 수치를 유지할 수 있는지를 가늠하는 척도가 될 것이다.
6. 마지막으로 환자를 편안하게 눕도록 한다. 자세가 편안하기 때문에 이산화탄소 수치는 가장 높을 것으로 예상된다. 이 검사가 완료되면 호흡 재활훈련은 종종 바로누워서 시작될 수 있다.

검사해석

표준화된 검사로 결과를 얻게 되면 해석을 위해서는 환자가 만성적인 과호흡증인지, 상황에 따른 과호흡증인지 아니면 흔하진 않지만 해리성 과호흡증인지 판단해야 한다. 기저 측정치의 결과가 35mmHg미만이고 표준검사에서 계속 낮은 수치를 유지할 때 환자는 만성 과호흡자로 고려될 수 있다. 저자의 경험으로는 섬유근통, 만성통증, 만성피로로 진단된 환자들에게서 흔히 나타나는 것으로 보인다. 이러한 소견은 흉부기계 역학(chest mechanism)이 좋지 않음을 나타 낼 수 있다. 가슴이 죄어오는 느낌이 있거나 횡격막과 복부근육사이의 협응된 움직임이나 활성화가 좋지 않을 때, 정상호흡이 불가능할 정도로 호흡기전이 변형될 수 있고 표준검사에서 모든 수치가 낮게 나타난다. 예로, 척추통증을 가진 환자에게서 이러한 유형을 볼 수 있다. 척추통증으로 인하여 변형된 근육 기능에 관련한 내용의 연구가 많이 있다(Kolar et al 2012, Radebold et al 2001, Hodges et al 2007, O'Sullivan & Beales 2007). 영향을 받은 자세 근육 또한 호흡 근육이므로 호흡이 나쁜 영향을 받을 수 있다는 것은 그리 놀라운 일은 아니다. 도수치료와 운동제어 재활훈련으로 정상적인 흉벽과 횡격막 움직임이 회복되면, 표준 검사의 기록 수치가 일반적으로 향상된다. 또는 호흡 재활 훈련 그 자체가 척추통증을 지닌 환자들의 통증이나 기능을 개선시키는 것으로 나타났다(McLaughlin et al 2011). 검사상에서 일정 부분은 정상이고 다른 부분은 35mmHg 미만이면, 환자는 상황에 따른 과호흡증 환자로 고려된다. 제목에서 알 수 있듯이 호흡 문제가 특정 상황에서 나타날수 있고 표준검사에서 명확히 나타나지 않을 수도 있다. 이러한 결론에 도달하기 위해서는, 증상이 낮은 호기 말 이산화탄소 분압으로 인해 생기는지 여부를 알아보는 니지메겐 설문지나(Van Dixhoorn & Duivenvoorden 1985) 아래 나오는 맞춤검사같은 체크리스트 정보와 함께, 환자의 인터뷰 내용이 필요할 수 있다. 상황에 따른 과호흡증은 잘못된 흉곽의 기계역학적인 문제가 아니라 호흡 행동의 문제로 여겨진다. 치료관리는 검사와 환자 면담을 통하여 문제가 되는 호흡, 유발인자, 전후사정을 확인하는 것들을 포함한다. 일단 문제되는 영역이 확인되면, 치료는 인식을 촉진시키고 더 나은 호흡을 배우기 위한 단계를 설정하기 위해 이 영역에 관한 교육을 목표로 한다. 때때로, 사람들은 현실적인 상황을 회피하기 위해 과호흡을 할 수 있고, 호기 말 이산화탄소분압이 낮은지를 테스트 할 수 있다. 이러한 현상은 특정 상황과 연관된 부상이나 불안과 같은 과거력을 지닌 환자에게서 나타날 수 있다. 이런식으로 호흡을 하게되면 상황성 또는 만성적인 과호흡증이 생길 수 있다. 이러한 개념은 5장에서 충분히 토의되었고, 정신 건강 전문가들과의 협진이 필요할 수 있다.

맞춤형 검사

호흡은 상황(전후 사정)에 따라 다르다. 두려움이나 스트레스와 같은 사고, 신념 및 감정은 호흡의 변화를 일으키는 전후 사정 또는 내적 환경을 조성한다. 맞춤형 검사를 하고, 이어서 각 유발 인자에 맞추어 재활을 하는것이 중요하다. 환자에게 특정상황에서 겪었던 호흡 패턴을 똑같이 반복하라고 요청하는 것이 시작하기에 좋은 방법 일수 있다. 환자의 호흡 문제를 확인할 때 가능한한 문제가 생기는 비슷한 환경을 똑같이 만드는 것이 가장 좋다. 운동할 때 어려움을 보고하는 환자들의 경우 트레드밀이나 자전거를 타는 것과 같은 육체적 활동을 하거나, 운전할 때 불안함을 호소하는 경우는 운전석에 앉혀보면 될 것이고 과거에 불편함을 겪었던 상황을 상상하게 되면 호흡 문제를 확인 할 수 있을 것이다. 이러한 것들을 때때로 '생각 검사'라고 불리운다(Nixon & Freeman 1988). 다른 방법으로는, 의도적인 과호흡은 불편한 증상이 다시 생기는지와 이후에 저탄산혈증을 정상화시키는 과정에서 숨이 막히는 증상이 나타나는지 여부를 가늠하는 좋지 않은 생리적 상태를 재현시킬 목적으로 사용되어 질 수 있다.

생각 검사(증례고찰 6.6.1)

카프노그래프를 설치하고 나면 환자에게 눈을 감고 불편한 증상을 겪었던 상황을 상상하라고 요청한다. 이산화탄소 측정치가 떨어지는지 잘 살펴본다. 호흡의 역학기전이 어떻게 변하는지를 잘 감시하고 나면 유발 인자에 반응하여 호흡의 역학기전의 변화가 어떻게 증상을 일으키는지를 환자에게 인식시켜주는데 도움을 줄 수 있다.

의도적 과호흡

이 방법은 심질환, 천식 또는 빈혈 환자에게 시행되어서는 안된다. 검사자가 적절하게 숙련되어 있지 않거나 면허를 보유한 보건 전문가가 아니라면(패닉의 과거력) 기왕력을 가진 환자에게 시행하지 않아야 한다. 검사 도중 불편감을 느끼면 환자에게 검사를 중지하도록 반드시 충고해야 한다. 검사자는 종이봉투를 사용하고 싶을 수도 있다. 종이봉투 사용은 널리 쓰이고 별다른 어려움 없이 쓰이지만, 저산소증 환자에게 위험을 초래 할 수 있다 – 심장질환을 가진 사람들처럼(Callaham 1989). 이러한 기법은 주의력을 요한다. 7장 7절에서 이러한 내용을 보라. 환자에게 2분의 시간동안 호기 말 이산화탄소 분압을 20대 중반 이하로 내려가도

> 증례 6.6.1 **급성 과호흡증**
>
> 남성환자가 운동과 특정상황을 대면했을 때 나타나는 불편한 증상을 이야기했다. 환자는 표준화검사에서 별이상이 없었으나 트레드밀에서 뛸 때나 생각검사에서 스트레스 상황을 기억하자. 그의 그래프 양상은 불규칙했으며 호기 말 이산화탄소 분압은 30mmHg까지 떨어졌다. 환자는 이산화탄소가 떨어짐과 동시에 불편한 증상(심계항진, 숨참 그리고 다리경련)을 겪었다고 보고했다. 재미있는 사실은 그가 고혈압 진단을 받았다는 사실이다. 그의 호흡 패턴이 정상으로 바뀌자 혈압은 정상이 되었고, 더 이상 약을 먹을 필요도 없었다.

록 처음에는 호흡량을 늘리고 점진적으로 호흡수를 늘리라고 요청한다. 환자에게 그들의 불편한 증상 중 어떠한 것이라도 나타나는지 알아보기 위해 생각과 감정 상태뿐만 아니라 신체에서 느껴지는 감각에 집중할 것을 요청한다. 검사가 끝나고 나면, 그들이 이러한 수치에서 쉽게 빠져 나오는지 아니면 꼼짝 못하는지를 알아보기 위해 회복시간을 측정한다. 과호흡 후에, 사람들은 10~20초 내에 회복을 시작하고, 대략 40초 정도에 검사 이전 단계로 회복하는 경향이 있다(Tawadrous & Eldridge 1974).

운동과 피트니스

운동하는 동안 이산화탄소의 생산은 증가한다; 하지만 동맥혈 이산화탄소 수치는 35~45mmHg 사이에 머문다. 증가된 볼륨, 속도 또는 대개 둘 다 증가시켜 단위 시간당 폐를 통과하는 공기량을 증가시켜 Henderson-Hasselback(HH) 또는 pH 방정식에 의해 평형이 유지된다. 증가된 세포의 활동성과 증가된 젖산 생산은 중탄산염에 의해 완충되어(HH방정식의 분자), 결과적으로 포도당이 재합성 되거나 이산화탄소(CO_2)와 물분자(H_2O)로 나누어진다(산화된다). 정상적으로 젖산의 생산과 사용의 균형은 일정하게 유지되고, 완충제는 변함없이 유지된다(Thomson et al 1997). 하지만 격렬한 운동을 하게 될 때는 심박출량이 산소 요구량에 미치지 못하여 세포들의 혐기성 대사(anaerobic metabolism)를 강제하게 된다. 이로 인해 젖산의 생산이 증가된다. 산 생성이 소비를 초과하게 될때, 중탄산염 버퍼는 결핍되어 중탄산과 이산화탄소 비율을 유지할 수 있을정도로 충분히 빠르게 체내에 저장되지 않는다.

이러한 결과로 젖산증이 나타나며 pH가 하강하게 된다. pH를 상승시키기 위해 조건 반사적으로 호흡량을 증가시키고 이산화탄소를 분출함으로써 비율을 맞추게 된다. 폐는 심장의 관류보다 더 빨리 환기를 시키게 되고 따라서 효과적이고 효율적으로 산-염기 균형을 맞추게 된다(Thomson et al 1997).

카프노그래피는 재활훈련과 적정한 호흡 수행능력에 도움을 주는 명확한 생리적인 정보를 얻는데 사용되어 질 수 있다. 호기 말 이산화탄소 분압은 신체적 내구성, 피로도에 따라서 운동 수준을 파악하는 지표를 줄 수 있다. 호기 말 이산화탄소 분압이 떨어진다는 것은 무산소 운동이 시작된다는 것이다. 운동선수는 '그 지점에 머무르는' 법을 배우는 정보를 사용 할 수 있고 운동 수행 능력을 향상시킬 수 있다.

무산소 검사 프로토콜(Litchfield 2012)

1. 페달을 정지 상태에서 자전거 위에 앉아있는 동안 기저 호기 말 이산화탄소 분압을 측정한다.
2. 힘들이지 않고 가볍게 페달을 3분간 젓는다.
3. 3분간 더 강하게 부하를 증가시킨다.
4. 한 번에 3분씩 호기 말 이산화탄소 분압이 떨어지도록 부하를 증가시킨다.
5. 운동을 중지시키고, 마지막 3분간 호기 말 이산화탄소 분압 수치를 기록한다.

해석

- 만약 호기 말 이산화탄소 분압이 일찍 떨어진다면, 완충제(buffers)가 빨리 고갈된 것이며, 이것은 대상자가 건강하지 않다는것을 의미할 수 있다(예로, 섬유근통 환자는 단지 식료품점을 돌아다니는 것만으로 이러한 상태에 이르게 될 것이다). 만약 운동선수의 경우라면, 과훈련한 상태를 의미한다.
- 만약 호기 말 이산화탄소 분압이 심하게 운동하고

난 이후에만 떨어지게 된다면 이것은 대상자가 좋은 심혈관계 기능을 가지고 있으며, 운동하는 동안 또는 다른 심한 활동에도 완충제가 감소되지 않는다는 것을 확인시켜 주는 것이다.

- 만약 회복이 더디다면, 운동이 나쁜 호흡의 유발 인자가 되는 기능이상의 호흡습관을 가지고 있을 것이다.

결론

카프노그래피는 문제가 되는 호흡의 특정한 면을 분리시키는 것뿐만 아니라, 호흡 문제가 존재하는지를 확신시켜주는데 도움을 줄 수 있다. 환자나 검사자가 문제되는 부분을 명확히 알고 있다면 치료 전략에 촛점을 쉽게 맞추게 된다. 추가적으로, 치료 전후에 치료 효과에 관련한 정보를 제공하는 결과 수치를 얻을 수 있다는 이점이 있다.

참고문헌 Reference

Barten, C.W., Wang, E.S.J., 1994. Correlation of end-tidal CO_2 measurements to arterial $PaCO_2$ in nonintubated patients. Annals of Emergency Medicine 23 (3), 560–563.

Callaham, M., 1989. Hypoxic hazards of traditional paper bag rebreathing in hyperventilating patients. Annals of Emergency Medicine 18 (6), 622–628.

Cinar, O., Acar, Y., Arziman, I. et al, 2012. Can mainstream end-tidal carbon dioxide measurement accurately predict the arterial carbon dioxide level of patients with acute dyspnea in ED. American Journal of Emergency Medicine 30, 358–361.

Craig, J., Kapteyn, M., Thomas, K. et al., 2010. Investigating the inter-rater and intra-rater reliability of capnography based on varied levels of training. Student Project, McMaster University.

Gardner, W.N., 1996. The pathophysiology of hyperventilation disorders. Chest 109, 516–534.

Grmec, S., Mally, S., 2004. Prehospital determination of tracheal tube placement in severe head injury. Emergency Medicine Journal 21, 518–520.

Hildebrandt, T., Espelund, M., Olsen, K., 2010. Evaluation of a transportable capnometer for monitoring end-tidal carbon dioxide. Anaesthesia 65, 1017–1021.

Hinkelbein, J., Floss, F., Denz, C., et al., 2008. Accuracy and precision of three different methods to determine PCO_2 ($PaCO_2$ vs. $PetCO_2$ vs. $PtcCO_2$) during interhospital ground transport of critically ill and ventilated adults. Journal of Trauma 65, 10–18.

Hodges, P., Sapsford, R., Pengel, L., 2007. Postural and respiratory functions of the pelvic floor muscles. Neurology and Urodynamics 26, 362–371.

Hoit, J., Lohmeier, H., 2000. Influence of continuous speaking on ventilation. Journal of Speech, Language and Hearing Research 43, 1240–1251.

Hornsveld, H., Garssen, B., 1997. Hyperventilation syndrome: an elegant but scientifically untenable concept. Netherlands Journal of Medicine 50, 13–20.

Jaffe, M., 2008. Infared measurement of carbon dioxide in the human breath: 'breathe through' devices from tyndall to the present day. Anesthesia and Analgesia 107, 890–904.

Kolar, P., Sulc, J., Kyncl, M., et al, 2012. Postural function of the diaphragm in persons with and without chronic low back pain. Journal of Orthopedic and Sports Physical Therapy 42 (4), 352–362.

Levitsky, MG., 2007. Pulmonary physiology, seventh ed. McGraw–Hill, Toronto ON Canada.

Litchfield, P., 2012. Respiratory fitness and dysfunctional breathing workshop. Santa Fe NM USA.

Martin, L., 1992. All you really need to know to interpret arterial blood gases. Lea & Febiger, Philadelphia.

McLaughlin, L., Goldsmith, C., Coleman, K., 2011. Breathing evaluation and retraining as an adjunct to manual therapy. Manual Therapy 16, 51–52.

Nixon, P., Freeman, L., 1988. The 'think test': a further technique to elicit hyperventilation. The Royal Society of Medicine 81 (5), 277–279.

O'Sullivan, P.B., Beales, D.J., 2007. Changes in pelvic floor and diaphragm kinematics and respiratory patterns in subjects with sacroiliac joint pain following a motor learning intervention: A case series. Manual Therapy 12, 209–218.

Radebold, A., Cholewicki, J., Polzhofer, B., et al., 2001. Impaired postural control of the lumbar spine is associated with delayed muscle response times in patients with chronic idiopathic low back pain. Spine 26 (7), 724–730.

Scarth, E., Cook, T., 2012. Capnography during cardiopulmonary resuscitation. Resuscitation doi:10.1016/j.resuscitation.2012.04.002.

Tawadrous, F., Eldridge, F., 1974. Posthyperventilation breathing patterns after active hyperventilation in man. Journal of Applied Physiology 37 (3), 353–356.

Thomson, W.S.T., Adams, J.F., Cowan, R.A., 1997. Clinical acid–base balance. Oxford University Press, New York NY.

van Dixhoorn, J., Duivenvoorden, H., 1985. Efficacy of Nijmegen questionnaire in recognition of the hyperventilation syndrome. Journal of Psychosomatic Research 29 (2), 199–206.

장 7.1a

호흡 조절의 간접적인 접근

Jan van Dixhoorn

장목차

서론	**179**
시스템 뷰(System View)	**180**
간접적 조절의 근거	181
앉은 자세에서의 간접적 지침의 실습 예시	**182**
앉은 자세	182
토론: 개인적 관점	**185**
참고문헌	**186**

서론

호흡은 호흡수와 깊이, 형태를 결정하는 신체적, 정신적 요인들에 의해 크게 좌우된다. 이러한 의존성을 고려할 때 호흡 조절은 상당히 제한적으로 보인다. 사실 회의적인 관점은 드문 일이 아니며 예를 들어, 의학계에서 존재한다. 더욱이 Fledenkarais Method®(8.3장 참조)나 Alexander Technique과 같은 몇몇 의식 학파에서는 호흡 교정을 거의 또는 전혀 사용하지 않는다. 특정한 호흡법의 결정요인이 구조적 문제일 때 호흡의 변화를 위한 노력은 거의 성공하기 힘들며 단지 부담만 증가시킬 것이다. 예를 들어, 정신적 · 신체적 스트레스의 증가와 같이 호흡법의 결정요인이 교정 가능한 성질이라면(7.1b, 7.2 및 7.3장 참조) 호흡을 변화시키기 위한 시도는 좀 더 성공적일 수 있으나 원래의 스트레스에 변화를 위한 노력이 추가되어 부담은 여전히 증가할 것이다. 이 회의적인 견해는 이용 가능한 호흡의 결과 데이터에 의해 반박 될 수 있으나 (7장에서 특히 7.1b, 7.4, 7.6 및 7.7장 참조) 논쟁은 여전히 유효하다. 이 장에서는 더 좋은 형태의 호흡을 하도록 시도하는 것보다 호흡 패턴에 대한 즉각적인 맥락을 고려하여 간접적으로 호흡에 영향을 주도록 제안한다.

간접적인 조절은 호흡의 중요한 기능이 개개인의 상태를 반영하는 것이라 가정한다. 이것은 거울과 같으며 개인의 신체 또는 감정상태의 지표가 된다. 이러한 관점에서 호흡을 조절하기 위한 첫 번째는 이러한 기능을 존중하는 것이다. 예를 들어, 신체적 운동 동안 증가하는 가스 교환의 필요성을 충족시키기 위해서 깊은 호흡을 한다. 신체적 운동이 호흡곤란을 일으킬 경우, 간접적인 조절은 운동의 강도를 낮추거나 또는 움직임의 질에 초점을 맞추는 것을 목표로 하게 되고, 반면에 직접적인 조절은 호흡곤란에 맞서 의식적으로 호흡의 형태를 변화시키는 것을 목표로 한다.

호흡을 자발적으로 교정하는 방법들은 많이 있으며 널리 인식되고 실행되고 있다. 따라서 여기에는 두 가지 상반되는 견해가 있다. 두 가지 관점을 다루고 현실을 반영하기 위해 호흡의 즉각적인 결정요인을 바꾸기 위한 지침과 직접적인 호흡 지침을 따라 간접적인 호흡 변경 지침이 만들어 졌다(van Dixhoorn 2007). 직접적인 호흡지침과 간접적인 호흡지침 모두 자세와 주의집중에 대한 교육을 포함한다. 더욱이 최적의 호흡이 무엇인지에 대한 선입관을 고수하기 보다는 지침의 결과를 공개하고 어떠한 호흡 중재에 대한 결과도 존중하며, 그 순간에서 가능한 최선의 결과를 받아들이는 것이 중요하다. 많은 결정요인을 감안할 때 주어진 시간마다 어떤 호흡 패턴이 최적인지는 알 수 없다. 마지막으로 기본적인 절차는 치료사가 몇가지 접근법을 시도해 보고 주의 깊게 반응을 관찰하는 것이 필요하다. 조정은 시스템이 유도된 변화를 처리하고 각 단계에서 그 반응을 관찰하기 위해 주기적으로 중단 되어야 한다.

시스템 뷰(System View)

정신 생리학에서는 호흡지표를 개개인의 상태를 반영하는 종속변수로 사용한다. 그러나 적용된 정신 생리학 내에서 호흡은 또한 개인의 상태에 영향을 줄 수 있는 독립변수로도 사용된다. 호흡은 유일하게 의식적으로 인지하고 수정할 수 있는 중요한 생명 유지 기능이다. 개인은 의식적으로 정신 또는 신체적 긴장상태를 변화시키기 위해 호흡 패턴을 조절할 수 있다. 따라서 그림 7.1a.1에 나와 있는 것과 같이 호흡과 시스템의 상태 사이에는 이원적 관계를 가진다. 호흡에서 신체적 또는 정신적 긴장상태로 향하는 화살표는 호흡의 조절역할을 나타낸다; 호흡으로 향하는 화살표는 호흡의 지표로서 역할을 나타낸다. 이 생각은 호흡에 대한 직접적이고 규제적인 지침이 상당히 가능하며 효과적이지만 주로 일시적이며 정신적, 신체적 긴장상태에 지속적으로 영향을 미친다는 것을 나타낸다. 상태에 변화가 있을 때 호흡은 지표 역할에 의해 당연히 바뀔 것이고 규제

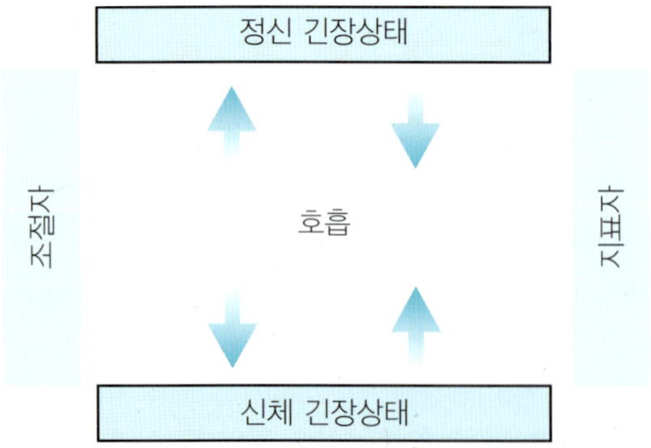

그림 7.1a.1 호흡과 그것의 결정인자 사이의 이원적 관계 모형. 왼쪽 화살표: 호흡의 수의적 변화가 신체/정신 긴장상태에 영향을 미친다. 오른쪽 화살표: 신체/정신 긴장상태가 호흡에 영향을 미친다.

적 연습에 더 반응하게 될 것이다. 따라서 규제적 연습을 중단하고 계통이 어떻게 변하는지 관찰하고, 그 후 호흡이 어떻게 변하는지 관찰하라. 결과로 나타나는 변화는 작지만 결정요인의 변화로 인해 계속 진행되는 경향이 있다. 지속적인 연습은 필요하지 않다.

규제적 연습과 중단을 번갈아 하는 방법은 우리의 관점에서 호흡치료의 기본 절차이다. 이것은 몇 가지 이점이 있다. 고객에게 호흡은 가변적이고 유연하다는 생각을 전달한다. 많은 사람들이 생각하고 배우길 원하는 것과 반대로 한 가지의 적절한 호흡방법은 없다. 또한 호흡곤란에 대한 반응과 변화를 알아내는 것이 이미 호흡곤란을 이해하고 다루는데 도움이 될 수 있다는 생각을 전달한다. 호흡곤란이 발생하면 몇 가지의 반대되는 효과가 있는 호흡전략을 수행하기 전에 상황에 주의를 기울여야 한다. 호흡이 감정, 자세, 정신 집중, 이미지 등에 반응한다는 사실을 인정하는 것은 호흡곤란이 항상 호흡으로 인한 문제이거나 또는 호흡은 일부분인 시스템의 문제로 해석하는 인식을 중화 시킨다(그림 7.1a.1, 참조).

이 모델은 호흡의 시스템 뷰를 나타낸다. 이것은 호흡에 대한 구체적인 지시 이외에도 정신적, 육체적 구성요소를 모두 포함해야 하는 호흡지시의 복잡성을 강조한다. 이 모델의 결과는 적절한 호흡 지시가 두 부분으로 구성된다는 것이다: 한 가지는 호흡이 의식적으로 조절되거나 규제된다는 것이고 한 가지는 이 규제가 의식적으로 중단된다는 것이다. 이것은 의식적으로 근육의 긴장을 중단시키는 법을 배우기 위해 의식적으로 근육의 긴장시키는 Jacobson's procedure of Progressive Muscular Relaxation과 유사하다(Jacobson 1938). 피실험자에게 호흡을 중단하도록 요청할 수 없지만, 의식적인 규제 실행은 중단할 수 있다. 그 목적은 어떻게 시스템이 규제에 반응하는지 관찰하고 규제가 중단된 뒤에 정도가 작더라도 호흡에 지속적이고 안정된 효과가 있는지 여부를 관찰하는 것이다. 호흡을 조절하는 지침은 호흡에 우세한 영향을 주는 것보다 호의적으로 반응하는 시스템에 대한 초대와 더 비슷하다. 실습을 위한 구체적인 기술을 가르쳐 주는 것이 중요하며 또한 실습을 멈추게 하는 것도 마찬가지로 중요하다

환자에게 주는 메시지는 실습의 목적이 특정한 형태의 호흡을 가능한 한 많이 실습하는 것이 아니라, 실습

후에 어떠한 일이 일어나는지 관찰하는 것이다. 지침은 좋은 호흡의 모델이 아니라 의미있는 반응을 산출하기 위해 시스템을 자극하는 것이다.

시스템 뷰는 직접 호흡규제의 많은 기법들에 대한 배경정보를 제공한다. 규칙적인 실습이 유익하며 종종 필요하다는 것에는 의심에 여지가 없다. 그러나 실습이 너무 한쪽으로 편향적이며 목표 지향적이지 않는 것이 중요하며 결과의 다양성에 대해 열려 있어야 한다.이러한 개방적 평가는 특정한 기술이 이득이 있는지 여부를 판단하는데 중요하다. 예를 들어, 느리고, 깊은 호흡은 정상적이지는 않지만 주기적으로 실습하는 것은 유용하다. 분당 6-8회의 호흡은 자율신경계의 상당한 회복효과(Bernardi et al 2001)를 가지고 있을 뿐 아니라 호흡과 연관된 근골격계의 동원 효과도 가지고 있다. 또한 이러한 호흡은 감정 상태에도 영향을 미친다. 따라서 어떤 효과가 이로운지, 적절한지 확인하려면 열린 마음으로 결과를 확인해야 한다. 전체적인 평가(주관적인 경험, 체크리스트, 관찰할 수 있는 자세, 움직임, 표정의 변화)가 선호되지만 기구를 이용한 다양한 채널의 기록 또한 가능하다. 후자는 좀 더 객관적이지만 제한된 매개변수를 가진다.

간접적 조절의 근거

직접적 교정이 일시적이라는 것과 간접적 조절을 추가하는 것에는 여러가지 논쟁이 있다. 그 중의 하나는 의식적이고 수의적인 호흡은 느리고 깊게 호흡하며 다양성의 감소가 일어나는 경향이 있다는 것이다. 이것은 아마도 마우스 피스를 통해 호흡이 일어날 때 처럼 공기흐름을 조절하려는 노력의 결과(Tobin et al 1983) 일 수 있고 또는 환자가 느리고 깊게 규칙적으로 호흡하는 것이 최선이라고 생각하기 때문일 수도 있다. 자신의 호흡수를 단순히 측정하는 것은 다양성을 감소시킬 수 있다(Conrad et al 2007). 그러나 정상적인 호흡은 다양하며 다양성의 감소는 유익하지 않다(Donaldson 1992). 그것은 또한 호흡의 표현 기능을 감소시키는데, 예를 들어, 규칙적인 복식 호흡을 유지하려 노력하기 때문에 정서적인 한 숨을 쉬거나 가슴을 들썩거리는 것을 막을 수 있다. 게다가 느리고 깊은 호흡은 분당 환기량을 증가시키는 경향이 있다. 깊은 호흡은 상대적으로 사강(dead air space)의 분포를 감소시켜 효과적인 환기를 증가시키며, 분당 환기량을 유지하기 위해 호흡수는 더욱 더 감소해야 한다. 따라서 효과적인 분당 환기량은 증가하게 된다. 이것은 특히 빠른 호흡수를 동반하는 감정적 긴장이 높을 때의 경우이다. 저환기의 경우나 폐질환의 경우 증가된 환기는 유익하며 천천히 흡입하도록 유도하는게 적절하다. 그러나 불안 문제가 동반된 경우에는 호흡 규제가 과환기를 일으키고, 그 결과 저탄산혈증으로 인한 불편 호소가 증가한다(Terai & Umezawa, 2004). 천식의 경우에 과호흡과 저호흡 사이의 균형은 특히 더 까다롭다(Jeter et al 2012).

직접적 조절을 위한 시간을 제한하는 또 다른 논쟁은 근위부 근육의 감각운동 조절이 원위부 근육의 조절보다 덜 분화되어 있다는 것이다. 대뇌 피질의 표현 영역은 말초 부위가 더 크다. 한 손을 꽉 쥐는 것은 쉽고 한쪽 어깨를 들어올리는 것은 조금 더 어려우며 한쪽 흉곽으로 숨쉬는 것은 가장 어렵다. 몸통 근육의 상대적으로 미분화된 조절로 인해 호흡 운동이 일어나는 곳에서는 과도한 노력으로 호흡지침을 수행하는 경향이 있다. 이것은 특히 초보자나 불안 또는 스트레스를 받는 피실험자에서 적용된다(Terai & Umezawa 2004). 대신에 간접적 조절을 위해 개발되어진 지침과 도수치료는 주변부인 팔, 다리 그리고 머리의 움직임을 사용하여 호흡 패턴의 변화를 촉진할 수 있다. 이는 흉곽, 척주와 주변부 사이의 연결에 의한 결과이다(van Dixhoorn 1997, van Dixhoorn 2007). 흡기 시에 흉곽은 머리 쪽으로 들어 올려지고 감기는데 이는 요추 부위의 전만이 살짝 증가하고 경추 부위의 전만이 살짝 감소하면서 촉진될 수 있다. 따라서 앉은 자세에서는 무릎을 살짝 열거나 팔과 손을 외회전시키면 흡기를 향상시킬 수 있다(9장에서 서술되고 삽화된 Brugger's position을 참조). 이 부분은 본문 아래에 실습 예제에서 논의된다.

세 번째 논란은 신경 영상 연구의 견해에 있다. 지난 10년 동안 감정 조절에 관련된 뇌 영역이 호흡과 관련된 신체적 변화에 반응하고 호흡관련 증상의 발현 및 지속성에 중요한 영향을 미친다는 것이 명확하게 밝혀졌다(Rosenkranz & Davidson 2009). 따라서 호흡곤란과 힘든 호흡의 감각은 감소시키고 자유롭고 개방된, 쉽고, 제한 없는 호흡의 감각을 향상시키기 위해서는 호흡 패턴의 변화뿐만 아니라 뇌에서 감정에 대한 중추 조절의 일반화를 촉진시키는 것도 중요하다. 이것은 간접적 조절을 시행하고 조절을 중단하여 그동안 조절의 효과에 대한 처리 시간을 줌으로써 도움이 될 수 있다. 이 시기에는 환자의 경험을 표현하고 그것의 해석과 의미에 대해 토론하며 그들의 감정적 영향이 정교해진다. 결과적으로 우리는 개방되고 글로벌한 방법의 효과를 강조하기 위해 원래 사용되던 조정과 다른 자세로 호흡 패턴을 평가하는 것을 추천한다: 자세, 기분, 일반적인 긴장, 정신적 고요함, 마지막으로 호흡의 변화가 있는가?

앉은 자세에서의 간접적 지침의 실습 예시

이 섹션에서는 학생을 위해 내부적으로 발행된 매뉴얼에서 인용한 호흡요법의 상세한 사례를 제시한다(van Dixhoorn 2010). 이것은 따르고 실습할 목적을 가진 지침의 기본 내용이다. 개념을 이해하는 최선의 방법은 설명하는 현실을 경험하는 것이다. 간접적인 접근은 모든 자세에 적합하다(누운 자세, 엎드린 자세, 옆으로 누운 자세, 선 자세, 그리고 앉은 자세). 우리는 치료실 뿐만 아니라 일상생활에서도 연습하기 쉬운 앉은 자세에서의 실습을 선택했다.

앉은 자세

팔걸이가 없고 편평하고 쿠션이 없는 수평면을 가진 스툴이나 의자가 필요하다. 높이는 발이 충분히 바닥에 닿을 정도여야 한다. 지침은 발은 벌려서 무릎 앞에 두고 정면을 바라보며, 손은 허벅지 위에 두는 것이다.

코멘트: 상부 다리는 수평이 아니어도 되고, 발은 충분히 바닥에 닿아야 한다. 뒤꿈치가 바닥에 충분히 닿지 않는다면 낮은 의자가 필요하거나 큰 책이나 접은 수건으로 발 밑에 지지해 준다. 발은 무릎 앞에 위치시킨다. 이 자세는 보다 수동적으로 앉는 방식이기 때문에 필수적인 자세이다.

옵션: 발의 위치

옵션은 고객의 발의 위치를 무릎 앞과 뒤에 번갈아 두는 것인데, 각각의 경우에 발은 충분히 지면과 닿아야 한다. 고객에게 이 두 가지 위치를 반복하게 하고 이것이 앉는 방법에 대한 결과를 관찰하게 하라. 발의 위치와 관련하여 여러 번 비교를 할 수 있는 충분한 시간을 준 후에 발을 앞에 두고 일어서게 하라. 이것은 어려울 것이다. 그리고 발을 뒤로 위치한 후 다시 일어서게 한다. 이것은 좀 더 쉬울 것이다. 요점은 앉는 방식의 모든 가능한 차이점에 관계없이 앉은 자세로 유지하려 할 때는 발을 앞에 두고, 빨리 일어날 가능성이 있을 경우 발을 뒤에 둔다는 것이다. 따라서 앉을 때는 육체적으로, 정신적으로 앉게 된다. 더욱이 이러한 절차는 좌골결절, 발, 지지면에 대한 관심을 가져온다.

단계 1. 전방 움직임과 후방 움직임

자세를 관찰하고 어떤 코멘트도 하지 마라. 등이 똑바른가 또는 구부정한가? 무게 중심이 좌골결절의 앞 또는 뒤에 있는가? 고객은 안절 부절한가 또는 고요한가? 머리는 앞을 향해 있는가? 만약 수평을 향해 보고 있다면 눈의 위치가 좀 더 위쪽인가, 아래 쪽인가? 그런 다음 고객이 머리를 똑바로 앞을 향하게 한 채 천천히 조금씩 앞과 뒤로 움직이게 한다. 이것을 여러 번 천천히 하게 한 후, 고객에게 좌골결절에 대해 체중의 이동을 관찰하게 한다. '당신이 앞으로 앉아있을 때, 뒤로 앉아 있을 때, 좌골결절의 바로 위로 앉아있을 때를 관찰하라. 좌골결절 위로 충분히 앉는 자세를 찾고 그 상태에서 살짝 구부정하게 등을 기대지는 말고 편하게 앉게 하라' 앞과 뒤로 움직이는 동안 변화를 관찰하라. 상체가 실제로 움직이는지, 어느 정도의 노력이 드는지, 머리가 수평을 유지하는지 주의하고 기억해라. 움직임이 얼마나 많은 노력을 동반하는지, 척주의 형태가 어떻게 변화하는지 주목해라.

코멘트: 아이디어는 두 가지이다. 정신적으로는 이 지침은 지지면에 대한 관심을 가져온다. 결과적으로, 몸과 마음이 함께 앉게되는 것인데 즉, 그것은 몸이 표면에 편히 안착한다는 것이다. 환자는 더 쉽게 앉고 정신적으로 고요해진다. 거의 똑바른 상태로 앉기 위해 필요한 근긴장도는 조금 감소한다. 신체적으로 천천히 앞 뒤로 움직이는 것은 좀 더 기능적인 똑바른 앉은 자세를 촉진한다. 척주는 좋은 형태로 변하며 골반의 지

지를 느끼고 아마 균형의 조절은 더 기능적으로 쉽게 이루어 질 수 있다. 그 결과 몸은 더 똑바로 앉게 되고 머리는 더 균형 잡히게 된다.

단계 2. 전/후방에서 멈춘 자세에서 호흡

환자에게 앞으로 움직이게 한 후 그 위치에서 머무르며 이 자세를 어떻게 느끼는지 관찰하라. 이 자세에서 호흡은 어떻게 느껴지는가? 몇 번의 호흡 후에 뒤로 움직여서 멈춘 다음 비교해 본다. 이것을 몇 번 반복한 후에 몸을 중간에 돌아오도록 한다. 움직임이 어떻게 수행되는지, 자세가 어떻게 변화하는지 관찰하라: 그것을 어떻게 느끼는지 물어본다. 그 후 이 단계를 반복하고 고객에게 두 자세에서 호흡이 어떻게 변화하는지 물어본다. 문자 그대로 '당신의 자세에 따라 호흡이 반응하는 것을 알아챘습니까?'라고 물어보고 기분이 좋은지 불쾌한지, 자연스러운지, 부자연스러운지, 정상, 비정상, 적절한지, 부적절한지에 대한 토론은 하지 않는다.

코멘트: 자기 관찰의 요점은 호흡이 자세에 반응한다는 것을 환자가 인지하도록 하는 것이다. 자세가 어느 정도 호흡을 결정한다는 것은 선호도의 문제가 아니라 중립적인 관찰의 문제다. 역으로 기능적 호흡은 이 결정요인에 맞춰지고, 자세적 태도를 반영한다. 환자가 호흡의 변화를 관찰하고 받아들이고 따라가도록 격려하고 자세에 상관없이 한 가지 방법으로만 호흡을 계속하지 말도록 한다. 예를 들어, 대부분의 환자는 이완된 호흡은 가슴이 관여되지 않은 복부 호흡이라 생각한다. 그러나 전방 자세에서는 가슴은 당겨지는 경향이 있고 호흡에 참여한다. 이것은 괜찮으며 기능적이다.

다른 이슈는 수행 이후에 변화를 인식하는 것이다. 앉아서 호흡하는 것은 눈에 띄게 쉬워지고 편안해지며 필요한 노력이 줄어들 것이다. 수행은 두 가지 상반되는 자세로 앉아서 호흡하는 것을 동반한다. 그것은 호흡에 작은 도전을 제기하고 적응을 필요로 한다. 흉곽은 이 적응에 관여되고 나중에는 조금 더 유연해 질 것이다.

단계 3. 전/후방 움직임과 요추(그림 7.1a 2)

환자에게 머리는 수평면 레벨에서 전방을 향한 상태로 유지하는 동안 다시 몸을 전 후방으로 움직이게 하

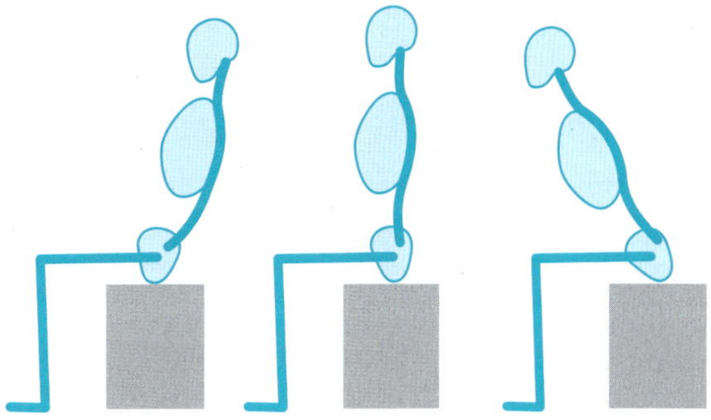

그림 7.1a.2 세 가지 앉은 자세에서 척추 형태 변화

고 좌골결절에서 무게의 이동을 관찰한다. 이제 요추와 하부 허리를 관찰하라. 형태 변화를 일으키는 움직임이 있는가? 한 손을 흉요추 접합부에 올려 놓을 수 있다. 이것은 고객과 치료사가 실제로 일어나는 일에 대해서 증가된 정보를 얻을 수 있도록 도와준다. 의도된 움직임은 골반 구르기나 골반이나 하부 등에서 척추의 신전/굴곡이 아니다. 몸을 뒤로 움직일 때 요추가 여전히 뻣뻣하게 똑바로 서있다면 후방 움직임은 뒤로 넘어짐을 유발한다. 따라서 요추의 기능적 순응은 요추에서의 약간의 굴곡이다. 몸이 더 뒤로 움직이게 되면 몸의 균형을 유지하기 위해 하부 요추는 더 휘어져야 하고 둥글게 될 것이다(굴곡으로의 움직임). 역으로 전방으로 움직일 때는 머리와 흉곽을 앞으로 이동시키기 위해 하부 요추는 신전되고 편평해지는 경향이 있다. 따라서 고객에게 요추의 형태의 변화가 일어나는지 알아내도록 요청한다. '앞으로 움직여서 멈추고 요추를 느껴 보세요. 더 둥근가요 또는 더 똑바른가요? 뒤로 움직여서 멈추고 요추를 관찰하세요. 더 둥근가요 또는 똑바른가요?' 이것을 고객이 앞으로 움직일 때 척추는 펴지고 뒤로 움직일 때 척추는 둥글게 된다는 것을 명확히 인식할 때까지 여러 번 반복하라. 그 후 몸을 중앙으로 오게 한 후 호흡하는 동안 어떻게 앉아서 느끼는지 관찰하라.

코멘트: 우리는 이번 단계에서 척주에 초점을 맞춘다. 1단계는 전후방 움직임 동안 몸의 형태 변화를 보여준다. 이제 문제는 움직임의 구조와 척주의 유연성이다. 고객이 요추가 실제로 형태 변화를 하고 움직임에 참여한다는 것을 인식하게 될 때 그 결과는 두 가지

를 나타낸다. 이런 종류의 정확하고 구체적인 자기관찰은 많은 주의 집중을 요한다. 따라서 인지적 해석과 정신적 보속[1]이 줄어든다(Brosschot et al 2010). 정신적으로나 생리학적으로 더 고요해진다. 이것은 무엇이 좋고 나쁜지 에 대한 힌트를 피하고 단순히 중립적으로 두 가지 자세를 비교할 때 촉진된다. 두 번째로는 척추가 더 유연해지면 움직임의 구조가 개선되어 움직임이 더 쉬워진다. 따라서 그 후에 앉기는 더 이완되고 호흡은 더 쉬워지며 더 잘 분포될 것이다(6.5장의 'MARM' relating to 'distribution'을 참조).

단계 4. 전/후방 결합 움직임과 호흡

두 번째 단계로 돌아가서, 고객에게 머리는 전방을 향한 채로 전후방으로 여러 번 움직이게 해서 체중의 변화를 인식하게 한 후 전방으로 이동하여 멈추게 한다. 처음과 비교하여 이 자세가 어떻게 느껴지며, 호흡은 어떠한가? 호흡이 가슴에 더 관여될 때 우리는 그것을 더 장려하고, 호흡의 움직임을 받아들이고 따라가게 한다. 그 후 조금 더 앞으로 그리고 다시 뒤로 움직이도록 요구한다. 이 때 요추와 하부 늑골의 관여를 관찰한다. 요추와 하부 늑골이 같이 수축하는 것을 볼 수 있을 때까지 여러 번 이것을 반복한다. 그러고 난 후 몸을 중앙으로 이동시키고 후방 이동시켜 멈추게 한다. 이 자세는 어떻게 느껴지고 어디에서 호흡의 움직임이 느껴지는가? 조금 더 뒤로 움직이고 앞으로 움직이게 해서 후방 움직임이 요추의 굴곡뿐만 아니라, 하부늑골의 확장에 의해 시작이 되는지 관찰한다.

이제 우리는 직접적인 호흡지침을 포함한다. 고객이 전방으로 움직여서 멈추었을 때 호흡의 효과에 대해 물어 본다. 그러고 나서 가슴과 흉골의 들어올림과 함께 숨을 들이쉬도록 장려하고 동시에 몸통을 조금 더 앞으로 움직이게 한다. 숨을 내쉴 때는 약간의 후방 움직임을 요청한다. 이것을 앞으로 움직이는 동안 상부 가슴호흡이 척추의 신전을 촉진할 때까지 반복한다. 가슴과 흉골을 내리면서 숨을 내쉬는 것에 의해 후방 움직임이 촉진된다.

코멘트: 지금의 문제는 흉곽과 요추의 조화이다. 이것이 성공적일 때 호흡의 움직임과 척추의 움직임은 유연성이 증가할 것이다. 척추의 신전과 늑골의 상승은 서로를 촉진시킨다. 이들 조합의 결과로 '헐떡거리기'나 목과 어깨의 보조 호흡근육의 과도한 사용을 피하면서 상부가슴의 사용을 증가시키는 '기능적 상부 가슴 호흡' 패턴이 나타난다. 이러한 사용은 일상생활에서 일어나는 자세의 모든 변화에서 지지된다. 일반적으로 호흡운동의 분포는 더 쉽게 직립자세를 취하는 자세의 개선과 관련이 있으며 이로 인해 호흡곤란의 감각이 덜 불안해지고 더 관리가 용이해진다.

종종 가슴의 사용은 불편하거나 잘못된 것이라 해석되어진다. 중립을 유지하고 실제적인 감각에 초점을 맞추는 것이 중요하다. 불편한 감각은 복부 호흡이 항상 일어나야 하고 그것이 좋다는 생각과, 실제로 늑골을 사용하는 특이하거나 낯선 감각의 결과일 수 있다. 그러나 누군가 실행하고 감각에 익숙해지고 후에 자세와 호흡이 편안해지는 점을 관찰하면 대부분의 사람들은 그것을 즐기고 감사하게 된다. 그럼에도 불구하고 이러한 방식의 호흡조절의 상당 부분은 정신적 코칭과 인지적 재구성으로 이루어진다.

옵션: 무릎의 개방과 폐쇄

요추 부위가 움직임에 저항이 있고, 전방으로 움직일 때 어떤 편평해짐이나 신전이 거의 일어나지 않는다면 다리의 사용이 한 가지 요인일 수 있다. 무릎을 벌리는 것은 전방 움직임과 요추의 신전을 촉진시킨다. 몇몇 피실험자들은 무릎을 전혀 움직이지 않거나 일부는 전방으로 움직이는 동안 무릎을 닫고 후방으로 움직이는 동안 무릎을 벌린다. 이러한 경우에 다음의 옵션을 추가한다: 피실험자가 중앙에 몸을 위치시키고 무릎을 약간 열고 닫기를 여러 번 시행한다. 그 후 전방으로 움직인 후 같은 행동을 하고, 후방으로 움직인 후 같은 행동을 반복한다. 다음으로 전방으로 천천히 움직이면서 동시에 무릎을 조금 열도록 하고 후방으로 움직이는 동안에는 무릎을 닫도록 요구한다. 움직임이 동시에 발생하는지 관찰하고 움직임을 구두로 안내하고 조정한다.

옵션: 머리 유지

일부 환자들은 몸을 전 후방으로 움직이는 동안 머리

[1] 보속(증): 반응에 대한 원인이 제거 된 후에도 지속적으로 반복되는 반응을 보이는 것, 또는 다른 자극에 반응이 지속되는 것을 말한다.

를 앞으로 향하게 유지하는데 어려움이 있거나, 과도하게 머리를 움직이거나 지나치게 힘을 가한다. 목의 통증은 이러한 노력으로부터 온다. 때때로 상부 등과 목은 쉽게 움직이지 않으며 하부 척추와 흉곽과의 조화가 자발적으로 발생하지 않는다. 이러한 경우에 옵션은 환자의 옆에 서서 부드럽게 머리에 양손을 가져가는 것이다. 한쪽 손의 첫 번째와 두 번째 손가락을 펼쳐 두개골 바닥에 닿게 하여 전방으로 움직이는 동안 머리를 살짝 들어 올린다. 다른 쪽 손의 손가락은 편평하게 해서 머리의 앞쪽에 둔다. 후방으로 움직일 때 머리에 살짝 압력을 가한다. 어떠한 경우든 먼저 머리를 잡고 있는 동안 여러번 전후방으로 움직이게 하고 이러한 움직임 동안 머리의 움직임 패턴을 관찰한다. 그리고 나서 환자에게 당신을 따라 움직이게 하고, 당신의 손으로 움직임을 가이드 해준다. 그렇게 하는 동안 머리가 위 아래 중 주로 어디로 움직이는지 관찰하고, 그 후 머리를 거의 수평을 유지하게 시도한다.

토론: 개인적 관점

실습 섹션이 간접적인 접근이 실현 가능하며 효과적이라는 것을 보여주는데 도움이 되기를 희망한다. 이것은 '우회하는 것이 종종 가장 빠른 길' 이라는 모토를 따른다. 특히 장애물이 있을 때 적용된다.

1970년대 나는 심장 재활 병동에서 파트타임으로 일하면서 바이오 피드백을 이용한 호흡과 이완치료를 도입했다. 우리는 신체적 운동에 이완과 호흡요법을 추가로 시행한 실험군과 신체적 운동만 실시한 대조군을 비교하는 임상실험을 진행했는데, 그 결과는 심장 재활을 위한 Dutch guideline에서 볼 때 이완요법을 포함한 군이 추가적인 이점이 있는 것으로 나타났다(van Dixhoorn & van Duivenvoorden 1999). 심장환자는 그들이 배운 것을 단호하게 연습한다. 이것에는 종종 환자들이 즐겁고 완화될 수 있는 소리를 내며 숨을 내뱉는 직접적인 기술을 포함된다. 그러나 임상 실험의 예비단계에서 호기 말 CO_2 를 측정하였을 때 많은 실습들이 너무 길고 너무 강하며 실제로 과환기 되는 것을 발견하였다. 이것은 불쾌하게 경험되지는 않았지만 시스템을 더 취약하게 만드는 바람직하지 못한 결과였다.

따라서 우리는 일련의 실습주기를 15회에서 5회 정도로 줄이고, 이 형태의 호흡이 정상이나 최적의 호흡 모델이 아님을 강조하였고, 주 목적은 호흡을 정상적으로 하면서 주목할 만한 변화가 있는지 관찰하는 동안 소리를 내며 숨을 내뱉는것을 중단하는 것이다.

실험 동안 우리는 반복적으로 은밀하게 호흡형태를 관찰하였고, 실험군에서는 호흡 횟수가 감소하고 대조군에서는 변화가 없는 것을 발견하였다. 그 변화는 완만하였다: 분당 15~16회에서 호기 말 CO_2 변화 없이 11~12회로 감소. 느려진 횟수는 주로 스트레스에 매우 민감한 호기 후 휴지기의 길어짐에 의한 것이다(Umezawa 1992). 따라서 우리는 호흡 패턴을 도입하지는 않았지만, 낮은 호흡 횟수로 인한 긴장감의 감소를 기대했다. 2년 후에 작은 그룹의 피실험자들이 측정되었다. 또 다시 실험군에서는 느린 호흡을 하였다(그림7.1a.3). 두 명의 피실험자는 6~7회의 호흡속도로 명확하게 '실습' 호흡을 하였다. 우리는 자연적이고 자발적인 호흡의 변화에 관심이 있었기 때문에 분석에서 제외 하였다.

이 추적 검사를 할 때 나는 호흡 운동을 측정하기 위해 처음으로 MARM(6.5장 참조)을 실습했다. 실험군에서 대조군에 비해 더 많은 가슴–복부 호흡 패턴을 보였다. 나의 결론은 자발적인 호흡 패턴이 바뀌었을 뿐만 아니라 더 쉽게 앉고 덜 일어날 준비를 하며 이에 따라 호흡이 반응했다는 것이다. 즉, 그들은 더 이완되었다.

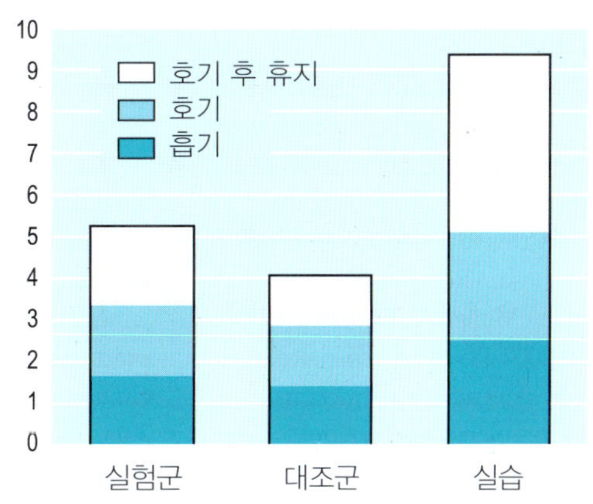

그림 7.1a.3 실험군과 대조군에서의 2년 후 추적검사에서 시간 구성요소, 초 단위. 실험군과 대조군에서 호기 후 휴지기 시간에서의 차이는 통계적으로 유의하다($p<0.01$). 두 명의 피실험자는 실습 호흡을 보여 분석에서 제외하였다.

이것은 패턴에 있어서 작지만 안정적인 변화가 크고 일시적인 변화보다 더 적절하다는 나의 생각을 강화시켰다.

직접적인 조절과 간접적인 조절의 조합은 중요하다: 직접적인 기술은 호흡조절이 실현가능하고 효과적이라는 것을 보여주기 위해 필요하다. 이것은 주로 개인적인 기준에 맞춰서 도수요법을 사용하여 가르쳤다. 간접적인 기술은 주의를 호흡에서 벗어나게 하며 하루 동안 실습이 지속되는 것을 방지하고 호흡의 결정요인을 변화시키는데 중요하다. 가슴의 뻣뻣함은 거의 항상 나타나고, 흉곽 가동성과 척추와의 조화를 개선하는 것은 중요하다. 우리 자신의 데이터는 공개하지 않았지만, 간접 기술은 폐암환자에서 효과가 있는 것으로 나타났다(Bredin et al 1999). 그 연구의 핵심은 호흡을 조절하는 것이 아니라, 호흡과 호흡곤란의 감각에 영향을 미치는 인자에 대한 인식을 증가시키는 것이다.

1970년대 과환기 증후군은 인기 주제가 되었고, 나의 호흡 교실에 많은 전문가들이 참석하게 되는 주된 이유였다. 과환기 환자에서 나타나는 불안과 공포 때문에 간접적 접근은 유용하다. 자세와 정신상태에 대한 정상적인 호흡 반응을 중립적으로 관찰하는 것은 가치있고, 특히 강조해야 할 필요가 있다. 이것을 가능하게 하는 많은 간접적인 기술들이 개발되었다. 이것이 성공적이라면 치료반응은 긍정적이다. 그러나 쉽고 덜 노력이 들어가는 호흡을 경험하지 못하거나 두려움에서 벗어나도록 충분히 확신하지 못했을 때 심리적 치료 또는 약물 치료가 필요한 것으로 보인다. 최근 논문에서 호흡 치료가 스트레스를 받는 환자에서 호흡곤란의 명백한 감소를 가져왔으며 이는 상부 가슴호흡 양상의 감소로 인한 것으로 밝혀졌다(Courtney et al 2011).

참고문헌 Reference

Bernardi, L., Sleight, P., Bandinelli, G., et al., 2001. Effect of rosary prayer and yoga mantras on autonomic cardiovascular rhythms: comparative study. BMJ 323 (7327), 1446–1449.

Bredin, M., Corner, J., Krishnasamy, M., et al, 1999. Multicentre randomised controlled trial of nursing intervention for breathlessness in patients with lung cancer. BMJ 318, 901–904.

Brosschot, J. F., Verkuil, B., Thayer, J. F., 2010. Conscious and unconscious perseverative cognition: is a large part of prolonged physiological activity due to unconscious stress? J Psychosom Res 69-4, 407–416.

Conrad, A., Muller, A., Doberenz, S., et al., 2007. Psychophysiological effects of breathing instructions for stress management. Appl. Psychophysiol. Biofeedback 32, 89–98.

Courtney, R., van Dixhoorn, J.J., Anthonissen, E., et al, 2011. Medically unexplained dyspnea: partly moderated by dysfunctional (thoracic dominant) breathing pattern. J Asthma 48, 259–265.

van Dixhoorn, J.J., 2010. Manual for Breathing Therapy. Centrum AOT, Amersfoort, The Netherlands.

van Dixhoorn, J.J., van Duivenvoorden, H.J., 1999. Effect of relaxation therapy on cardiac events after myocardial infarction: a 5-year follow-up study. J Cardiopulm Rehabil 19, 178–185.

van Dixhoorn, J., 1997. Functional breathing is 'wholebody' breathing. Biological Psychology 46, 89–90.

van Dixhoorn, J., 2007. Whole-Body breathing: a systems perspective on respiratory retraining. In: Lehrer, P.M., Woolfolk, R.L., Sime, W.E. (Eds.), Principles and practice of stress management. Guilford Press, New York, pp. 291–332.

Donaldson, G.C., 1992. The chaotic behaviour of resting human respiration. Respiratory Physiology, 88, 313–321.

Jacobson, E., 1938. Progressive relaxation. University of Chicago Press, Chicago.

Jeter, A.M., Kim, H.C., Simon, E., et al., 2012. Hypoventilation training for asthma: a case illustration. Appl. Psychophysiol.Biofeedback 37, 63–72.

Rosenkranz, M.A., Davidson, R.J., 2009. Affective neural circuitry and mind-body influences in asthma. Neuroimage., 47, 972–980.

Terai, K., Umezawa, A., 2004. Effects of respiratory self-control on psychophysiological relaxation using biofeedback involving the partial pressure of end-tidal carbon dioxide. Japanese Society of Biofeedback Research 30, 31–37.

Tobin, M.J., Chadha, T.S., Jenouri, G., et al, 1983. Breathing patterns. I: normal subjects. Chest 84–2, 202–205.

Umezawa, A., 1992. Effects of stress on post expiration pause time and minute ventilation volume. In: Shirakura, K., Saito, I., Tsutsui, S. (Eds.), Current biofeedback research in Japan. Shinkoh Igaku Shuppan, Tokyo, Japan, pp. 125–132.

장 7.1b

역동적 신경 안정화: 치료기법

Pavel Kolar, Alena Kobesova, Petra Valouchova, Petr Bitnar

장목차

서론 187
자세적 호흡 패턴 최적화를 위한 치료기법 188
흉벽의 저운동성과 역동학에 영향 188
척추 바로 잡기에 영향 189
반사운동을 통한 최적의 호흡 안정화 패턴 활성화 189
자세적 호흡 패턴 연습과 횡경막의 안정화 기능 연습 190
발달 과정과 관련된 자세에서 척추의 자세적 안정화 연습 – 수정된 자세와 버전 190
결론 191
참고문헌 192

이 장에서 서술된 방법은 2.1장에 자세하게 서술된 발달 운동학 및 역동적 신경근 안정화(DNS)에 기초한다. 6.1장의 DNS에 기초한 평가 접근법도 참조하라.

서론

생리학적 호흡은 척추의 생리학적 안정화를 위한 필수 조건이며 반대의 경우도 마찬가지이다. 자세는 밀접하게 호흡에 영향을 미친다(Chiodini & Thach 1993, Grönkvist et al 2002, Johansson & Stömberg 2000, Kirkpatrick et al 2010). 이 관계는 횡격막의 자세-호흡 기능을 형성한다. 폐기능과 횡격막의 자세적 활동 사이의 연관관계를 이해하는 것은 치료 결과에 필수적이며(Kolar et al 2012), 이것은 우리의 임상 경험과 일치하는 개념이다. 호흡 패턴에만 초점을 맞춘 물리치료는 호흡 매개 변수의 향상에는 충분하지 않다. 물리요법은 횡격막의 자세적 활동과 관련된 기술을 포함하는 것을 필요로 한다. 강제 호기와 헉헉거림 기술(huffing technique)은 이러한 기능적 관계를 존중하는 두 가지 기도 청소 기술이다.

기류장애를 가진 환자, 즉 낭성 섬유증이나 만성 폐쇄성 폐질환 환자에서 우리는 흉부 물리요법과 함께 호흡의 능동 사이클(active cycle of breathing; ACBT)과 같은 기도 청소 기술을 결합하는 것을 지지한다. 이러한 환자들을 위해 여러 치료 목표가 수립되었다:

1. 기도 청소와 보조 기침
2. 호흡 패턴을 더 효율적으로 개선하여 환기 매개 변수의 정상화
3. 감소된 흉곽 강직도
4. 증가된 신체 건강과 운동 내성
5. 환자의 건강과 관련된 삶의 질의 궁극적 증가

자연발생적 배출(Autogenic drainage; AD)은 느리고, 유창하고, 깊게, 장기간에 걸쳐서 숨을 들이쉬고 이후 휴지기를 가지는 수정된 호흡 패턴이다. 그 다음에 사발적으로 통제되는 느리고 긴 숨을 내쉬어 호흡주기를 완료한다. AD는 점액을 묽게하고 수집하여 배출하는데 도움을 준다. AD cycle의 마지막 단계에서 점액을 배출하기 위해 헉헉거리도록 교육받는다. 헉헉거림은 능동적이고 빠르지만, 거울에 호흡으로 수분을 덮는 것

처럼 오랫동안 배출되는 것이다. AD와 헉헉거림은 비효율적이고 얕은 기침을 대체하기 위해 고안되었다. 이러한 헉헉거림을 동반한 교정된 호흡은 기도 점액 제거에 매우 효과적이며 어떤 자세에서도, 특히 앉은 자세에서 흔하게 이루어진다. 그러나 위에서 설명한 최적의 몸통 안정화와 가슴과 골반 사이의 적절한 정렬 원칙이 고려되어야 한다. 흡기의 파동은 환자의 서혜부까지 도달해야 하고; 가슴과 복벽은 모든 방향으로 균일하게 확장해야 하고(6.1장, 그림 6.1.4 A,B 참조); 가슴은 중립자세를 유지하며 척추는 일직선을 유지해야 한다. 환자의 어깨는 보조 호흡근육의 활성을 피하기 위해 이완해야 하고, 주로 횡격막과 늑간 근육을 사용해야 한다.

기존의 흉부 요법의 효과를 높이기 위해 여러가지 장치가 사용되었다. 호기 양압 시스템(positive expiratory pressure, PEP)은 조절된 속도로 능동적으로 호기 근육을 보조하는 장치이다. 호기 말 양압 시스템은 호흡 중 미리 결정된 저항으로 기관지 내 압력을 증가시키고, 횡격막의 활동을 유의하게 증가시킨다. 호기 말 양압 시스템은 안면 마스크에 의해 10-100cm H2O의 압력이 전달된다. 그것은 측부 환기를 통해 분비물 뒤쪽의 압력을 증가시키고, 숨을 내뱉을 때 기도 붕괴를 방지해서 분비물 뒤쪽의 압력을 높여 점액 제거를 개선시킨다(McCool & Rossen 2006). 만성 폐쇄성 폐질환과 낭성 섬유증 환자에서 물리요법과 호기 말 양압 시스템 사이에서 폐의 매개변수에는 차이가 없었다(McCool & Rossen 2006). 1985년 이래로 프라하의 University Hospital Motol에서 낭성 섬유증 환자를 대상으로 한 종합적인 치료 접근법은 포괄적인 재활을 포함하고 발달 운동학 및 기도 청소 기술을 토대로 한 흉부 물리요법을 조합하여 좋은 효과를 보였다. 이러한 조합된 재활은 낭성 섬유증 환자에서 삶의 질과 예후를 개선시킨다(Vávrová et al 1999). 마찬가지로 우리는 흉부 수술을 한 환자 뿐만 아니라 낭성 섬유증 환자에서 흉부 물리요법과 플러터(flutter)를 이용하여 매우 긍정적인 경험을 보고 하였다. 플러터는 플라스틱으로 된 파이프 모양의 장치로 원형의 내부에 쇠로 된 볼이 들어있고 끝 모양은 원뿔형이다. 이 장치를 통해 숨을 내뱉으면 기도에 진동성 과압이 생성되고 이것은 폐 분비물의 유동성과 배출에 도움을 주고, 점액질로 인한 흔한 결과인 기관지 붕괴나 무기폐의 형성을 예방한다. RC-Cornet®은 기관지 벽에 부드러운 진동을 만들어주는 또 다른 장치이다. 이것은 어린 영아들에 특히 적합하다. Acapella®는 중환자실에 입원해 있는 환자와 같이 움직일 수 없는 환자에서 기도 청소를 위해 사용된다. 그것은 기관 삽관이 되어있고, 인공 환기중인 환자에서 치료를 위해 쓰일 수 있다. 특정 환자에서 적합한 장치가 선택되면 잘 견디고 효과적이다. 요약하면, 우리는 유전적으로 결정된 프로그램을 따르는 흉부 물리 요법과 기도 제거 요법이 포함된 적절한 호흡 자세 기능 루틴 치료를 함께 사용하도록 권장한다. 목표는 건강과 관련된 삶의 질을 증가시키고 호흡기 질환의 악화는 감소시키며, 입원의 감소와 잘못된 형태의 호흡-자세 기능과 연관된 근골격계 통증을 치료하는 것이다.

선택한 물리치료의 종류와 관계없이 동시에 자세에도 접근하는 것을 제안한다.

자세적 호흡 패턴 최적화를 위한 치료기법

다음은 호흡 패턴과 몸통 안정화에 영향을 줄 때 초점이 되어야 한다.

1. 흉벽의 저운동성과 역동학에 영향
2. 척추 바로 잡기에 영향
3. Vojta's reflex locomotion을 이용한 척추의 자세 안정화 연습
4. 자세적 호흡 패턴 연습과 황경막의 안정화 기능 연습(복강 내 압력 조절)
5. 발달 과정과 관련된 자세에서 척추의 자세적 안정화 연습 – 수정된 자세와 버전

흉벽의 저운동성과 역동학에 영향

흉벽의 정렬과 운동성은 생리학적 호흡 패턴과 몸통 안정화에 가장 중요한 전제 조건이다. 흉추의 직립과 함께 흉벽의 두개골(흡기)쪽 위치는 이완되어야 하고 흉곽의 독립적인 움직임이 이루어져야 한다(흉추와 독립적으로 늑골의 운동). 이것은 흉부 근막, 특히 하부 늑간 부위의 근막을 이완하는 것으로 시작을 하고 다음으로 횡격막의 올바른 활성 훈련을 하여 특히 하부 늑골

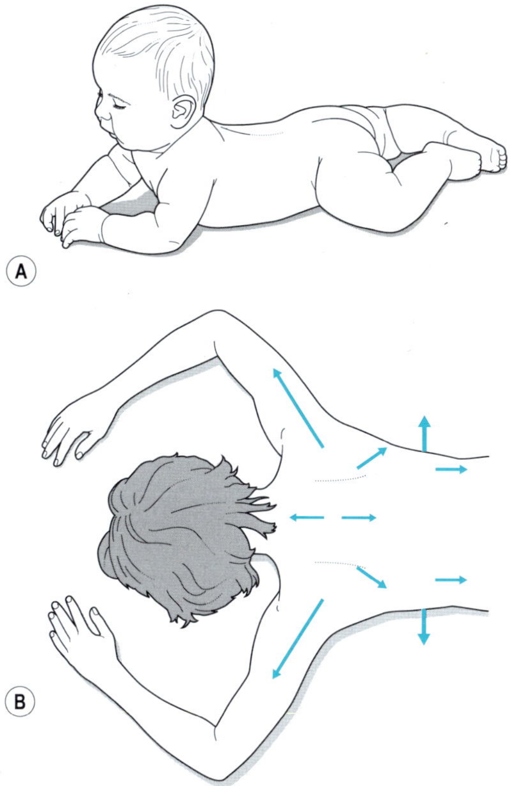

그림 7.1b.1 엎드린 자세에서 최적의 시상면 안정화.
A 건강한 4개월 영아가 내상과와 치골 결합부로 스스로를 지지하고 있다. 척추는 똑바로 서 있으며 중간 흉추 부위를 포함한 모든분절에서 신전과 회전이 가능하다. **B** 부분 척추 교정의 평가와 훈련: 내상과와 치골 결합부에 체중지지, 척추신장, 견갑골 위치 중립(견갑골 당김 피하기!), 가슴 위치 중립 및 대칭적 복벽 확장. 중간 흉추 부위의 분절별 확장 및 회전을 연습하라–한 분절씩 한번에 하나씩. 올바른 자세를 유지하고 서혜부와 후외측 복부까지 호흡하라.

사이에서 흉벽의 확장을 가능하게 한다. 복강 내의 저항이 있는 곳은 내장 기법(visceral technique)에 의해 이완 되어야 한다. 복강 내의 연부 조직의 저항 증가는 내장 기관의 운동성을 제한하여 호흡이나 자세 부하 중 횡격막의 충분한 하강을 못하게 한다. 또한 흉벽 정렬의 중립과 복부 근육의 활성화를 위해서 늑추관절 가동술과 상부 가슴과 견갑골 안정화 근육(사각근, 흉쇄유돌근, 대흉근, 상부승모근)의 이완이 필요 할 수 있다. 7.2장과 7.3장의 보완적 가동 접근법을 보라.

척추 바로 잡기에 영향

척추 교정 연습은 척추 안정화의 또 다른 전제 조건이다(Kolar 2006). 대부분의 경우 흉추에서 안정화에 장애가 있는 환자는 흉추가 경직되어 움직인다. 치료는 견인 가동술, 능동적 흉추 교정 및 분절의 신전과 회전 운동이 포함된다. 이것을 위해서는 올바른 견갑골의 안정화가 중요하다. 이것은 엎드린 자세에서 팔꿈치로 지지하는(상지 닫힌 사슬) 것으로 이루어 질 수 있다. 4개월의 생리적 발달과 상응하는(그림 7.1b.1A) 이 자세는, 흉추의 신전과 선택적 분절 신전 연습에 최적이다(그림 7.1b.1B). 또한 6.2장의 '호흡의 파동' 토론 부분과 그림 6.2.11을 참조하라.

반사운동을 통한 최적의 호흡 안정화 패턴 활성화

교육의 초기 단계에서 반사자극은 복부 브레이스 근육(횡격막, 복근, 골반저근)과 등 근육 사이에 균형 잡힌 동반상승 효과를 달성하기 위해 사용된다(kolar 2006, Vojta 2004, Vojta & Peters 2001). Phase I of reflex rolling 에서 가슴 부위의 자극 동안 횡격막은 직접 그리고 부착 부위에서 전달된 신장에 의해 수축한다. 이 수축은 늑골을 통해 흉곽에 작용하고, 동시에 복강 내 압력을 증가시킨다. 이것은 반사적 기기와 비슷하며, 자극을 받은 구역의 첫 번째 반응은 깊은 하부 늑골 호흡과 복벽의 모든 방향으로 확장을 유발하는 것이다. 생리적 안정화를 위해 필요한 개별 구성요소는 이 반사적 자극 모델 내에서 통합된다. 여기에는 흉부를 중립 위치로 자동 정렬, 척추 교정, 하부 가슴부위의 확장을 통한 자세적 횡격막 호흡, 복부근육의 원심성 안정화 기능, 자세를 기반으로 하는 사지의 중심 기능 지원, 심부와 표면 근육의 대칭적 촉진 등이 포함된다. 반사 자극의 목표는 활성화 동안 최적의 안정화 근육 시너지를 이끌어 내고, 후에 신체적 통제가 있는 운동으로 시행될 수 있는 신체 미적 감각의 지각에 대한 경험을 장려하는 것이다.

역동적 신경 안정화와 유사하게 Vojta의 반사 운동의 개념도 발달 운동학에 기반을 두고 있다. 반사 운동에 의해 유발된 자세 호흡 기능의 질은 건강한 4~5개월 영아에서 관찰되는 패턴의 최적의 질과 일치한다. 반사운동과 정상 발달 모두 생리적 척추 안정화의 패턴을 보여준다. 이것은 최적의 안정화 결과의 인공적 모델이 아니다; 이것은 유전적으로 결정되어진 자연적인 패턴이다. 만약 자극이 올바르게 실행된다면 위에 기술한 비례 근육의 조화가 자동적으로 유발되고, 가슴과 골반의 정렬이 올바르게 되어 골반 바로 위에 가슴이 위치하고 모든 척추가 바로 서있는 동안 골반과 가슴의 축이 평행해진다. 안정화 근육 사이의 최적 조절 즉, 횡격막과 골반저근의 구심성 활동과 다른 근육의 원심성 활동이 일어남과 동시에 최적의 횡격막 호흡이 유발된다. 최적으로 발달 중인 영아에서 반사자극이 적절하게 수행될 때와 엘리트 운동선수가 최고의 운동수행을 목표로 할 때 모두 정형화된 최적의 자세호흡을 보여준다. 이것은 분절과 관절에서의 과부하를 방지하여 보호하면서 최대의 강도를 허용하게 하는 정형화된 생각이다.

자세적 호흡 패턴 연습과 황경막의 안정화 기능 연습

보조 호흡 근육의 과도하거나 보상적인 참여 없이 호흡에 횡격막을 참여시키고 동시에 안정화 기능을 수행하는 것이 목표이다. 이것을 위해서는 흉곽은 꼬리 쪽으로 위치해야 하고 척추는 일직선이 되어야 한다. 환자는 구두로 또는 도수로 하부 늑간과 복부로 숨을 들이쉬는 것을 유도 받아서 모든 방향으로 복부의 팽창이 일어난다(전면, 측면, 후면) (6.1장, 그림 6.1.4A, B 참조). 배꼽은 머리 쪽으로 움직여서는 안된다(바람직하지 않은 근육이 머리방향으로 당김). 올바른 호흡 패턴은 누워 있는 자세와 앉아있는 자세에서 연습해야 한다 (Kolar 2006).

그 다음에 횡격막의 호흡-안정화의 이중 기능을 연습한다. 훈련은 다양한 자세에서 수행된다. 이 운동을 하는 동안 안정화 과정에서 일반적으로 알지 못하는 횡격막을 포함하는 법을 배운다.

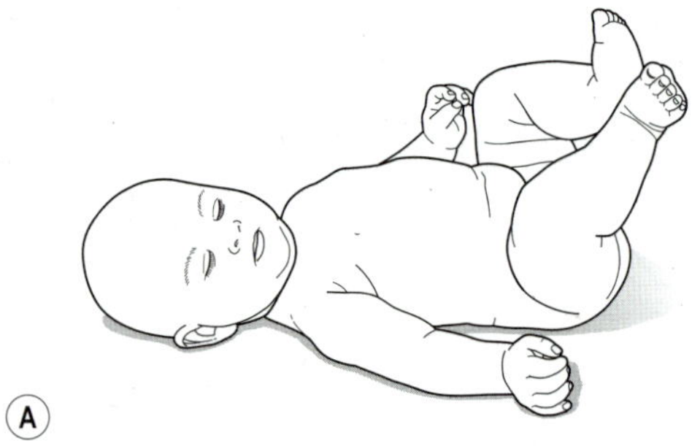

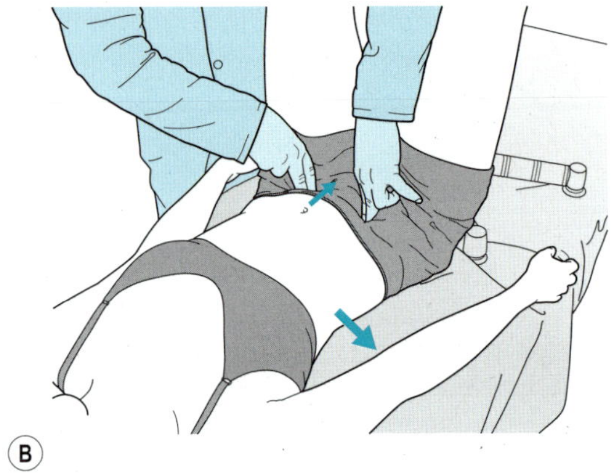

그림 7.1b.2 바로 누운 자세에서 최적의 시상면 안정화. **A** 건강한 4개월의 영아는 자신의 다리를 매트 위로 들어 올리고 유지할 수 있다; 위쪽 둔근 부위에 체중이 부하되고, 전 척추는 똑바로 서 있으며, 머리는 상항선(nuchal line)에서 지지된다; 요추는 복강 내압을 증가시켜 매트에 고정되며 고관절은 기능적으로 중심화(90° 굴곡, 약간의 외회전)된다 – 예시 외회전근/내회전근, 굴곡근/신전근, 내전근/외전근 사이의 이상적인 균형이 일어난다; 복벽의 비례, 원통형 활성화 및 가슴위치의 중립. **B** 바로 누워 있는 환자를 평가하고 치료하는 동안 같은 원칙이 적용된다. 등이 휘어지는 것을 피한다. 이 자세는 복강 내압을 증가시켜 요추를 정면에서 안정시킨다. 만약 이 자세가 너무 어렵다면 초기에는 연습 동안 환자의 하지를 지지해주어야 하고 진행되면서 서서히 지지를 제거한다.

발달 과정과 관련된 자세에서 척추의 자세적 안정화 연습 – 수정된 자세와 버전

시작 자세는 바로 누워 고관절과 무릎을 90°로 굴곡한 자세이다(생후 4개월의 발달 자세)(그림 7.1b.2A).

호흡 패턴 교정. 주어진 자세에서 호흡을 하는 동안 흉곽은 도수로 중립 정렬로 위치시켜야 한다. 숨을 들이쉬는 동안 흉벽의 측면 움직임은 견고한 도수 접촉을 하고 환자가 의식적으로 흉곽의 머리 쪽 움직임 없이 호흡을 측면과 꼬리 방향으로 골반을 향해 할 때 촉진될 수 있다. 서혜부 위쪽의 하복부를 포함한 복벽의 모든 방향으로의 확장이 만져질 수 있다.

횡격막의 자세적 활성-복강 내 압력 조절 연습. 같은 자세에서 서혜부 위쪽 복벽을 양쪽 엄지 손가락을 이용하여 촉진한다(그림 7.1b.2B). 환자는 숨을 내쉬고 잠시 호흡을 중단하여 검사자의 엄지 손가락을 사선 방향으로 밀어내도록 한다. 환자는 이 증가된 복강 내압을 몇 번의 호흡 주기 동안 유지한다. 복벽의 같은 반응을 11번째와 12번째 늑골 아래의 뒤쪽 복벽을 만짐으로써 평가 될 수 있다. 환자가 횡격막과 복벽의 이러한 조율을 숙달하자마자 상지와 하지의 저항에 대한 움직임을 결합시켜 복강 내압의 조절에 대한 요구를 증가시킨다.

엎드린 상태에서 사지의 차별화된 자세(5개월)나 옆으로 앉아 있는 자세(8개월), 네발기기 자세(9개월), 세발자세(10개월) 등과 같은 다른 발달 과정의 자세에서 호흡 자세 패턴을 연습하기 위해 같은 기법이 쓰일 수 있다.

결론

횡격막과 그 기능적 해부학적 발달은 호흡과 자세 및 괄약근 기능에 근본적인 역할을 한다. 중추신경계의 발달과 통제가 방해받으면 움직임과 호흡 패턴 및 내장기능에 영향을 준다. 또한 이것은 구조적인 기형을 유발할 수도 있다. 흉곽의 최적의 정렬은 골반의 위치와 일치하며 중심 건은 수평면에 위치한다. 자세는 움직임의 전제 조건이다. 몸통 근육은 복강 내압을 조절하여 척추의 안정화에 기여하며 내장기능에 영향을 미치는 동안 최적의 호흡기능을 보장하며 상지와 하지의 지지대 역할을 한다. 횡격막은 움직임에 앞서 활성화되며- 반응적 안정화는 자동적이며 의도적인 제어 없이 일어난다. 비 생리적 하중은 자세 안정화 동안 척추에 작용하는 내부근육의 불균형을 일으켜 형태학적 변화를 포함하는 반응성 변화를 일으킨다. 호흡 평가는 자세 기능에 중요하고 민감한 평가를 제공하고 자세적 어려움이 증가하는 여러 자세에서 활용될 수 있다.

감사

이 원고를 작성하는데 큰 도움을 주신 Ida Norgaard, DC MSc 및 Vanda Andel, DPT에게 감사드린다.
이 원고는 프라하, 체코의 Movement without Help 재단 및 프라하의 재활 학교에 의해 지원되었다.

참고문헌 Reference

Chiodini, B.A., Thach, B.T., 1993. Impaired ventilation in infants sleeping facedown: potential significance for sudden infant death syndrome. J Pediatr. 123 (5), 686–692.

Grönkvist, M., Bergsten, E., Gustafsson, P.M., 2002. Effects of body posture and tidal volume on inter- and intraregional ventilation distribution in healthy men. J Appl Physiol. 92 (2), 634–642.

Johansson, A., Strömberg, T., 2000. Influence of tidal volume and thoraco-abdominal separation on the respiratory induced variation of the photoplethysmogram. J Clin Monit Comput.16 (8), 575–581.

Kirkpatrick, A.W., Pelosi, P., De Waele, J.J., et al., 2010. Clinical review: Intra-abdominal hypertension: does it influence the physiology of prone ventilation? Crit Care. 14 (4), 232.

Kolar, P., 2006. Facilitation of agonist-antagonist co-activation by reflex stimulation methods. In: Liebenson, C. (Ed.), Rehabilitation of the spine – a practitioner's manual, second ed. Lippincott Williams & Wilkins, Philadelphia, 2006: pp. 531–565.

Kolar, P., Kobesova, A., 2010. Postural – locomotion function in the diagnosis and treatment of movement disorders. Clinical Chiropractic 13 (1), 58–68.

Kolar, P., Sulc, J., Kyncl, M., et al., 2012. Postural function of the diaphragm in persons with and without chronic low back pain. J Orthop Sports Phys Ther. 42 (4), 352–362.

McCool, F.D., Rosen, M.J., 2006. Nonpharmacologic airway clearance therapies: ACCP evidence-based clinical practice guidelines. Chest 129 (1 Suppl), 250S–259S.

Vávrová, V., Zemková, D., Bartosová, J., et al., 1999. Cystic fibrosis–a disease of adolescents and adults? Cas Lek Cesk. 1;138 (21), 654–659. [Article in Czech]

Vojta, V., 2004. Die zerebralen Bewegungsstörungen im Säuglingsalter: Frühdiagnose und Frühtherapie. Thieme.

Vojta, V., Peters, A., 2001. Das Vojta – Princip. Springer Verlag, Berlin.

장 7.2

가슴과 호흡 장애의 정골의학 치료

Leon Chaitow

장목차

근육과 관절 제한의 정상화 194
근에너지기법(MET) 과정 194
근에너지기법의 방법론 194
기전 194
호흡과 시각의 협동운동 194
추가적인 근에너지기법 변형 195
Ruddy의 파동 근에너지기법 195
선택적인 보조 및 필수 호흡근육의 근에너지기법 195
요근의 근에너지기법 195
단축된 요방형근의 근에너지기법 195
대흉근의 근에너지기법 치료 196
단축된 상부승모근의 근에너지기법 치료 197
단축된 사각근의 근에너지기법 치료 197
단축된 흉쇄유돌근의 근에너지기법 치료 198
제한된 관절에 대한 근에너지기법 199
근에너지기법을 이용한 흉추 제한의 평가와 치료 199
늑골 기능장애를 위한 근에너지기법의 일반 원리 200
제한된(거상 또는 하강) 첫 번째 늑골의 근에너지기법 치료 200
제한된 2nd–10th 늑골을 위한 근에너지기법 치료 200
근에너지기법을 이용한 하부 흉곽(횡격막 부착)의 이완 202
자세 이완 기법 202
긴장/역긴장 202
공통 기초 202
방법 202
긴장–역긴장(SCS) 지침 203
늑간 기능장애를 위한 긴장/역긴장 203
근막 통증유발점의 불활성화 204
변형 204
통합적 신경근 억제 기법 204
보조적 정골의학을 통한 호흡기능의 향상 204
1. 가슴 림프 펌프 기법 204
2. 늑골 거상 204
결론 206
참고문헌 207

정골의학은 여러 해 동안 호흡기 질환의 치료에 사용되어 왔다(Gosling & Williams 2004). 예를 들어, 백일해(Kurschner 1958); 어린이의 호흡기 감염으로 인한 입원(Kline 1965); 천식(Rowane & Rowane 1999); 폐렴(Hruby & Hoffman 2007), 만성 폐쇄성 폐질환(Howell et al 1975)이 있다.

이러한 예에서 정골의학이 표준 의학치료를 대체해야 한다고 하지는 않지만, 표준 의학치료에 보완적으로서 환자에게 장점이 있음이 입증되었다.

Hurby & Hoffman(2007)이 지적한 것처럼 정골의학은 호흡 역학의 개선과 동맥, 정맥 및 림프순환의 향상을 가져오는 최적의 흉곽 및 흉복부 횡격막 움직임을 포함하는 생체역학적 개선을 유도한다.

근육과 관절 제한의 정상화

근육과 관절 제한의 정상화를 위해 아래에 설명된 정골의학은 주로 연부조직에 초점을 맞추고 있으며 6.2장에 설명한 평가 방법을 기반으로 한다. 정골의학에는 고속 저폭의 트러스트 기법이 있지만, 여기에서는 이에 대해 다루지 않는다(Gibbons & Tehan 2000 참조). 고속저폭의 트러스트를 대체하기 위한 것에는 아래에 기술한 바와 같이 근에너지기법, 자세이완 기법, 가동술이 있다. 이러한 도수요법들은 호흡 패턴 조언이나 9장에서 소개된 가정용 운동 프로그램에 결합될 수 있다.

근에너지기법(MET) 과정

가슴, 척추, 늑골 및 짧아진 자세 근육 기능장애를 정상화하기 위한 근에너지기법의 치료 방법의 선택은 아래에 서술되어 있다. 먼저 정골의학 근에너지기법의 기초적인 '규칙'을 서술한다.

근에너지기법의 방법론

연부조직 구조물과 관련하여 '저항장벽(restriction barrier)'이란 용어는 통증이 없는 최대한의 가동범위를 말하는 것이 아니라 저항의 첫 번째 징후(촉진으로 느껴지는 묶여있는 감각, 움직임에 노력이 필요한 감각, 또는, 시각적이나 다른 촉진에 의한 증거)를 의미한다.

근에너지기법을 포함한 모든 치료법에서 '급성'과 '만성'의 언급은 각각의 용어가 필요로 하는 방법론의 변형을 의미한다. '급성'의 적용은 장벽에서 시작을 하는 반면 '만성'의 프로토콜은 장벽의 직전에서 시작한다. 급성은 긴장, 외상이나 갑작스러운 통증이 최근 발병(3주 이내)일 때로 정의하며(Moore 1980)- 급성 프로토콜은 항상 관절의 제한을 치료하기 위해 사용되며-등척성 수축 후 신장은 사용하지 않는다.

급성의 경우 등척성 수축 후에 조직을 새로운 장벽으로 이동시키고, 만성의 경우 장벽을 넘어서 가벼운 신장을 한다. 연약하거나 통증에 시달리는 환자에서 근에너지기법의 시행은 항상 급성 모드를 적용한다-예로, 신장을 실시하지 않는다! 만약 환자가 과도한 노력을 하지 않고 부드럽게 협조하도록 교육된다면, 장벽으로의 이동이나 넘어서는 동작을 할 때 환자의 도움은 유용하다. 대부분의 근에너지기법 지침에는 가장 명백히 신장을 필요로 하는 작용근(agonist)들의 등척성 수축을 설명한다.

기전

근에너지기법의 효과를 달성하는 기전에 대한 설명이 수년에 걸쳐 수정되었다. 과거에는 근긴장의 감소와 같은 효과가 골지건 기관(Golgi tendon organ)의 부하 후에 이어지는 등척성 수축 후 이완(PIR)으로 여겨졌으며(Lewit 2006), 이와 대조적으로 상호 억제(RI)가 기전으로 간주되었을 때에는 목표 조직의 길항근이 등척성 수축에 관여되었다. 이러한 설명들은 더 이상 근에너지기법의 효과를 설명하기에 충분하지 않으며(Fryer 2013, Magnusson et al 1996), 다양한 부가 설명이 만들어졌다-이는 '신장에 대한 허용 증가'라는 배너 아래 요약된다((Bement et al 2011, Degenhardt 2007, Schleip et al 2012). 현재의 근에너지기법의 개념에 대한 분석은 Chaitow(2013)의 Fryer(2013)를 참조하라.

호흡과 시각의 협동운동

호흡의 협조는 근에너지기법의 방법론의 일부로 사용될 수 있다(Lewit 2006). 환자가 협동적이고 지시에 따를 수 있으면, 저항에 대하여 등척성 수축이 천천히 이뤄지는 동시에 숨을 들이쉬도록 요구한다. 호흡은 5~7초간 중단하고 등척성 수축이 중단되면 천천히 내쉰다. 그런 다음 '완전히 내려놓자'라는 지시와 함께 추가적인 호흡을 한다. 이완이 일어나면 새로운 장벽으로 옮거나 장벽을 넘어서 근육을 신장한다.

눈의 움직임은 수축과 신장 동안, 특히 Lewit(2016)에 의해 사각근 및 흉쇄유돌근과 같은 근육치료에서 지지된다.

추가적인 근에너지기법 변형

- 원심성의 등장성 수축이 천천히 시행되면 약한 근육의 긴장성을 만들고 길항근의 이완을 일으키는 두 가지 이점을 얻는다(Norris 2000, Parmar et al 2011).
- Ruddy의 연구에 기초한 박동성의 근에너지기법(아래 참조)은 단축된 연부조직이나 관절의 가동범위를 넓히기 위해 아래에 서술된 방법들을 대체할 수 있다(Ruddy 1962)

Ruddy의 파동 근에너지기법

파동 근에너지기법을 기능장애 조직이나 관절에 사용할 때 저항 장벽에서 치료사에 의한 견고한 저항에 대항하여 환자는 주로 장벽을 향해 일련의 빠른 매우 작은 수축을 만들게 한다. 가장 기본적으로 수축의 시작은 '동요없이, 튀지않고'를 필요로 한다. 이 접근법은 '짧고, 빠르며, 리듬감이 있으며 점진적으로' 저항의 진폭과 정도를 증가시키는 수축을 포함하여 '빠른 움직임으로 고유수용감각계를 훈련한다(Ruddy 1962). 10초간 일련의 수축을 한 후에 환자는 이완하고 조직이나 관절을 새로운 장벽에 위치시키고 이 과정을 반복한다. Lewit(2009)은 사각근 이완과 첫 번째 늑골의 가동과 관련한 이러한 접근법의 사용을 서술했다(아래 참조).

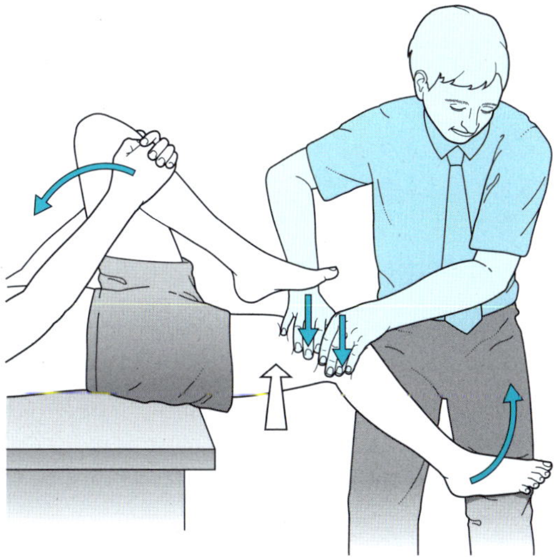

그림 7.2.1 요근의 치료를 위한 자세. *Chaitow 2013, 그림 5.10A*

선택적인 보조 및 필수 호흡근육의 근에너지기법

Lewit & Simons(1984) 는 다음과 같이 서술했다.

- 후두하근에 적용된 근에너지기법은 흉쇄유돌근 또한 이완시킨다.
- 흉요추 근육의 근에너지기법 치료는 장요근의 이완을 유발하고 그 역 또한 같다.
- 흉쇄유돌근과 사각근의 근에너지기법 치료는 흉근을 이완시킨다.

다음의 선택된 근육에 대한 근에너지기법 치료는 아래에 설명되어 있다: 장요근, 요방형근, 대흉근, 상부승모근, 사각근, 흉쇄유돌근. 이 장의 저자는 이러한 근육과, 연관된 관절의 적절한 가동과 유연성을 장려하는 것이 특히 호흡 재활의 초기단계에서 임상적으로 유용하다는 것을 발견했다.

NOTE: 접근 방법에 관해서 6.2장 참조

요근의 근에너지기법(그림7.2.1)

환자는 6.2장에 서술된 바로 누운 자세를 취하고 둔부는 침상의 끝에 위치시키며 치료받지 않는 쪽 다리의 고관절과 슬관절을 최대한 굴곡시키고, 치료하는 쪽은 환자나 치료사에 의해 자세를 잡는다.

손상된 쪽 다리는 늘어뜨려 내측-족저 부위는 치료사의 무릎이나 정강이에 놓이게 한다.

치료사는 환자의 옆에 서서 양손으로 신전된 허벅지 부위를 잡고 환자가 고관절을 약간 외회전하면서 동시에 굴곡하는 것을 5~7초간 하게 하고 이에 대해 완전한 저항을 준다. 이렇게 힘을 조합하는 것이 요근에 정확한 수축 노력을 할 수 있다.

등척성 수축 후 숨을 내쉬며 허벅지는 힘의 적용 없이 새로운 저항장벽으로 이동하던지(급성인 경우), 또는 허벅지의 전면에 통증 없는 압력을 가하여 장벽을 지나게 한다(만성인 경우). 이 자세로 30초까지 유지한다.

단축된 요방형근의 근에너지기법(그림 7.2.2)

환자는 바로 누워서 살짝 치료 받는 쪽에서 멀어지게 옆으로 구부린다(바나나 모양). 치료사는 반대측에 서

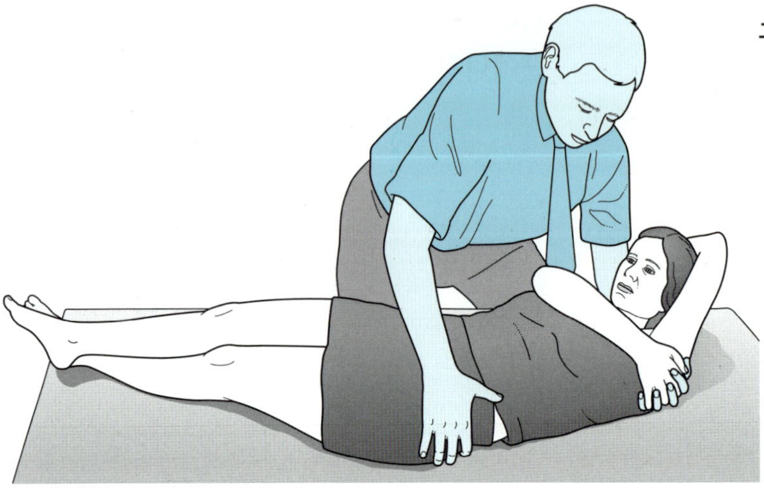

그림 7.2.2 요방형근의 근에너지기법 치료

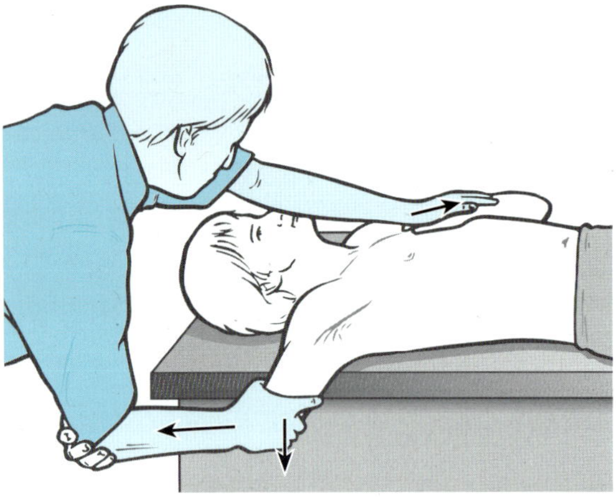

그림 7.2.3 대흉근 근에너지기법 치료. *Chaitow 2013, 그림 5.29B.*

서 머리 쪽 손은 어깨 밑으로 넣어서 치료할 쪽의 액와 부위를 잡는다. 환자는 치료하려는 쪽의 팔을 목 뒤로 하여 치료사의 머리 쪽 팔의 팔꿈치를 잡아 더 단단하게 접촉을 한다. 환자의 치료하려는 쪽의 팔꿈치는 이 단계에서 윗쪽을 향해 있어야 한다(그림 7.2.2 참조). 가능하다면 환자의 치료받지 않는 쪽의 손은 치료사의 머리 쪽 손과 깍지를 낀다.

치료사의 아래 쪽 손은 치료하려는 쪽의 전상장골극 위에 두고 환자가 아주 조금만 치료하려는 쪽으로 몸을 구부리게 하여 요방형근의 등척성 수축을 유발한다.

5~7초 후 환자는 완전히 이완하고 숨을 들이마시면서(호기 시 요방형근 작동) 치료받지 않는 쪽으로 옆으로 구부리게 하며, 치료사는 효과적으로 요방형근이 신장하도록 환자의 동작을 보조한다. 이 신장은 30초까지 유지한다. 필요에 따라 반복한다.

대흉근의 근에너지기법 치료(그림 7.2.3)

환자는 바로 누워서 팔은 연관된 섬유가 촉진과 시각적 증거에 의해 가장 단축이 일어나는 방향으로 외전한다.

- 팔을 좀 더 거상하면(즉, 머리 쪽으로 가까워지면) 좀 더 복부에 부착하는 섬유들이 치료된다.
- 팔을 좀 더 외측으로 위치하면 쇄골 부위 섬유들이 연관된다.

환자는 침상의 가장자리에 가깝게 누워 외전된 팔이 신장을 하는 동안 필요에 따라 수평면 아래로 내려갈 수 있어야 한다. 환자 팔의 장축은 치료받는 섬유와 일치해야 한다. 치료사는 환자의 굴곡된 팔의 팔꿈치 위쪽 상완부를 잡고 환자는 치료사의 팔꿈치를 감싸쥐어 시술 동안 이 자세를 유지한다. 다른 손은 수축과 신장 동안 부착부위를(늑골, 흉골, 쇄골과 접촉) 안정화시킨다. 부착부위에서 환자의 손위에 위치하여(치료사의 손을 겹쳐놓는다) 쿠션 역할을 하면서 부적절한 신체적 접촉을 예방한다. 그림 7.2.3 참조.

환자는 저항에 대항하여 5~7초 동안 사용 가능한 힘의 25% 이하로 작은 정도의 내전이나 거상을 한다. 수축 후에 새로운 장벽으로 또는 장벽을 지나서 신장한다. 팔은 흉곽이나 쇄골의 부착부위로부터 당겨지거나

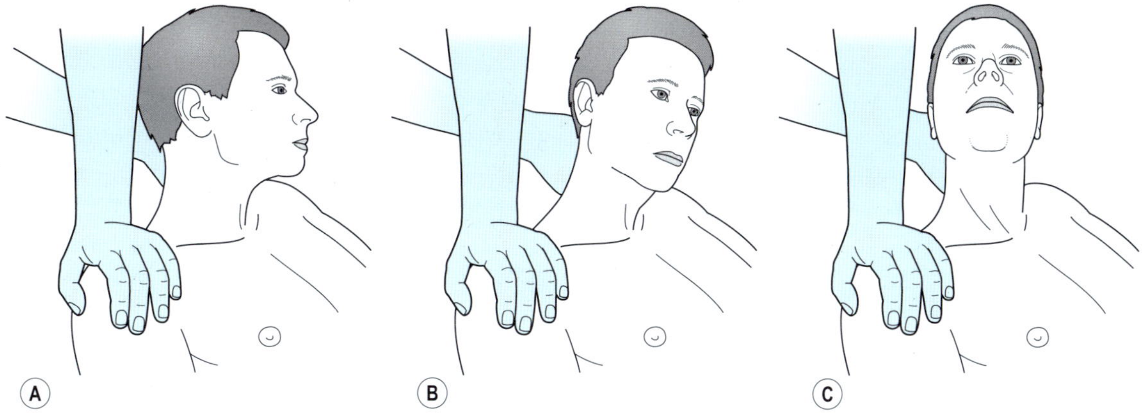

그림 7.2.4 상부승모근의 근에너지기법 치료. **(A)** 후방섬유, **(B)** 중부섬유, **(C)** 전방섬유 각각의 치료에서 서로 다른 머리 위치를 보여준다. *Chaitow 2013, 그림 5.35.*

수평면 아래에 위치한다. 흉곽부위 부착부는 어떤 움직임도 일어나지 않도록 변함없이 안정되어야 한다. 신장은 30초까지 유지한다.

단축된 상부승모근의 근에너지기법 치료

(그림 7.2.4A–C)

환자는 바로 눕고 머리와 목은 치료받는 쪽의 반대로 외측 굴곡한다. 치료사는 한손으로 어깨를 안정화시키고 다른 손으로는 같은 쪽 머리의 귀나 유양돌기 부분을 감싸준다.

상부승모근의 다양한 섬유들을 치료하기 위해 아래에 서술한 바와 같이 목은 회전과 측굴이 결합된 3가지 다른 자세를 필요로 한다.

1. 치료받는 반대 쪽으로 완전히 측굴하고 완전히 회전하면 상부승모근의 후방 섬유가 관여된다 (그림 7.2.4A).
2. 치료받는 반대 쪽으로 완전히 측굴하고 반만 회전하면 상부승모근의 중부섬유가 관여된다 (그림 7.2.4B).
3. 치료받는 반대 쪽으로 완전히 측굴하고 치료 받는 쪽으로 회전하면 상부승모근의 전방섬유가 관여된다(그림 7.2.4C).

NOTE: 아래에 서술된 근에너지기법은 모든 섬유에 효율적으로 접근하기 위해 설명/예시된 머리와 목의 3가지 모든 자세에서 적용되어야 한다.

치료 내용

약간의 노력을 사용하여(사용 가능한 힘의 20% 이하), 환자는 안정된 어깨를 귀 쪽으로(으쓱하는 움직임) 움직이고 귀는 어깨 쪽으로 움직이게 한다. 이것은 근육의 양쪽 끝에서부터 수축을 유발한다. 절대로 통증이 느껴져서는 안된다.

5~7초간 수축한 후에 완전히 이완을 하고 치료사는 환자의 도움을 받기 전에 부드럽게 머리와 목을 측굴과 회전 정도를 증가시키는 방향으로 가져가고 머리는 고정한 상태에서 어깨를 귀로부터 멀어지게 하여 가볍게 신장시킨다. 이것을 30초간 유지한다.

단축된 사각근의 근에너지기법 치료

(그림 7.2.5A–C)

환자는 어깨 밑에 얇은 쿠션을 두어 머리가 약간 신전된 상태로 치료 테이블 위에 눕는다. 머리와 목은 치료사에 의해 지지되어 중립(즉, 신전된 상태가 아닌) 위치에서 치료받는 반대 쪽으로 고개를 돌린다.

여기에는 사각근의 치료를 위해 필요한 세 가지 회전 자세와 흉곽 위에 손의 세 가지 위치가 있다.

1. 완전한 회전은 회전이 진행되는 쪽 사각근의 후방섬유가 좀 더 관여된다. 치료사의 손은 쇄골의 바깥 쪽에서 아래 쪽의 상부 늑골에 환자 손을 두고 위에 위치하며 이는 신장을 유발할 때 치료사가 누르는 쿠션 역할을 한다(그림 7.2.5A).

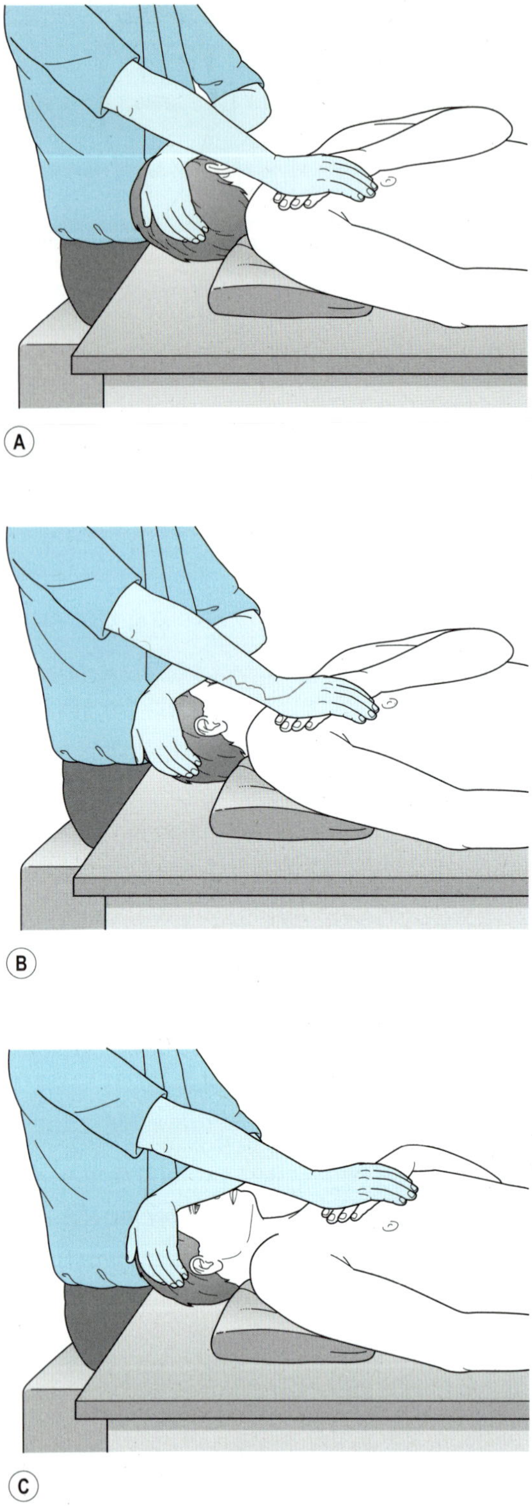

그림 7.2.5A-C 사각근 근에너지기법 치료에서 사각근의 섬유 위치와 관련하여 서로 다른 머리의 위치와 손의 위치를 보여주고 있다. *Chaitow 2013, 그림 5.37.*

2. 절반의 회전은 중부섬유를 참여시킨다. 치료사의 손은 쇄골의 중앙부위에서 아래 쪽의 상부 늑골에 환자 손을 두고 위에 위치한다(그림 7.2.5B).
3. 약간의 회전자세는 전방섬유가 좀 더 관여된다. 치료사의 손은 상부 흉골에 환자 손을 두고 위에 위치한다(그림 7.2.5C).

환자에게 숨을 들이 쉬고 멈춘 후 치료 받는 쪽을 향해 머리를 돌리면서 이마를 조금씩 들어 올리도록 지시한다. 치료사의 손은 두 가지 움직임을 막는다('당신의 얼굴을 들고 돌리세요').

NOTE: 노력과 이에 따른 반대 힘은 항상 통증이 없이 보통 정도여야 한다.

7초간의 수축 후에 머리는 약간 신전상태로 편하게 두고 뒤따르는 신장 단계 동안 목을 안정화시키도록 지지하는데 주의를 기울여야 한다. 환자가 완전히 숨을 내쉬면 환자 손을 덮고 있는 치료사의 손으로 늑골의 호기 자세를 따라 사선으로 꼬리 쪽으로 가볍게 민다. 흉곽을 가동 끝 범위에 두고 신장 단계를 30초간 유지한다.

시각적 연합운동: 일정부분의 눈 움직임은 사각근의 치료를 보조할 수 있다. 등척성 수축 동안 환자가 치료하는 쪽의 발을 향해 아래로 보고 있으면, 어느 정도의 근육 수축을 유발 할 수 있다. 이완 단계 동안 신장이 이뤄질 때 환자가 치료 받는 반대 쪽으로 머리의 정점을 향해 위쪽으로 눈의 초점을 맞추면 근육의 신장을 강화 할 수 있다(Lewit 2006).

주의: 모든 치료 단계에서 목의 신전이 안전 범위를 벗어나지 않는 것이 중요하다: 상한선은 15°이며 45세 이상의 환자에서는 그 이하이다.

단축된 흉쇄유돌근의 근에너지기법 치료

(그림 7.2.5A)

환자는 테이블에 바로 누운 자세에서, 어깨 아래에 얇은 쿠션/접은 타월을 받쳐두고 후사각근을 치료할 때와 동일한 자세를 취한다(그림 7.2.5A).

사각근을 치료할 때에는 환자에게 회전되어 있는 머리/목을 힘에 저항하여 '들어 올려서 돌리세요'라고 하여야 하는 반면에, 흉쇄유돌근은 그냥 간단하게 '머리를 약간 들어 올리세요'라고 지시하면 된다. 머리를 들어

올릴 때, 중력이 작용하기 때문에 굳이 저항의 힘을 가할 필요가 없다.

5~7초간의 등척성 수축이 있은 다음, 환자에게 힘을 빼고 머리/목이 이완된 자세를 취하도록 지시하는데, 그 자세는 10~15도 정도 신전이 된 상태이다.

치료사는 한 손을 환자의 가슴위에 있는 환자의 손 위에 올려놓고, 흉골에서 사선 방향으로 압력/스트레치를 가하면 흉골이 머리 쪽에서 발쪽으로 쉽게 늘어난다. 치료사의 다른 손은 유양돌기 주변을 안정화시키면서 머리를 당겨 내려 스트레칭이 일어날 수 있도록 한다. 과긴장되고 섬유화된 조직이 이완/스트레치가 되려면 30초까지는 유지되어야 한다. 필요하다면 반복하도록 한다.

주의: 신전된 자세는 병변을 일으키기 쉬운 자세이므로 머리/목에 과한 압박을 가하지 않도록 한다.

제한된 관절에 대한 근에너지기법

근에너지기법을 사용하여 가동성에 제한이 있는 관절을 치료하는데 있어서는 근에너지기법에 의한 저항 장벽을 일으켜야하는데, 그렇게 되려면 등척성 저항 수축을 하는 방법과 그 후 새로운 장벽에 이르는 과정을 환자에게 잘 알려 주어야 한다. 저항 장벽이 있을 때 힘을 사용해 움직여서는 안 된다; 효과가 있을 수도 없을 수도 있다. 일반적인 법칙으로 보면, 연부조직 정상화는 관절가동술을 하기 전에 이루어져야 한다.

가동성에 제한이 있는 관절을 치료하기 위한 근에너지기법이나 다른 치료 방법의 선택에 대해서는 이 장에 잘 서술되어 있다. DeStefano (2010), Ward (1997), Lewit (2009), Chaitow (2013)을 포함한 정골의학이나 다른 여러 교재에서 볼 때, 근에너지기법의 범위는 매우 광범위하다.

근에너지기법을 이용한 흉추 제한의 평가와 치료

(Seffinger & Hruby 2007)(그림 7.2.6A, B)

1. 앉아있는 환자의 척추 분절은 생리학적 장벽에 위치해야 한다 – 예를 들어, 회전과 같은 한 평면에서; 또는 굴곡-신전, 측면 굴곡과 회전을 포함하는 3개의 평면에서 6.1, 6.2, 6.3과 6.5장에 서술된 평가에 의해 늑골의 가동성이 제한되어 있는 정상보다 덜 유연한 흉추 부위(6.2장 for details of the slump test and breathing wave 참조)에

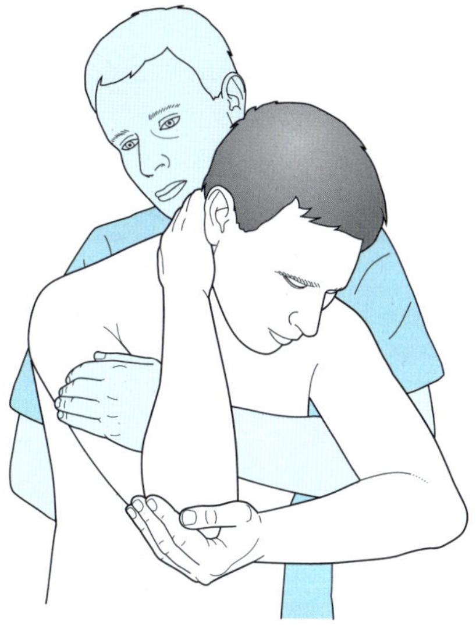

A

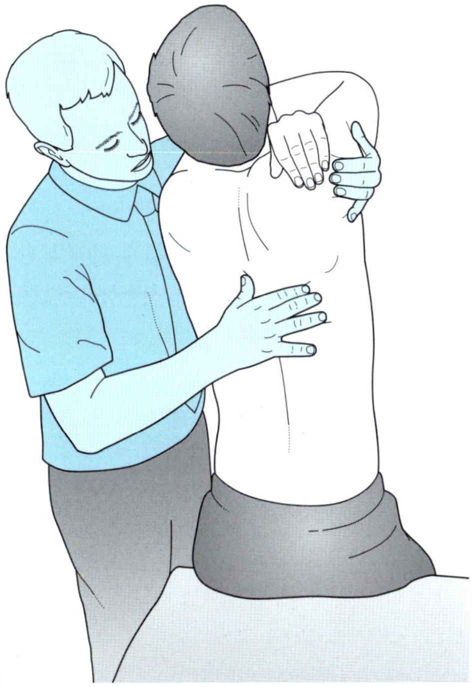

B

그림 7.2.6A, B 근에너지기법을 통한 가동을 필요로 하는 척추 분절은 쉽게 나오는 가동 끝 범위에서 본문에 서술된 바와 같이 등척성 수축을 시행한다. 관절의 수축을 이완한 후에 물리적인 힘 없이 새로운 가동 끝범위로 재위치시킨다.

특별한 관심을 기울여야 한다.

2. 치료사가 모든 방향으로 완전한 저항을 주는 동안 환자는 오직 한 방향으로–예를 들어, 장벽을 향해서 또는 장벽에서 멀어지는 이동–가볍게 근육을 수축해야 한다. 등척성 수축은 3~5초간 지속해야 한다.
3. 노력의 정도는 가벼워야 하며 '힘의 25% 정도만 사용해서 왼쪽으로 밀어보세요' 와 같은 지침을 준다.
4. 등척성 수축 후에 환자는 2초간 이완하도록 하고, 그 후 치료사는 척추를 새로운 장벽으로 다시 옮는다.

이 과정을 완전한 움직임을 달성하거나 수축 후 명백하게 더 좋아지는 부분이 없을 때 까지 시행한다.

늑골 기능장애를 위한 근에너지기법의 일반 원리

6.2와 6.5장에 요약된 것과 같이 검사에서 확인된 늑골 제한에 대해 근에너지기법을 사용하기 전에 부착된 근육과 위에 놓여 있는 근육에 대한 적절한 주의를 기울여야 한다.

제한된(거상 또는 하강) 첫 번째 늑골의 근에너지기법 치료(그림 7.2.7)

환자는 앉은 자세를 하고 치료사는 뒤에 선다. 왼쪽의 거상된 1st 늑골을 위해서 치료사는 손가락을 구부려 1st 늑골의 위쪽 면에 접촉하게 하면서 왼쪽 어깨를 고정한다. 다른 손으로는 환자 머리의 우측면을 안정화 시킨다. 환자에게 위에 설명된 파동 근에너지기법과 같이 손의 저항에 대항하여 머리의 측면을 일련의 리드믹한 수축으로 가볍게 누르게 한다(그림 7.2.7 참조). 목표는 불편함과 객관적인 움직임이 없이 10~15초 동안 10~20회의 작은 수축이다(주로 사각근). 이것은 치료사의 저항을 주는 손이 접촉 지점에 단단히 결합되어 있을 때 잘 이뤄질 수 있다. 이 시술은 제한된 1st와 2nd 늑골을 이완시킨다(Lewit 2009).

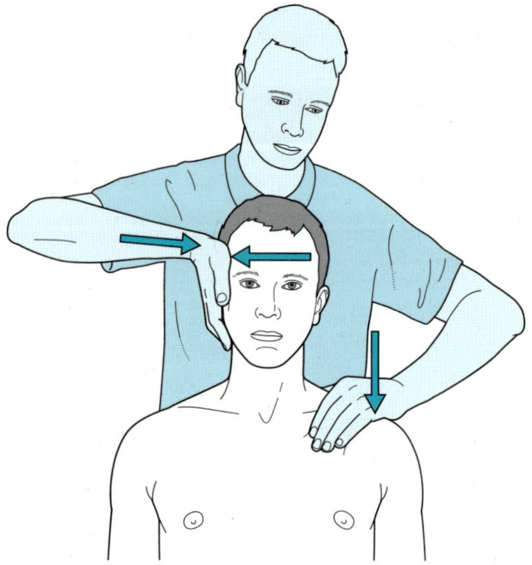

그림 7.2.7 왼쪽의 1st(그리고 2nd) 늑골을 위한 파동 근에너지기법

제한된 2nd–10th 늑골을 위한 근에너지기법 치료

거상된 늑골(흡기 자세에서 제한)(그림 7.2.8)

임상적 경험상 먼저 거상된 늑골의 가장 아래 부분을 찾아서 치료해야 한다. 환자는 바로 누운 자세를 취하고 치료사는 머리 쪽에서 약간 왼쪽으로 서서 오른손을 견갑골 사이에 넣어 전완부가 환자의 상부 흉추 부위와 목과 머리를 지지하게 한다(그림 7.2.8 참조). 왼손은 엄지 손가락이나 엄지 두덩 부위를 지정된 늑골의 연골 연접부위 상연에, 상부 늑골의 경우, 쇄골 하 중앙선에 가깝게 둔다. 7~10번째 늑골에 대한 접촉은 더 측면으로 중심 액와선에 가깝게 접촉하며 늑골을 꼬리 방향으로 향하게 한다.

상부 흉추와 경추는 늑골 안정화 부위에서 움직임이 느껴질 때까지 치료하는 쪽으로 외측 굴곡과 굴곡상태로 이완시킨다. 환자는 숨을 최대한 들이쉰 상태에서 호흡을 멈추고(늑간근과 사각근의 등척성 수축), 치료사의 견고한 저항에 대항하여 등과 머리를 가볍게 테이블로 되돌아 갈려는 시도를 한다(견갑거근과 기립근의 등척성 수축).

이완하고 숨을 최대한 내쉬면서 엄지손가락이나 엄지 두덩 부위는 늑골을 꼬리 쪽으로 향하게 유지하고

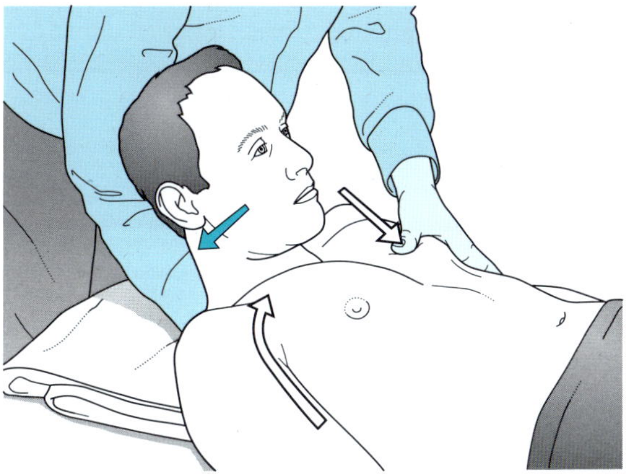

그림 7.2.8 거상된 늑골의 근에너지기법 치료

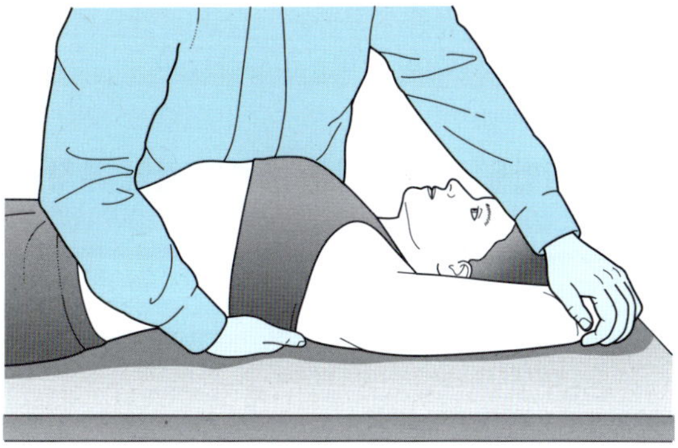

A

그림 7.2.9A 영향받는 그룹의 가장 윗부분이 4번 늑골인(이 예시에서) 왼쪽 하강 늑골의 치료. 환자의 왼쪽 어깨는 왼손을 위로 하거나 이마 위에 두어 신전된다.

굴곡과 외측 굴곡의 정도는 증가시킨다. 그 후 늑골의 움직임을 재평가한다.

하강된 늑골(호기 자세에서 제한)(그림 7.2.9A, B)

임상적 경험상 먼저 하강된 늑골의 가장 윗부분을 찾아서 치료해야 한다.

방법1: 환자는 바로 누운 자세를 취하고 치료사는 반대편에 서서 침상 쪽의 손은 환자의 몸통을 가로 질러 환자의 몸통 아래로 손을 넣어 손가락을 약간 구부려 목표한 늑골의 늑골각에 엮는다. 환자의 머리와 팔은 등척성 수축이 핵심 늑골에 가장 영향을 주는 근육들과 맞물리도록 적당한 위치에 둔다(아래 예시 참조)

환자는 숨을 들이쉬고 호흡을 멈추고 머리와 팔을 치료사의 저항에 대항하여 5~7초간 적절하게 움직인다(아래 참조). 완전히 이완 후에 손가락은 늑골을 아래로 끌어 느슨함을 제거하고, 이 과정을 반복한 후 늑골의 움직임을 재평가한다.

그림 7.2.9A의 예시는 치료사의 왼쪽 팔의 저항에 대항하여 환자는 (왼쪽으로) 머리와 목의 굴곡과 회전 움직임을 유발하는 것을 보여준다: 동시에 팔꿈치 위의 치료사의 손에 의해 제한된 신전된 어깨의 굴곡을 시도한다(역자 주: "원서에서는 신전된 어깨의 굴곡을 시도한다"라고 표현되어 있으나 그림 7.2.9A를 볼때 굴곡된 어깨의 신전을 시도한다가 정확한 내용으로 판단된다). 이러한 등척성 노력은 숨참기와 같이 이뤄지며 그 결과 사각근과 대흉근, 늑간근의 동시적인 등척성 수축이 일어난다.

호흡과 등척성 노력을 풀고, 치료사는 후속적인 자유운동을 위한 잠재력을 정상화하기 위해 늑골을 아래로 당긴다.

방법2: 그림 7.2.9B는 치료사가 치료받는 쪽에 서서

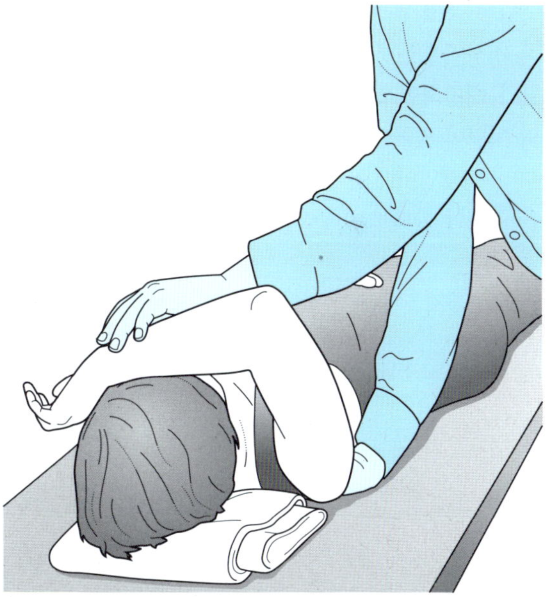

B

그림 7.2.9B 환자는 치료사의 저항에 대항하여 어깨를 굴곡시키려 하고 동시에 숨을 들이쉬고 나서 멈추며, 머리는 들어올리며 오른쪽으로 회전한다. 늑간근과 대흉근, 사각근의 등척성 수축의 결과로 환자에 의해 노력이 중지되고 나서 제한된 늑골의 움직임이 쉽게 일어날 수 있다. 이완 후에 숨을 들이 쉬는 동안 치료사는 하강된 늑골에 가볍게 손가락 끝으로 견인을 한다(내쉬기 위치에서 제한).

오른쪽의 하강된 늑골을 치료하는 모습을 보여주고 있다. 방법론적인 부분은 위의 방법 1과 동일하다.

근에너지기법을 이용한 하부 흉곽(횡격막 부착)의 이완

환자는 바로 누운 자세를 취하고 치료사는 허리 위치에서 머리 쪽을 향하여 서서 손은 중부와 하부 흉곽에 두고 손가락은 늑골 간부(rib shaft)에 오게 한다. 치료하고자 하는 구조물을 실린더 모양으로 촉진하고, 손으로 중심축을 따라 한 방향으로 회전하고 다음에 다른 방향으로 회전하여 선호되는 쪽을 검사한다.

한쪽 방향으로 회전 제한이 더 크게 나타나면 한쪽 또는 반대 쪽으로 측방굴곡을 평가한다. 어느 방향으로 회전과 측방굴곡의 제한이 더 크게 나타나는가? 하부 흉곽을 제한되는 조합 위치로 만든다(그림 7.2.10 참조).

이때 환자에게 숨을 들이쉬고 멈추게 한 후 가볍게 '무게를 누르는(발살바 조작)' 동작을 하게 하여 횡격막과 늑간근의 등척성 수축을 유발한다.

힘을 풀고 완전히 숨을 내쉬고 이완하면 횡격막은 좀 더 정상적으로 기능해야 하며 이전에 제한된 구조물의 보다 대칭적인 회전 및 측방굴곡과 함께 관련 연부조직의 이완이 있어야 한다.

주의: 고혈압이나 녹내장이 있는 환자에서는 발살바 조작을 피해야 한다.

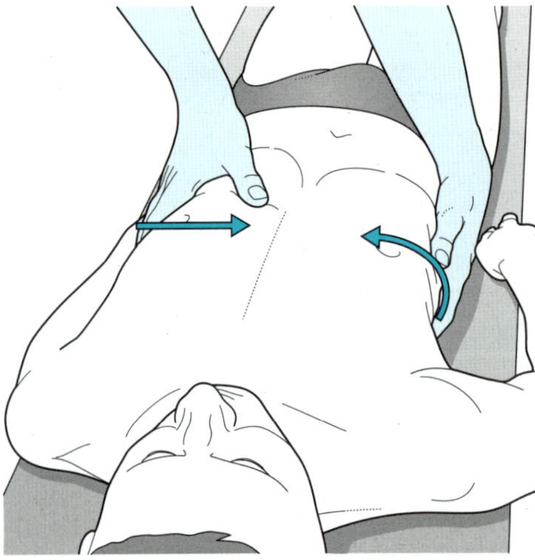

그림 7.2.10 하부흉곽의 근에너지기법을 사용한 가동. *Ward 1997.*

자세 이완 기법

긴장/역긴장

다양한 치료방법들은 근골격계 기능장애를 해결하는 데 도움이 되는 생리적 반응을 유발하는 방법으로 전신 또는 신체의 위치에 관여한다. 유익한 변화가 일어나는 기전은 통증이 있는 부위가 가장 편안하고 가장 '풀린', 가장 통증 없는 위치에 있을 때 신경계와 순환계의 변화의 조합으로 인해 일어나는 것으로 보인다(Wong 2012, Chaitow 2007).

공통 기초

모든 자세 이완기법의 방법은 환자나 연관된 조직을 저항장벽에서 멀어지게, 풀린자세-'조직 편안함'로 이동시킨다. 이 두 극단에 사용되는 약칭은 '묶기'와 '풀기'이다.

긴장-역긴장(Jones 1981)은 압통점(디지털 압력이 가해질 때 어떠한 불유쾌한 감각이 나타나는 지점)에서의 통증 수준을 관찰하고, 그 위치가 초기 수준을 10이라 할 때 3 이하로 통증이 감소될 때까지 조심스럽게 위치를 재조정한다. 이 풀린 자세를 90초간 유지하고, 이 시간 동안(이것은 가설임) 방추의 초기화와 순환의 변화가 동반되어 조직의 상태를 유익하게 수정하고 신경반응을 진정시킨다. 만약 압통점이 활성 반응점이라면 자세 이완 과정 후에 흔히 불활성화되거나 또는 반응점의 연관반응을 유의하게 감소시킬 것이다(Wong 2012). 통합적 신경근 억제 기법(INIT)에 대한 토론은 아래를 참조하라.

방법

긴장-역긴장 방법은 자세가 다음을 달성할 때까지 압통점에 압력을 유지하는 것을 제안한다:

1. 증상이 있는 모든 영역에서 추가적인 통증이 없으며,
2. 관찰된 지점의 통증이 적어도 70% 이상 감소
3. 풀림 위치에서 90초간 유지한다.

긴장–역긴장(SCS) 지침

긴장–역긴장 지침은 임상경험을 바탕으로 하며 통증과 기능장애를 치료할 때, 특히 환자가 지쳐 있거나 예민 또는 고통을 겪고 있는 경우 유의해야 한다.

- 한 세션에서 5개 이상의 압통점을 다루지 말고 예민한 환자에서는 적응 과부하를 피하기 위해 이보다 더 적은 수의 압통점을 치료하라.
- 다른 형태의 바디워크와 마찬가지로 생리적 적응은 필수적이므로 극도로 가벼운 형태의 치료를 한 날에도 '반응'이 있을 것이라고 환자에게 미리 경고하라. 통증과 뻣뻣함이 있을 수 있다.
- 여러 개의 압통점이 있는 경우 초기치료 시 가장 근위부와 내측의 것(예로, 원위부나 외측의 통증 지점보다 머리와 몸의 중심에 가까운 것) 중에서 선택하며 이 중 가장 통증이 심한 부분을 초기 치료로 선택하라.
- 신체의 전방 표면에 있는 압통점의 경우 일반적으로 통증 지점을 향하여 굴곡, 측방굴곡, 회전을 하는 경우 풀림이 발견되며 민감도를 70% 이하로 낮추기 위해 미세조정을 한다.
- 신체의 후방 표면에 있는 압통점의 경우 일반적으로 통증지점에서 멀어지는 방향으로 신전, 측방굴곡, 회전을 하고 민감도를 70% 이하로 낮추기 위해 미세조정을 한다

NOTE: 이 지침은 환자에게 늑간부의 불편감을 스스로 치료할 수 있도록 유용하고 안전하게 가르쳐 질 수 있으며(그림 7.2.11 참조), 또한 임상적으로 흉부 운동성을 강화하는 것과 관련하여 사용될 수 있다.

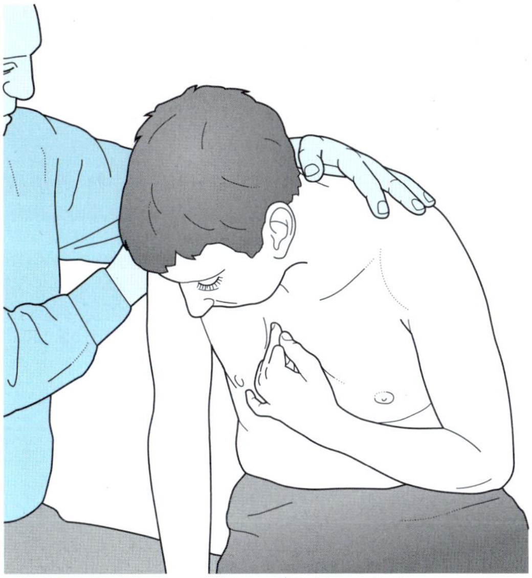

그림 7.2.11 치료사가 긴장–역긴장 방법을 사용한 늑간 자가치료를 환자에게 가르치고 있다.

늑간 기능장애를 위한 긴장/역긴장

늑간 조직을 포함하는 기능장애의 치료를 관찰하기 위해 사용되는 압통점은 인접한 늑골이 흉골의 연골에 삽입되는 사이에 위치한다. 늑간의 기능장애 및 불편감은 흉부의 비 특이적인 스트레스와 관련이 있으며 때로는 외상이나 최근의 스트레스성 기침 또는 천식 발작과 관련이 있는 것으로 보인다. 늑골은 아마 과도하게 근접해 있을 것이고, 압통점이 촉진되면 통증이 심하게 나타날 수 있다. 통증이 있는 압통점은 천식 환자, 만성 기관지염 환자, 상부 가슴호흡/과호흡을 하는 호흡 패턴 장애 환자에서 흔히 볼 수 있다.

환자가 앉은 상태에서 늑간 기능장애의 압통점의 치료는 치료사나 환자에 의해 관찰된다. 일단 압통점이 발견되면 가벼운 수준의 불편함을 유발할 수 있을 만큼 충분히 압박해야 한다. 환자는 인지된 통증에 '10'의 값을 부여해야 한다.

NOTE: 환자는 VAS 검사에서와 같이 통증의 정도를 등급화 하지 않고–이 치료법의 목적에 따라 경미한 통증이 10의 값을 가져야 한다고 설명한다.

그러고 난 후 굴곡과 기능장애의 방향으로 약간의 회전을 한다. 이 때 통증이 적어도 70% 감소할 때까지 불편감이 현저하게 감소해야 한다. 이것을 '풀림' 위치라 한다. 만약 미세조정이 적절하다면(굴곡 정도의 미세조절, 통증 점수를 줄이는데 도움이 되는 경우 약간의 측방굴곡 또는 회전을 추가), 촉진으로 인한 통증이 완화된다. 이 자세를 적어도 90초간 유지한다.

자세 이완의 변형 방법들은 Jones (1981), D' Ambrogio & Roth (1997) 및 Chaitow (2007)를 포함한 많은 텍스트에서 더 자세히 탐구 될 수 있다.

근막 통증유발점의 불활성화

통증유발점 현상은 평가 방법과 함께 6.2장에서 논의된다. 이 장에서는 통증유발점을 불활성화하는 통합적 과정에 사용되는 여러 치료 방법들의 조합에 대한 프로토콜을 제안한다. 대체적인 접근법은 통증유발점을 지표로 하는 것으로, 재활 과정(자세나 호흡 재교육)에 의해 조직에서의 스트레스가 감소함에 따라 압력에 대한 민감도가 감소하는 것을 볼 수 있다(Hou et al 2002).

변형

- 신경근 치료/마사지를 포함하는 연부조직 억제 기법(Hong et al 1993)
- 냉각 기법(냉각 분무, 얼음)(Simons et al 1998)
- 침, 주사(프로카인, 자일로카인)(Hong 1994)
- 자세 이완 방법(D'Ambrogio & Roth 1997)
- 근에너지(신장) 기법(Kuchera 1997, Chaitow & Delany 2008)
- 근막 이완법
- 통합적 신경근 억제 기법과 같은 복합 과정(아래 참조)(Chaitow 1994, Chaitow 2011)
- 도수요법, 가동술 등을 통한 연관된 체성 기능이상의 교정
- 이 책 전반에 걸쳐 설명된 자세, 식단, 스트레스, 사용 습관 등을 포함한 기여인자 및 지속인자의 교육 및 교정(Bradley 1999, Chiatow et al 2002)
- 자기 관리 전략(9장 참조)

주의: 다음의 경우 직접 압박은 피하거나 세심한 주의를 가지고 시행되어야 한다.

1. 조직이 손상 후 염증상태이거나 재형성기인 경우
2. 악성 종양의 경우
3. 혈관이나 신경에 가까운 부위
4. 부착 위치에 가까운 부위(골 부착부위 염을 피하기 위해)
5. 통증(국소적, 연관통)이 극심한 경우

Simons et al (1998)는 통증유발점의 치료에서 20초에서 1분간의 허혈성 압박('지속된 손가락 압박')을 받아야 한다고 제안했다. 압력은 통증유발점의 민감도(연관된 감각과 국소적 불편감)가 감소함에 따라, 그리고 조직의 통증유발점의 긴장도(긴장 띠)가 풀어짐에 따라 점차적으로 증가해야 한다. 압박 후에 신장 기법이 적용될 수 있다.

Fernandez de Las Penas(2006)에서 다음과 같이 보고했다:

> *허혈성 압박법과 횡마찰 마사지법은 근막 통증 지점의 통증 정도를 감소시키는데 동등한 효과를 가지고 있다.*

기전은 신경 과부하로 인한 내인성 모르핀 유사물질(엔도르핀, 엔도카나비노이드, 엔케팔린)의 생성과, 압박 후에 신선한 산소화 혈액이 조직 내로 공급되는 것을 포함한다(Mcpartland & Simons 2006).

통합적 신경근 억제 기법(Chaitow 1994, Chaitow & Delany 2008, Nagrale 2010)(그림 7.2.12)

통합적 신경근 억제 기법(INIT)은 인지된 활성화 통증유발점에 허혈성 압박을 가하고(만약 환자가 너무 민감한 경우 피한다), 이어서 자세 이완(위쪽 참조)을 하여 민감도를 적어도 70% 감소시키는 일련의 방법이다.

조직을 '풀림' 위치에서 90초간 유지한 후 통증유발점 주위 조직의 등척성 수축을 7~10초간 시행하고, 이어서 국소 조직을 신장시킨다.

보조적 정골의학을 통한 호흡기능의 향상

아래에 요약된 방법은 비특이적이며 정골의학에서 역사적으로 오랫동안 유용하게 사용돼왔으며 일부는 20세기 초로 거슬러 올라간다(Sleszynski & Kelso 1993, Hruby & Goodridge 1997, Hruby & Hoffman 2007).

1. 가슴 림프 펌프 기법

림프 펌프 기법의 적응증은 특히 만성 폐쇄성 폐질환, 상하부 기도 감염, 수술 후 호흡량 감소 환자에서 흉부 가동 범위의 향상과 호기 효율의 개선이 필요한 경우이다.

Sleszynski & Kelso (1993)는 담낭 절제술을 받은 첫째날 림프 펌프 기법을 시술받은 환자에서 유발 폐활량 측정법으로 치료받은 환자에 비해 더 빠르게 회복하고 강제 폐활량(FVC)과 1초간 강제 호기량(FEV1)이 수술 전 수치로 더 빠르게 돌아가는 것을 증명했다. D'Alonzo & Krachman (1997)은 이 기법을 다음과 같이 보고했다:

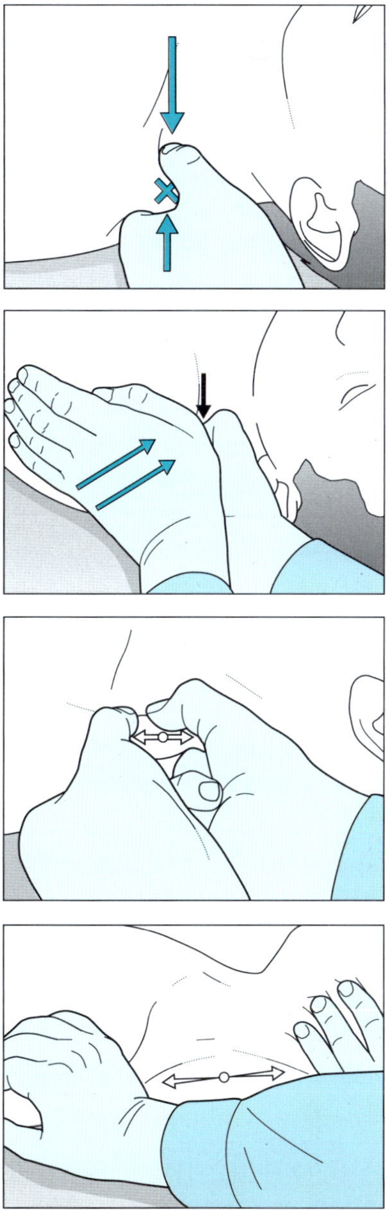

그림 7.2.12 상부승모근의 통증유발점에 적용되는 통합적 신경근 억제 기법

폐활량과 흉곽의 운동성 증가, 횡격막 기능의 개선, 기도 분비물의 제거 및 면역 기능의 향상

이 방법은 흉부와 복부의 압력 차이를 증가시키도록 고안되었다. 변형 방법에는 율동적 기법과 연속적 기법이 있다. 금기증에는 골절, 골다공증, 탈구, 림프계의 악성 종양이 있다. 기침반사가 감소된 환자에서는 주의해야 한다.

방법

환자는 바로 누운 자세를 취하고 입안에 음식, 껌, 헐거운 틀니는 없어야 한다.

치료사는 침상의 머리 쪽에 서서 양손으로 엄지 두덩 부위가 쇄골 바로 아래 흉근을 덮고 손가락은 펼쳐서 몸통의 측면으로 펴지게 한다. 이렇게 되면 손의 힐 부위가 2~4번째 늑골에 놓이게 된다(그림 7.2.13). 치료사는 전완부와 손목, 손은 고정한 상태로 초당 약 2회의 속도로 팔꿈치의 굴곡과 신전을 이용하여 흉부에 율동적 펌프 작용을 한다. 환자는 2-5분간 지속되는 동안 정상적으로 호흡을 하게 한다.

2. 늑골 거상

이것의 목적은 정상 호흡 노력에 지장을 주고 정맥혈과

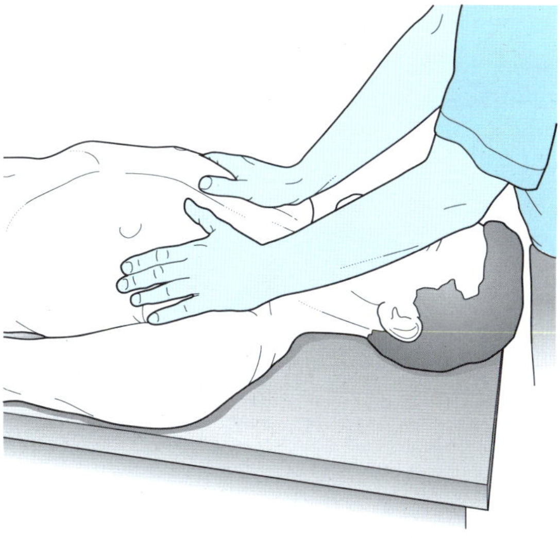

그림 7.2.13 림프 펌프 방법

림프액의 움직임을 지연시키는 흉곽의 움직임 제한을 해소하는 것이다.

환자는 바로 누운 자세를 취하고 치료사는 가동성에 제한이 있는 늑골이 있는 쪽에서 환자를 향하여 앉는다. 치료사는 양쪽 팔을 환자 밑으로 하여 손바닥이 늑골각의 내측에 닿도록 한다. 치료사의 너클 부위와 침상 사이의 접촉은 지렛대 역할을 한다.

치료사는 늑골을 움직이기 위해 손목의 굴곡을 이용하여 접촉된 늑골각에서 전방 외측으로의 견인을 적용한다. 제한된 장벽이 감지되면 환자의 늑골은 중립으로 되돌아 간다(그림 7.2.14).

이것을 가동범위의 증가가 느껴질 때까지 리듬감 있게 반복한다.

Rowane & Rowane(1999)은 천식환자의 치료에서 이러한 접근이 호흡기능에 유익하다고 보고했다.

결론 (Box7.2.1)

호흡 재훈련에는 다음 요소들의 조합이 필요하다:

- 과정의 이해– 인지, 관련된 기전과 문제에 대한 지적인 인식(Lum 1987)
- 피질하 영역에서 작동하는 양상을 포함한 재훈련 연습을 통해 현재의 패턴화된 습관을 더 적절한 것으로 대체하는 것.
- 바람직한 기능적 변화에 필요한 장애물을 제거하는 생체역학적 구조 변형(Lewit 2006)
- 이러한 요소들이 병합되고 시시각각 사용되는 패턴에 통합되는 시간

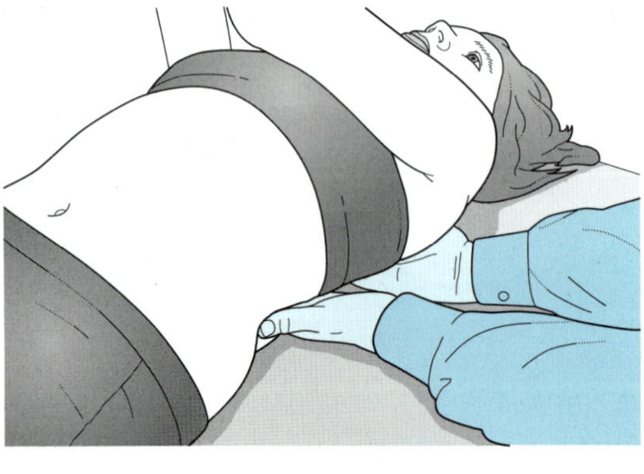

그림 7.2.14 흉부 가동을 위한 늑골 거상법

Box 7.2.1 정골의학 재활 프로토콜

치료와 재교육은 흔히 첫 1개월에서 6주까지는 1주일에 한 번의 세션과, 그 후에는 3–4주에 한 번의 세션을 약 6개월간 포함한다.

- 흉추와 늑골관절의 가동 및 필요하다면 골반관절의 가동
- 횡격막과 골반, 그리고 하지의 구조적 연결의 이완에 초점: 복부 및 기타 흉부 근막 및 요근, 요방형근 등을 포함하는 근육
- 보조 호흡근육의 과긴장성에 대한 주의: 상부승모근, 견갑거근, 사각근, 흉쇄유돌근, 흉근, 광배근, 기립근 – 연관된 통증유발점의 비활성화
- 횡격막 부위에 대한 주의: 늑간, 흉골, 복부 부착부위, 늑골 경계
- 각 치료 세션마다 교육 구성 요소가 포함되어야 한다.
- 재교육: 입술 오므리기 호흡, 흡기 시 어깨의 상승과 같은 역설적 호흡에 대한 억제와 함께 흡기 시 정상적인 흉부 움직임을 장려; 특정 이완 방법 및 스트레스 관리, 가정 운동 소개
- 필요에 따른 정기적인 검토 및 수정

일반적으로는 다른 신체 영향에 대한 주의–인체 공학, 자세, 식이요법, 수면, 운동, 가정, 직장, 여가 활동 등에서의 습관

가능하다면: 수치료, 태극권, 요가, 필라테스, 마사지, 침술 등

호흡 재활의 기본은 개인이 호흡이 어떻게 수행되는지와 일반적인 건강과 특별히 나타나는 증상 사이의 연관성을 이해할 필요가 있는 것이다.

이 장에서 다룬 적절한 생체역학적 가동 및 안정화 전략과는 별개로 호흡 재활은 다음을 포함하는 병인과 유지 인자에 대한 주의가 필요하다: 적절한 운동 보장(1, 2.2, 7.3장 참조); 저 혈당증을 피하는 최적의 식이 패턴(Steel et al 1989)(4장 참조); 스트레스 관리나 정신요법을 필요로 할 수 있는 생물정신사회적 문제의 관리(5, 6.3, 6.4, 7.4장 참조).

또한 다음을 포함하는 개별화된 호흡 재활운동이 제안된다:

- 호기가 흡기보다 일관적으로 긴 비율을 가진 호기에 초점을 맞춘 입술 오므리기 호흡 운동의 정기적 적용(Hochstetter 2005).

- 흡기 동안 부수적 호흡근의 안정화 방법 사용(9장에서 서술된 Brugger/shoulder 안정화)(Lewit 2006).
- 시간– 최적의 호흡 패턴 연습의 규칙적 적용 (예로, 아침과 저녁)이 습관이 되게 함

위에서 설명한 정골의학의 전략 이외에도 대체적인 호흡 재활 전략이 7.1a장, 간접적인 접근법; 7.1b장, 역동적 신경근 안정화 방법; 7.3장, 물리치료; 7.4장, 정신치료; 7.5장, 발성장애와의 연관; 7.6장, 운동선수와 연관; 7.7장, 이산화 탄소 감시장치와의 조합에 설명되어 있다. 이러한 설명이 반드시 서로 모순되는 것은 아니지만 개별화를 허용하는 변형을 제공한다.

호흡 재활의 다른 보완적인 방법들이 8.1장, 체성인지적(somatocognitive) 접근; 8.2장 부테코(Buteyko) 방법; 8.3장, Feldenkrasis®; 8.4장, 필라테스; 8.5, 태극권(Tai Chi) 그리고 8.6장, 요가에서 자세히 설명된다. 가정에서 자기 관리 요법의 사용은 9장에 서술되어 있다.

엄격한 프로토콜을 준수하기보다 환자의 필요와 선호에 기초하여 필수적이고 보완적인 다양한 방법 중 어느 것이 사용되든 호흡 재활이 호흡의 작용에 가장 직접적으로 관련된 구조물의 가동과 결합될 때 더 효과적이다. 이것은 연부조직 및 관절 부위 모두를 포함한다–척추, 늑골, 근막과 근육.

이 장에서 서술된 방법은 이러한 방식으로 사용될 수 있는 광범위한 양식, 방법, 기법 및 프로토콜의 작은 샘플로 간주되어야 한다.

토론된 방법의 궁극적인 선택은 저자의 특정한 편견, 경험 및 선호와 연관이 있지만, 가장 기본적으로 관련된 사람의 개별적 요구에 기초해야 한다.

참고문헌 Reference

Bement, M., et al., 2011. Pain perception after isometric exercise in women with fibromyalgia. Arch Phys Med Rehabil 92, 89–95.

Bradley, D., 1999. In: Gilbert, C. (Ed.), Breathing retraining advice from three therapists. Journal of Bodywork and Movement Therapies 3, pp. 159–167.

Chaitow, L., 1994. Integrated neuromuscular inhibition technique. British Journal of Osteopathy 13, 17–20.

Chaitow, L., Bradley, D., Gilbert, C., 2002. Multidisciplinary approaches to breathing pattern disorders. Churchill Livingstone, Edinburgh.

Chaitow, L., 2007. Positional release techniques, third ed. Churchill Livingstone, Edinburgh.

Chaitow, L., 2011. Modern neuromuscular techniques, third ed. Churchill Livingstone, Edinburgh.

Chaitow, L., 2013. Muscle energy techniques, fourth ed. Churchill Livingstone, Edinburgh.

Chaitow, L., DeLany, J., 2008. Clinical applications of neuromuscular techniques. Vol 1, second ed. The upper body. Churchill Livingstone, Edinburgh.

D'Alonzo, G., Krachman, S., 1997. Respiratory system. In: Ward, R. (Ed.), Foundations for osteopathic medicine. Williams and Wilkins, Baltimore.

D'Ambrogio, K., Roth, G., 1997. Positional release therapy. Mosby, St Louis.

Degenhardt, B., 2007. Role of osteopathic manipulative treatment in altering pain biomarkers: a pilot study. J American Osteopathic Association 107, 387–394.

DeStefano, L.A. (Ed.), 2010. Greenman's principles of manual medicine, fourth ed. Lippincott Williams & Wilkins, Baltimore.

Fernandez de Las Penas, C., 2006. The immediate effect of ischemic compression technique and transverse friction massage on tenderness of active and latent myofascial trigger points: a pilot study. Journal of Bodywork and Movement Therapies 10 (1), 3–9.

Fryer, G., 2013. Muscle energy: research evidence. In: Chaitow, L. (Ed.), Muscle Energy Techniques, fourth ed. Elsevier, Edinburgh.

Gibbons, P., Tehan, P., 2000. Manipulation of the spine, thorax and pelvis. Churchill Livingstone, Edinburgh.

Gosling, C., Williams, K., 2004. Comparison of effects of thoracic manipulation and rib raising on lung function [abstract]. Journal of Osteopathic Medicine. 7, 103.

Hochstetter, J., 2005. An investigation into the immediate impact of breathlessness management on the breathless patient: randomised controlled trial. Physiotherapy. 91, 178–185.

Hong, C.-Z., 1994. Considerations and recommendations regarding myofascial trigger point injection.

Journal of Musculoskeletal Pain 2 (1), 29–59.

Hong, C.-Z., Chen, Y.-C., Pon, C., et al., 1993. Immediate effects of various physical medicine modalities on pain threshold of an active myofascial trigger point. Journal of Musculoskeletal Pain 1 (2).

Hou, C.-R., Tsai, L.-C., Cheng, K.-F., et al., 2002. Immediate effects of various physical therapeutic modalities on cervical myofascial pain and trigger-point sensitivity. Arch Phys Au5 Med Rehabil 83 (10), 1406–1414.

Howell, R., Allen, R., Kapper, R., 1975. Influence of OMT in management of patients with chronic obstructive lung disease. Journal of the American Osteopathic Association 74, 757–760.

Hruby, R., Goodridge, J., 1997. Thoracic region and rib cage. In: Ward, R. (Ed.), Foundations of osteopathic medicine. Williams and Wilkins, Baltimore.

Hruby, R.J., Hoffman, K.N., 2007. Avian influenza: an osteopathic component to treatment. Osteopathic Medicine and Primary Care 2007, 1, 10.

Jones, L., 1981. Strain and counterstrain. Academy of Applied Osteopathy, Colorado Springs.

Kline, C., 1965. Osteopathic manipulative therapy, antibiotics and supportive therapy in respiratory infections in children. Journal of the American Osteopathic Association 65, 278–281.

Kuchera, M., 1997. Travell and Simons myofascial trigger points. In: Ward, R. (Ed.), Foundations for osteopathic medicine. Williams and Wilkins, Baltimore.

Kurschner, O.A., 1958. Comparative clinical investigation of chloramphenicol and OMT of whooping cough. Journal of the American Osteopathic Association 57, 559–561.

Lewit, K., 2009. Manipulative therapy: musculoskeletal medicine. Churchill Livingstone, Edinburgh.

Lewit, K., 2006. Manipulative therapy in rehabilitation of the locomotor system, fourth ed. Butterworths, London.

Lewit, K., Simons, D., 1984. Myofascial pain: relief by postisometric relaxation. Archives of Physical Medicine and Rehabilitation 65, 452–456.

Lum, L., 1987. Hyperventilation syndromes in medicine and psychiatry: a review. J. R Soc Med. 80, 229–231.

Magnusson, S., Simonsen, E.B., Aagaard, P., et al., 1996. Mechanical and physiological responses to stretching with and without pre-isometric contraction in human skeletal muscle. Archives of Phys. Med. & Rehab. 77, 373–377.

McPartland, J.M., Simons, D.G., 2006. Myofascial trigger points: translating molecular theory into manual therapy. J. Man. Manip. Ther. 14, 232–239.

Moore, M., 1980. Electromyographic investigation manual of muscle stretching techniques. Medical Science and Sports Exercise 12, 322–329.

Nagrale, A., 2010. Efficacy of an integrated neuromuscular inhibition technique on upper trapezius trigger points in subjects with non-specific neck pain: a randomized controlled trial. Journal of Manual and Manipulative Therapy 18 (1), 38–44.

Norris, C., 2000. Back stability. Human Kinetics, Leeds.

Parmar, S., Shyam, A., Sabnis, S., et al., 2011. Effect of isolytic contraction and passive manual stretching on pain and knee range of motion after hip surgery. Hong Kong Physiotherapy Journal 29, 25–30.

Rowane, W., Rowane, M., 1999. An osteopathic approach to asthma. Journal of the American Osteopathic Association 99 (5), 259–264.

Ruddy, T., 1962. Osteopathic rapid rhythmic resistive technic. Academy of Applied Osteopathy Yearbook, Carmel, California, pp. 23–31.

Seffinger, M., Hruby, R., 2007. Evidence-based manual medicine. Elsevier, Philadelphia.

Schleip, R., Duerselen, L., Vleeming, A., et al., 2012. Strain hardening of fascia: static stretching of dense fibrous connective tissues can induce a temporary stiffness increase accompanied by enhanced matrix hydration. JBMT 16 (1), 94–100.

Simons, D., Travell, J., Simons, L., 1998. Myofascial pain and dysfunction: the trigger point manual. Vol. 1: Upper half of body, second ed. Williams and Wilkins, Baltimore.

Sleszynski, S., Kelso, A., 1993. Comparison of thoracic manipulation with incentive spirometry in the prevention of post-operative atelectasis. Journal of the American Osteopathic Association 93, 834–845.

Steel, J., et al., 1989. Hyperventilation or hypoglycaemia? Diabetic Medicine 6 (9), 820–821.

Ward, R. (Ed.), 1997. Foundations for osteopathic medicine. Williams and Wilkins, Baltimore.

Wong, K., 2012. Strain counterstrain: current concepts and clinical evidence. Christopher Manual Therapy 17, 2–8.

장 7.3

호흡 패턴 장애의 재활에서 물리치료

Dinah Bradley

장목차

호흡 재훈련	**209**
추적검사	211
앉은 자세에서 들이마시기 검사	213
선 자세	213
흔히 동반되는 문제들	214
천식 및 만성 폐쇄성 폐질환(COPD)	214
만성 부비동염(CRS)	214
만성 통증	214
호르몬 영향	214
자신감	**214**
전신이완	**215**
말하기	**216**
운동	**217**
운동 프로그램 수립	219
휴식과 수면	**219**
악순환 형성	220
정상 수면 패턴의 재형성	220
수면 위생 점검표	220
수면 재훈련	220
독립적으로 하기 위해서는	**221**
개별적 프로그램 만들기	**221**
참고문헌	**221**

다음에 나오는 BradCliff® 물리치료법은 과호흡 증후군/호흡 패턴 장애(HVS/BPDs)의 치료 및 관리에 우선 순위 및 단계별 계획을 수립하는데 도움을 준다(Box 7.3.1).

모든 평가 항목(6.3장)을 우선 순위를 가지고 수집한 후 개별 치료 계획을 수립할 수 있다. 재훈련과 권장 생활 습관 변화(예, 카페인 섭취 줄이기)를 위한 시간 계획에 대한 약속뿐만 아니라 환자의 기대 사항을 확인하라. 명확하고, 측정 가능하며, 달성 가능한 목표가 후속 치료에서 검토하고, 진행 상황을 도표화 하기 위해 수립되어야 한다.

호흡 재훈련

정상적인 에너지 효율 및 생리적으로 균형 잡힌 호흡을 회복시키기 위한 네 가지 기본원칙은 다음과 같다:

1. 잘못된 호흡 패턴의 인식
2. 턱과 상부 가슴, 어깨 및 보조 근육들의 이완
3. 복부/하부가슴 비강 호흡 패턴 재교육
4. 휴식 시, 말하는 동안 및 활동 중 정상 호흡 속도 및 리듬의 인식

1. 환자는 반쯤 누운 자세를 취한다(그림 7.3.1; 흉부-확인 검사). 환자에게 한 손은 편안하게 배꼽 위에 두게 하고, 다른 손은 상부 가슴과 쇄골 위에 두게 한다. 환자에게 '깊은' 숨을 쉬게 한다. 아마도 그들은 깊은 호흡 대신에 '큰' 호흡을 하고 입을 통해서 초기에 상부 가슴을 팽창시키며 하부 가슴의 관여는 거의 안하거나 전혀 없으며 심지어는 흡기의 최고조에서 복부를 아래로 당기기까지 할 것이다. 환자들은 자신의 손을 통해서 강렬한 '큰' 호흡과

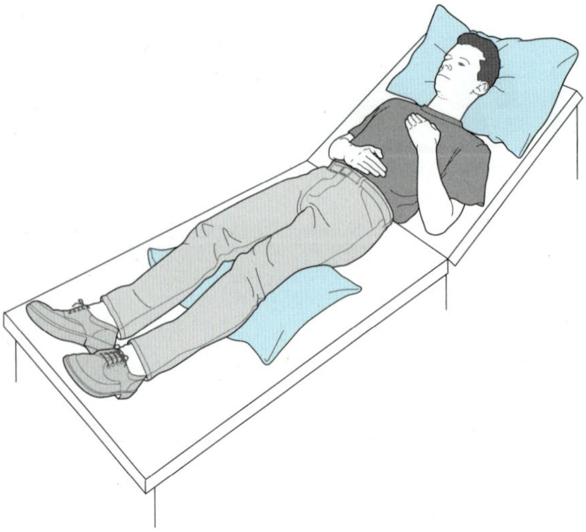

그림 7.3.1 반쯤 누운 자세: 흉부-확인 검사. *Bradley 2012*

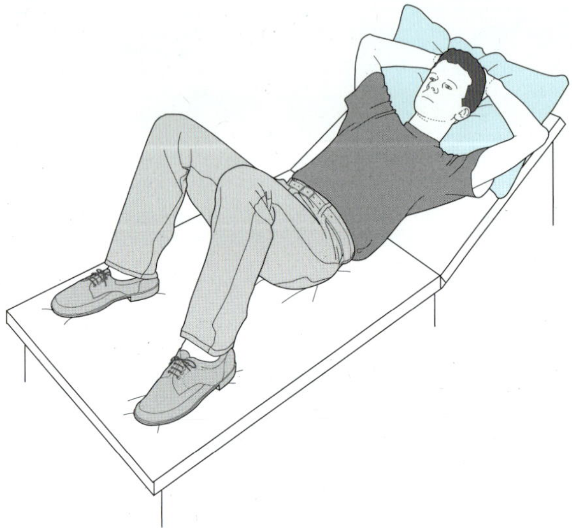

그림 7.3.2 해변자세. *Bradley 2012*

부드러운 '깊은' 호흡 사이의 차이점을 알 수 있다. 그들은 또한 상부가슴-또는 역행 호흡- 패턴의 움직임과 거의 없거나 전혀 없는 횡격막의 운동/복부 움직임을 느낄 수 있다. 입에서 코로 호흡을 전환하면 환자는 저항과 패턴화의 차이를 느낄 수 있다.

주의: 이 단계에서 호흡이 부자연스럽고 불편할 수 있음을 인식할 수 있고, 일시적인 불편감이나 '공기 부족'에 대해 대비해야 한다는 경고를 하는 것이 좋다 (Pitman 1996).

2. 환자가 그들의 잘못된 패턴을 인지하게 되면, 두 번째 단계는 상부 가슴과 보조 근육들을 이완시키는 방법을 배우는 것이다. 이것을 달성하는 간단한 방법은 머리 위로 양손을 쥐는 것이다(해변 자세, 그림7.3.2). 이것은 상부 가슴 근육을 '중립'이 되게 하고, 환자는 횡격막이 동작에 참여하는 것을 보통 즉시 느낄 수 있다. 숨을 들이쉴 때 횡격막은 하강하고 복부는 부드럽게 확장하며, 숨을 내쉴 때 이완되며 되돌아 간다.

   무릎을 굽히는 것은 긴장된 복부 근육을 느슨하게 하는데 도움이 되고, 두 무릎을 천천히 좌우로 움직이는 것은 긴장을 푸는데 도움을 준다.

   환자들은 어깨와 상부 가슴을 이완시키게 하면 종종 '공기부족' 감각을 호소한다(산소포화도를 다시 확인하는 것이 의심하는 환자에게 저산소증이 아님을 확신시키는데 도움이 된다). 삼키는 것과 숨을 내쉬는 것에 대한 집중이 이러한 불편감을 극복하는데 도움이 된다(Innocent 1988). 상황이 진행되면 환자는 팔을 아래로 내리고 다리는 펴서 느슨하게 하고, 어깨는 이완된 상태를 하도록 하여 연습하게 한다. 일부 환자들은 1kg의 주머니를 상부 가슴에 올려 놓아 정점 부위의 고요함과 이완에 초점을 두고 호전적인 보조 근육과 안면 근육의 신경을 끄는데 도움을 주는 것에 잘 반응한다.

3. 해변 자세에서 복부 호흡을 느끼면 하부 가슴 호흡으로 조용히 숨을 들이쉬고, 중지 없이 숨을 내뱉어 끝까지 도달하는 것으로 집중을 전환한다. 습관적인 '역행 호흡'은 이것을 정반대로 한 것이다. 상부 가슴 호흡 패턴으로 인해 흡기(긴장)의 정점에서 중지한다면, 호기 끝에서의 중립지점 또는 자연적인 이완 휴지기를 잃어버리게 된다.

   1~2Kg의 주머니를(환자의 크기에 따라) 배꼽 위에 올려놓는 것은 훌륭하고 값싼 생체 되먹임 기전을 제공한다. 환자는 무게에 집중하여 복벽의 상승, 하강, 및 이완을 보고 느끼고, 조절할 수 있다. 환자들은 처음에 이것이 얼마나 이상하게 느껴지는지, 어느 정도의 강도로 집중해야 하는지, 그리고 '성공하면' 얼마나 이완되는 느낌이 드는지에 대해 종종 말한다.

4. 호기 말 이완 휴지를 하면서 에너지 효율적인

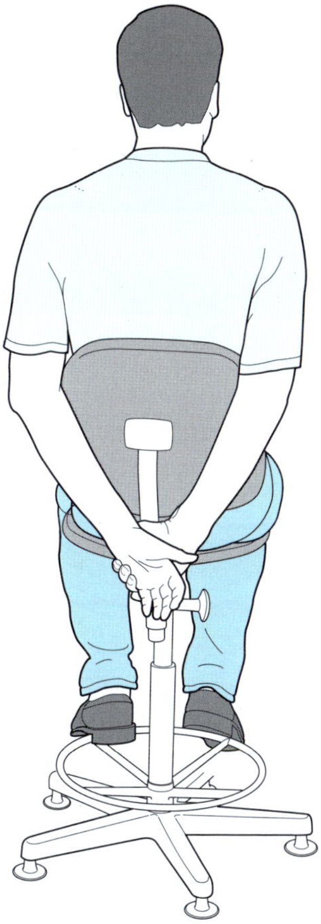

그림 7.3.3 팔을 뒤로 젖히기. *Bradley 2012*

복부, 비강 호흡 패턴을 회복하면 종종 동시에 호흡 횟수도 정상으로 회복된다. 때때로 초기에는 시간을 재며 큰소리로 횟수를 세면서 치료사의 구두 코칭을 받는 것이 도움이 된다. 환자가 '낮고 느린 비강 호흡'의 느낌을 다시 배우도록 권장하는 것이 중요하다. '의심스러울 땐 숨을 내쉬어라' 와 '입술은 붙이고, 턱은 긴장을 풀고 호흡은 낮고 천천히'의 구절을 속으로 반복하는 것은 정상 호흡수와 패턴으로 정착시키는데 도움이 된다.

누운 자세에서 연습을 하고 난 후 환자는 앉은 자세에서 호흡을 확인해 본다. 의자 뒤로 손을 쥐면(그림 7.3.3; 팔을 뒤로 젖히기) 상부 가슴근육의 이완에 도움이 된다(머리 위에 손을 잡는 것의 변형). 그러고 나서 환자에게 '허리띠 쪽으로 호흡하세요'라고 하고, 복벽을 이완하도록 요청한다. 진행됨에 따라 환자는 팔을 앞으로 하여 손을 허벅지 위에 두고 앉은 자세로 에너지 효율적인 비강호흡을 계속하도록 권장한다.

여기 까지 한 후 환자에게 집에서 연습을 반복하게 한다. 그리고:

- 자세 반사를 끄고 회복 과정에서 이완된 고요함을 경험하기 위해 매일 10분간 2회씩의 연습을 누운 자세에서 실시하도록 한다. '누워서 아무것도 하지 않는 것'이 아닌 호흡 재훈련/이완/'중간휴식' 의 삼중 공격의 치료라는 것을 강조하는 것이 에너지 효율적인 고요한 호흡을 다시 맞추고 회복시키는데 도움을 준다.
- 해변자세의 적응을 위해 일어났을 때 침대에서 2분간의 '낮고 느린 비강 호흡'을 실시하고 자기 전에 2분 동안 '이완' 전에 실시한다.
- 낮 동안에는 앉거나 선 자세에서 매시간 마다 다음의 'stop, drop, flop' 방법을 실시한다:
  STOP: 가슴 확인
  DROP: 어깨를 내리고 이완
  FLOP: 전신을 이완.

타이머(Hough 2001)나 시각적 신호로 색이 들어간 스티커(Clifton-smith & Bartley 2006)는 'stop, drop, flop'에 대해 비언어적 암시를 준다(환자에게 자동차의 백미러, 텔레비전, 컴퓨터, 냉장고 및 전화기에 점 표시를 해놓도록 조언한다).

호흡 재훈련이 처음에는 매우 불편할 수 있으며, 이것에 대해 대비해야 한다는 점을 환자에게 상기시켜야 한다. '공기 부족'의 느낌은 호흡 수와 호흡량이 재 설정 될 때 나타날 수 있는 정상적인 반응이다(Pitman 1996).

어떤 행동의 변화에는 시간이 걸리며 '낮고 느린' 호흡이 재형성되는 데는 꾸준히 연습을 할 때 현실적으로 추정하면 6~8주 정도 걸린다.

모든 시간 동안 호흡을 인지하는 것은 비정상적이며 불편하기 때문에 환자에게 연습시간의 사이에는 그들의 호흡에 관하여 잊어야 한다고 상기시켜 주는게 필요하다. 짧고 효과적인 연습이 최상의 옵션이다.

추적검사

추적 검사의 예약은 직면하는 어려움의 분류와 재평가

Box 7.3.1 BradCliff® 각도 검사

정신적 스트레스나 과도한 복근 운동, 또는 두 가지 모두로 인한 과긴장된 복근을 가진 환자는 감소된 흉골하각과 제한된 횡격막 움직임을 가지고 있다. 그림 7.3.4에서 7.3.7은 과도한 복근의 발달을 가진 엘리트 올림픽 운동선수의 경과를 보여준다. 정상 각도는 75~90° 이다 (평가 시 Nijmegen 점수는 38/64이다). 호흡 재훈련 및 이완 반응 이외의 치료는 하지 않았다. 10주차의 재검사는 Nijmegen 점수가 14/64로 감소하였으며 BradCliff® 각도는 정상으로 회복하여 횡격막의 더 큰 움직임과 힘을 보여 주었다. 그는 또한 2012 런던 올림픽에서 동메달을 획득했다.

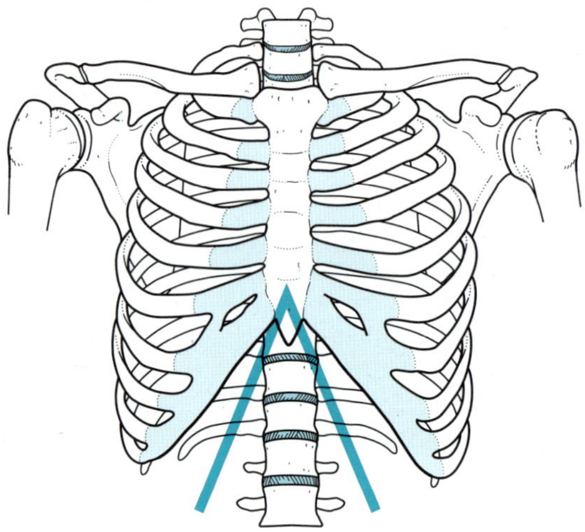

그림 7.3.4 1주차, 38°

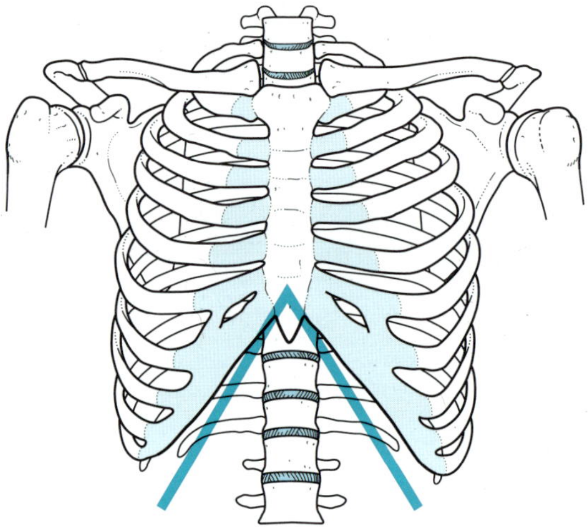

그림 7.3.5 2주차, 57°

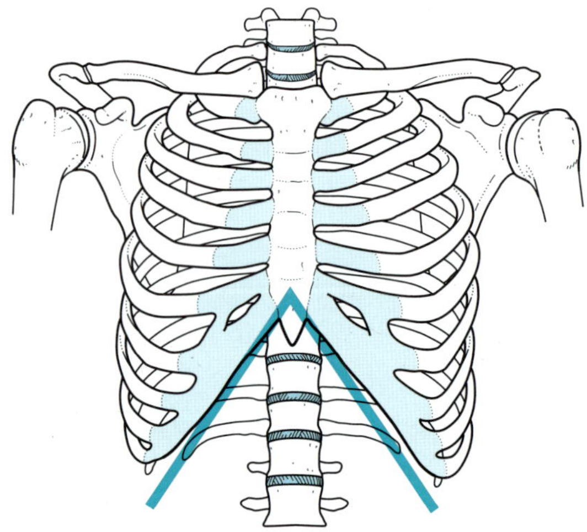

그림 7.3.6 5주차, 70°

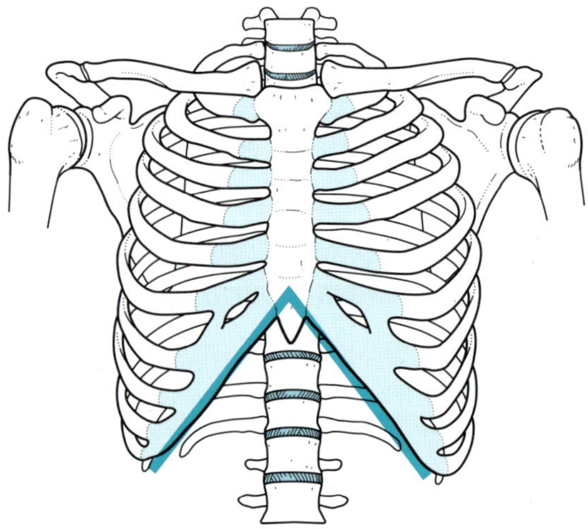

그림 7.3.7 10주차, 76°

Box 7.3.2 '들이 마시기' 검사

앉은 자세에서 들이마시기 검사를 시행하면 마비된 쪽은 상승하고 마비되지 않은 쪽은 하강하기 때문에 한쪽 마비를 발견할 수 있다.

수술, 외상, 또는 기관지의 종양으로 인한 횡격막 신경 손상; 대상 포진이나 소아마비로 인한 신경학적 문제; 또는 결핵이나 폐렴과 같은 감염 등이 원인이다.

양측성 횡격막 약화 또는 마비

복벽이 역설적으로 안쪽으로 들어가는 것은 누운 자세에서 잘 확인할 수 있다. 다발성 경화증이나 바이러스 감염후, 만성 폐쇄성 폐질환(Kumar & Clarke 1998)의 악화를 가진 환자에서 약화되는 것을 볼 수 있다.

Box 7.3.3 구조 호흡 기법

증상을 유발할 수 있는 위험 상황(웃음, 울음, 고강도 운동, 장기간 말하기, 다습 고온 상태, 비행과 같은)을 위한 구조 호흡 기법은 다음을 포함한다:

- 잠깐 동안의 호흡정지(CO_2 레벨의 상승을 위해), 후에 하부가슴/저용량의 호흡. 환자에게 호흡중지는 살짝 불편한 지점까지만 하도록 하고, 숨을 내쉴 때 깊게 호흡하지 않도록 교육하는데 주의를 기울여야 한다(Pitman 1996).
- 안정자세 – 상부 가슴의 활동은 감소시키고 비강/복부 호흡에 집중하기 위해 팔을 앞으로 하여 테이블이나 책상에 두게 한다.
- 양손을 머리 위에 올리거나 엄지를 앞으로 해서 골반에 양손을 두는 것은 운동 중 숨이 가쁜 상황에서 도움이 된다.
- 양손으로 코와 입을 덮어서 10~15초간 숨을 쉬는 것은 빠르게 CO_2 레벨을 올리게 되고, 이는 유발 요인으로부터 증상을 감별하고 분리하는데 도움이 된다.
- 팬을 사용하여 얼굴의 양 측면에 있는 삼차신경 출구에 공기의 움직임에 대한 감각을 주면 깊고 고요한 호흡을 하는데 도움이 된다.

를 하기 위한 재훈련의 검토를 위해 일주일 이내로 잡아야 한다. 환자는 누운 자세, 앉은 자세 및 선 자세에서 평가되어야 한다.

이 세션동안 앉은 자세에서 횡격막의 작용을 점검하기 위해 '들이마시기' 검사를 해야 한다.

앉은 자세에서 들이마시기 검사(Box 7.3.2)

이것은 양쪽 횡격막의 기능을 검사하고, 상부 또는 하부 가슴 패턴의 우세인 쪽을 확인하는데 유용하다. 손을 검상돌기 세 손가락 아래의 상복부에 두고 환자에게 빠르게 숨을 들이마시게 한다. 복벽에서 단단한 바깥쪽으로의 움직임이 느껴져야 하며, 이는 양쪽의 횡격막이 작동을 한다는 것을 보여준다.

상부 가슴호흡이 고착된 환자는 변함없이 '들이마시기'가 상부 가슴패턴의 우세를 보여주며, 횡격막의 움직임은 전혀 없거나, 심지어 복벽을 안으로 끌어 당기기까지 한다. 이것을 보고 나면 대부분의 사람들은 쉽게 '횡격막으로 시작할' 수 있다. 발견하는데 어려움을 느낀다면 양손을 머리 위에 두는 것이 도움이 된다. 이 추적 검사 세션에서 들이 마시기 검사를 하는 것은 호흡 재훈련이 횡격막의 우세 패턴으로 재확립하는데 시간이 걸린다는 것을 강조하는데 유용하다.

들이마시기 검사는 다음 세션에서도 진행 정도를 관찰하기 위해 반복되어야 한다.

선 자세

선 자세에서 복부 호흡을 느끼기 위해서 상부 가슴의 관여를 줄이기 위해 양손을 등 뒤에서 쥐게 한다. 다른 방법으로는 하부 가슴호흡을 확립하기 위해 양손을 머리 위에 쥐게 한다.

이것을 인식하면서 팔을 옆으로 편안하게 두고 복부로 호흡하는 것에 주의해야 한다.

치료 세션 사이에 호흡 재훈련을 효과적이고 규칙적으로 연습하기 위해 시간 계획을 짜는 것에 대한 필요성에 대해 강조한다.

복부 비강호흡이 회복되면 다음 치료 세션에는 잠자거나 깨어 있는 일상생활에서 에너지 효율적인 호흡을 통합하려 할 때의 다른 문제나 호흡과 말하기, 운동을 포함할 수 있다(아래 참조). Box 7.3.3은 증상이 유발될 가능성이 높은 상황에서 사용될 수 있는 몇 가지 기술에 대해 서술한다.

흔히 동반되는 문제들

천식 및 만성 폐쇄성 폐질환(COPD)

천식이 있는 어린이 및 성인은 천식발작 동안 대개 혼란스러운 호흡 패턴을 경험한다(Thomas et al 2009). 이것은 호흡을 위한 작업이 증가함에 따른 피로에 대처하는 정상적인 반응이며 상부가슴/보조 근육과 횡격막/복부활동이 교차된다. 안정 자세를 취하고 'stop, flop, drop' 기법을 사용하면, 천식약물이 작용하기를 기다리는 동안에 고통을 줄이는데 도움이 된다(Bradley 2012). 발작 후에는 복부 비강호흡을 재형성하고 CO_2 레벨을 정상화시키는 것이 가장 우선순위이다. 흡기근육 훈련(IMT)은 경도에서 중등도의 천식을 가진 환자에서 복부/횡격막 패턴의 강화 및 운동성 호흡곤란을 줄이는데 이점이 있다(McConnell 1998). 만성 폐쇄성 폐질환을 가진 환자는 폐 손상의 정도와 맞지 않는 호흡 곤란을 겪을 수 있기 때문에 호흡 패턴 평가가 도움이 된다(Howell 1990). 이것은 부분적으로는 불안이나 우울증 증상뿐만 아니라, 상부 가슴/구강 호흡/ 호흡 횟수 증가와 관련된다. 흡기근육 훈련은 또한 호흡곤란의 감각을 줄이는데 유용한 것으로 나타났다(Lisboa 1997). 만성적인 젖은 기침(객담을 동반하는 기침)을 하는 환자에서 진동 장치의 사용은 가슴 청소에 도움이 된다. Hristara-Papadopoulou and colleagues (2008)의 리뷰에서 다양한 브랜드와 옵션에 대해 조사하였다.

만성 부비동염(CRS)

만성적인 구강 호흡은 만성 부비동염 환자에서 지속적으로 나타나며 만성적인 생체역학 및 호흡 패턴 장애를 유발할 수 있다. 정기적인 식염수 비강 세척과, 유칼립투스 증기 흡입은 부비동 울혈을 완화시키고 비강 호흡을 회복시킨다(Papsin & McTavish 2003). 저강도 펄스 초음파 치료(가열 효과보다는 진동 효과를 가짐)의 리뷰에서 부비동을 싸고 있는 박테리아가 가득한 생체 필름의 진동에 의해 항생제 치료의 효과를 강화시키는 것으로 나타났다(Bartley & Young 2008). 이 광범위한 상태(미국 인구의 14%에 영향)는 과호흡 증후군/호흡 패턴 장애 환자에서도 흔히 발견된다. 비강 호흡의 회복을 도와주는 것은 모든 호흡 재훈련 프로그램에서 최우선 순위에 있다.

만성 통증

만성 통증은 만성 과호흡에서 변함없이 동반되며, 이것은 완전히 합당한 반응이다. 복부나 골반 통증은 빈번하게 복부 근육의 강직을 가져와 상부 가슴 호흡 패턴으로 이어지며, 다른 부위의 통증은 단순히 안정 시 호흡 수를 증가시킬 수 있다(Glynn 1981).

낮은 1회 호흡량의 비강/복부 호흡과 이완을 촉진하는 것은 환자의 통증 관리 기술 목록에 대한 중요한 추가 사항이며, 난치성 통증과 연관된 과도한 각성의 감소를 돕는다.

호르몬 영향

초경과 폐경기 사이의 여성들은 월경 주기 동안 프로게스테론 수치의 변화에 영향을 받는다. 호흡기 자극제로서 배란기의 프로게스테론의 영향은 동맥혈 이산화탄소 분압을 정상보다 25%까지 낮출 수 있고(Damas-Mora et al 1980), 임신 중에는 더 낮아진다(Novy & Edwards 1967). 월경 증후군(PMS)을 가진 환자에게 과도한 CO_2 부족 및 이에 따른 과호흡 증후군을 예방하기 위한 호흡수 변화에 대한 인식 및 호흡 재훈련이 도움이 된다. 폐경기 전후 및 폐경기의 호르몬 레벨은 극적인 변동이 있으며 호르몬 대체요법 치료를 못하거나 하지 않는 환자에서 호흡 재훈련은 안면 홍조를 감소시키고 수면을 개선할 것이다(Freedman & Woodward 1992).

자신감

심리 사회적 평가는 과호흡 증후군/호흡 패턴 장애를 포함한 만성 질환의 평가에서 중요한 부분이다. 감정 및 사회 건강에 대한 것과 물리치료가 이러한 영역의 개선에 얼마나 도움이 되었는지 환자 자신의 견해를 구조적으로 기록하는 것은 전통적인 생물물리학적 결과 측정법과 동등한 가치를 지닌다(Chesson 1998). 이러한 결과를 기록하기 위한 많은 유용한 척도가 있

교감신경계 우세	부교감신경계 우세
↑호흡수	↓호흡수
↑기관지 연축	↓기관지 연축
↑심장 박동수	↓심장 박동수
↑혈압	↓혈압
↓장기와 근육으로의 혈류	↑장기와 근육으로의 혈류

그림 7.3.8 자율신경계의 간단한 도표, 스트레스/이완의 영향

Box 7.3.4 공황 발작

- 유발 요인을 인지하고 '구조 호흡'기법을 사용하는 것은 환자가 통제력 상실에 대한 두려움의 인식을 '지배적 위치'로 바꾸는데 도움이 된다.
- '통제를 벗어난', '통제 되는' 그리고 '통제하는' 문구에 대한 토론을 하는 것은 유용하다.
- 많은 공황 발작 환자들은 통제를 벗어난 상황과 통제되는 상황 사이에서 대부분의 시간을 보낸다는 것에 대해 동의 한다.
- 신체적인 대처 기술을 습득하고, 과다 호흡의 생리학적 결과를 이해하는 것은 위험이 높은 상황에서 '통제를 벗어나거나', '통제되는' 상태가 아닌 '통제하는' 상태로 유지하게 하는 큰 힘이 된다.
- 공황 상태의 환자가 자신의 증상을 스스로 관리하는데 있어 자신감을 회복할 수 있도록 치료사의 전화/문자/이메일 지원이 제공될 수 있다.
- 4장의 panic influences and cycles에 대한 노트를 참조하라.

다. 간단히 적용되는 예로, Hospital Anxiety and Depression(HAD) 척도가 있다(Zigmond & Snaith 1983).

이 간단한 유형의 척도는 가장 힘든 증상으로 지속적인 불안이나 우울증을 호소하는 환자에서 추천된다. Nijmegen Questionnaire나 RoBE 척도와 마찬가지로, 이것은 교육적 도구로서도 유용하다. 점수가 양성인 환자에서 그들이 원할 경우 심리학자나 심리 치료사에게 전원 및 공동치료는 부가적인 옵션으로 추천된다.

물리치료사는 좋은 청취자로서 자신의 가치를 과소평가하는 경향이 있다. 문자 그대로 두려움, 좌절감, 불안을 가슴에서 떼어내고, 생리학적인 맥락에서 공포스러운 증상을 볼 수 있다는 것은 많은 환자에서 전환점이 될 수 있다. 원발성 질환이든, 신체적 또는 정신적 건강 문제로 인한 이차적 문제이든, 만성 과호흡은 그 자체로 큰 스트레스이다. 이러한 문제를 다루기 위해 신체적 대처능력을 환자에게 부여하는 것은 자립심과 자신감을 재건하는데 필수적인 요소이다.

전신이완

환자들은 호흡 패턴 장애로 인해 초래된 일련의 긴장과 걱정되는 증상으로 몇 주, 몇 개월, 심지어는 몇 년 동안 어려움을 겪었을 것이다. 첫 번째 단계는 환자들이 스트레스에 대한 반응을 이해하게 하는 것이다. 신체를 '투쟁–도피' 상태로 준비시키는 물리적 방어 기전은 자율신경계의 교감신경 분지를 통해 이루어진다. 이러한 반응은 일부의 경우에서는 생명을 구하는 인체의 중요한 방어기전이지만 지속적인 과다 각성상태(Nixon 1986)는 탈진시키고 건강에 해를 끼친다(Selye 1956).

그러나 진행 중이거나 해결되지 않은 공포나 정신적 긴장에 시달리는 사람들은 불안이나 공황발작을 겪을 수 있으며, 결과적으로는 회피행동/공포증으로 이어진다(Gilbert 1999). 이 그룹의 환자들은 극도의 경계 상태를 보이며 그들의 '투쟁–도피' 반응을 통제해야 한다는 점에 대해 초기의 스트레스 요인을 경험할 때와 같은 정도의 스트레스를 겪는다. '놓기'라는 개념은 통제력 상실과 같은 의미이며, 그래서 처음에는 불안 정도가 고조될 수 있다. 불안장애 환자들은 종종 뇌에서의 번잡한 자신의 생각에 의해 지배 받고 몸에 대한 자각은 부족하다는 것을 초기에 인정한다.

이러한 반응에 대한 타당한 설명은 긴장을 푸는 과정과 혹시 초기에 생길 수 있는 불편감에 대해 이해하는데 도움을 준다.

다음 단계는 이완 반응(Benson & Klipper 2000)을 이해하는 것이며 여기에서 환자들은 불안이나 스트레스 반응을 인식하고 신경을 끄는 방법을 배우게 된다(자율신경계의 부교감 신경 분지에 의해 중재됨).

스트레스 반응이 두려움, 통증 또는 부정적인 생각과 감정에 의해 크게 영향을 받는 것처럼 이완 반응을 이끌어 낼 때 그 반대 현상이 나타난다(그림 7.3.8). 환자는 '정신과 신체의 차분하고 고요함'에 대한 정기적인 연습을 통해 부정적인 생각과 신체적 긴장을 없애는 법을 배운다.

저용량, 하부 가슴의 '최소한의' 호흡의 숙달은 이것의 필수적인 부분이다. 스트레스/이완 방정식의 양측을 이해하면 과호흡으로 인한 CO_2 고갈의 효과, 증상의 발현시기, 결과적인 시스템 혼란에 대한 인식과 함께 강력한 자기 관리 기법을 배우는데 도움이 된다(박스 7.3.4).

세 번째 단계는 규칙적인 매일 연습을 계획하는 것이다:

- 다양한 방법의 정신과 신체 이완기법을 가르치는 것은 스트레스에 대한 신체적 및 정신적 접근을 다루는데 도움이 된다. 다양성은 또한 지루함을 예방하는데 도움이 된다.
- 반 중력 반사가 제거된 상태에서 베개에 의해 지지되어 편안하게 누워서 환자는 진행성 근육이완과 같은 연습을 하기 전에 각각의 호기 말에 이완된 휴지(pause)에 대해 집중할 수 있다(Mitchell 1987).
- 여건이 된다면 생체 되먹임 기계는 특히 이완에 매우 저항하는 청소년의 치료에 유용한 보조적 치료도구가 된다.
- 핫팩, 마사지, 지압 또는 부드러운 신장은 연습 전 시행하기에 유용하다.
- 바로 누운 자세에서 이완에 취약하다고 처음에 느끼는 환자는 엎드린 자세가 대체제가 될 수 있다. 부드러운 흉부 가동술이 추가될 수 있다.
- 고문이나 학대에서의 생존자들은 전문가의 치료가 필요하다. 이 주제에 대해서는 Alexandra Hough의 잘 정리된 논문을 읽어볼 필요가 있다(Hough 1992).
- 누운 자세에서 긍정적인 결과가 나오면 앉은 자세에서 이완 교육을 진행한다. 직장에서, 신호 대기중인 차 안에서, 버스나 기차 또는 비행기 안에서 'stop, drop, flop'을 지침으로 하며 매 시간마다 소규모의 이완을 실시한다.
- 필요하다면 작업장을 방문하여 환자의 산업 안전 보건 담당자와 연락하여 직장에서의 자세와 호흡 패턴을 검토하기 위해 직장에서의 인체 공학에 대한 토론을 이 세션에 포함시켜야 한다.
- 이완은 단지 증상을 없애는데 도움이 되며, 스트레스의 원인을 없애지는 못한다는 점을 환자가 이해하도록 하는 것이 중요하다; 달성 가능한 생활 양식 변화에 대한 검토가 권장된다.

말하기

말을 할 때 호흡의 배경 리듬이 방해받는 과호흡 증후군/호흡 패턴 장애에서는 호흡과 말하기를 조화시키는 것이 공통 문제이다(Timmons & Ley 1994). 말하는 동안 호흡에 대한 자신감을 회복하는 것은 치료 프로그램의 중요한 부분이다. 환자는 다음의 한 가지 또는 여러 가지 그룹의 복합된 상태를 보인다:

1. 만성 호흡 패턴 장애를 가진 환자로 그들의 직업이 음성을 필요로 한다: 예를 들어, 강사, 법정 변호사, 배우, 가수, 콜센터 및 판매직원. 이들은 호흡 조절과 목소리와 관련하여 어려움을 가지고 있다. 이차적인 자신감 상실과 '수행 불안'이 증상 목록에 흔히 추가된다.
2. 기침이나 인후 건조 및 인후통의 문제가 동반되는 만성 부비동 문제나 후비루를 가진 구강호흡 환자.
3. 불안, 스트레스 또는 우울 장애를 앓고 동시에 증가된 교감신경의 각성, 상부 가슴 긴장 및 한숨 쉬는 호흡을 하는 환자는 자주 턱과 인후부의 과도한 압박감이나 통증을 호소한다. 이 그룹의 환자들은 주로 단일 음조로 말을 한다. 발성 문제는 숙련된 상담가의 도움이 추가로 필요할 수 있다.
4. 열공 탈장 또는 위식도 역류 질환의 과거력을 가진 환자들은 자주 인후 자극이나 만성 헛기침, 어깨 긴장 및 성대 주름 결손을 호소한다. 소화관 불편감에 대한 반응으로 상부 가슴호흡이 표준이 된다. 복벽의 강직은 말하는 동안 비효율적인 호흡조절을 유발한다−흔히 한 문장이 끝나기 전에 소리가 점차 작아져 조용해진다(약물 순응도를

확인하는 것이 중요하다).

모든 그룹에서 횡격막의 힘과 사용이 감소되어 있다.

아마도 두 번째나 세 번째 세션에서 복부 패턴이 재형성되면 앉은 자세와 선 자세에서 말하기와 호흡조절에 대해서 평가하라. 가장 흔한 문제는 다음과 같다:

- 말을 시작할 때 상부 가슴을 과 팽창시킴.
- 말하는 동안 숨쉬기를 위한 중지를 잊어버림.
- 내쉬는 숨의 마지막까지 말을 하고 헐떡거리는 호흡을 함.

환자가 읽기 문제를 가지고 있다면 간단한 글을 읽거나 알파벳을 큰소리로 외우게 하는 것은 문제를 확인하고 교정하는 효율적인 방법이다. 단계는 다음을 포함한다.

- 말하기 전에 이완상태에서 숨을 내뱉는다.
- 부드럽게 코를 통해 숨을 들이쉬고 시작한다.
- 문장 사이에서 가볍게 하부 가슴 구강호흡을 한다.
- 천천히 말한다.

흡기 근육훈련은 구강/횡격막 호흡장애가 있는 경우에 이점이 있다.

음성/말하기 문제가 지속되면 언어 병리학자나 언어 치료사에게 의뢰한다. 목소리/성대주름 문제 부분은 7.5장을 참조하라.

운동

운동 능력은 조직으로 산소 공급을 증가시키고, 과도한 이산화탄소와 대사물질을 제거하는 심혈관계와 호흡기계의 용량에 달려있다. 호흡의 정상 산소 소모량은 휴식 시 산소 소모량의 2% 이하이나 과호흡 동안에는 흉벽과 폐의 움직임과 환기로 인해 전체 산소 소모량의 30%까지 사용된다(Koeppen & Stanton 2006). 휴식 상태에서 환기를 위해 습관적으로 정상보다 더 많은 산소를 소모하는 환자는(과호흡), 혀끝 호흡(apical breathing)자체의 산소 소모가 운동능력을 제한할 것이다. 이러한 일련의 과정에 기계적인 문제가 종종 공존한다. 만성 상부 가슴호흡 환자들은 운동시 과 팽창시켜 흉벽의 골성 한계에 빠르게 도달하고, 이때의 압박감을 호흡곤란으로 잘못 해석하거나 더 안 좋은 원인에 의한 증상으로 생각한다(습관적인 상부 가슴호흡으로 인한 늑간 조직의 과신장 때문에 발생한 흉벽 통증을 환자가 근골격계 손상 보다는 심장발작에 의한 것이라 생각하는 대표적인 예이다).

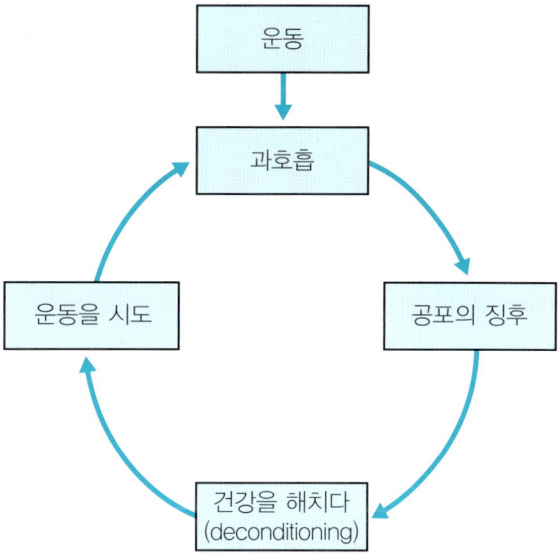

그림 7.3.9 악순환 사이클

활동에 대한 두려움은 종종 호흡곤란의 불쾌한 증상이나 피로에 의해 유발된다. 후자의 경우는 중추성 피로로 산-염기 평형(pH)이 알칼리증으로 이동함으로써 부분적으로 매개되는 전반적인 활력 저하 및 건강하지 못한 느낌을 가진다(Grossman & Wientjes 1989). 산-염기 평형의 보호는 신장을 통해 중탄산염과 같은 알칼리의 배설을 통해 유지된다. 이때 칼륨과 인산염 또한 고갈되어(Magarian 1982), 근육 피로를 유발한다.

대사 효율의 저하로 인한 골격근의 젖산 축적은 통증과 강직 증상을 유발한다. 완충되지 않은 산이 중추 순환에 도달하여 발생한 호흡곤란은 과호흡을 더 유발 시킨다(Lewis 1954). 운동 중 근육의 대사로 인한 노폐물질의 축적이 정맥계에서 적절하게 제거하지 못하는 말초성 피로는 고통을 더 가중시킨다. '악순환'이 완성된다. 이러한 환자들은 건강 상태의 소실이라는 이차적 문제를 가진다(그림 7.3.9).

신체적 체력은 Altug and Miller's (1990)의 *강사를 위한 생활 체력 지침에 다음과 같이 서술되어 있다:*

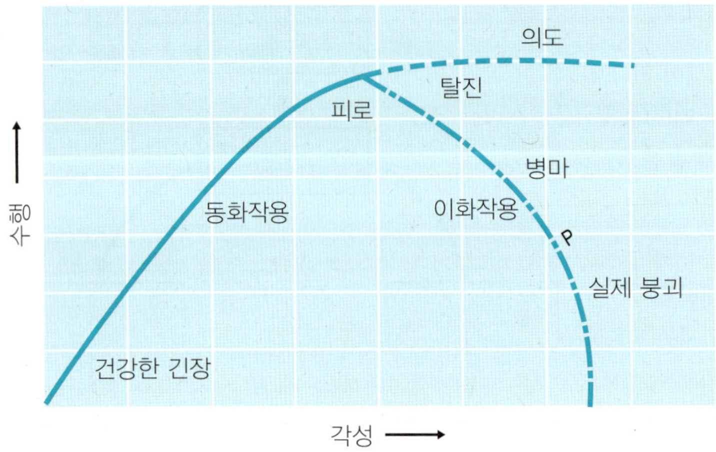

그림 7.3.10 인간 수행 곡선. 수행은 대처능력 및 효율성과 관련이 있다. 각성은 활동과 관련이 있으며 상위 레벨에서는 투쟁과 관련이 있다. 'P'는 각성 정도가 아주 조금 더 증가하면 붕괴가 촉진되는 불안정한 '돌발적 절벽 가장자리'를 나타낸다. *Dr Peter Nixon.*

일상–직장과 놀이–의 정상적인 요구에 대해 쉽게 그리고 응급상황에 대처하기 위한 충분한 경계를 가지고 충족할 수 있는 신체의 능력.

호흡 패턴 장애 및 생리적인 후유증으로 고생하고 있는 환자는 종종 이러한 이상적 상태에 비해 많이 떨어진 상태라 인정한다. 몇몇 환자들은 너무 심하게 떨어져 매우 가벼운 활동을 하는 동안에도 과중한 운동과 관련된 증상들을 경험한다.

주의: 환자의 운동 수준은 나이, 영양상태, 탈진 정도 및 수면패턴을 고려하여 신중하게 판단해야 한다.

그림 7.3.10 참조

유용한 경험법칙은 균형 잡힌 호흡과 개선된 수면 패턴을 회복할 때까지(적절한 휴식과 항상성의 회복) 피로 상태에 있는 환자에게 유산소 운동을 하지 않도록 하는 것이다.

신체 단련의 추천은 운동 훈련/체력에서 중등도 강도와 간헐적 신체활동을 특유의 형태로 통합한 신체활동/건강모델에 중점을 두는 것으로 변화했다(Warburton 2006). 이것은 대부분의 사람들, 특히 현저하게 안 좋은 사람들이나 앉아서 일하는 사람들에게 더 매력적인 전망을 보여준다. 누적 운동시간을 점차적으로 늘려 매일 30분의 활발한 활동을 1주일에 6~7일간 시행하며, 10분 단위로 나누어 실시할 수 있다. 활동은 다양할 수 있다.

적절한 호흡이 익숙해지면 하루 2분 정도로 3회를 실시하는 것은 매우 허약한 사람이나 탈진된 사람들에게 적합한 출발점이 될 수 있다. 흡기근육 훈련은 비만으로 인한 제한된 운동능력을 가진 환자에서(Edwards et al 2012) 유익하며, 과체중이나 비만 환자의 신체 훈련 프로그램에 들어가기에 앞서 유용한 기초나 준비 전략을 제공할 수 있다.

영양: 박스 7.3.5에는 영양과 운동에 대한 추천 사항이 서술되어 있다.

Box 7.3.5 영양

- 좋은 영양은 건강에서 중요한 요소이다; 많은 환자들이 자신의 건강뿐 아니라, 식단이 적정 수준에 미달한다는 점을 인정한다.
- 혈당 수치의 변동은 혈당을 빠르게 증가시키고 뒤이어 공복 수준이나 그 이하로 급격하게 떨어지는 고 탄수화물 식이를 하는 환자에서 증상을 유발할 수 있다 (Timmons & lay 1994).
- 환자에게 단백질을 포함한 아침식사를 권유하고 3시간 이상 음식 섭취를 하지 않는 것을 피하게 한다 (Hough 2001).
- 하루에 일상적인 세 번의 식사 이외에 오전과 오후 중간에 단백질 스낵을 섭취하는 것은 여기에 잘 맞는다.
- 이것은 특히 혈당 수치가 낮을 때 훨씬 잘 나타난다고 알려진 공황발작이나 경련을 경험하는 환자에게 더 중요하다 (Timmons & Ley 1994).
- 영양사에 대한 의뢰가 필요할 수 있다.

운동 프로그램 수립

활동 중 호흡을 다루는 감독하의 세션에서는 운동 중 예상되는 호흡을 관찰함으로써 시작한다:

- 증가된 산소 소모와 함께 호흡 횟수 및 1회 호흡량의 증가(정상)
- 호기 말 휴식기의 소실(정상)
- 노력 중 상부 가슴의 관여(정상)
- 체력이 매우 저하된 사람들은 빠르게 극한 상태가 된다는 것을 명심하고, 활동이 극한에 다다르면 비강 호흡에서 구강호흡으로 전환(정상)
- 호흡곤란은 해롭지 않으며 단지 계속하기 전에 진행을 늦추거나 멈춰서 회복하고 호흡을 점검하라는 신호이다('stop, drop, flop').

걷거나 계단을 오르는 것은 운동에 대한 반응으로 호흡 횟수/패턴과 심박수를 관찰하는 쉬운 방법이다. 산소 측정기를 사용하여 산소 포화도를 확인:

- 불안하거나 회의적인 환자에게 정상 수치를 보여준다
- 운동 중 산소 포화도가 최소 정상 수치(95%) 밑으로 떨어지며 산소 불포화가 호흡곤란을 동반하면 진단되지 않은 심폐질환을 의미할 수 있다. 추가적인 검사가 필요할 것이다.

운동 중 호흡에 대한 확신을 갖게 되면 환자는 필요에 따라 개별화된 단계적 프로그램을 통해 자기관리를 하거나, 규칙적인 운동이나 스포츠 활동을 재개할 수 있다. 규칙적인 즐거운 운동이 가져오는 장점은 다음과 같다:

- 유산소 이득(심혈관계 효율)
- 소화/장 기능 개선
- 수면패턴/이완반응의 개선
- 아편유사제의 혈류로 유입(예로, 정서와 수면 개선제, 세로토닌).
- 골밀도의 개선/유지(스테로이드의 장기 복용자나 폐경 후 여성에서 중요).

휴식과 수면

호흡 패턴 장애 환자가 경험하는 흔한 쇠약 증상은 불규칙한 수면패턴과 생생한 꿈이다. 최적의 신체적, 정신적 건강을 회복하고 치료하는 것은 휴식성 수면과 이완된 휴식에 달려있다. 이것을 박탈당하면 이미 과부하된 신체에 과도한 스트레스, 불안 및 탈진이 발생한다. 뇌간에 있는 수면 조절 중추(SRCs)는 고위 피질 뿐만 아니라 관절, 장기, 근육 수용체와 같은 신체의 여러 다른 부위에서 정보를 받아 처리한다:

- 수면 유도(SRC로의 자극 수준이 낮을 때)
- 불면/각성 조장(높은 SRC 자극)

고요한 정신과 이완된 신체는 회복성 수면의 전제 조건이다.

수면은 호흡기계의 저명한 변화가 발생하는 완전히 다른 두 개의 주기에 관여한다:

1. 느린 파형 또는 고요한 수면. 이것은 말초혈관의 긴장도, 혈압, 호흡 및 대사속도의 감소를 특징으로 하는 깊고 편안한 수면이다. 고탄산 반응이

Box 7.3.6 수면장애

이 악순환은 단독으로 나타나지 않을 수도 있다. 수면 병력을 평가해 보면 다음과 같은 수면장애의 흔한 원인을 알아낼 수 있다:

- 신체적 문제(예. 만성 통증)
- 중추 신경계를 자극(기관지 확장제, 카페인, 암페타민, 니코틴) 같은 약물 (처방 또는 비처방)
- 환경적 요인(예. 혼잡한 환경, 소음공해)
- 습관적 이유(예. 지루함, 낮잠 자기)
- 정신과적 문제(예. 임상적 또는 반응성 우울증)
- 사회적 문제(예. 실업, 관계 문제, 슬픔)
- 일주기 리듬의 교란(예. 교대근무)
- 침대 파트너의 코골이
- 폐쇄성 수면 무호흡증과 같은 수면장애
- 중독(예. 알코올 중독, 수면제를 포함한 약물 의존)

이러한 문제를 지적하고, 기저 문제를 해결하기 위해 필요하다면 관련 전문기관을 찾는 것은 공존하는 불면증 문제를 다루기 전에 최우선적인 사항이다.

약해짐에 따라 이산화탄소의 농도가 올라간다. 일부에서는 꿈을 꿀 수 있지만 거의 기억되지 못한다. 이것은 신체 회복 단계로 간주된다.

2. 급속 안구 운동(REM) 수면. 대략 90분 동안의 느린 파형 수면 마다 REM 수면으로 바뀌어 5~30분간 지속된다. 이 단계에서는 뇌가 매우 활발한 활동을 보여 역설적 수면으로 불리기도 하며, 이 수면은 기분과 정서적 적응과 관련이 있는 것으로 생각된다. 심박수와 대사속도 및 혈압은 약간 증가하고 호흡은 불규칙해지며 일회 호흡량은 감소한다; 상부 기도 근육과 늑간 및 보조 근육(횡격막 활동으로 부터 해리된)(Hough 2001)의 근 긴장도가 감소함에도 불구하고 근육 단일 수축 및 급속 안구운동이 관찰된다. 이 주기 동안의 꿈은 적어도 부분적으로 기억된다(Koeppen & Stanton 2006). REM 수면은 극도로 지친 경우에 없을 수도 있으나 적절한 휴식 및 수면 후에 돌아온다.

악순환 형성

낮 동안 이산화탄소 농도가 낮거나 변동을 보이는 만성 호흡 패턴 장애 환자들은 흔히 밤에 놀라서 잠을 깨고 빠르게 호흡을 한다고 보고한다. 수면 상태에 빠지면 분당 호흡량의 감소로 이산화탄소 농도가 적응된 낮 동안의 수치보다 높아진다(Bootzin & Perlis 1992). 이것은 습관적인 낮 동안의 이산화탄소 농도로 낮추기 위한 방법으로 호흡 충동을 증가시키기 위해 호흡 중추를 자극한다. 생생한 꿈이나 악몽은 심장 두근거림과 함께 이 시기에 종종 경험된다. 수면 자체가 공포가 된다(Box 7.3.6).

정상 수면 패턴의 재형성

- 호흡 재훈련: 깨어 있는 동안 저용량, 하부 가슴 호흡의 회복은 호흡 중추에서의 높은 이산화탄소 농도에 대한 내성을 재형성하는데 도움이 된다.
- 잠들기 전 또는 잠에서 깨었을 때 전신 이완과 함께 호흡에 대한 인식을 하는 것은 과다 각성상태를 줄이고 수면을 촉진하는데 도움을 준다.
- 수면 의례/준비에 대한 토론
- 2-6주 동안 개별화된 수면 계획에 대해 전념

수면 위생 점검표

다음의 내용을 어떻게, 왜 하는지 토론하라:

- 과다 각성 상태를 줄이기 위해 안정된 취침 전 의례를 시행하라(이완시키는 음악, 따뜻한 목욕을 하고, TV 뉴스나 늦은 밤의 비디오/영화/극장, 토론/논쟁을 피하라)
- 식이 자극제를 줄이거나 중단한다. 예를 들어, 커피나 초콜렛, 진한 차 대신에 카페인이 없는 제품, 허브차 또는 따뜻한 우유로 대체한다.
- 소프트 드링크나 통증을 위한 비 처방약의 라벨에서 카페인 농도를 확인하라
- 카페인의 권장 일일 한도인 300mg을 넘지 않도록 하라(커피 3잔 상당)
- 낮잠(일일 주기 리듬 및 하루 주기 리듬 교란) 금지
- 늦은 저녁에 양념 맛이 강한 음식이나 과식의 금지
- 늦은 저녁의 알코올 섭취 제한(상부 기도 근육의 긴장도를 감소시키고, 코골이나 수면구조의 불량을 유발한다)
- 늦은 시간의 운동이나 체육관 세션을 피하라(자극효과)
- 침대를 수면 장소로의 역할을 강화시키기 위해 전화, 전자장치, 먹거나 마시기 또는 침대에서 글쓰기와 같은(좋든 나쁘던) 스트레스 정도를 줄여라
- 성행위는 예외이다. 그러나 오르가즘 후의 깊은 이완은 단지 4-5분간 지속된다: 만약 이 때 잠들지 못하면 추가적인 이득은 없다. 성 행위에 대한 불안은 전문가의 도움이 필요할 수 있다.
- 빈뇨를 피하기 위해 저녁시간의 수분 섭취는 최소화 한다.

이러한 간단한 사항을 준수하면 편안하고 보충되는 수면을 회복하는데 도움이 된다.

수면 재훈련

다음과 같은 일부 상황에서는 약물치료가 필요할 수 있다:

- 극심한 고통을 초래하는 심각한 만성 불면증
- 교대 근무 또는 시차 지연과 연관된 일시적 수면 장애
- 정서적인 격변 또는 심각한 질병과 관련된 수면 장애

독립적으로 하기 위해서는

개별적 프로그램 만들기

탐색 작업을 완료하고 필요에 따라 위에 열거된 분야를 다룬 다음, 환자가 따라야 할 받아들일 수 있는 프로그램을 만드는 것이 다음 단계이다.

평가 세션에서는 많은 대화와 질문을 요구하지만, 다음 세션은 호흡 재훈련과, 교육 및 이완이 대부분의 시간을 차지하는 행동 기반이다. 진전이 이뤄짐에 따라 (그리고 기록된 대로), 필요하다고 인정되는 다른 특정 주제가 다뤄질 수 있다.

환자가 안정화되고 자기 관리기술에 자신감이 생길 때 까지 매주 물리치료 세션이 필요할 수 있다. 30분간의 검사나 필요할 때만 전화/이메일/문자 연락을 통해 예약 간격을 넓힐 수 있다.

2개월 간격으로 니지메겐 설문지(Nijmegen Questionnaire) 또는 RoBE 척도 재검사, 흉부의 유발점의 통증 정도, 가동성 및 균형의 재검사, 수면 변화, 직장과 학교의 결근과 같은 객관적인 지표를 기록하는 것은 환자와 미래 연구를 위한 데이터 수집의 결과 지표에 긍정적인 피드백을 제공한다.

참고문헌 Reference

Altug, Z., Miller, M., 1990. The natural exercise prescription. Clinical Management 9(3).

Bartley, J., Young, D., 2008. Ultrasound as a treatment for chronic rhinosinusitis. Medical hypothesis. Elsevier Science Direct.

Benson, H., Klipper, M., 2000. The Relaxation Response. Harper Collins, New York.

Bootzin, R., Perlis, M., 1992. Non pharmacological treatments of insomnia. Journal of Clinical Psychology 53 (6) (suppl).

Bradley, D., 2012. Hyperventilation syndrome/breathing pattern disorders. Random House, New Zealand.

Chesson, R., 1998. Psychosocial aspects of measurement. Physiotherapy 84 (9), 435–438.

Clifton-Smith, T. Bartley, J., 2006. Breathing Matters. Random House, New Zealand, pp. 101.

Damas-Mora, J., Davies, L., Taylor, W., et al., 1980. Menstrual respiratory changes and symptoms. British Journal of Psychiatry 136, 492–497.

Edwards, A.M., Maguire, G.P., Graham, D., et al., 2012. Clinical study: four weeks of inspiratory muscle training improves self-paced walking performance in overweight and obese adults: a randomised controlled trial. Journal of Obesity Volume 2012 (2012), doi:10.1155/2012/918202.

Freedman, R.R., Woodward, S., 1992. Behavioural treatment of menopausal hot flushes: evaluation by ambulatory monitoring. American Journal of Obstetrics and Gynecology 167, 436–439.

Gilbert, C., 1999. Breathing and the cardiovascular system. Journal of Bodywork and Movement Therapies 3 (4), 215–224.

Glynn, C.J., Lloyd, J.W., Folkhard, S., 1981. Ventilatory response to intractable pain. Pain 11 (2), 201–211.

Grossman, P., Wientjes, C., 1989. Respiratory disorders: asthma and hyperventilation syndrome. In: Turpin, G. (Ed.), Handbook of clinical psychophysiology. Wiley, New York, pp. 519–554.

Hough, A., 1992. Physiotherapy for survivors of torture. Physiotherapy 78 (5), 323–328.

Hough, A., 2001. Physiotherapy in respiratory care, third ed. Nelson Thornes, UK.

Howell, J.B.L., 1990. Behavioural breathlessness. Thorax 45, 287–292.

Hristara-Papadopoulou, A., Tsanaka, J., Diomou, G., et al., 2008. Current devices of respiratory physiotherapy. Hippokratia 12 (4), 211–220.

Innocenti, D.M., 1998. Hyperventilation. In: Pryor, J., Webber, B., (Eds.), Physiotherapy for respiratory and cardiac problems. Churchill Livingstone, Edinburgh, pp. 449–461.

Koeppen, B.M., Stanton, B.A., (Eds.), 2006. Berne & Levy Physiology, sixth ed. Mosby, Philadelphia.

Kumar, P., Clarke, M., 1998. Clinical medicine, fourth ed. W B Saunders,

Edinburgh, pp. 826.

Lewis, B.I., 1954. Chronic hyperventilation syndrome. JAMA 151, 1204–1208.

Lisboa, C., 1997. Inspiratory muscle training in chronic airflow limitation: effect on exercise performance. Eur Resp J. 10, 1266–1274.

McConnell, A., 1998. Inspiratory muscle training improves lung function and reduces exertional dyspnoea in mild/moderate asthmatics. Proceeding of the Medical Research Society. Clinical Science 95, 4P.

Magarian, G.J., 1982. Hyperventilation syndromes: infrequently recognised common expressions of anxiety and stress. Medicine 62, 219–236.

Mitchell, L., 1987. Simple relaxation. John Murray, London.

Nixon, P.G.F., 1986. Exhaustion: cardiac rehabilitation's starting point. Physiotherapy 72 (5), 129–139.

Novy, M.J., Edwards, M.J., 1967. Respiratory problems in pregnancy. American Journal of Obstetrics and Gynecology (Dec 1), 1024–1045.

Papsin, B., McTavish, A., 2003. Saline nasal irrigation: its role as an adjunct treatment. Canadian Family Physician 49, 168–173.

Pitman, A., 1996. Physiotherapy for hyperventilation video. Physiotherapy for Hyperventilation Group, c/o Anne Pitman, Physiotherapy Department. The London Clinic, 20 Devonshire Place, London, UK.

Selye, H., 1956. The stress of life. McGraw Hill, New York.

Thomas, M., McKinley, M.K., Mellor, S., et al., 2009. Breathing exercises for asthma: a randomised controlled trial. Thorax 64(1), 55–61.

Timmons, B.H., Ley, R., 1994. Behavioural and psychological approaches to breathing disorders. Plenum, London.

Warburton, D.E.R., Nicol, C.W., Bredin, S.S.D., 2006. Health benefits of physical activity: the evidence. CMAJ March 14, 2006 vol. 174 no. 6 doi: 10.1503/cmaj.051351.

Zigmond, A.S., Snaith, R.P., 1983. The Hospital Anxiety and Depression Scale. Acta Psychiatrica Scandinavica 67, 361–370.

장 **7.4**

호흡 문제의 정신적 훈련 및 치료

Chris Gilbert

장목차

자기주도	224
과호흡	224
호흡 중지	225
급성 과호흡의 완화	225
'거짓 평형'과 불균형에 대한 적응'	226
이산화탄소 측정기 사용	226
과호흡의 유무 확인	226
정서적 회상의 효과 입증	227
인지치료	227
공황 장애	229
심장 재활	229
참고문헌	230

이 장에서는 정서적 요인, 습관 변화, 자가 조절, 인지 정신치료, 및 공황을 다루는 것을 포함하는 정신적 구성요소의 중재에 중점을 둔다. 정신적인 의도가 관련되어 있는 한 호흡을 개선하는 방법을 배우는 것은 정신적인 과정의 일부이다. 이것은 호흡 패턴의 장애가 사고와 감정의 장애를 기반으로 할 때 특히 그러하다. 이러한 부분을 인지하고 변화시키는 것은 안정된 호흡을 하는 것보다 우선이지만 항상 필요한 것은 아니다. 호흡 단독의 변화가 필요한 것처럼 진행하는 것으로 충분할 수 있다. 신체와 정신의 양방향 관계 때문에 신체적 또는 행동적 변화는 일반적으로 감정 상태에도 영향을 미친다. 이러한 관점에서 호흡 패턴의 도움을 필요로 내원한 환자는 결과적으로 좀 더 정신적으로 안정된 기분을 가질 수 있고, 정신 치료를 위해서 내원한 다른 환자는 결과적으로 더 안정된 호흡을 가질 수 있다.

호흡기 증상을 가진 환자는 이러한 증상을 어떤 특정한 방식으로 해석하고 이것은 어떤 종류의 치료사와 상의해야 하는지에 영향을 미친다: 의사, 영양사, 침술사, 정골의사, 카이로프랙터, 심리치료사 또는 물리치료사. 따라서 각 개인의 선택에 따라 증상의 원인에 대한 편향된 믿음이 표시된다. 이러한 각각의 학문(및 그 외의 학문)에는 호흡문제에 대한 타당한 접근법을 가지고 있으며, 특히 치료사와 환자의 믿음이 일치 할 때 각 학문은 증상에 대한 특정 접근법을 통해 도움을 줄 수 있다.

누군가의 호흡을 유도하거나 재훈련하는 것은 보통 자연스러운 이완된 호흡을 자극하는 간단한 운동을 가르치는 것과 관련이 있다. 반복된 연습과 자가 교정을 통해 의식적인 중재는 덜 의식적이 되고 더 습관적이 된다. 여러 책에서 이러한 계열의 호흡 재훈련의 방법을 서술하고 주의 깊은 관찰과 임상을 반영한다(Bradley 2012). 이 장에서는 호흡 조절의 심리학에 주목하여 몇 가지 일반적인 지침을 제공한다. 더 자세한 내용은 Chaitow et al(2002)에 나와 있다.

누군가의 호흡을 변화시키는 것은 테니스 서브나 스키 기술을 개선시키는 것과는 다르다; 호흡은 연속적이며 의식적인 감독을 필요로 하지 않는 완전히 자동화된 과정이다. 또한 호흡은 필수적이기 때문에 그것의 작동을 보장하기 위해 다양한 조절과 안전장치들이 있다. 누군가에게 이러한 과정을 간섭하는 것을 가르치는 것은 주제넘은 방법이다; 충분한 주의를 기울여 일시적으로 호흡 기전을 조종할 수 있지만 마음이 다른 곳으로 향하자 마자 자동적 조절이 되돌아 온다.

그러나 호흡 양상의 개선은 가능하다. 수의적인 것과 비수의적인 것 사이의 상호작용은 뇌의 여러 영역에서 오는 신호가 상충됨에도 불구하고 적절한 공기 교환을 보장하기 위해 노력하는 깊고 안전한 시스템을 존중하여 다뤄질 수 있다. 호흡을 방해하는 문제는 정서적인 요인이나, 앞에 장에서 서술된 다른 여러 요인들의 보상 작용을 통해 만들어진 손상, 안 좋은 자세, 또는 습관으로부터 온다. 정상적인 호흡을 회복시키는데 구조적 또는 의학적 장애가 없다고 가정할 때, 문제는 매 순간의 대사 요구에 맞추고 과도한 고위 중추의 입력 없이 신체가 스스로 호흡하도록 허용하는 것이다.

만약 만성적인 또는 간헐적인 감정 상태가 호흡 문제에 기여한다면, 두 가지 모두 함께 변화시켜야 하는 것처럼 보일 수 있다. 그러나 마음은 호흡에 의해 영향받고 반대로 영향을 주는 것을 받아들인다면, 분리는 인위적인 마음과 몸의 이분법적 표현이 된다. 구분이 언어의 유물처럼 보이기 시작하고 궁극적으로는 무의미한 것 처럼 보일 때까지는 상호작용, 상호 영향, 상호주의 및 동시성이라는 기술을 할 수 있다. 언어는 마음과 몸의 구분을 강요하지만 생물학적인 현실은 언어보다 앞서있다.

대부분의 부적절한 호흡의 변화는 의식적인 의도 없이 문제를 발생시킨다. 개개인은 더 명확하게 생각하기 위해 호흡을 중지하도록 결정하지 않는다; 호흡은 그냥 중단된다. 이러한 의미에서 호흡은 위가 수축하는 것처럼 자동적이다. 그러나 대뇌피질로부터 호흡중추로의 풍부한 신경 연결은 호흡을 완전하게 조절할 수 있게 한다. 가장 기본적인 신경중추인 뇌교와 수질 부위는 호흡 지표의 미세 조절을 위해 화학적 수용기 로부터 입력을 받고, 또한 변연계(감정적인 입력), 깨어 있는 동안에는 망상체(일반적인 각성, 주의) 및 완전한 수의적 조절을 위해 피질 척수 뉴런을 통해 대뇌 피질로부터 입력을 받는다. 마지막 경로가 호흡 패턴에 대한 지배력을 강화하기 위해 연습하거나 '운동하는' 경로이다.

자기주도

우리가 환자에게 특정한 방법으로 호흡을 하게 할 때, 우리는 큰 두려움과 걱정의 근원이 될 수 있는 시스템에 대한 지배를 권장한다. 많은 환자들이 초기에는 그들의 호흡을 바꾸는 것에 대해 불안함을 느낀다; 이러한 시도는 헐떡거림이나 한숨을 유발하거나 위협적인 것으로 인식하여 생물학적 과정을 변경하는 것에 대해 명백한 거절을 한다. 자연적 신체 기능으로부터 멀어지게 되면 책임감이 없어지고 호흡은 감정상태에 의해 유도된다. 이것만으로도 '호흡 운동'에 대한 강력한 근거가 된다–강화되는 것은 수의적 조절과 감정 중추로부터의 영향을 의도적으로 수정하거나 반전시키는 것이다. 통제를 상실한 호흡을 중단하는 법을 배우기 위해서는 의식적인 의도를 개입시킬 지점을 찾는 것이 도움이 된다. 이것은 의식적 사고를 새롭고 때로는 두려운 영역으로 확장시키는 것을 필요로 한다. 호흡은 질식이나 사망과 관련되어 있기 때문에 가장 위협적인 신체기능일 수 있다. 일부 개인의 경우 호흡은 특별하게 감정과 연결되어 있고 단순한 공기 교환 이상의 의미를 나타내는 감정 표현의 주요 경로일 수 있다. 그렇다면 이 과정에 대한 의식적인 조절을 요구하는 것은 분노, 슬픔 또는 버림받은 느낌의 의식적 조절을 요구하는 것과 비슷하며 훨씬 더 어려운 일이다. 그래서 친절과 인내심은 호흡 조절에 방해가 되거나 특별한 어려움을 겪는 환자에서 도움이 된다.

과호흡

습관적인 과호흡의 경우에 호흡량을 줄이는 것은 어느 부분에서 휴지기의 도입이나, 숨을 들이쉬는 깊이를 줄이거나 전체 호흡수의 감소 또는 숨 내쉬기를 천천히 하여 단위 시간당 기류의 양이 감소하도록 하는 것을 필요로 한다. 이 중 일부는 목표에 전적으로 집중하더라도 다른 것보다 어렵다. 예를 들어, 호기의 마지막에 휴지기를 요청 받으면 많은 사람들이 전혀 하지 못한다. 부분적으로는 요청에 따르겠지만, 고의이든 무의식적으로든 약간의 공기를 들이쉬게 된다. 천천히 숨을 내쉬도록 요청받을 때 약간의 역행적인 '기습 호흡(sneak breath)'이 있을 수 있다. 만성 과호흡에서의 흔한 문제인 한숨 쉬기를 많이 하지 않도록 요청받게 되면 종종 반대현상이 대신 일어난다: 가능성을 생각하면 더 많이 자극하는 것처럼 더 한숨을 쉰다.

호흡 중지

호흡 중단, 자발적인 무호흡은 시작 하기에 간단한 영역이다. 호흡은 인후부를 열거나 닫은 상태에서 멈출 수 있다. 혀의 등부분으로 연구개를 눌러 공기 통로를 밀봉하고 모든 공기의 움직임을 막을 수 있다. 인후부가 열린 상태에서 호흡을 중단하는 것은 모든 호흡 관련 움직임을 중단해야 하기 때문에 일반적으로 더 어렵지만, 의식적 통제를 보다 효과적으로 확장시키는 것으로 보인다.

어쨌든 호흡 중단은 모든 사람의 범위 내에 존재한다. 수영 중에 물 속에 있을 때 당연히 호흡 중단이 되어야 되고, 또한 '동결' 반사의 구성 요소이기도 하다. 소리를 내기위해 호흡을 중단하는 것은 발성의 구성요소이다. 또한 불을 끌 때처럼 강제로 숨을 내뱉을 수도 있다. 이러한 것들은 모두 특정한 목적을 위해 호흡을 조작하는 것이다. 그러나 추상적으로 기전에 간섭하는 것은 종종 그것을 필요로 하는 사람들에게 위협을 느끼게 한다. 호흡을 중단하는 것은 잠재된 공포를 유발할 수 있다; 항상 숨을 쉬기를 원하는 사람들은 호흡 중단을 요청받게 되면 표면상으로는 따르겠지만, 여전히 작은 여분의 공기를 들이마실 것이다. 이것은 변형 계측기나 근접 관찰로 감지할 수 있다. 짧은 호흡 중단 시간은 과호흡 경향을 나타내는 하나의 지표이며, 과도한 공기 부족이나 이산화탄소 축적에 대한 두려움의 지표일 수 있다–'질식 경보'(Preter & Klein 2008 참조). 일부 환자들은 처음에 호흡중단을 10초를 넘기지 못하며; 30초는 적당한 정도이며; 45초는 도달해야 한다(8.2장 참조). 맥박 산소 측정기를 사용하여 환자에게 호흡을 중단하는 동안 산소 포화도가 크게 떨어지지 않는 다는 것을 보여주어 안심시킬 수 있다.

휴지기를 끼워 넣는 것은 의식적 호흡조절에 밀어 넣거나 '문간에 발들여 놓기'이다. 차이를 느낄 수 있도록 인후부를 연 것과 닫은 것 모두를 연습을 하는 것은 유용하다. 이것이 숙달 되면 다음 단계는 호기 말에 휴지기를 두는 것이다. 이것은 흡기 후 휴지와 다르며 일반적으로 더 어렵다. 단순히 모든 호흡 근육을 이완시키고, 움직임이 가라앉도록 놓아 두고, 이어서 다음 흡기 이전에 잠깐 휴식을 취하면서 완전한 호기가 일어나도록 하는 것이 목표이다.

흡기 후 휴지는 팽창된 폐가 흡기 근육에 긴장 및 압박을 만들기 때문에 호기 후 휴지가 선호된다. 흡기 후의 휴지는 일시적인 과팽창을 유발하고 이는 폐의 이완과 적절한 폐 비우기에 불리하게 된다. 흡기 후 휴지는 긴장 상태를 제외하고는 자연적으로 발생하지 않는 것으로 보인다. 호기 후 휴지는 호흡기계가 호흡 수의 감소와 깊이의 감소 및 호기 후 휴지를 길게하여 호흡량을 감소시키기 때문에 좀 더 이완적이다. 가슴의 가라앉음, 복부의 줄어듦, 사용한 공기의 방출 및 모든 움직임이 멈출 때 일어나는 고요함에 주의를 기울일 수 있다.

호흡에 불안감이 있는 사람에게는 그들이 일반적으로 회피하고자 했던 것을 요청함으로써 불쾌감에 직면하게 된다. 잠깐 동안의 휴지기를 견디게 하는 것은 이산화탄소 축적에 대한 내성을 만들지만, 과호흡과 관련된 공황발작을 겪은 사람에게는 상당한 두려움을 유발할 수 있다. 따라서 천천히 진행하는 것이 중요하고, 수의적인 호흡조절이 배울 가치가 있다는 것을 전달하는 것도 중요하다. 의식적인 마음을 비켜나게 할 수 있다면 최적의 호흡 패턴에 접근할 수 있다고 간주해야 한다.

급성 과호흡의 완화

누군가가 과호흡 상태를 보이며 이것이 기질적 요인이 아니라 불안에 의해 유지되는 것이라면 이것은 의학적 응급상황이 아니라 감정적 응급상황이다. 이러한 상황은 흉부 불쾌감과 연관된 응급의료 종사자들이 빈번하게 겪는다. 약한 신경안정제를 사용하면 몇 분 이내에 이 상황은 종료되지만, 환자는 다음에 발작이 왔을 때 해결책은 알약이라는 결론을 갖게 된다.

공황 상태의 과환기는 또한 피암시성이 높아진 상태로 간주될 수 있다. 짧은 과호흡은 최면상태에 들어가기 위한 마지막 '밀어넣기'로 종종 사용되며, 많은 최면술사들은 최면상태로의 진입을 촉진하기 위해 일상적으로 깊은 호흡을 요청한다(Baykushev 1969). 뇌의 저산소증은 방향감각과 현실 인식을 손상시킨다. 정서적인 고통은 도움에 대한 필요성과 자발적 의지를 더해주고, 이러한 시기에 권위있는 암시나 특별한 지식에 의한 암시를 행하는 누구라도 방향을 제시하는데 좋은 위치에 놓인다.

여기에 직접적인 지시는 잘 작동한다. 예를 들어,: 당신은 매우 불안해 보이고, 숨이 차서 헐떡거리는 것이 보여요. 제가 도와드릴까요? 당신의 문제에서 호흡의 비중이 크기 때문에 호흡을 조절해야 합니다. 충분히 숨을 들이쉬지 못한다고 생각하세요? (반응을 관찰함). 당신은 매우 많이 숨을 들이 쉬네요. 3명분의 숨을 들이쉬고 있어요! 그러나 당신의 숨을 쉬는 방법이 신체에서 그것을 흡수하는데 방해를 합니다. 호흡을 좀 더 천천히 한다면 좀 더 많은 산소를 흡수하기 시작할 거예요. 도와 드릴께요. '제 손을 보세요. 제 손에 맞춰서 호흡하세요'

그런 다음 지휘자처럼 손을 흡기 때는 손을 들고, 호기 때는 손을 내려서 환자의 호흡에 맞추고, 처음에는 환자의 호흡 리듬을 따라가다 그 후 리듬을 이끈다: 즉 따라가고, 맞추고 마지막엔 이끈다. 처음에 환자의 호흡을 따라가는 것은 아무것도 바꿀 필요가 없지만 호흡 패턴의 외부적 반영을 제공한다. 환자의 주의가 손의 움직임에 고정되면 내면에서 지시되는 충동이 다소간 중단된다.

'거짓 평형'과 불균형에 대한 적응'

만약 과잉 호흡 패턴이 상당 기간 지속되면, 생성된 증상에 관계없이 여기에 친숙해지고 심지어는 정상이라 느낄 수 있다. 이것은 부분적으로 중탄산염 완충의 감소를 포함한 신체의 낮아진 이산화탄소 수치에 대한 적응 때문이다. 그 결과 잠깐 동안 '정상' 호흡을 달성하더라도 비정상적인 호흡이 계속 될 거라고 기대하는 적응에 의해 반대될 것이다. 호흡량을 줄이게 되면 이산화탄소 수치는 정상으로 올라가지만, 충분한 공기를 들이마시지 못하는 느낌을 가지게 된다. 또한 과팽창에 익숙해져 있기 때문에 감소된 호흡량과 완전히 이완된 호기는 정상이 아닌것으로 느낄 수 있다. 마지막으로 만약 구강 호흡이 습관이 되었다면 비강 호흡의 추가적인 저항이 처음에는 이상하게 느껴질 것이다.

불균형한 상황에 대한 이러한 적응은 시간이 지남에 따라 생리적으로 개선이 되며 호흡의 정도가 더 감소할 것이라고 환자에게 안심시키며 설명해 줄 수 있다. 정상적인 이산화탄소와 산소 포화도가 나타난 인쇄물을 제공하면 사실을 받아들이고 집에서 연습할 동기를 유발하도록 설득력을 보일 수 있다.

이산화탄소 측정기 사용

(임상적인 이산화탄소 측정기에 대한 전문은 6.6장에 서술되어 있고 여기에서는 몇 가지만 언급된다)

과호흡의 유무 확인

흡기의 깊이 및 호흡 수가 합쳐져서 총 공기 흐름을 결정하기 때문에 관찰만으로는 개인이 실제로 주어진 순간에 과호흡을 하는지 여부를 결정하는 것은 어렵다. 얼굴이 발그레하며 빠른 호흡과 함께 헐떡거리는 경우는 명백하다. 만약 과호흡이 더 애매한 경우에는 이산화탄소 측정기를 이용하여 1~2분간의 호기를 샘플링하는 것이–특히 환자가 주의산만하게 하는 동안– 환자가 실제로 과호흡을 하는지 결정하는데 더 많은 가중을 줄 수 있다. 이산화탄소 측정기를 사용하여 호기 말 이산화탄소의 단일 샘플을 30초 이내에 얻을 수 있지만, 이 결과는 그 순간 이후의 것을 의미하지는 않는다. 이것은 흔히 나타날 수 있는 일시적인 상태나 측정 과정에 관한 불안을 나타낼 수 있다. 만약 수치가 높다면 아편양 제제에 의해 호흡이 억제되었기 때문에 나타날 수 있다. 특정 범위 내에서 $PaCO_2$는 지속적으로 유동적이며 일부에서는 다른 사람들에 비해 더 불안정하다. 한 번의 심호흡은 다음 호흡의 이산화탄소 수치를 일시적으로 35이하로 낮출 수 있고, 30초 동안 호흡을 중지하면, 다음 호기에서 45이상의 수치가 나올 수 있다.

이산화탄소 측정기를 사용하면 일련의 호기 말 측정값을 쉽게 얻을 수 있지만 정보는 단지 시작에 불과하다. 만약 어떤 증상들이 보고되고(약간의 어지럼증, 흉부 불쾌감, 혼란 등) 호기 말 이산화탄소 분압이 낮다면 이것을 연결하는 것은 도움이 된다. 호기 말 이산화탄소 분압이 초기에 낮으면(<35mmHg), 느린 호흡을

바로 요구받을 수 있고 운이 좋으면 호기 말 이산화 탄소 수치가 정상으로 상승할 수 있다. 이것은 환자에게 잠재적인 조절에 대한 감각을 줄 수 있지만, 호흡을 줄이는 것에 대해 완전한 주의가 필요하다. 고요한 정신 상태를 만드는 다른 것들을 생각하는 것이 호흡 자체에 초점을 두지 않고 호흡을 정상화 시키는데 충분할 수 있다. 해안가, 산 또는 다른 즐겁고 편한 경험에 대하여 환자에게 부드럽게 말하는 것이 종종 호흡량을 일시적으로 줄이고 이산화탄소 수치가 상승하면서 고요한 상태를 유발할 수 있다. 이것의 결과는 환자에게 분명해야 한다. 치료사의 목소리가 녹음되어 있는 오디오나, 평화로운 음악을 듣는 집에서의 연습을 하게 하는 것은 자율적인 기술 개발을 위한 일시적인 '발판'을 제공할 수 있다.

정서적 회상의 효과 입증

Ashley Conway (5장 참조)와 Dudley(1969) 등의 연구는 일부 사람들에 있어서 감정과 호흡 사이의 경계의 '빈약함'을 보여 주었다. 만약 호흡기계가 정신을 통해 움직이는 각각의 감정적인 상태마다 행동화를 하고, 계속적으로 새로운 상상의 위협이나 두려운 사건에 대한 회상을 하게 된다면, 생리적 안정성은 현저하게 손상된다. 이산화탄소 측정기(또한 호흡을 관찰하기 위한 다른 방법)를 사용하면 다양한 감정 상태에 대한 호흡의 반응에 대해 환자의 인식을 확대하고 선명하게 할 수 있다. 이 정보는 호흡이 유도된 감정에 강하게 반응한다는 것을 확실하게 할 뿐만 아니라, 어떤 주제와 감정이 호흡에 영향을 미치는지 좀 더 정확하게 확인하기 위해 치료사에게도 유용하다. 그러나 이 정보가 환자에 의해 이해되기 전까지는 거의 실용적이지 않다. 이산화탄소 측정기는 목표가 강한 감정적 반응을 확인하는 것이라는 것을 제외하면 거짓말 탐지기 검사의 방식으로 사용되는 다른 정신생리학적 감시 장치처럼 이용된다.

6.4장(박스 6.4.2)에 인용된 사례연구와 같이 해당 연결이 항상 명확하고 복구할 수 있는 것은 아니지만, 환자에게 이산화탄소 측정기로 감시하는 동안 최근의 과호흡 사례에 대해 기술하게 하는 것으로 충분할 수 있다. 일반적으로 이 요청은 상세한 기억을 끌어내지만, 환자가 사건을 서술하기 시작하면 전체 반응이 다시 시작될 수 있다. 이러한 경우에 환자는 증상에 대한 생각이 증상을 유발할 수 있다는 것을 알게 되며, 독립된 증거로 호기 말 이산화탄소 분압은 낮아진다. 이러한 신체-정신 연결의 증거를 보는 것은 증상이 실제로 어떻게 생성되었는지를 환자에게 인상적으로 보여준다. 적절한 자기 효능에 대한 감각과 함께, 이 사실은 보다 능동적인 통제로 바뀔 수 있다.

박스 7.4.1과 7.4.2는 생체되먹임 장치의 도움을 받거나 받지 않는 호흡훈련을 위한 기타 실용적인 팁을 포함하고 있다.

인지치료

증상이 있는 호흡 패턴을 바꾸는 중요한 과정은 환자가 증상의 의미에 대해 만들어지는 빠르고, 상당히 자동적인 가정에 대해 대처하도록 돕는 것이다. 예를 들어, 빠른 심박동수는 환자에게 임박한 심장마비로 보여질 수 있다. 이러한 해석으로 공황발작이 일어나는 것은 당연하다. 횡격막의 긴장으로 인한 가벼운 호흡곤란은 질식의 임박으로, 가벼운 어지럼증을 의식 소실의 증상으로, 손가락 저림 증상을 뇌경색의 전조라고 해석하게 된다. 환자에게 이러한 '증상'은 파국 상황으로 향하는 인지적 경향에, 과호흡이 결합된 단순한 감각이라고 재해석할 수 있게 도와주면 사물에 대한 새로운 시각을 제공할 수 있다.

자동 사고의 개념은 인지치료학파에 의해 개발되었으며(Beck 2011), 이러한 사고는 사물이 의미하는 바가 무엇인지에 대한 기저에 자리한 가정으로부터 나온다. 믿음의 가장 깊은 곳에 '나는 심장 질환의 가족력이 있기 때문에 심장 마비에 대해 위험이 높다'라는 것이 있을 수 있다. 이러한 가정을 감안할 때 이 사람은 양성 흉부 증상, 심장 두근 거림, 빈맥에 대해 마음 깊게 자리한 믿음을 확인하는 증상이라고 반응하기 쉽다. 이 과정의 자동성은 문제를 결정하는데 있어서 의식적인 마음이 반드시 동반되지는 않는다는 것을 의미한다; 이미 결정되어 있다. 의식적인 마음은 가까운 병원이 어디에 있는지를 결정하는 것과 같은 다음 단계에서 대신 사용된다. 이러한 불안은 증상을 유발하는 생리학적 계통으로 돌아가, 현 상태를 유지시키거나 더 큰 수준

Box 7.4.1 생체되먹임 장치를 이용한 호흡 지침에 대한 조언

1. 호흡을 이산화탄소 측정기나 HRV 또는 EMG (사각근 또는 상부승모근)를 통해 관찰하는 동안 타이핑이나 비디오 게임과 같은 간단한 작업을 수행한다. 복부 호흡 및 느린 호흡 등을 일정하게 유지하는 적절한 역치를 설정하고, 오디오 알람을 사용하여 역치를 넘어설 때 알려주게 한다. 이 방법은 작업과 의도한 호흡 조절을 유지하는 것 사이의 주의를 분리시킨다; 이것은 습관화를 촉진한다.
2. 호흡 횟수를 느리게 하는 방법으로 호기를 늘린다: 변형 계측기나 콧구멍에서 서미스터(thermistor), 또는 이산화탄소 측정기를 사용하여 호기를 표시한다. 이것은 호흡 근육의 느린 이완을 훈련시키고, 의식적인 통제를 구축한다.
3. 호흡에 측정기를(HRV, 목 어깨 부분의 EMG, 호기 말 이산화탄소 분압) 사용하여 감정적 긴장과 연관된 기억이나 시나리오에 대한 탈감작화를 연습한다. 불안한 것에 대하여 곱씹으면서 편안한 호흡을 유지하는 것이 목적이다. 이것은 화제에 대한 탈감작화를 촉진시키고 '정신생리학적 무관심'을 발달시키는 경향이 있다.
4. 되먹임의 '중단'과 다음에 나오는 것중 어느 것이든 관찰되는 내용에 대한 '최선의 추측'을 하게 하여 호흡의 질에 대한 구별과 내면의 인식을 향상 시킨다: 호흡 수, 근육, 호기 말 이산화탄소 분압 또는 HRV. 눈을 감고 요청된 레벨을 산정하거나 또는 판독지에서 추측을 하면, 신체 내부상태에 대한 감각을 만들어내고 이는 일반적으로 매력적인 도전이 된다.

Box 7.4.2 생체 되먹임 장치를 이용하지 않는 호흡 지침에 대한 조언

1. 환자에게 호흡을 확인하기 위한 알림으로 집, 자동차 또는 작업환경에 작은 접착 라벨을 붙이게 한다. 'BREATHE'라 인쇄된 라벨을 이완된 호흡을 유지하기를 원하는 장소에 전략적으로 부착한다.
2. 호흡 속도를 조절하기 위해 만들어진 컴퓨터 소프트웨어나 스마트폰 어플을 사용한다: 이들이 원하는 조절된 속도로 호흡 연습을 가이드하는 리듬 변화를 표시한다. (예로, http://www.bfe.org/breathpacer.htm (2013년 6월 접속함)에서 E-Z Air Plus 프로그램이 사용 가능하다).
3. 환자가 일상 활동에 참여할 때 호흡 관찰을 위해 환자의 가까이에 누군가를 입회시킨다; 호흡 스타일, 횟수, 규칙성, 휴지기, 비강호흡 vs 구강호흡을 관찰하고 환자에게 피드백을 준다.
4. 고통스러운 경험을 떠올리거나 스트레스가 많은 장면을 상상하면서 호흡 조절을 연습한다. 이완 휴식으로 구분된 짧은 간격을 유지하라. 이것은 호흡과 감정 반응 모두에 대한 통제를 강화시킨다.
5. 빈번한 한숨이 문제가 된다면 한숨을 하지 못하게 시도하지 말고 얕게 만드는(한숨의 양을 줄임) 방법으로 점진적인 습관 변화를 장려한다. 이것은 '금지된' 음식을 조금씩만 주는 것과 비슷하다.

의 경보상태를 촉발시킨다.

환자에게 과호흡과 관련된 증상의 가정된 의미에 대한 질문을 하여 그것을 알아야 한다. 설명 없이 호흡을 조절하는 것을 가르치는 것은 충분해 보이지만, 흉부나 신경학적 증상이 완화되더라도, 환자는 심장마비가 단순히 연기된 것이라 속으로 생각할 수 있다. 고위 레벨에서의 개입은–감각적 신호가 재앙에 접근했다는 가정에 대한 저항–파괴적이고 매우 지속적인 악순환을 중단시킬 수 있다. Salkovskis et al(1996)는 과호흡의 증상에 내재된 의미가 밝혀지고, 도전하여 변화될 때 호흡 재훈련은 건너뛸 수 있다는 임상적 접근을 나타낸다.

인지치료는 사고의 오류와 함께 작동하지만, 정신적인 삶의 의식적 수준에 머물러 있는 경향이 있다. 호흡에 대한 감정적 개입은 매우 복잡할 수 있다; 과호흡의 결과로 인한 혼란 및 방향 감각 상실은 힘든 일이지만, 일부에서는 결정이나 책임에서 일시적인 회피를 도와주는 보상이 될 수 있다. 과호흡 반응은 일시적인 우울증, 광장 공포증 및 죽음에 대한 공포를 유발할 수 있다; 이러한 증상은 정신분열증, 히스테리, 행동장애 및 건강염려증으로 오진될 수 있다. 과호흡 반응은 가지고 있던 정신과적 장애를 악화시킬 수 있다. Fensterheim(1994)은 이러한 문제를 검토하고, 과호흡을 하는 사람들에서 죽음에 대한 공포가 만연해 있다는 점을 강조한다. 여기에는 파멸에 대한 일반적인 느낌 또는 임박한 죽음, 중요한 사람의 상실에 대한 공포 및 치명적인 의학적 질병에 대한 두려움을 포함한다.

공황 장애

공황발작은 엄격하게 말하면 호흡 패턴 장애는 아니지만, 공황장애에서 과호흡으로 인한 낮은 휴식 시 이산화탄소가 흔히 나타난다는 점에서 강한 연관성을 가지고 있다(Meuret et al 2008). 호흡 일탈이 공황의 원인, 효과 또는 결과인지는 수년간 논란이 되어왔다. 공황 장애가 있는 모든 사람들이 과호흡으로 고통받는 것은 아니다; 일부는 감지할 수 있는 호흡 곤란이 없고 그것에 대한 불편도 없다. 많은 치료사들이 과호흡에 대응하는 공황발작의 치료로 호흡조절을 가르친다. 가장 최근에 개발된 방법은 이동식 이산화탄소 측정기를 이용한 가정에서의 연습과 호흡조절을 위한 기록된 지침이다. 이산화탄소 측정기는 연습 중에 생성된 호기 말 이산화탄소 분압 수치를 기록하고 저장하여 치료사–트레이너와 정기적인 만남 동안 이것에 대해 평가하고 논의한다(Meuret et al 2008, 2010). 이 연구에서 공황 예방을 위한 인지치료와 호흡 지침이 비교되었다; 공황 치료에 대한 두 가지 접근법이 동등한 환자군에서 분리되어 적용되었다. 결과는 정상범위 내에 이산화탄소 분압이 유지되도록 하는 훈련과 인지행동 접근법의 두 치료에서 동등한 효과를 보여준다. 두 가지 방법 모두에서 광장공포증 행동, 인지된 통제 및 공황 증상 심각도의 장기적인 감소를 보여준다(Kim et al 2012 참조).

심장 재활

호흡에 기초한 이완을 포함한 심장 재활의 가장 큰 연구 중 하나가 네덜란드에서 Jan van Dixhoorn에 의해 시행되었다(van Dixhoorn et al 1989; van Dixhoorn & Duivenvoorden 1999). 최근의 심장발작의 생존자들은 규칙적인 유산소 운동과 '일반적인 치료'에 추가하여 호흡을 중심으로 한 간단한 이완 기법을 6시간 동안 교육 받았다–대조군의 경우 호흡 교육을 받지 않았다.

추적 검사 결과는 5년 동안 수집되었다; 운동만 시행한 군과 비교하여 이완요법을 추가한 군에서 후속 심장 발작의 발생률이 더 낮았다. 호흡에 기초한 이완 과정은 분명한 이점을 제공했다. 추적 관찰에서 이완 군에서 호흡과 심장 박동수가 감소했고, 호흡성 동성 부정맥은 더 강하게 나타났는데, 이는 감소된 교감신경계 활성도를 의미한다. ST–분절의 하강이 감소하고(심근 허혈의 증거가 적다는 의미), 추적 기간 동안 운동 군에서는 37%의 심각한 심부전이 일어났으며, 이와 비교하여 이완 군에서는 17%에서 발생하였고, 심장 질환으로 인한 입원도 더 적었다. 게다가 호흡 중재 비용은 의료비 절감으로 상쇄되었다. 이 모든 것이 6시간의 교육으로 인한 것이다.

그 연구의 저자인 Jan van Dixhoorn(7.1a 장 참조)이 호흡을 통한 이완을 가르치는 방법은 개인적이며, 어느 정도 개별화되어 분리된 인식과 통찰력을 창출하도록 고안된 방식으로 각 사람의 호흡에 도입하는 방식이다. 특정한 신체적인 방법보다는 신체에 대한 인식 개선이 전체 중재의 중심으로 간주되고, 원하는 호흡 변화는 수동적 인식과 자기 관찰에 결합되었다. 호흡에 기초한 이완은 다양한 위치와 상황에서 연습함으로써 일상에 통합되었다.

추천 휴식은 그의 심장 환자 집단에서 게으름이나 '뒤로 처짐'으로 간주하는 '풀어짐'보다는 자기 인식에서의 운동으로 정의되었다. 목표는 항상성 균형을 회복시키기 위해 환자를 훈련시키는 것이고, 중재는 단순히 전과 후를 비교하는 것이다. 그러기 위해서는 스트레스에 기여하는 진행 중인 감정 상태를 방해하는 객관적인 상태로의 진입을 필요로 한다.

참고문헌 Reference

an accelerated hypnotic induction technique. International Journal of Clinical and Experimental Hypnosis 17 (1), 20–24.

Beck, J., 2011. Cognitive behavior therapy: the basics and beyond, second ed. Guilford Press, New York.

Bradley, D., 2012. Self-help for hyperventilation syndrome: recognizing and correcting your breathing pattern disorder. Kyle Books, Canada.

Chaitow, L., Bradley, D., Gilbert, C., 2002. Multidisciplinary approaches to breathing pattern disorders.

Churchill Livingstone, London (Ch. 5 & 8).

van Dixhoorn, J., Duivenvoorden, H.J., Staal, H.A., et al., 1989. Physical training and relaxation therapy in cardiac rehabilitation assessed through a composite criterion for training outcome. American Heart Journal 118 (3), 545–552.

van Dixhoorn, J., Duivenvoorden, H.J., 1999. Effect of relaxation therapy on cardiac events after myocardial infarction: a 5-year follow-up study. Journal of Cardiopulmonary Rehabilitation 19 (3), 178–185.

Dudley, D.L., 1969. Psychophysiology of respiration in health and disease. Appleton-Century-Crofts, New York.

Fensterheim, H., 1994. Hyperventilation and psychopathology: a clinical perspective. In: Timmons, B.H., Ley, R. (Eds.), Behavioral and psychological approaches to breathing disorders. Plenum, New York.

Kim, S.,Wolburg, E., Roth, W.T., 2012. Opposing breathing therapies for panic disorder: a randomized controlled trial of lowering vs raising end-tidal pCO_2. Journal of Clinical Psychiatry 73 (7), 931–939.

Meuret, A.E., Wilhelm, F.H., Ritz, T., et al., 2008. Feedback of end-tidal pCO_2 as a therapeutic approach for panic disorder. Journal of Psychiatric Research 42 (7), 560–568.

Meuret, A.E., Rosenfield, D., Seidel, A., et al., 2010. Respiratory and cognitive mediators of treatment change in panic disorder: evidence for intervention specificity. Journal of Consulting & Clinical Psychology 78 (5), 691–704.

Preter, M., Klein, D.F., 2008. Panic, suffocation false alarms, separation anxiety and endogenous opioids. Progress in Neuropsychopharmacology & Biological Psychiatry 1, 32 (3), 603–612.

Salkovskis, P.M., Clark, D.M., Gelder, M.G., 1996. Cognitive-behavior links in the persistence of panic. Behaviour Research and Therapy 34 (5/6), 453–458.

장 7.5

말하기와 노래 부르기

Eva Au Zveglict

장목차

호흡장애가 어떻게 목소리에 영향을 미치는가	**232**
나쁜 호흡 공동작용과 발성	232
후두	233
자세와 과긴장성	234
횡격막	235
복부근육과 골반저근	236
병력청취	**236**
평가	**238**
관찰	238
촉진	238
역동적 초음파 장비	238
치료	**239**
발성에서의 호흡조절	239
호흡 그리고 성대 기능장애 치료에서의 운동학습 이론	239
근골격계 도수 치료와 발성 재훈련	240
호기 근육 훈련	240
결론	**242**
참고문헌	**243**

발성장애는 목소리 내는 것의 장애를 표현하는 용어이다. 발성장애의 원인 중 한 가지 형태인 성대기능장애(Vocal cord dysfunction, VCD)가 호흡장애의 원인인지에 대한 것은 이전부터 여러 문헌에서 논의되어 왔다(Greene 1984). 성대기능장애(VCD)(Box 7.5.1)는 '숨을 들이마시는 동안의 성대의 역설적 내전'을 말하는 것이다(Noyes & Kemp 2007). 불안감은 VCD와 호흡 패턴 장애(BPD) 모두에서 관찰되는 특징으로, BPD와 유사하기는 하나 VCD의 정확한 원인은 아직 밝혀지지 않았다. 치료에는 이완기술, 호흡 재훈련, 인지행동치료가 있다.

BPD를 가지고 있는 사람에게 휴식상태에서의 호흡조절을 향상시키는 교육을 할 때는, 발성과 같은 일생생활에서 발생하는 장애가 있는지에 대해 살펴서 교정하는 것이 좋다. 성대주름(또는 성대vocal cord)의 진동과 성도의 공명에 의해서 소리가 만들어지는 것을 발성이라 하고, 정상적으로 말하고 노래하기 위해서는 발성을 만들어내는 성대의 진동과 성도의 공명이 필수적이다.

바른 자세와 호흡조절은 연기강사와 노래강사들의 훈련 시 기술의 일부로 포함이 되는데, 이것은 목소리 생성에 깊은 영향을 미치고 발성장애의 몇몇 유형이 이러한 집단에서 명백할 수 있기 때문이다(Noyes & Kemp 2007; Greene 1984).

Box 7.5.1 성대기능장애

VCD에서 성대는 흡기 동안 잘 닫히지 않는다. 이것은 환기 폐쇄의 원인이 된다. 이러한 이유로 어떤 환자에서는 천식으로 잘못 진단되기도 한다(Noyes & Kemp 2007). 호흡장애와 같이, VCD의 원인은 밝혀지지 않았고, 기질성 질환이 나타나지 않는다. VCD의 경우, 언어병리학자 그리고/또는 심리학자의 개입이 도움이 될 수 있다.

발성장애의 징후와 증상에는 다음과 같은 것들이 있다.

- 말하고 노래하는 동안의 숨가쁨
- 목소리의 소실
- 목의 불편감
- 통증
- 쉰 목소리
- 목의 이물감
- 쌕쌕거림
- 그렁거림

호흡장애에서의 발성장애는 아마도 다른 원인에 기인할 것이고, 증상과 징후들도 다르게 나타날 것이다. 더 복잡한 경우의 발성장애에서는, 이비인후과 의사, 심리학자 그리고/또는 언어병리학자의 개입이 필수적이다. 그러므로 이러한 상태를 효과적으로 치료하기 위해서는 보다 종합적인 접근이 필요하다(Van Houtte et al 2011). 이 장에서는 호흡장애와 관련된 발성장애의 원인이 될 수 있는 것들에 대해 살펴보겠다. 말하고 노래할 때의 기본적인 평가와 치료 또한 살펴볼 것이다.

호흡장애가 어떻게 목소리에 영향을 미치는가

나쁜 호흡 공동작용과 발성

호흡장애의 가장 흔한 징후 중 하나는 바로 말하는 동안의 숨가쁨이다. 말하는 구절 사이에 들숨 중 발생하는 큰 헐떡임이 들릴 수 있다. 호흡장애가 있는 사람은 또한 말을 제대로 하기가 힘들다고 호소할 것이다. 다른 사람들이 늘 불편함을 호소하는 것에 반해, 이들은

Box 7.5.2 아포지오 기법

Appoggio 기법은 좋은 호흡 조절, 효과적인 근육 사용과 자세에 초점을 둔 이탈리아 전통의 오페라 성악 기법이다. 여기서 흉골은 흡기 동안 폐가 효과적으로 팽창할 수 있도록 하고, 상부 흉부를 과도하게 쓰는 것을 방지하는 길잡이로서의 역할을 한다. 또한 이 기법은 발성 중에 조용히 호흡하는 것을 권장한다.

Exercise 1 가수를 위한 호흡 조절 훈련(adapted from Miller 1996)

이것은 가수 및 원하는 호흡 패턴을 이미 통달한 사람들을 위한 상급의 운동이라는 것에 유의하라. 아직 정상 호흡 조절이 어려운 경우라면 시도하지 않도록 한다.

- 한 손을 상부 흉부에 다른 한 손은 상부 복부에 올려놓아 횡격막으로 호흡함을 확실히 하라
- 들숨, 멈춤, 날숨의 각 단계마다 마음속으로 숫자를 센다
- 5초간 들숨, 5초간 멈춤, 5초간 날숨. 그리고 나서 6초간 들숨, 6초간 멈춤 그리고 6초간 날숨. 이제 7초간 들숨 식으로.. 각 단계별로 10초에 도달할 때까지 아래의 주기를 따른다.
- 자신만의 편안한 속도로 숫자를 센다. 호흡 조절이 향상되면, 가능한 최대로 숫자 세는 속도를 늦춘다.
- 코 또는 살짝 벌어진 입술 사이로 빠르게 들이쉬고 내쉰다.
- 훈련하는 동안 턱, 목, 어깨 그리고 가슴은 이완시킨다.
- 메트로놈의 사용은 적절한 속도를 유지하는 데 도움이 될 수 있다.
- 어지러움, 불안감 또는 숨가쁨의 증상이 나타나면 훈련을 멈추고, 느리고 편안한 호흡을 다시 시작하라.
- 만약 처음부터 전체 훈련을 완성할 수 없다면, 부분으로 나누어서 할 수 있는 만큼 점진적으로 진행하라.
- 먼저 각 싸이클을 한 번씩 따로 시도해 본 뒤, 연속적인 리듬으로 전체 과정을 진행하라.

흡입기		호흡잡기		내쉬기
1 2 3 4 5	→	1 2 3 4 5	→	1 2 3 4 5
1 2 3 4 5 6	→	1 2 3 4 5 6	→	1 2 3 4 5 6
1 2 3 4 5 6 7	→	1 2 3 4 5 6 7	→	1 2 3 4 5 6 7
1 2 3 4 5 6 7 8	→	1 2 3 4 5 6 7 8	→	1 2 3 4 5 6 7 8
1 2 3 4 5 6 7 8 9	→	1 2 3 4 5 6 7 8 9	→	1 2 3 4 5 6 7 8 9
1 2 3 4 5 6 7 8 9 10	→	1 2 3 4 5 6 7 8 9 10	→	1 2 3 4 5 6 7 8 9 10

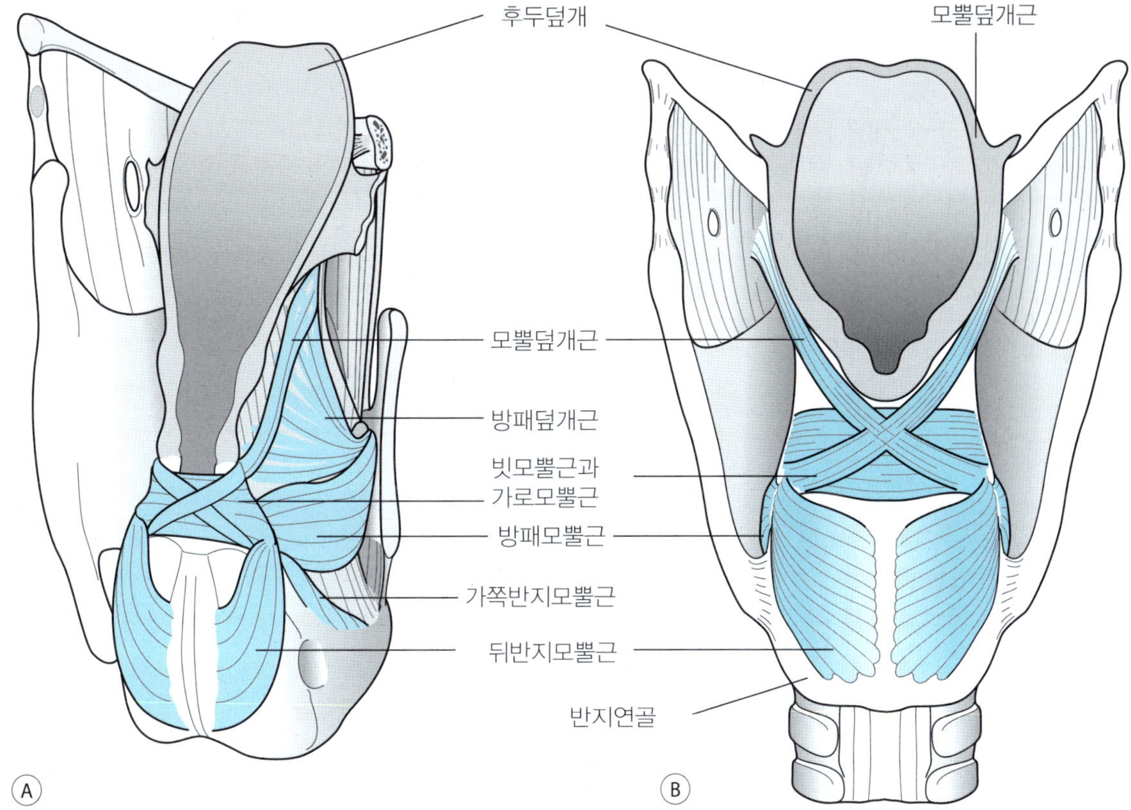

그림 7.5.1 A, B 후두의 내재근

유독 대중 앞에서 이야기나 노래를 할 때만 증상이 나타난다고 이야기 한다.

발성 작업은 이와 연관된 수많은 근육들의 조화로운 협업에 의해 이루어진다. Appoggio (Box 7.5.2)와 같은 클래식 성악 기법에서는, 호흡 훈련이 효과적인 발성을 위한 핵심이라고 믿어왔다(Miller 1996, p.23). Exercise 1은 appoggio 호흡 훈련의 좋은 예로, 이는 호흡장애를 위한 더 상급의 훈련으로 또한 이용될 수 있다. 이때 치료사들이 호흡의 생체역학과 해부학에 대한 종합적인 이해를 가지고 있는 것은 호흡 조절을 가르치는데 중요한 역할을 한다.

후두

후두의 내재근은 목소리의 생성과 호흡을 위해 성대주름을 벌리고(열림) 모으는(닫힘) 역할을 하고, 후두의 외재근은 그것의 위치에 영향을 미친다(그림 7.5.1 A&B). 내재근은 또한 성대주름의 긴장도에도 영향을 준다.

후두는 그 신경분포가 미주신경의 가지로부터 나오기 때문에, 호흡장애에서 자율신경계의 문제는 후두의 기능에도 영향을 미칠 것이다. 이 책의 다른 장에서 논의했듯이(Chaitow et al 2002), 미주신경은 자율신경계 중 부교감신경에서 나온 것이다. 이 신경에서 나온 가지들은 후두의 내재근을 조절하여 성대주름을 모으고, 벌리고, 늘이는 작용을 한다. 이와 관련해 미주신경의 자극이 목소리 변화(Handforth et al 1998)와 성대기능장애(Zumsteg et al 2000)를 일으킨다는 증거가 있다.

정상적으로, 가쪽반지모뿔근(lateral cricoarytenoid)과 모뿔사이근(interarytenoid muscles)은 발성 중에 성대 주름을 서로 모이게 한다(그림 7.5.2). 숨을 내쉬

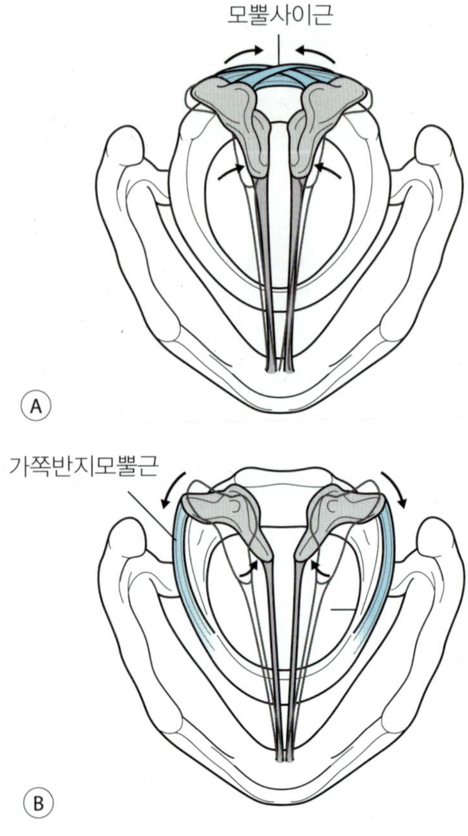

그림 7.5.2 A, B 성대 내전

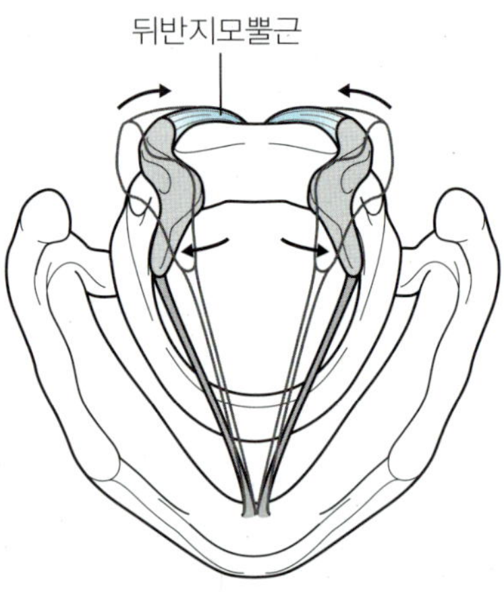

그림 7.5.3 성대 외전

는 동안 폐포 꽈리는 완전히 짜부라지지 않아야 다음 들숨 시 폐포가 재팽창하기 쉬우므로 약간의 양압을 유지하도록 해야 하는데, 이 과정을 수행하기 위해서 성문이 완전히 닫히면 안되기 때문에 위의 근육들이 날숨 시에 성대주름이 완전히 닫히지 않도록 미세하게 조절을 하고 있다.

대조적으로, 성대주름은 숨을 들이마시는 동안 뒤반지모뿔근에 의해 열리며, 공기가 들어갈 수 있게 해준다.

자세와 과긴장성

호흡장애에서 나쁜 자세와 근육의 과긴장성(4장, Chaitow et al 2002)은 후두의 위치에 영향을 미친다. 후두의 위치는 주위의 근육의 당김에 의해 영향을 받는데(Shipp 1987), 후두가 설골에 부착되어 있기 때문에 설골을 들어 올리는 설골상근은 후두도 같이 들어 올린다(그림 7.5.4). 따라서, 설골상근이 계속 과긴장 상태이면, 후두는 움직이지 않는 상태에서도 계속 올라가 있을 것이다(Van Houtteet al 2011). 그러므로 이러한 위치는 발성장애와도 연관이 있다(Mathieson et al 2009).

보통 후두는 삼킴을 할 때 자동적으로 상승한다. 후두의 상승은 노래할 때 더 높은 고음을 내기 위해 성대를 빳빳하게 하는 방법이기도 한데, 이것이 음의 높이를 변화시키기 위한 가장 좋은 방법은 아니다. 후두의 수직적 위치가 낮은 것이 더 바람직하며, 음 높이를 변화시킬 때는 반지연골 위로 갑상선을 기울이기 위해(Iwarsson & Sundberg 1998) 내재 반지방패근(그림 7.5.1A)을 사용해야 한다.

더 높은 음을 내기 위해서는, 성대 주름을 길게 늘이기 위해 갑상선을 반지연골 앞쪽으로 더 기울여야 한다(그림 7.5.5). 만약 후두를 둘러싸는 조직이 타이트(tight)하거나 목 위치가 변하면, 이 기울임은 제한을 받게 된다. 예를 들어, 중립자세에서와 목을 최대로 신전시킨 상태로 각각 노래 부르는 동안 당신의 후두융기(Adam's apple)가 어떻게 움직이는지 비교해보라. 목을 신전시킨 상태에서 후두융기를 아래 쪽으로 내리는 것이 훨씬 힘들다는 것을 알게 될 것이다.

횡격막

호흡장애에서 횡격막의 효율성이 감소하게 되면 흡기 호흡량이 감소하게 된다. 호흡량이 클수록, 음성을 만들어내는 동안 성문 아래의 압력(성문하 압력)을 발생시키는 폐의 복원력이 커진다(Leanderson & Sundberg 1988). 폐의 복원력이 감소하면, 성문하 압력 생성을 돕기 위해 복부 근육이 활성화될 것이다. 기능적 잔기량(FRC)은 이 폐의 복원력에 기인한, 수동적 호기의 마지막에 폐에 남아있는 공기의 양이다. 그러므로 발성이 FRC보다 적은 폐용적에서 시작되면, 더욱 많은 복부 근육의 활동이 필요하게 된다. 이 압력은 안정적으로 공기를 흐르게 하여 성대 주름이 빠르게 열고 닫히게 해 음파를 만들어낸다. 더 큰 폐용적은 크고 높은 음조를 위해 필요한 더 큰 압력의 생성을 가능케 한다. 따라서 호흡기능장애에서, 흡기량이 적고 복부근육이 약할 때, 성대 주름을 진동시키기 위한 압력이 덜 발생하게 된다. 결과적으로 목소리를 내기 위해서 보상근육들을 사용해야 할 것이다.

흡기 시의 횡격막 수축은 후두의 수직적인 위치도 향상시킨다(Iwarsson & Sundberg 1998). 횡격막이 아래 쪽으로 수축할 때, 아래 쪽 기관지의 당김이 일어나서 부착된 후두를 더 수직적으로 자리 잡게 한다(Shipp 1987). 후두가 올라갈 때 성도의 길이가 짧아지기 때문에 좋은 성대 공명을 위해서는 이것이 중요하다. 호흡기능장애에서, 상부 흉부로 하는 호흡은 횡격막으로 호흡할 때보다 후두가 수직적으로 자리 잡는 것을 어렵게 한다.

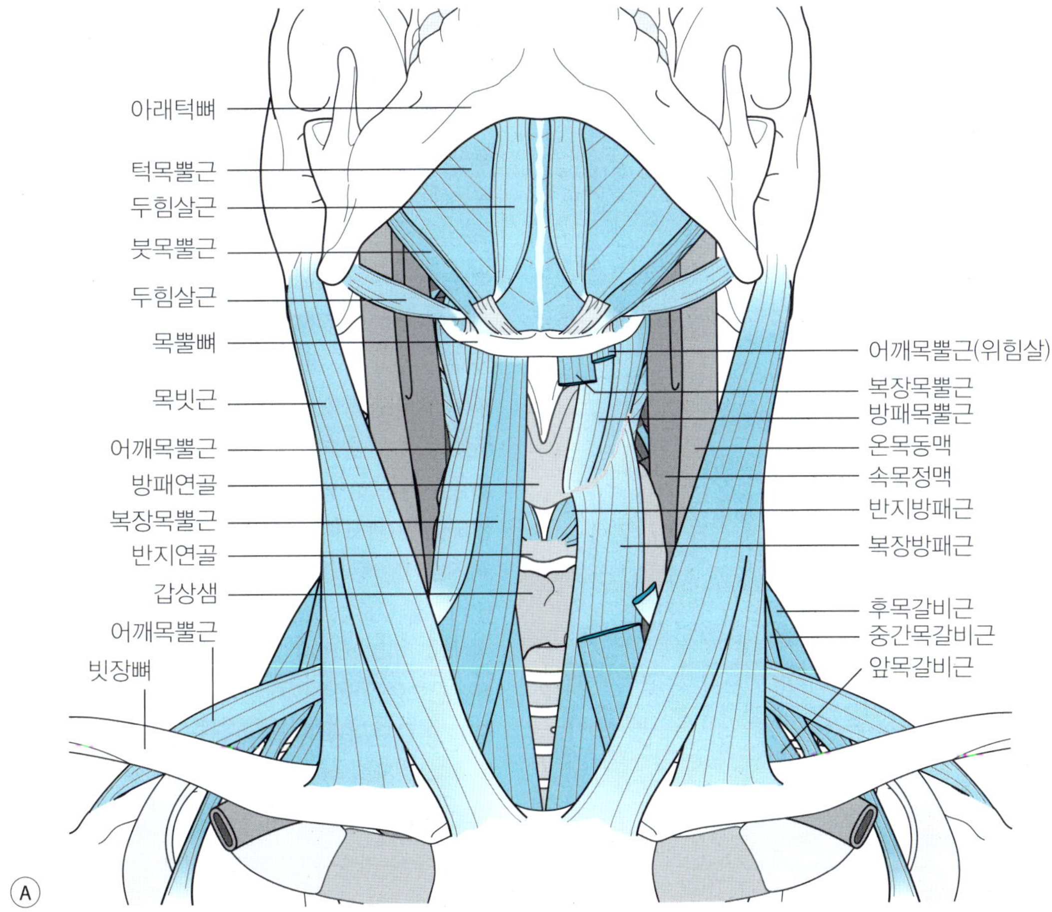

그림 7.5.4 후두의 외재근.

계속

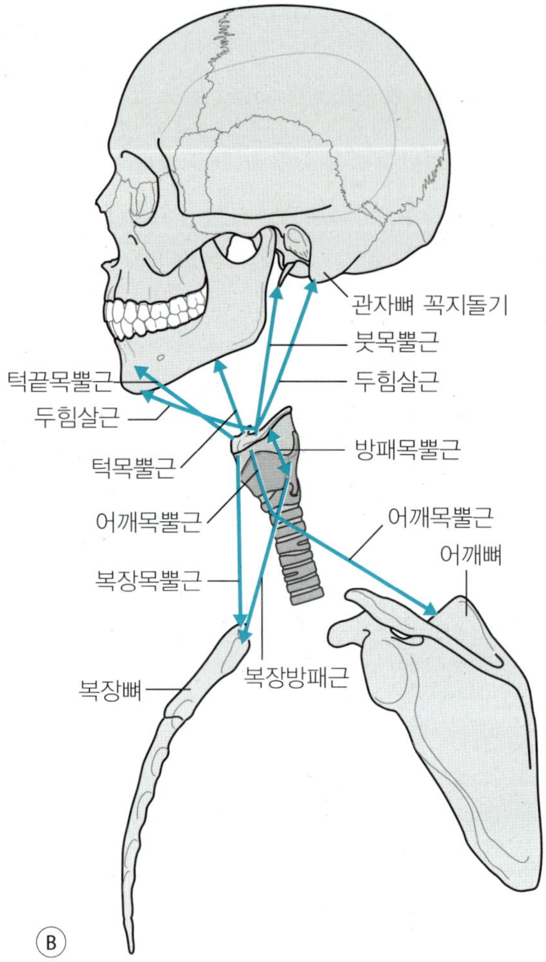

그림 7.5.4 계속. 후두의 외재근.

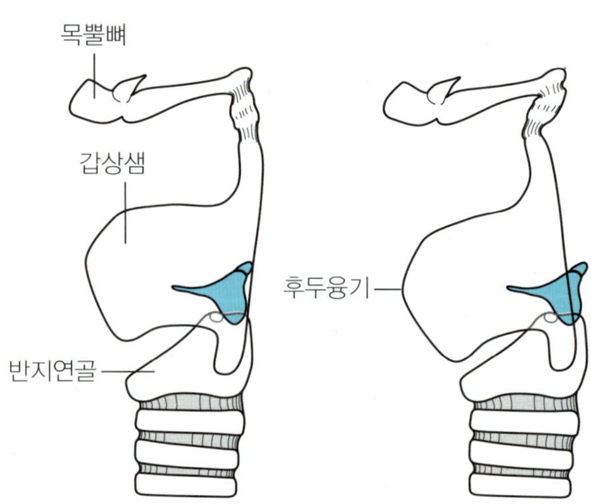

그림 7.5.5 반지방패근/윤상갑상근의 작용.

복부근육과 골반저근

최종적으로(Chaitow et al.2002의 4장에서 언급했듯이), 심부 내부 복부근육(DAM)과 골반저근(PFM)의 약화가 분명할 것이다. DAM은 복횡근(TA)과 내복사근을 가리킨다. 두 근육이 공동작용을 함으로써 더 높은 고음을 만들어내거나 더 큰 소리 증폭을 하는 동안 더욱 큰 성문하 압력을 만들어 낼 수 있다. 이 근육들은 FRC보다 적은 폐 용적에서 발성할 때도 활성화된다(Leanderson & Sundberg 1988).

PFM과 DAM의 공동작용은 횡격막을 위로 밀어올림으로써 더 큰 성문하 압력을 만들어낸다(Talasz et al 2010). 그림 7.5.6C는 이것이 어떻게 작용하는지를 보여준다. 골반저근은 흡기 때는 원심 수축하고 호기 때는 동심으로 강력하게 수축한다(Hodges et al 2007). PFM과 DAM이 약하면, 외부 앞가쪽(즉 외복사근과 복직근) 근육들이 보상을 하게 되고, 머리 쪽으로 더 적은 압력이 발생한다(그림 7.5.6B). 따라서 성대주름으로의 더 많은 공기흐름과 압력을 만들어내기 위해서 개인은 목 주위의 근육을 긴장시키게 되며, 이로 인해 크게 말할 때나 노래할 때 목의 '이물감'이나 '통증'이 유발될 수 있다.

병력청취

발성 문제는 환자들 사이에서 서로 다를 가능성이 크다. 그러므로 구체적인 원인과 문제에서 지속되는 요소를 확인하기 위한 자세한 병력 청취가 필요하다. 호흡기능장애와 직접적으로 관련하여 나타나는 증상들과 기존의 질환/병증과 관계된 증상들을 구분하는 것이 도움이 된다. 예를 들어, 성대 주름 결절이 있는 가수에서는 호흡장애 없이 음역의 제한, 목 통증, 쉰 목소리가 나타날 것이다.

몇몇 환자에서, 발성 문제가 말하는 중에 발생하는데 노래하는 중에는 나타나지 않는 경우가 있다. 그러므로 환자에게 증상 발병 및 유발과 관련된 세부사항에 대해 주의 깊게 기술해 달라고 요구해야 한다. 몇몇 가수들은 노래에서 어려운 구절을 부르는 동안만 힘들어하기도 한다. 구체적인 질문의 예는 다음과 같다:

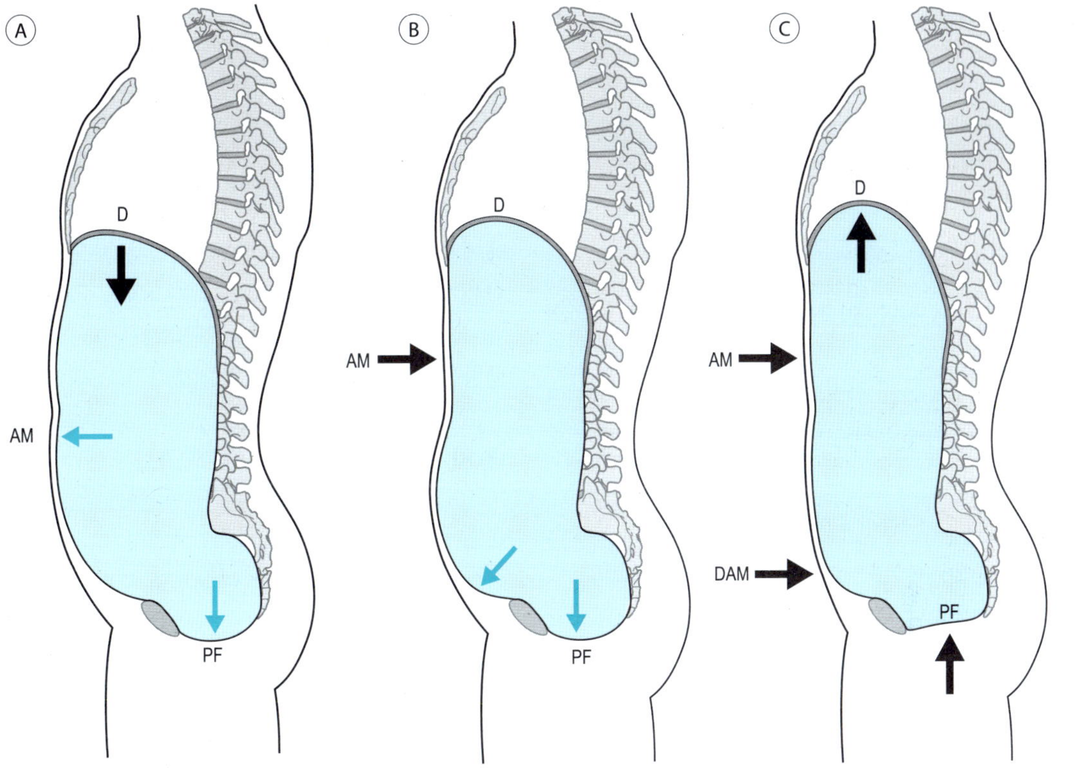

그림 7.5.6 A-C 흡기와 호기 동안 골반저근과 복부의 근육들. 화살표 = 근육 수축의 방향 : 흡기 (**A**) ; PF와 DAM이 약한 상태에서의 호기 (**B**); 그리고 PF와 DAM이 공동 작용한 상태에서의 호기 (**D**). D, 횡격막; AM, 앞가쪽 근육; PF, 골반저근; DAM, 심부 앞가쪽 근육. *From Talasz et al 2010, International Urogynecology Journal.*

- 발성 문제가 나타날 때 정확히 무엇을 경험했나요?
- 목에 이물감이 있나요?
- 발성을 할 때 숨가쁨이 있나요?
- 언제 증상이 생기나요?
- 증상이 노래하거나 큰소리로 이야기 할 때만 발생하나요?
- 호흡 문제가 발생한 이후로 목소리 변화가 생겼나요?
- 목소리 변화가 특정 상황에서만 발생하나요?
- 목소리 문제가 호흡장애 이전부터 나타났나요?

개인의 과거병력은 무엇이 발성기능장애에 기여했는지에 대한 증거를 제공할 것이다. 예를 들어, 이전의 출산, 요실금, 허리 부상 그리고 복부 수술은 복근과 골반저근을 약하게 할 수 있다. 후두 근처의 이전의 수술 또한 수술 후 후두 부위의 염증, 그리고/또는 협착으로 인해 발성의 변형 문제에 기여할 수 있다.

우울증과 같은 심리적인 상태 또한 호흡기능장애와 몇몇 형태의 발성장애 모두의 원인이 될 수 있다(Van Houtte et al 2011). 이런 상황에서는 심리학자의 개입이 필요할 수 있다. 그리고 기존에 존재하는 질환에 대해 아는 것은 어떠한 치료 한계점이 있을 수 있는지 그리고 어떤 분야를 참고해야 하는지에 대해 알 수 있도록 해준다.

사회 병력청취는 활동 평가와 치료에 영향을 줄만한, 여가활동과 직업에 대한 특정한 질문을 포함한다. 이것은 또한 처방된 것이 그 개인의 삶의 방식에 편안하게 부합하는지 아닌지 알려준다. 그리고 말하기, 연기 또는 노래하는 활동이 일과 관련된 것인지 아니면 좀 더 사회적인 경향의 것인지에 대한 질의가 반드시 이루어져야 한다.

개인의 직업에 대한 질문은 호흡장애와 발성장애의 원인이 될 수 있는 감정적이고 심리적인 스트레스에 대한 증거를 제공할 수 있다. 스트레스-관리 전략에 대한 추가적인 질의는 유용한 정보를 준다.

평가

관찰

병력을 청취하는 동안, 임상의는 호흡과 말하기 사이의 연관 정도를 신중하게 관찰해야 한다. 환자가 자신이 관찰되고 있다는 것을 인지하게 되면 호흡의 패턴이 변할 수 있기 때문에 자연스러운 평가를 하는 것이 중요하다.

관찰할 것들은 다음과 같다 :

- 목소리의 질
- 구절과 문장을 끝낼 수 있는 능력
- 말하기의 속도
- 소리 나는 들숨
- 호흡하는 동안 호흡근의 사용
- 호흡하는 동안 상부 흉부 또는 복부 움직임의 양
- 구강 또는 비강호흡

호흡기능장애가 있는 사람들은 보통 매우 빠른 속도로 이야기한다. 호흡은 각기 다른 발성 활동을 하는 동안 변할 수 있다. 어떤 가수들은 노래하는 동안은 횡격막으로 잘 호흡하는데, 말하는 경우에는 그렇지 않다. 그래서 그들은 말할 때만 증상이 나타난다. 초보 가수의 경우에는 노래할 때만 증상이 나타날 수 있는데, 이는 노래를 하는 동안 발성 시스템에 대한 수요가 커지기 때문이다. 그러므로 각기 다른 발성 작업을 하는 동안 자세와 호흡근의 사용을 관찰하는 것이 중요하다. 몇몇 환자에서, 발성의 장애는 활동의 일부분에서만 나타나기도 한다. 예를 들어, 가수가 노래의 아주 고음 부분에서만 '목의 이물감'을 경험하는 것과 같은 경우이다. 이런 상황에서 호흡과 자세, 그리고 어떻게 발성하는지를 관찰하는 것이 중요하다. 임상의는 예기불안으로 인해 이러한 상황에서 환자가 머리, 목, 어깨 그리고 가슴의 근육 긴장도를 높이는지 살펴본다. 긴장도가 높아진 설골상근은 효과적인 발성을 하기 위해 후두를 수직으로 자리 잡게 하는 대신, 후두를 위쪽으로 들어올린다. 사람들은 높은 음조에 도달할 때 목을 신전하고 움츠림을 증가시키는 경향이 있기 때문에, 목의 자세 또한 변할 수 있다. 이러한 보상적 행동들은 이러한 습관을 바로잡기 위해서 연습 동안 반드시 지적되어야 한다.

목, 어깨, 그리고 가슴 근육의 긴장도는 촉진과 관찰을 통해 평가한다(2.2장과 6.2장 참고). 호흡 패턴 장애에서, 흡기 동안 흉쇄유돌근, 상부승모근과 흉근의 활동 증가를 육안으로 확인할 수 있다. Pettersen & Westgaard (2004)는 상부승모근의 활동이 흡기 때 흉곽 팽창을 감소시킨다는 것을 발견했다.

촉진

외측 앞가쪽 복부근육의 조기 그리고/또는 과 사용이 있는지 촉진하기 위해, 손을 복부의 중간 가쪽 구역 주위에 놓아야 한다. 정상적으로 말하는 동안, 이 구역에서는 활동이 최소한으로 촉진되어야 한다. 폐의 복원력과 DAM과 같이 작용하는 몇몇 PFM의 작용만으로도 말을 하기에는 충분하기 때문이다(Leanderson & Sundberg 1988, Hodges et al 2007). 그러므로 과활성 또는 조기 활성은 이들 근육이 약하거나 기능에 장애가 있다는 것을 나타낸다.

환자는 발성하는 동안 그들의 호흡을 스스로 느끼기 위해 흉부와 복부 부분을 스스로-촉진해 보도록 한다. 이러한 자가-평가를 하면서, 노래하거나 말하는 동안 구절 사이에 빠르게 숨을 들이마시려고 상부 흉부를 우세하게 이용하고 있지는 않는지 확인하기 위해, 환자는 한 손을 흉골 상부에 다른 한 손은 상복부에 올려놓는다(그림 6.2.1 참고). 공기를 턱하고 들이마시는 소리가 크게 들리는 것은 보조 근육을 과사용하고 흡기 중에 성도 어딘가가 좁아졌다는 것을 나타낸다. 어깨, 목, 흉부의 과사용은 바람직한 횡격막 운동을 방해하고 결과적으로 흉부 팽창을 감소시킨다.

역동적 초음파 장비

근골격계 물리치료사들은 허리통증에서 TA 활성을 평가하고 훈련시키기 위해 역동적 초음파를 사용해 왔다. 역동적 초음파는 TA측정에 있어 좋은 평가자 내 그리고 평가자 간 신뢰성을 가지고 있다(Koppenhaver et al 2009). 이 방식은 발성하는 동안 복부 근육의 활동을 관찰하는데 사용될 수 있다. 초음파 맨 윗부분을 둔부의 장골능 바로 위, 겨드랑이 바로 아래에 갖다 댄다. TA가 두꺼워지는 것은 좋은 TA 활성을 나타낸다(그림 7.5.7). 조용히 호흡할 때와 정상적으로 말할 때는 TA의 활동이 적어 두꺼워지지 않는다. 하지만, 큰소리를 내거나 높은 음조의 목소리를 내는 동안 이 근육의 활성은 더 증가한다. TA활성이 없다면, 내복사근과 외복사근이 강제 날숨 동안 횡격막을 위로 밀기 위해 필요한 압력을 제공하기 위해 보상한다.

이것은 척추의 자세를 가늠하기 위해서도 중요하다. 중립의 척추는 발성을 위해 필요한 더 나은 TA활성을 가져오는데(Pinto et al 2011), Appoggio 기법에서 가수는 척추의 지나친 굴곡을 막기 위해 흉골을 더 높이 위치하도록 한다. 지나친 척추의 굴곡은 폐용적을 감소시키기 때문이다. 하지만, 이 조언은 척추의 과신전으로 인해 과보상되는 결과를 낳을 수도 있다. 이는 원하는 중립 척추 자세로부터의 편차를 초래한다. 그리고 척추의 자세는 누워있을 때, 앉아있을 때 그리고 서 있을 때 각각 다를 수 있기 때문에, 환자에게 각기 다른 자세로 운동이 주어지고 평가되어야 한다.

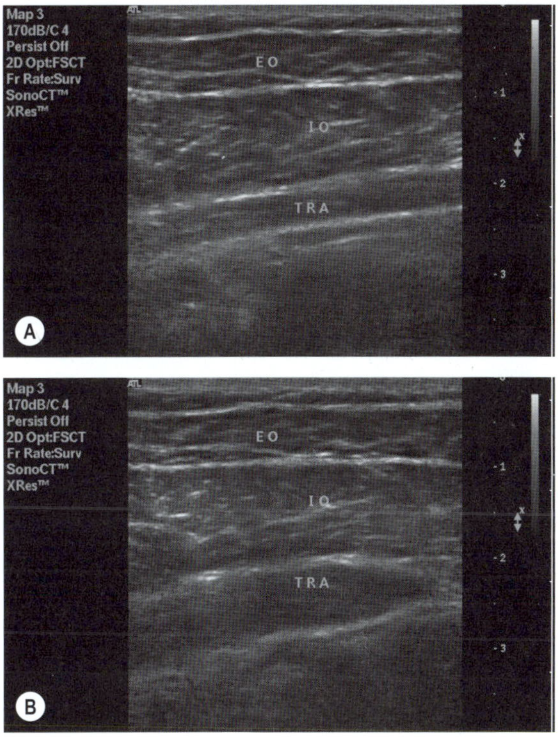

그림 7.5.7 복부 근육의 역동적 초음파 사진. (**A**) TA 수축 전 ; (**B**) TA 수축 동안. EO, 외복사근 ; IO, 내복사근 ; TRA, 복횡근. *Courtesy of Mr John Leddy – www.dynamicultrasound.org.*

치료

발성에서의 호흡조절

7.3장에서는 호흡 재훈련에 대해 논의했다. 이것은 발성하는 동안 치료사가 호흡을 공동 조절하는 데 착수하기 전의, 훈련의 중요한 구성요소이다. 말하는 동안의 좋은 호흡 기술을 지도하는 것은 호흡 운동과 교육이 압도적이어서 첫 번째 세션 동안에 착수하기가 너무 어려울 수 있다. 몇몇 전문 가수, 배우 그리고 연사는 어떻게 하면 그들의 횡격막을 잘 사용하는지 아마 이미 알고 있겠지만, 그럼에도 불구하고 상부 흉부와 목 근육의 과긴장으로 인한 호흡의 불균형을 가지고 있다(Pettersen& Westgaard 2004). 다른 전문가들의 경우 노래하는 동안에는 자신의 호흡을 더 잘 알기 때문에 증상이 없을 수 있지만, 이야기하는 동안에 증상이 나타나기도 한다. 치료는 과활동성을 보이는 근육에 대한 자각과 재교육을 포함할 것이다.

때때로 말하는 동안의 숨가쁨은 환자가 자신의 호흡 조절을 개선시키는 동안 해결되기도 한다. 그래서 특정한 발성 치료가 필요하지 않을 수 있다. 하지만, 만약 말하기와 노래하기가 개선되지 않는다면, 좀 더 종합적으로 다루는 팀으로의 의뢰가 필요하다.

호흡 그리고 성대 기능장애 치료에서의 운동학습 이론

운동학습은 숙련된 기술을 배우는 것을 동반하는데, 그리고 나서 그 기술이 자동적으로 실행될 때까지 마음속의 목표로 삼고 연습해야 한다(Schmidt & Wrisberg 2007). 예를 들어, 피아노에 앉아 노래를 부르기를 배울 때 초반에는 많은 생각과 연습이 필요하지만, 익숙해지면 자동적으로 능숙하게 해낼 수 있는 것과 같다. 이 과정은 감각 피드백과 운동 시스템 모두가 관련된 것이고 운동 작업 학습에 필수적이다.

발성은 많은 근육들의 협동과 시간적 조절과 관련된 복잡한 운동 작업이다. 보통 이 작업은 정상적인 말하기 과정에서는 생각을 필요로 하지 않는다. 하지만 호흡장애가 있는 환자들에서는, 말하기와 호흡의 운동 활동에 나쁜 습관이 이미 습득되어있다. 호흡장애가 없더라도, 효과적으로 노래하기 위해서는 좋은 운동 조절과 연습을 필요로 한다. 그러므로 운동 학습은 말하기와 노래하기와 함께 호흡 협동의 재훈련에 사용될 수 있다. 호흡근 사용을 보완하고 불필요한 보조 근육들의 활동을 제거하는 자세 재교육은 발성에서의 운동 조절을 개선하는 데 사용될 수 있다.

Pettersen & Westgaard (2004)은 노래하는 동안의 불필요한 승모근 활성을 감소시키기 위해 바이오피드백 기술을 사용했다. 바이오피드백은 가수로 하여금 시각적 매체를 이용하여 이들 근육의 운동 조절을 하도록 하는 것이다. 그러므로 바이오피드백, 거울반사와 촉진은 모두 발성과 호흡을 연습하는 동안 감각 피드백을 성취하기에 효과적이다. 많은 호흡 패턴 장애 환자들은 말을 빠르게 하는데, 그래서 호흡의 타이밍을 잘 조절하지 못한다. 그들은 상부 흉부로 숨을 빠르게 빨아들이기 전에 말을 너무 많이 하고 문장 중간에 숨이 턱 막히게 된다. 환자가 발성하는 동안 자신의 상부 흉부와 횡격막의 편위운동을 듣고 보고 느끼도록 하는 것은 유용하다. 이것은 환자들로 하여금 호흡의 협동작용에 대한 인지를 가질 수 있게 하기 때문이다.

노래하기와 말하기 모두 숨을 조용히 들이마시는 것이 중요하다. 전통적인 성악 방법에서조차도 노래하는 동안 조용히 숨을 들이마시기를 권장한다(Miller 1996). 운동 학습의 방법으로써 환자가 노래하고 말하는 동안 조용히 호흡하는 것에 초점을 맞추는 것은 중요하다.

교감신경계의 긴장도를 감소시키기 위해, 말하기와 호흡의 속도를 낮추는 데에는 이완이 중요하다. 발성 작업을 재훈련하기 전에, 몇 분 동안 천천히 편안한 호흡을 하는 것이 권장된다. 환자가 똑바른 자세에서 복식호흡을 개선시키기 어려워한다면, 누워서 연습을 시작하는 것이 도움이 될 것이다.

알파벳이나 숫자를 세거나 하는 단순한 발성 작업은 많은 복잡한 생각을 요구하지 않아 활용하기 좋다. 이것은 환자로 하여금 자신이 구절 사이에 어떻게 숨을 쉬는지와 자세 그리고 근육 긴장에 집중하게 한다. 모국어가 영어가 아니라면, 자국어로 암송하게 하는 것이 추천된다. Exercise 6은 호흡과 발성의 운동 조절을 개선시키는데 사용될 수 있는 훈련의 예시이다.

근골격계 도수 치료와 발성 재훈련

몇몇 환자에서 목과 흉부의 뻣뻣함은 근육이 효율적으로 호흡과 발성하는 능력을 저하시킨다. 예를 들어, 외복사근의 뻣뻣함은 흡기 때 5번부터 12번 갈비뼈까지의 'bucket handle' 갈비뼈 운동을 감소시킨다. 외복사근의 수동적 그리고 능동적 스트레칭은 과도한 긴장을 줄여줄 수 있고, 이는 잠재적으로 흉부팽창을 향상시킨다. 호흡을 향상시켜 발성의 기능을 향상시키는 방법에 대한 것은 Section 7의 chapters를 참고하라.

한 연구에서, Mathieson et al (2009)은 설골상근과 흉쇄유돌근의 마사지가 발성장애가 있는 환자들에서 근육긴장을 줄여준다는 것을 입증했다. 이러한 긴장의 감소는 이 환자들 그룹에서 소리의 질을 향상시키고 발성의 불편감을 줄여주었다. 도수요법에 익숙한 임상가에게로의 진료 의뢰는 결합조직과 근육이 긴장된 환자의 자세나 기능을 변화시키는 경우 필요할 것이다.

호기 근육 훈련

역동적 초음파 촬영은 허리통증에서 TA 활성화에 사용되었다(Ferreira et al 2007). 하지만, 이것은 노래할 때와 크게 말하는 동안 TA를 작동시키는 훈련에도 사용할 수 있다. 이 근육들의 부적절한 고유수용성 피드백은 그들의 기능장애와 연관되어 있을 수 있고, 그러므로 초음파는 TA 활성화를 위한 좋은 시각적 피드백을 제공한다(Radebold et al 2001).

환자가 크게 말하고 노래하는 동안 필요한 TA가 작동되지 않는다면, 일단 이 근육을 인지하는 것을 첫 번째 목표로 하는 것이 중요하다. 근육이 올바로 수축해야 TA가 두꺼워지는 것을 초음파로 확인할 수 있다. 초음파는 또한 외복사근과 같은 다른 근육의 과활성화도 보여줄 것이다.

Exercise 2 TA 수축시키는 법 배우기

- 중립자세를 유지하기 위해 무릎 뒤에 베개를 받치고 바로 누운 자세에서 시작한다.
- 환자로 하여금 상상의 벨트라인 아래에 있는 아래 쪽 복근을 수축함으로써 TA 수축을 독립화 (isolation)하도록 지시한다. 이 상상의 선은 배꼽 아래에 있다.
- 환자에게 세 손가락을 사용해 대략 배꼽 아래 3cm 아래를 촉진하도록 한다. 만약 TA가 작동된다면 그/그녀는 미세한 깊고 독립적인 수축을 느껴야 한다.
- 1초 동안 수축하고 이완한다.
- 이제 환자에게 이 수축을 PFM 수축과 동시에 하도록 요청한다.
- 이 동시수축을 1초 동안 유지하도록 하고 10회 반복한다.
- 만약 10회까지 반복할 수 없다면, 이 근육들을 45–60초 동안 이완하도록 한다. 그리고 할 수 있는 횟수만큼 반복한다. 하루에 최소한 세 세트를 연습하도록 한다.
- 만약 5초간의 동시수축이 쉽게 가능하다면, Exercise 4를 하는 동안 이 수축을 사용하도록 한다.
- 개개인의 진행과정에 따라 이후의 세션에서 Exercises 5-7을 진행한다.
- 또한 이들 운동을 앉아서 그리고 서서 한번에 진행하면, 바로 누운 자세에서도 쉽게 동시수축을 해서 활성화 시킬 수 있다. 하지만 이런 똑바른 자세에서, 중립자세를 유지하는지를 제대로 확인해야 한다.

Exercise 3 네발기기 자세

네발기기 자세는 환자가 누워서 TA를 작동시키는 것을 어려워할 때, 수축시키기에 보다 좋은 자세이다. 이 자세에서는, 복부에 작용하는 중력의 효과로 인해 이들 근육을 인지하기가 수월하다 (Richardson & Jull 1995).

만약 TA 수축이 너무 어렵다면, 먼저 그/그녀에게 항문과 질을 수축하라고 요청해본다. 남자의 경우는, 마치 고환을 위쪽으로 당겨 올린다는 기분으로 골반저근을 수축하라고 지시하라. Hodges et al (2007)은 호기 동안 TA와 PFM이 같이 공동활성 된다는 것을 발견했다. 전문 가수들과 비교했을 때, 초보 가수들은 노래하는 동안 이 근육들을 덜 수축하는 경향이 있다 (Talasz et al 2010).

외복사근과 같은 보상작용을 하는 근육들 중 어느 것이라도 과활동성을 보이는 것이 있다면 표면을 촉진해서 교정하라. TA와 PFM의 올바른 사용은 발성의 긴장을 피하는 데에 필요하다.

일단 환자가 이 근육들을 독립수축(isolate contraction)할 수 있게 되면, 발성하는 동안에 수축하는 것을 훈련하라. Exercises 4-7은 환자가 적절한 복부 근육수축을 하는데 집중하는 동안 사용될 수 있다.

Exercise 4 저항에 맞서 숨 내쉬기

- 코를 통해 부드럽게 숨을 들이마셔라. 들숨은 반드시 조용해야 한다.
- 긴 'ss' 소리를 할 수 있는 만큼 길게 내쉬면서 입과 턱을 이완시킨 상태를 유지하라.
- 가능한 길게 숨을 내쉬는 것을 돕기 위해 골반저근과 하부 복횡근을 수축시켜라.
- 'ss' 소리는 부드러워야 하며 소리의 크기가 변하지 않아야 한다.
- 위의 과정을 반복하기 전에 휴식을 취한다.
- 또한 큰 흡기용량부터 시작하라.
- 'ss' 날숨 사이에 45초에서 1분의 휴식을 취하라. 만약 어지러움, 가벼운 두통 또는 숨가쁨을 느낀다면, 증상이 사라질 때까지 몇 분 더 휴식한다.
- 세 번 반복하는 3 세트를 하라. 하루에 3~4 세션을 하는 것을 목표로 한다. 반복의 횟수나 세트의 개수는 얼마나 피로나 숨가쁨 등을 느끼는지에 따라 조절한다.

Exercise 5 공기방울 불기

- 길고 두꺼운 빨대를 물병에 집어 넣는다. 물이 넘칠 수 있으므로 너무 가득 담지는 않도록 한다.
- 정상 안정상태에서 숨을 내쉰 뒤(FRC) 시작한다.
- 입으로 빨대를 부는데, 공기방울을 만들기 위해 할 수 있는 만큼 숨을 오래 내쉰다.
- 공기방울을 부는 동안 골반저근과 하부 복횡근 사용에 집중하라.
- 부는 동작 사이에 45초에서 1분의 휴식을 취하라. 만약 어지러움, 가벼운 두통 또는 숨가쁨을 느낀다면, 증상이 사라질 때까지 몇 분 더 휴식한다.
- 세 세트를 3회 반복하라. 하루에 3~4 세션을 하는 것을 목표로 한다. 반복의 횟수나 세트의 개수는 개인의 느낌에 따라 조절한다.

Exercise 6 알파벳 연습

- 알파벳을 크게 하지만 아주 천천히 암송한다.
- 정상 안정상태에서 숨을 내쉰 뒤(FRC) 시작한다.
- 발성하면서 골반저근을 수축하라. 이것은 다음 들숨 때까지 지속적인 수축이 이루어져야 한다.
- 흡기량은 일회 호흡량에 상응한다.
- 들숨은 코를 통해 천천히, 조용히, 조절한다.
- 말하는 동안, 혀, 목 그리고 얼굴 근육은 이완시킨다.
- 'A B C D [들숨] E F G H [들숨] I J K L [들숨]' 식으로 암송한다.
- 환자가 개선되면, 다음 들숨 전에 글자를 추가한다.
- 예를 들어, 'A B C D E F [들숨] G H I J K L [들숨]' 과 같은 식이다.
- 호흡의 협동이 개선되면, 환자는 숨을 참는다 몇몇 들숨 구간에 숨을 참을 수 있다. 예를 들어, 'A B C D (멈춤) E F G H (들숨) I J K L M (멈춤) N O P Q (들숨)'처럼 말이다.

만약 임상의가 역동적 초음파 장비를 다룰 수 없다면, 유도(prompt)와 촉진(palpation)이 복근의 활동을 훈련하는 데에 도움이 될 수 있다. 아래의 Exercises 2와 3을 참고하라.

결론

BPD와 연관된 발성장애는 여러 가지 원인들에 기인한다. 그 원인에는 다음과 같은 것들이 있다 :

- 호흡의 부적절한 조화
- 횡격막 기능장애
- 인지적 요소

Exercise 7 노래 부르기

- 정상 안정상태에서 숨을 내쉰 후(FRC) 시작한다.
- 코를 통해 작은 양의 숨을 부드럽게 들이마신다.
- 환자에게 악곡의 한 구절 동안 'Hmm'을 부르게 한다.
- 발성 동안, 골반저근과 하부 내부 복근을 사용하는 것을 강조하라.
- 환자는 혀, 목구멍, 성문, 목 그리고 흉부 근육을 이완시켜야 한다는 것을 마음 속에 새기고 있어야 한다. 입은 또한 부드럽게 다문다.

- 자율신경장애
- 복근과 골반저근의 약한/나쁜 활성

BPD와 비슷하게, 발성장애는 각각의 개인에게서 다르게 나타난다. 그러므로 발성장애의 원인에 대한 조사는 어려우며, 이것은 왜 BPD 환자군에서 이 상태에 대한 증거가 부족한지에 대한 답이 될 수 있다.

발성장애와 관련한 개인의 전체론적인 평가와 치료는 가장 적절해 보인다. 지금까지 몇몇 문헌은 이런 상태의 치료에 대해 종합적인 접근을 제안한다. 그러므로 전통적으로 이러한 상태를 치료하지 않는 물리치료학 같은 다른 단련법에서도 발성장애에 대한 더 많은 인식이 필요할 것이다.

발성장애를 위한 치료 기법의 효과에 대한 연구는 여전히 부족하다. 다른 상태에서 운동 학습과 복부근육 훈련에서의 증거는 이미 나와있지만 발성장애에서는 아직 그렇지 않다. 초음파와 같은 최신의 그리고 보다 접근이 쉬운 이미징 장비의 이용으로, 어떻게 근육과 조직이 발성에 기여하는지에 대한 우리의 지식은 갈수록 향상될 것이다.

참고문헌 Reference

Chaitow, L., Bradley, D., Gilbert, G., 2002. Multidisciplinary approaches to breathing pattern disorders. Churchill Livingstone, Edinburgh.

Ferreira, M.L., Ferreira, P.H., Latimer, J., et al., 2007. Comparison of general exercise, motor control and manipulative therapy for chronic low back pain: a randomized trial. Pain 131, 31–37.

Greene, M.C., 1984. Functional dysphonia and the hyperventilation syndrome. Br. J. Disord. Commun 19 (3), 263–272.

Handforth, A., DeGiorgio, C.M., Schachter, S.C., et al., 1998. Vagus nerve stimulation therapy for partial onset seizures: a randomized active-control trial, Neurology 51 (1), 48–55.

Hodges, P.W., Sapsford, R., Pengel, L.H., 2007. Postural and respiratory functions of the pelvic floor muscles, Neurourol. Urodyn. 26 (3), 362–371.

Iwarsson, J., Sundberg, J., 1998. Effects of lung volume on vertical larynx position during phonation. J. Voice 12 (2), 159–165.

Koppenhaver, S.L., Hebert, J.J., Fritz, J.M., et al., 2009. Reliability of rehabilitative ultrasound imaging of the transversus abdominis and lumbar multifidus muscles. Arch. Phys. Med. Rehabil. 90 (1), 87–94.

Leanderson, R., Sundberg, J., 1988. Breathing for singing. Journal of Voice 2 (1), 1–12.

Mathieson, L., Hirani, S.P., Epstein, R., et al., 2009. Laryngeal manual therapy: a preliminary study to examine its treatment effects in the management of muscle tension dysphonia. J. Voice 23 (3), 353–366.

Miller, R., 1996. The structure of singing. Schirmer, Cengage Learning, Boston.

Noyes, B.E., Kemp, J.S., 2007. Vocal cord dysfunction in children. Paediatr. Respir. Rev. 8 (2), 155–163.

Pettersen, V., Westgaard, R.H., 2004. The association between upper trapezius activity and thorax movement in classical singing. J. Voice 18 (4), 500–512.

Pinto, R.Z., Ferreira, P.H., Franco, M.R., et al., 2011. The effect of lumbar posture on abdominal muscle thickness during an isometric leg task in people with and without non-specific low back pain. Man. Ther 16 (6), 578–584.

Radebold, A., Cholewicki, J., Polzhofer, G., et al., 2001. Impaired postural control of the lumbar spine is associated with delayed muscle response times in patients with chronic idiopathic low back pain. Biomechanics 26 (7), 724–730.

Richardson, C.A., Jull, G.A., 1995. Muscle control-pain control. What exercises would you prescribe? Manual Therapy 1 (1), 2–10.

Schmidt, R., Wrisberg, C., 2007. Motor learning and performance: a situation-based learning approach, fourth ed. Human Kinetics, Champaign.

Shipp, J., 1987. Vertical laryngeal position: research findings and application for singers. Journal of Voice 1 (3), 217–219.

Talasz, H., Kofler, M., Kalchschmid, E., et al., 2010. Breathing with the pelvic floor? Correlation of pelvic floor muscle function and expiratory flows in healthy young nulliparous women. Int. Urogynecol. J. 21 (4), 475–481.

Van Houtte, E., Van Lierde, K., Claeys, S., 2011. Pathophysiology and treatment of muscle tension dysphonia: a review of the current knowledge. J. Voice 25 (2), 202–207.

Zumsteg, D., Jenny, D., Wieser, H.G., 2000. Vocal cord adduction during vagus nerve stimulation for treatment of epilepsy. Neurology 54 (6), 1388–1389.

장 7.6

운동선수에서의 호흡 패턴 장애

Tania Clifton-Smith

장목차

서론	245
호흡 패턴 장애	245
생체역학적 요인들	246
생리적/생화학적 요인들	246
정서적/심리적 요인들	246
생체역학적 고려사항	246
압력 조절 : 생체역학	246
압력 조절 : 근육 길이-장력 관계	247
근육 동원/운동패턴	247
호흡 동조	248
역동적 과팽창	248
생리학적 고려사항	249
과환기	249
Blood-Stealing	249
저산소 운동	250
심리적/ 정서적 고려사항	250
임상적 수행을 위한 지침	252
운동선수를 위한 평가 지표	252
스포츠/활동 중에 경험하는 숨가쁨	252
객관적인 고려사항	254
역동적 관찰	254
운동선수/스포츠 하는 사람을 위한 치료 프로토콜	254
휴식과 회복을 위한 호흡 재-교육(BPR)	254
스포츠 활동에 앞서…	255
스포츠 관련	255
호흡 근육의 저항 훈련	255
결론	255
참고문헌	255

서론

'만약 호흡이 정상화되지 않는다면 다른 움직임의 패턴은 있을 수 없다'(Lewit 1980).

최근까지 운동선수의 호흡 패턴에 대해서는 관심을 잘 기울이지 않았다. 역사적으로 이 연구 분야는 환기 및 산소전달에 초점을 둔 스포츠 생리학자들에 의해 주도되어 왔다. 근래에 들어 호흡에 사용 되는 근육과 호흡의 패턴에 대한 연구가 시작되었다(Vickery 2007).

호흡 패턴 장애

현재 물리치료 문헌에 상정되어있는 기초 정의는 다음과 같다: '명백한 기질적 원인 없이, 증상을 유발할 정도로 지속되는 부적절한 호흡'(Clifton-Smith & Rowley 2011). 이것은 저자가 선호하는 정의로, 과호흡과 호흡 패턴 장애 그리고 급성과 만성의 상황까지 아우르는 정의이다. 한번 패턴이 형성되면, 그 호흡 패턴 장애는 습관화되고 그 자체가 독립체로 존재할 수 있고 유발인자로도 존재할 수 있다. 예를 들어, 운동선수가 경기 중에 부적절한 호흡 패턴을 가지고 있다면, 그것은 조기 호흡곤란의 원인이 되거나 심혈관계 또는 다른 신체 장기의 문제 없이 발생하는 하체 피로의 원인이 될 수가 있다. 반대로, 휴식 시에 호흡 패턴 장애가 뚜렷한 경우도 있는데, 이 역시 수행능력을 저해할 수 있다. 그러므로 운동선수들은 개별 운동이나 스포츠 중 뿐만 아니라 휴식 시의 호흡 패턴까지도 고려해야 한다. 그리고 치료 계획을 세울 때 도움이 될 수 있기 때문에, 급성 또는 만성 여부에 관계없이 잘못된 패턴의 초기 유발요인이나 원인이 무엇인지 확실히 알아내야 한다.

문헌에 따르면, 호흡 패턴 장애를 유발하는데 기여하는 요인들에는 크게 세 가지 범주가 있는데, 다음과 같다: 생체역학적, 생리적/생화학적 그리고 심리학적 요인들(Gardner 1996). 이런 것들이 운동선수에게 어떻게 적용되는지에 대한 관련된 예시들이 아래에 주어져 있다.

생체역학적 요인들

- **호흡 작용의 증가** 반복적인 자세와 몇몇 특정 스포츠, 예를 들어, 싸이클 선수들의 공기저항적인 자세는 흉강에 영향을 미치고, 누운 자세에서 운동하는 수영선수들의 경우에는 자세적인 역학뿐 아니라 반대방향으로 작용하는 물에 의한 정수압에도 노출된다.
- **변화된 근육 동원 패턴.** 표재 복부 근육들이 심부 복부 안정화근육(복횡근)보다 먼저 작동한다면, 이로 인해 몸통의 안정성이 변할 수 있다.
- **폐의 과팽창**(Hyperinflation)은 스포츠를 하는 중에 과도한 양의 공기로 호흡하는 선수들 사이에서 공통적으로 관찰된다. 종종 운동선수들이 휴식 시에 정상적인 폐용적으로 돌아오지 못하는 경우가 있는데(저자의 관찰) ; 특히 이것은 수영선수나 조정선수에서 나타난다.
- **과거의 부상 예를 들어,** 럭비나 복싱과 같은 스포츠에서 흔히 발생하는 코에 대한 외상

생리적/생화학적 요인들

속도와 압력 그리고 부피 변화는 가스 교환에 영향을 주는데, 이것은 특히 운동선수에게서 두드러진다.

- **기존에 존재하던 기질적 장애.** 천식, 만성 부비동염, 운동유발 기관지경련, 그리고 성대 기능장애 (Ch. 7.5 참고)
- **식이 또는 약물 관련.** 예를 들어, 수행능력을 향상시키는 약물의 사용
- **고도 관련.** 호흡 패턴은 산소의 부족을 보상하기 위해 고도에 맞게 적응하는데, 운동선수들은 현재 수행능력의 향상을 위해 이러한 적응과 고도훈련을 활용하고 있다.
- **환경.** 예를 들어, 춥고, 건조하고, 덥거나 습한 훈련 장소, 야외의 오염물질 또는 알러지 유발 물질의 다량 노출
- **수면 주기.** 주기적인 생체의 활동 리듬은 잦은 비행으로 인해 방해 받을 수 있다
- Tachypnoeic shift[1]. 1회 호흡량을 유지하면서 호흡률이 변하는 것. 운동을 하는 동안에는 선수가 너무 빨리 호흡하기 때문에 적절한 환기를 유지할 수 없고, 이것이 제대로 기능하지 못하게 된다.

정서적/심리적 요인들

수행하는 동안의 불안, 숨막힘, 과거의 경험들, 통증, 공황장애, 우울감, 억압감, 훈련되거나 학습된 반응 또는 자아 위협.

생체역학적 고려사항

호흡 근육은 특유의 방식으로 지구력을 얻기 위해 적응하지만, 호흡과 자세 안정성 모두에 영향을 미치기 때문에 그 기능이 손상될 수 있다. 때문에, 운동선수에게 있어서 호흡근의 운동 동원 패턴이 변하면 작업 부하가 증가하며, 역학적 장점이 감소되고, 호흡요구가 증가될 수 있다.

압력 조절 : 생체역학

횡격막은 호흡과 더불어 움직이는 동안의 자세조절/안정화라는 이중의 역할을 수행한다(Hodges & Gande-

[1] Tachypnoeic breathing은 비정상적으로 빠른 횟수를 나타낸다 (성인에서 분당 20회 이상). Mosby's Medical Dictionary, 8th edition. © 2009, Elsevier.

via 2000). 정적 및 동적 안정성에 필수적인 근육으로는 횡격막, 복횡근, 다열근 그리고 골반저근이 있다. 복부 근육 중에서, 복횡근은 안정성과 자세 지지뿐 아니라 최적의 호흡을 위해 횡격막과의 압력변화를 맞추는 데에 있어 가장 중요한 역할을 한다(De Troyer et al 1990).

이 근육들이 조화롭게 작용할 때, 이상적인 복강 내압이 발생하고 요추를 효과적으로 보호할 수 있다(Hodges & Gandevia 2000). 이 그룹의 근육들과 더불어 보조호흡 근육들은 몸 전체 안의 최적의 압력 조절과 척추 지지를 도와줄 뿐 아니라, 몸 안의 유체의 움직임을 기반으로 하는 기관에도 기여한다. 예로, 위장관, 림프 배출, 동맥과 정맥의 순환을 들 수 있다(Massery 2006). 구조적으로, 압력 조절을 제어하는 시스템의 상부에는 성대와 그 주변을 감싸는 근육들 특히 내재성 후두 근육들이 있다. 이런 이유로 목소리와 음성 조절 또한 이러한 시스템에 의존한다. 운동선수와 관련하여 이 시스템의 상부에서 가장 흔하게 나타나는 장애는 성대기능장애(vocal cord dysfunction, VCD) (흡기성 천명) 또는 역설적 VCD (PVCD)이다. 횡격막은 가운데에 위치하고 골반저근은 이 시스템에서 맨 아래에 있다. 골반저근의 가장 중요한 역할은 적절한 횡격막의 활동과도 연관되어 있다. 놓여있는 위치 때문에, 횡격막은 종종 압력 발생기라고 불리기도 한다.

압력 조절 : 근육 길이-장력 관계

호흡은 리드미컬한 기능을 하므로 횡격막은 끊임없이 수축과 이완을 반복한다. 횡격막은 호기의 마지막에 가장 이완된다. 만약 횡격막이 각 수축-이완 싸이클의 끝자락에 상대적으로 일정한 휴식 위치로 돌아온다면, 호흡의 부하와 빈도는 유지될 것이다. 다른 중요한 고려사항으로는 인접구역(Zone of apposition, ZOA)이 있다. 이것은 아래 쪽 흉곽의 내부에 해당하는 원통형 부분을 둘러싸는 횡격막의 영역이다. 횡격막 옆에 나란히 있는 복횡근은 이 구역을 예측하고 압력을 조절하는 데에 아주 큰 역할을 한다(Urmey et al 1998). ZOA는 횡격막이 재설정되는 끝지점과 연관되어 있고, 이는 횡격막 운동의 효율성과 연관되어 있다. ZOA가 작을수록 호흡사이클 중에 생성되는 힘이 적고, 반대로 이 구역이 클수록 힘이 커진다. 예를 들어, 과팽창에서 볼 수 있듯이, 불완전한 날숨은 횡격막을 더 아래 쪽으로 평평하게 만든다; 즉 충분히 횡격막을 돔모양으로 이루게 하고 상대적으로 큰 ZOA를 갖는 완전한 날숨 때보다 작은 ZOA를 가진다. 이는 운동 중에 최대의 힘과 파워를 내기 위해서는 완전한 호흡 싸이클이 중요하다는 것을 강조한다.

보조 호흡근육 또는 복부 근육 그룹이 짧아지거나 약해지면, 횡격막은 최적의 위치로 돌아갈 수 없으며 그 결과 압력 생성이 감소한다. 그러므로 압력은 길이-장력 관계를 결정할 수 있다. 즉, 단축된 근육은 적은 힘을 발생시키게 되고, 이로 인해 근육의 길이 장력 관계가 변하고 호흡 작업이 증가하게 되는 것이다. 최적의 압력은 다른 점에서 보면 약한 외부 구조에 힘을 가하고 있는 것과 같다. 만약 이 시스템이 약화되면, 기체교환의 비효율성 또한 나타날 수 있고, 종종 동맥혈의 저이산화탄소증이 나타날 수 있다.

근육 동원/운동패턴

근육 동원과 운동패턴은 복부 내압뿐 아니라 요추-골반 안정성 그리고 운동성과 관련한 기능과 같은 다른 모든 생체역학적 기능들을 유지하는 데에 중요하다.

복사근이 먼저 수축할 때와 같이 최적의 몸통 요추-골반 동원이 되지 않으면, 압력과 호흡량, 안정성 그리고 궁극적으로는 호흡 작업에 영향을 받을 수 있다(Hodges & Gandevia 2000).

프로 운동선수들에게 있어 허리통증(LBP)이 경기시간을 놓치는 가장 흔한 원인 중 하나라고 기록되어 있다(Bahr et al 2004). 호흡 패턴 장애로 확인이 된 운동선수를 초음파로 검사해보면, 표재 복부 근육의 안정 상태에서의 긴장성이 증가(hypertonicity)된 것을 확인 할 수 있다(저자의 견해). LBP 환자의 경우, 복횡근의 활성화가 지연되고 표재성 요추 골반근육의 활성이 증가되었다는 증거가 있다(Hodges 1999). 만약 표재성 복근과 같은 이러한 근육들이 안정 시에 과활성화 된다면, 그들은 코르셋처럼 작용할 것이다(종종 폐의 과다팽창과 ZOA의 감소와 연관있다). 이런 코르셋 효과는 복부 내압을 증가시켜 척추의 안정성을 높이려는 시도로 보인다. Hodges et al (2005)은 복부 내압이 증가할 때 요추의 강직성이 증가한다는 것을 보여주었다. 하지만, 이 학습된 지지작용은 궁극적으로는 요추의 안정성을 감소시킬 것이다. 즉, 복횡근이 횡격막과 동시에 움직이지 않고 횡격막의 궁극적인 힘 발생 능력과 ZOA가 감소하게 되는 것이다. **따라서 몸통의 안정성뿐 아니라 호흡의 역할과 호흡근육 또한 고려하는 것이 임상적으로 필수적이다.**

문헌에 나와있는 여러 가지 운동프로그램 중에는 호흡의 패턴을 전혀 고려하지 않은 채 요추-골반부위의 심부 근육을 운동시키는 것들도 있다. 그렇기 때문에 치료사는 다양한 자세에서 호흡의 패턴을 통합하는 복부 운동과 같은, 전체 시스템을 이용하는 혁신적인 운동 프로그램을 찾아볼 필요가 있다. 추가적으로, 머리 위에서 팔을 움직이는 동작은 안정화를 위한 자세의 요구를 증가시키고 또한 발성에서의 활용도 증가시킬 것이다. 저자는 임상적으로 종종 의뢰인을 위해서 복식 호흡을 하는 동안 팔을 머리 위로 움직이면서 알파벳을 외우거나 시를 낭송하는 Swiss ball 몸통 안정화운동(Swiss ball trunk stability exercises)과 관련된 프로그램을 디자인 하고있다. 횡격막이 호흡과 몸통 그리고 발성을 조정하도록 하는 것이 목표이다.

또한, 회전근개 질환같이 어떤 상부 몸통의 기능장애가 있는 경우 또한 호흡 패턴을 반드시 고려해야 한다. 목, 어깨, 그리고 전반적인 상지 통증이 있는 환자의 경우 일반적으로 잘못된 호흡 패턴을 가지고 있다(Perri & Halford 2008). 상부 흉부를 주로 이용한 호흡을 하면 흉쇄유돌근, 사각근, 그리고 상부승모근의 활성도가 증가한다(Falla 2004).

호흡 동조

만약 호흡이 움직임의 리듬에 맞춰지면, 운동-호흡 커플링이 일어날 수 있다. 이것은 경제적 이점을 얻기 위해 발생할 수 있다(Mahler et al 1991, Polemnia 2007). 커플링은 생리적 요구의 변화에 맞추기 위해 호흡 패턴과 속도를 변화시키는 능력이 특징이다. 예를 들어, 달리기를 하는 동안 환기 요구에 따라 호흡 보행 비율을 전환할 수 있는 능력이 있다. 주자는 저속에서 두 번의 보폭에 1회 호흡(1 : 2 비율)할 수 있지만, 더 빠른 속도로 달릴 때는 네 번의 보폭마다 1회 호흡(1 : 4 비율)으로 전환할 수 있다(Polemnia 2007). 조정 중에는, Steinacker(1993)가 다음과 같은 패턴을 제안한다.

1. 물 속에서 노를 젓는 동안 1회 스트로크 할 때 1회 내쉼, 그리고 제자리로 돌아올 때 1회 들이쉼 (1:1)
2. 증가된 환기가 요구되는 빠른 속도에서는, 제자리로 돌아올 때 완전한 호흡 싸이클(들이쉼 그리고 내쉼)을 1회, 스트로크 하는 동안 완전한 호흡 싸이클을 1회 한다 (1:2)

지난 10년 동안, 스포츠에서 발생하는 호흡 조화의 가능성에 대한 연구들이 나오고 있다. 호흡 조화의 개념은 해당 스포츠의 초보자들 사이에서는 보이지 않는 반면에, 엘리트 운동선수들에게서는 관찰된다. 이는 엘리트 운동선수들이 선천적으로 자연적인 리듬을 가지고 있거나, 그것이 아니라면 다양한 훈련 체제를 통해 적응해 왔다는 것을 의미한다. 경험이 많은 전문적인 운동선수는 높은 강도의 운동을 할 때 tachypnoeic shift로의 변화가 일어나지 않게 배울 수 있는 것으로 보인다. 많은 코치들이 선수들에게 운동 중에 충분한 산소 공급이 이루어질 수 있도록 호흡 비율을 의도적으로 조절하도록 지시하고 있지만, 사실상 높은 환기가 요구되는 상황에서 선수들이 의도적인 조절을 하는 것에 대한 연구는 거의 없다(Polemnia 2007).

따라서 이러한 분야에 관한 연구가 필요한데 - 이에 대해 저자는 Vickery(2007)가 보여준 것처럼, 호기단계를 인식하는 것이 수행능력을 변화시켜 유리한 결과를 이끌어 낼 수 있다는 것을 관찰하였다.

역동적 과팽창

상부 흉부를 이용해 호흡하는 패턴은 최종적으로 역동적 과팽창을 초래할 수 있다. 만약 신체 역학과 운동패턴이 변하게 되면 생리적인 변화도 나타나게 되는데, 신체는 24시간이라는 짧은 시간 동안에도 이 '새로운' 패턴에 익숙해질 수 있다(Gardner 1996). 종종 개인은 역동적 과팽창과 표재 복부 근육의 안정상태 긴장도 증가를 통해 스스로 유도된 코르셋을 만들게 되고, 이로 인해 정상적인 호흡이 어려워져 심각한 생리적, 역학적, 그리고 심리적인 변화가 나타나게 된다(Ch.6.4 참고). 호흡 축적은 운동 중에 시간이 지나면서 흡기가 호기를 넘어서는 것으로, 이는 과팽창을 일으키고, 공기의 흐름이 제한되어 사강 용적이 증가함에 따라 폐포에 도달하는 산소의 양이 감소하게 된다. 장시간 지속되면, 힘을 유지하고 지구력을 증가시키기 위해 근섬유들의 적응이 일어나게 된다.

생리학적 고려사항

과환기

혈액의 CO_2 농도가 낮아지게 되면 pH가 증가하게 되는데, 이는 많은 생리학적 변화를 만들어낸다. 근골격계와 특히 관련이 있는 것은 감각 및 운동 축삭의 변화, 보어효과에 의한 변화된 산소 흡수, 평활근의 수축, 그리고 낮아진 통증 역치이다. 자세한 내용은 1장과 3장을 참고하라.

감각 및 운동 축삭의 역치 변화는 신경운동단위의 탈분극 또는 흥분을 유발하고 이것은 중추신경계의 흥분에 기여한다. 단시간의 싸이클 경주에서 볼 수 있듯이, pH의 증가는 근육의 기능을 향상시킨다(Bishop et al 2004). 하지만, 만약 이것이 지속되게 되면, 결국엔 과도한 자극과 피로 그리고 궁극적으로 증가된 민감성으로 인해 문제를 일으킬 수 있다. 과환기 동안, 헤모글로빈이 산소에 더 단단하게 결합하기 때문에 말단에서 조직세포로의 산소 방출이 특히 감소된다(보어효과 억제). 만성이 되면, 중탄산염 완충제가 고갈될 수 있고 그렇게 되면 낮은 수준의 운동 시에도 근육에 젖산이 쉽게 축적된다(Nixon & Andrews 1996).

pH가 상승할 때 콜라겐 속의 평활근 세포가 수축하는 것이 관찰되는데(Restini & Bendhack 2006), 이는 호흡 패턴 장애가 있는 사람들 사이에서 근육과 근막의 긴장이 증가하는 현상을 잠재적으로 설명할 수 있다. 이러한 사실은 호흡장애가 근막/결합조직 부위: 인대, 반월판, 그리고 아마도 척추 디스크에 영향을 미칠 것임을 의미한다. 과 가동성이 있는 사람의 경우 수축성의 평활근 세포들에 대한 호흡 알칼리증의 영향을 통해 근육의 톤과 안정성을 증가시키는 수단으로서 호흡 패턴을 변화시킨다는 것 또한 제안되어왔다(Chaitow 2004).

Blood-Stealing

횡격막 근육은 그 자체의 건강한 혈액 공급을 유지하기 위한 움직임이 필요한데, 이완기 동안에 횡격막 근육으로의 혈류가 조절된다. 증가된 횡격막의 작용으로 생긴 혈액 관류 변화의 대부분이 이완기에 나타나는 것으로 보인다(Hussain& Magder 1991). 횡격막으로의 혈류는 숨을 들이마시는 동안 감소되며, 강제적인 수축을 하는 동안에 완전히 차단될 수 있다. 어쩌면 이것이 달리기 이후의 옆구리 결림에 대한 또 다른 설명일까?

최대의 운동을 하는 동안 횡격막과 흡기 시에 사용하는 근육으로 가는 혈류는 운동하는 동안 소비하는 총 산소의 15%를 사용하고(Wetter et al 1999), 운동이 증가함에 따라 호흡 근육들은 총 체내 산소 소비를 점점 더 많이 요구하게 된다. 최대 운동 중의 호흡 작업은 운동근육의 혈류, 심박출량 그리고 전신 및 활동하는 사지의 산소 흡수를 현저하게 변화시킨다. 운동 혈류의 감소는 항진된 교감신경으로 인한 혈관수축을 시사하는 노르아드레날린(노르에피네프린)과 연관되어 있다고 생각된다(Romer & Dempsey 2006). 그리고 호흡기 근육에 기원을 둔 대사적 반사의 증거가 존재한다(Sheel et al 2001). 이 반사는 교감신경계의 혈관수축 뉴런의 자극을 통해서, 사지로 가는 혈류를 줄일 수 있다고 여겨진다. 이러한 현상의 근본적인 목표는 호흡기 근육에 산소를 전달하는 것을 보호하고, 폐의 환기능력과 동맥의 기체, pH, 그리고 전반적인 항상성의 적절한 조절을 보장하기 위함이다. 이 개념을 Blood Stealing- 호흡기의 근육이 사지로 가는 혈액을 훔치는 것-이라고 한다(McConnell 2011). 여기서 주목해야 할 점은 모든 시스템에 문제가 생겼을 때, 호흡이 최종 추진력으로서 남아있을 것이라는 것이다. 다시 말하면 '호흡이 언제나 이긴다'는 것이다(Massery 2006). 호흡 패턴의 변화가 수행능력에 미치는 영향을 강조한 그림 7.6.1을 참고하라.

예를 들어, 두 사람의 달리기 선수가 말하고, 조깅하고 숨쉬면서 200걸음 한세트를 해낼 수 있는데, 이때 환기 요구도가 증가함에 따라 호흡의 요구도 증가한다. 요구도가 증가할 수록 대화하기가 어려워지고 숨이 차는 현상(호흡곤란)이 발생할 수 있는데, 호흡곤란은 시스템 전체가 압력을 받고 있다는 경고이다; 즉, 속도가

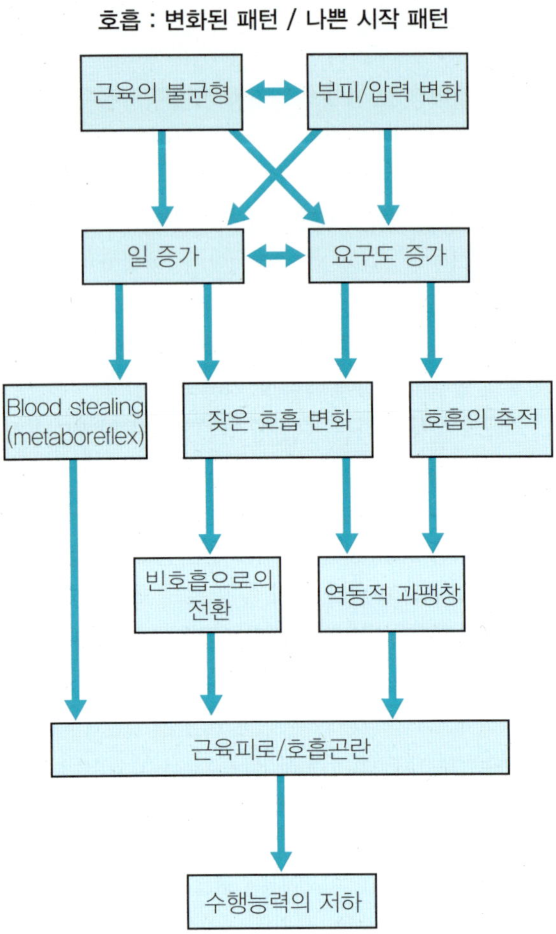

그림 7.6.1 호흡 패턴 장애와 운동능력의 손상. *From Bradley & Clifton-Smith 2009.*

느려지고, 호흡 패턴의 조절이 일어나는 것이다. 목적은 호흡을 조절하고 유지하는 것으로, 이 경고 체계 또는 경보 체계는 COPD 환자에서부터 엘리트 운동선수까지 적용된다. 이것은 복잡한 체계이지만, 호흡 패턴 장애와 관련한 연구들은 이러한 훌륭하고 효과적인 호흡 패턴이 이 '경고'에 적절하게 탈감작할 수 있는 장점을 가지고 있음을 보여준다(Vickery 2007).

저산소 운동

1968년 멕시코 시티 (해수면으로부터 2240미터 - 7349 피트- 위에 있는)에서의 올림픽 이후로 고도 훈련에 대한 인식이 분명해졌다. 지구력을 요하는 운동선수들은 스프린터(무산소 운동)들과 비교해 저조한 성적을 보였는데, 이것은 수행 결과가 고도에 영향을 받는다는 이론을 타당화시켜준다.

고도 훈련이라는 개념을 활용하고자 하는 운동선수들은 실제로 높은 고도에서 훈련하고자 할 것이다. 그 목적은 적혈구 용적을 증가시켜서 궁극적으로 해수면에서 최대한의 산소흡수(VO_2max)를 가능하게 하고 지구력을 향상시키는 것이다. 새로운 이론은 수행능력 향상에 관여하는 또 다른 요소들을 제안하는데, 환기, 혈류 역학적인 또는 신경적응과 같은 중추적 요소와 근육의 완충용량과 같은 말초 요소들이 중요한 역할을 한다(Wilber 2011). 현재 고도/저산소 훈련에 대한 모델이 몇 가지 있지만, 세부적인 내용까지는 다루지는 않을 것이므로 이에 대해서는 독자들이 관련 문헌을 검토해 보기 바란다.

심리적/ 정서적 고려사항

엘리트 운동선수와 같은 일부 운동선수는 많은 내/외부의 압박에 노출되어 있다. 이러한 이유로 수행 시에 나타나는 불안은 호흡 패턴 장애와 매우 밀접한 연관이 있는 것으로 보인다(Masaoka & Homma 1997); 비슷한 변화가 예기불안으로 나타나는 데, 호흡곤란에 대한 공포는 공황 발작과 불안의 주요 요인이라는 것을 예로, 들 수 있다(Ley 1997). 이것은 종종 호흡곤란이나 근육의 감각으로 나타나며 수행능력을 제한시킬 것이다.

운동선수의 경우 그가 호흡 패턴 장애로부터 영향을 받든 안받든, 숨이 차는 것과 같은 잠재적인 증상에 대한 불안뿐 아니라 수행능력 그 자체와 연관된 불안감도 가지고 있다. 하지만 불안을 둘러싼 요인들이 너무 복잡하고 상호 연관성이 많기 때문에 원인과 결과를 간단히 제안하기 어렵다는 것을 염두에 두어야 한다. 심리적인 상태와 호흡은 서로 영향을 주고받고 있으며, 호흡은 심리적인 과정에 영향을 미치는 독립적인 변수로서 조사되어야 한다. 예를 들어, 코를 사용할 때, 자율신경계 안정성을 유지하기 위해 일상 워밍업 동안 낮고 느리게 호흡하는 것은 에너지를 보존하고 대뇌 피질의 조절을 유지시키는 역할을 한다.

압박감으로 인한 숨막힘에 관한 내용은 스포츠 문헌에 잘 서술되어있다. Jordet et al (2008)은 승부차기

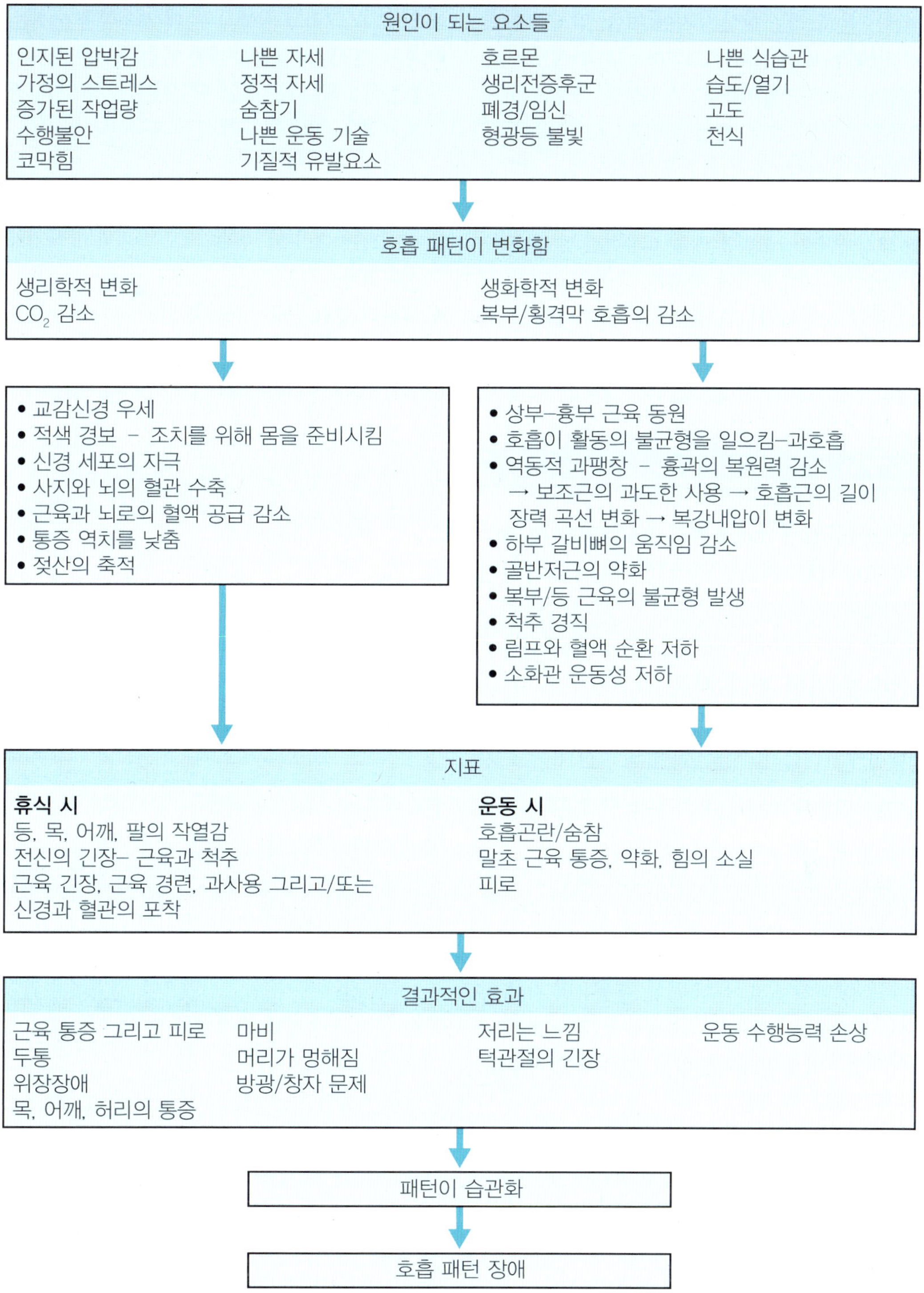

그림 7.6.2 호흡과 근골격계의 관련성. *From Bradley and Clifton-Smith 2005.*

할 때 숨막힘을 느끼는 현상은 자아 위협, 감정적 불편함 그리고 자기-조절 실패를 포함하는 3-단계 모델과 잘 부합한다는 것을 발견했다. 스스로를 잘 조절하는 수행자들은 높은 수준의 자기-위협과 불편함 모두에 잘 대응할 수 있는데, 자기 조절을 개선시키는 작업을 통해 압박 속에서 숨막힘을 자연스럽게 예방한다. 호흡을 통한 조절은 자기-조절에 매우 효과적인 방법이다.

그림 7.6.2는 위에 묘사된 과정을 간단히 표현한 것으로, 결과적으로 나타나는 증상들도 함께 제시되어 있다.

임상적 수행을 위한 지침

전체적인 관찰, 평가 그리고 치료 프로토콜은 이 책의 다른 부분에서 다루어지므로, 여기서는 운동선수와 관련된 핵심사항만 고찰하겠다.

운동선수를 위한 평가 지표

운동선수들에게 다음과 같은 질문을 해야 한다:

- 기질적인 질환이 있는지, 특히 출생 시 호흡과 관련한 질병이 있었는지 여부. 예를 들어, 어린 시절의 천식 병력이 있다면, 젊은 나이 때부터 잠재적으로 변화된 패턴이 나타날 수 있으므로 이에 대한 문진을 하는 것이 필요하다.
- 공존하는 의학적 질환, 특히 천식, 운동유발 천식/기관지 경련(EIA, EIB), 위식도역류질환(GERD), 후비루 (인두의 홍반을 유발할 수 있는)와 부비동염
- 습관성 기침과 헛기침
- 과거의 부상 : 통증 / 불편함
- 운동 이력 : 어떠한 형태의 운동인지? 언제 그리고 어떻게 하는지?, 훈련 프로그램과 회복 시간에 대한 세부사항
- 전반적인 건강 : 기침, 감기, 독감, 흉부감염. 이것들은 면역 시스템의 상태를 알 수 있는 지표이다.
- 수면은 또 다른 중요한 항상성 지표이다. 잠드는 시각은? 몇 시간 동안 자는지? 수면이 방해받고 있는지? 그리고 잠에서 깰 때 개운함을 느끼는지?
- 휴식 : 많은 사람들이 다운 타임과 실시간 휴식을 혼동하는데, 다운 타임에는 TV시청, 책이나 잡지 읽기 또는 정원 가꾸기 같은 것들이 포함된다. 휴식은 몸과 사고 과정을 정지시키는 의식적인 연습이다. 환자가 (중요한 프리젠테이션이나 스포츠 이벤트에 대비해) 머릿속으로 준비하고/하거나 시각화하는지?
- 옆구리 결림 통증 : 어느 쪽인지 그리고 언제 나타나는지?

1950 년대에 출간된 Sinclair의 이론은 여전히 타당한 것으로 간주되는데, Sinclair는 옆구리 결림 통증은 복막 인대가 잡아당겨져서 생긴 횡격막의 통증이라고 생각했다. heel strike가 일어나는 동안 숨을 내쉴 때 순간적으로 폐가 비면서 이들 인대와 횡격막에 큰 변형이 가해지게 되는데 이것이 경련과 긴장을 유발한다 -아마도 이것이 옆구리 결림 통증일 것이다(Sinclair 1951).

스포츠/활동 중에 경험하는 숨가쁨

각자에게 숨가쁨이 일어났을 때 이것이 어떤 느낌인지 물어보아야 한다. 활동 중에 숨이 가쁜 것은 운동유발기관지경련/천식(EIB/EIA), 또는 성대기능장애(VCD), 또는 운동유발과호흡(EIH)과 관련 있을 수 있다. '숨가쁨'을 호소하는 많은 운동선수들에게 더 이상의 조사 없이 천식 진단이 내려지고 있으며, 운동선수와 천식에 관한 문헌의 통계를 고려했을 때 이것은 그리 놀랄 일이 아니다.

특히 겨울철 지구력을 요하는 스포츠에 참가하는 운동선수들과 같이 경쟁에 참가하는 선수들에게서 높은 유병률로 천식과 EIA가 나타난다.

이론적으로 공기가 춥고 건조할 때 기도 과민반응이 높은 빈도로 발생하고, 공기로 운반되는 알레르기 유발 항원들과 다른 자극물질들이 하기도에서의 증상을 악화시킨다. 결과적으로, 겨울철 스포츠 선수뿐 아니라, 지구력을 훈련하는 운동선수들 또한 천식/EIB가 발전할 위험이 증가할 수 있다(Kippelen et al 2005).

감별진단 : EIA/EIB, VCD, HVS, 수영유발폐부종

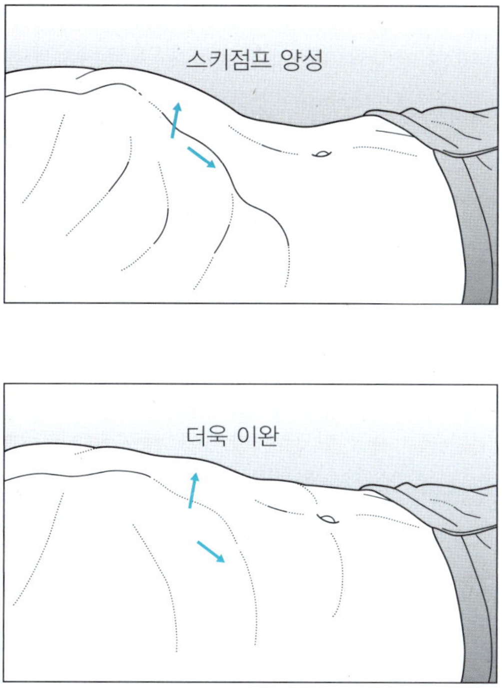

그림 7.6.3 브래드클리프® 스키점프. *From Bradley & Clifton-Smith 2009.*

(SIPE), 다른 폐질환 또는 좋지 않은 몸 상태.

VCD가 있는 운동선수는 일반적으로 기도 제한의 근원으로서 목과 목구멍을 확인해야 한다 ; EIA/EIB에서 흉부는 보통 긴장의 근원으로 확인된다. 천명, 기침, 숨가쁨 또는 흉통은 좀 더 EIA와 연관이 있고, 반면에 쌕쌕거림(좁아진 기도에 기인한)과 톱질할 때처럼 듣기 싫은 소음을 특징으로 하는 후두레벨에서의 그렁거림은 VCD를 시사한다. VCD는 숨을 들이마시는 것 자체를 잘할 수 없기 때문에, 기관지 확장제에 반응하지 않는 것이 보통이며, 젊은 여자 운동선수들에게서 더 흔하게 나타난다. 염두에 두어야 할 또 다른 것으로 엘리트 수영선수들에게서 나타나는 SIPE가 있다. 증상으로는 숨가쁨, 현저한 기침, 많은 가래 생성, 객혈 그리고 천명이 있다. SIPE은 수행능력에 큰 영향을 미치는데, 어떤 것이 병인인지는 확실하지 않다. 한 가지 이론은, 아주 극도의 운동 중에 높은 모세혈관 압력을 극복해야 할 필요가 생기게 되면 그 결과로 혈액가스장벽(BGB)이 손상받게 되어 폐부종이 발생한다는 것이다(Adir et al 2004).

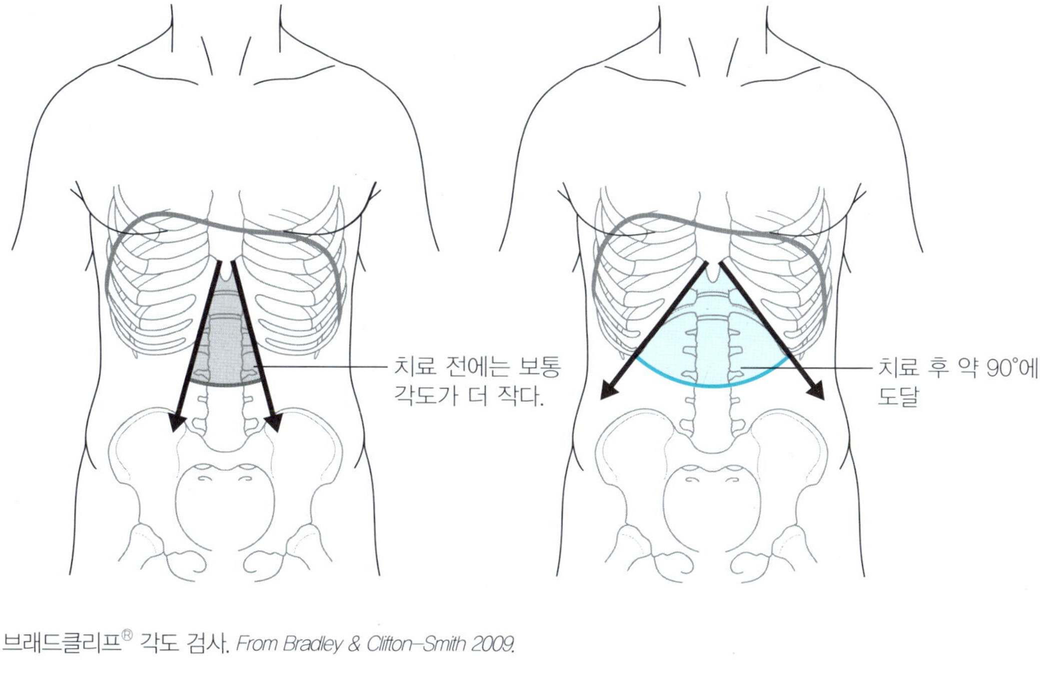

그림 7.6.4 브래드클리프® 각도 검사. *From Bradley & Clifton-Smith 2009.*

객관적인 고려사항

브래드클리프 스키점프 검사 (그림 7.6.3)

무릎을 구부린 채 바로 누운 자세

이 검사는 바로 누운 자세에서 폐의 과팽창/과도하게 긴장된 표재 복부 근육을 테스트하기 위한 것이다.

1. 촉진을 하기 위해 먼저 환자의 동의를 구한다.
2. 아래 쪽 흉곽을 따라 외측에서 내측으로 손을 움직인다.
3. 늑골의 경계에서 아래 쪽 갈비뼈가 불쑥 튀어나온 것은 폐의 과다팽창/과도하게 긴장된 표재 복부 근육을 시사하는 것이다.

브래드클리프 각도 검사(Xyphocostal border) (그림 7.6.3)

바로 누운 자세

복부 근육이 과도하게 긴장되고 흉곽이 과팽창되어 있다면, 흉곽의 꼬리 쪽 개방면의 평균 각도인 약 90°와 차이가 나게 된다(임상적 관찰).

치료 전후에 이 각도를 측정하는 것은 유용할 것이다. 이 각도는 BPD를 가진 환자, 복대를 착용한 환자, 폐가 과팽창된 경우 종종 감소되어 있다. 환자들은 흉곽의 모양을 위해 이완된 복식호흡이 만들어낼 수 있는 이러한 차이에 종종 놀란다. 반대로 이 각도는 종종 호흡기 질환, 특히 만성폐쇄성폐질환(COPD)을 가진 사람들에게서는 더 크게 나타난다. 왜냐하면 횡격막이 평평해져 있기 때문이다.

스키점프와 브래드클리프 각도 검사는 세션 동안 반복될 수 있다는 것에 주목하라. 이러한 객관적인 검사는 종종 호흡인식의 중요성을 재확인하는 데에 크게 도움을 주기 때문이다.

역동적 관찰

러닝 머신이나 노를 젓는 기계와 같은 기구를 이용해 운동하는 동안 운동 호흡 패턴을 관찰하는 것은 유용하다. 운동 중에 증가되는 환기 요구를 충족시키기 위해서, 호흡의 패턴은 증가한 호흡량에 맞추어 변화한다. 더 많은 양의 공기를 유입시키기 위해 상부 흉부와 입으로의 호흡이 동원된다. 패턴이 변화할 수 있는 지점은 호흡성 보상의 지점과 일치한다 - 증가하는 운동 중에 과팽창이 시작되는 것은 대사성 산증에 보상하려는 신체의 시도로 생각될 수 있다(Meyer et al 2004).

운동선수/스포츠 하는 사람을 위한 치료 프로토콜

수행능력이 뛰어난 사람들은 그들 삶의 모든 요소가 서로 영향을 미치고 있고, 만약 목표나 포부를 성취하기 위해서는 그 요소들에 특별한 관심이 필요하다는 것을 알고 있다. 운동선수를 위한 호흡에 관한 브래드클리프®의 방법은 네 단계 치료 프로그램으로 되어있다. 이것은 단지 대략적인 개요라는 점을 언급한다. 치료 요법에 대해 심도있게 기술하려면 개별화된 치료와/또는 재활계획이 뒤따라야 한다. 프리젠테이션은 아마도 통증, 천식 또는 수행능력 향상에 대한 열망 때문일 것이다. 목표는 탈감작 그리고 항상성 균형을 통해 기능을 향상시키거나, 수행능력을 향상시키기 위해 호흡 적응을 가능케 하는 호흡 패턴을 활용하는 것이다.

휴식과 회복을 위한 호흡 재-교육(BPR)

휴식 시 고요한 최적의 호흡이 어떤 느낌인지 아는 것, 그리고 신체 시스템이 어떻게 작동하는지 이해하는 것은 중요하다. 이 과정은 개인으로 하여금 최적의 호흡 패턴을 유도할 수 있게 해준다. 특히 운동선수에게 횡격막의 근골격계, 생체역학적인 작용과 다른 근육 그룹과의 연관성에 대해 교육하는 것이 중요하다. 그리고 운동 중 호흡 효율성에 대한 간단한 생리학적인 설명을 하는 것도 유익하다.

바로 누운 자세로 휴식하는 것에서부터 앉고 서있는 것을 포함한 다양한 자세가 임상에서 이용되며, 최적의 호흡 패턴과 최적의 자세는 밀접한 관계가 있다. 예를 들어, 균형 잡힌 자세로 서있는지 체크하는 것이 바람직한데, 균형 잡힌 자세에서 복근이 과활성되지 않고 올바른 횡격막 호흡이 가능하기 때문이다.

스포츠 활동에 앞서…

워밍업 세션 동안 낮고 느린 호흡을 하고 있는 코를 느끼는 것처럼, 신체에 대해 집중하고 인지하도록 촉진하는 호흡 기술 사용에 대해 교육해야 한다. 이것은 임상에서 확립해 놓은 정상적인/최적의 호흡 패턴을 강화시키고, 워밍업을 하는 동안 나쁜 호흡 패턴을 피할 수 있게 도와주고 횡격막으로 가는 혈류를 촉진시킨다.

스포츠 관련

에너지-효율적인 호흡은 모든 스포츠에 도움이 된다. 휴식하는 동안의 좋은 호흡 패턴은 필수적이고, 이는 역학적, 생리학적인 이득으로부터 출발한다는 것을 보장한다.

스포츠에 따라, 특정한 기술이 수행될 수 있다. 저자가 미래를 위해 열의를 가지고 Vickery (2007)의 논문을 인용했는데, 이 연구는 싸이클 수행능력에 있어 호흡 패턴 재교육(BPR)의 효과와 싸이클 경쟁에서 강도가 증가하는 테스트 중의 호흡, 신진 대사, 그리고 지각에 의한 반응에 대해 고찰한 것이다. 이 재훈련은 싸이클 타는 동안 입술을 오므린 패턴을 인지하게 하는 것이고, 휴식 시에 매일 10분간 진행한다.

입술을 오므리고 호흡하는 것은 호흡의 축적, 과팽창 그리고 빈호흡으로의 변화를 피하면서 저항을 통해 날숨을 연장시킨다. 4주째에, 지구력이 향상되었고 "점직적으로 증가하는 최대 근력이 향상되는 결과가 나타났다. Vickery는 이 결과가 변화된 호흡역학, 그리고 감소된 노력의 자각에 기인한 것이라고 믿었다. 이것은 스포츠의 세계에서 중요하며, 호흡 패턴인지의 가치와 최적화된 수행능력을 훈련할 것을 강조한다.

호흡 근육의 저항 훈련

호흡 근육에 대한 저항은 흐름의 제한이나 압력 부하를 통해 달성할 수 있다. 흐름 감소 훈련은 흡기 흐름 저항적 부하로 알려져 있다. 압력 부하는 흡기 또는 호기 모두에서 가능하다. 흡기 압력 부하는 저자가 운동선수에게 권장하는 저항 훈련 방법이다. 흡기 근육 훈련(IMT)은 스포츠와 수행능력에서의 효과에 대한 가장 과학적인 연구 토대를 가지고 있다(http://www.powerbreathe.com/imt-clinical-trials-andmedical- research (Accessed June 2013) for research papers). POWERbreathe(상품명)와 임계장치는 압력-역치 흡기 근육 훈련에 사용되는 장치들 중 가장 다방면이고 비용효과적이며 시간효율적인 도구로 보인다(McConnell 2011).

어떠한 임계 장치를 사용하기에 앞서 치료사들은 사용법과 금기사항에 대해 어떻게 지시할 것인지에 대한 명확한 이해를 가지고 있어야 한다. 흡기 근육 훈련에 대한 더 심층적인 지식을 위해서는 위의 참고 자료들을 보라.

결론

호흡과 호흡 근육은 스포츠에 참여하는 모든 사람들에게 궁극적인 훈련과 결과와 관련된 중요한 요소이다. 운동선수, 특히 엘리트 운동선수들을 평가하고 치료할 때는 생체역학적, 생리학적 그리고 심리적 측면이라는 세 가지 카테고리 모두를 염두에 두어야 한다. 이 중 생체역학적 측면은 자세성 그리고 호흡 요구 모두를 고려해야 한다.

참고문헌 Reference

Adir, Y., Shupak, A., Gil, A., et al., 2004. Swimming-induced pulmonary edema: clinical presentation and serial lung function. Chest. 126 (2), 394–399.

Bahr, R., Andersen, S., Loken, S., et al., 2004. Low back pain among endurance athletes with and without specific back loading – a cross-sectional survey of cross-country skiers, rowers, orienteerers, and nonathletic controls. Spine 29, 449–454.

Bishop, D., Edge, J., Davis, C., et al., 2004. Induced metabolic alkalosis affects muscle metabolism and repeated-sprint ability. Med Sci Sports Exerc 36, 807–813.

Bradley, D., Clifton-Smith, T., 2005. Breathe Stretch and Move. Random House NZ.

Bradley, D., Clifton-Smith, T., 2009. BradCliff® Manual. Writers Inc. Auckland, New Zealand.

Chaitow, L., 2004. Breathing pattern disorders, motor control, and low back pain. Journal of Osteopathic Medicine 7 (1), 34–41.

Clifton-Smith, T., Rowley, J., 2011. Breathing pattern disorders and physiotherapy: inspiration for our profession. Physical Therapy Reviews 16 (1), 75–86.

De Troyer, A., Estenne, M., Ninane, V., et al., 1990. Transversus abdominis muscle function in humans. J Appl Physiol. 68 (3), 1010–1016.

Falla, D., 2004. Unraveling the complexity of muscle impairment in chronic neck pain. Man Ther 9, 125–133.

Gardner, W., 1996. The pathophysiology of hyperventilation disorders. Chest 109 (2), 516–535.

Hodges, P., 1999. Is there a role for transversus abdominis in lumbo-pelvic stability? Manual Therapy 4 (2), 74–86.

Hodges, P., Gandevia, S., 2000. Changes in intra-abdominal pressure during postural and respiratory activation of the human diaphragm. J Appl Physiol 89, 967–976.

Hodges, P.W., Eriksson, A.E., Shirley, D., et al., 2005. Intra-abdominal pressure increases stiffness of the lumbar spine. J Biomech 38 (9), 1873–1880.

Hussain, A., Magder, S., 1991. Diaphragmatic intramuscular pressure in relation to tension, shortening, and blood flow. J. Appl. Physiol. 71, 159–167.

Jordet, G., 2008. Performing under pressure: what can we learn from football penalty shoot-outs? Sport & Exercise Psychology Review 7 (2), 13.

Kippelen, P., Caillaud, C., Robert, E., et al., 2005. Effect of endurance training on lung function: a one year study. Br J Sports Med 39, 617–621.

Lewit, K., 1980. Relation of faulty respiration to posture with clinical implication. Journal of the American Osteopathic Association 79, 525–529.

Ley, R., 1997. Panic disorder and agrophobia: Fear of the fear or fear of the symptoms produced by hyperventilation? Journal of Behavior Therapy and Experimental Psychiatry 18, 305–316.

Mahler, D.A., Shuhart, C.R., Brew, E., et al., 1991. Ventilatory responses and entrainment of breathing during rowing. Med Sci Sports Exerc 23 (2), 186–192.

Massery, M., 2006. The patient with multi-system impairments affecting breathing mechanics and motor control. Cardiovascular and Pulmonary Physical Therapy Evidence and Practice, fourth ed. Mosby & Elsevier Health Sciences, St. Louis, MO (Chapter 39), pp. 695–717.

McConnell, A., 2011. Breathe strong perform better. Human Kinetics, U.S.A.

Masaoka, Y., Homma, I., 1997. Anxiety and respiratory patterns: their relationship during mental stress and physical load. International Journal of Psychophysiology 27, 153–159.

Meyer, T., Faude, O., Urhausen, A., et al., 2004. Is lactic acidosis a cause of exercise induced hyperventilation at the respiratory compensation point? British Journal of Sports Medicine 38, 622–625.

Nixon, P., Andrews, J., 1996. A study of anaerobic threshold in chronic fatigue syndrome (CFS). Biological Psychology 43 (3), 264.

Perri, M., Halford, E., 2008. Pain and faulty breathing: a pilot study. J Bodyw Mov Ther 4, 297–306.

Polemnia, G., 2007. Intentional control of motor-respiratory coordination. Journal of Sport & Exercise Psychology Jul Supplement 29, pS51.

Restini, C., Bendhack, L., 2006. Involvement of non-selective Ca2+ channels in the contraction induced by alkalinization of rat anococcygeus muscle cells. European J Pharmacology 553, 288–296.

Romer, L., Dempsey, J., 2006. Legs pay out for the cost of breathing! Physiology News 65, 25.

Sheel, A., Derchak, P., Morgan, B., et al., 2001. Fatiguing inspiratory work causes reflex reduction in resting leg blood flow in humans. J Physiol 537, 277–289.

Sinclair, J., 1951. The Side Pain of Athletes. The New Zealand Medical Journal 50 (280), 607–612.

Steinacker, J.M., 1993. Physiological aspects of training in rowing. International Journal of Sports Medicine 14 (Suppl 1), 3–10.

Urmey, W., De Troyer, A., Kelly, K., et al., 1998. Pleural pressure increases during inspiration in the zone of apposition of diaphragm to rib cage. J Appl Physiol. 65 (5), 2207–2212.

Vickery, R., 2007. The effect of breathing pattern retraining on performance in competitive cyclists. http://repositoryaut.lconz.ac.nz/handle/10292/83 (Accessed June 2013).

Wetter, T.J., Harms, C.A., Nelson, W.B., et al., 1999. Influence of respiratory muscle work on VO(2) and leg blood flow during submaximal exercise. J Appl Physiol 87, 643–651.

Wilber, R.L., 2011. Application of altitude/hypoxic training by elite athletes.
J. Hum. Sport Exerc. 6, No. 2.

장 7.7

호흡 패턴 장애(BPD) 치료에서의 카프노그래피

Laurie McLaughlin

장목차

일반적 개념 257
자기-발견/인지 훈련 258
웨이브 플레이(Wave play) 258
율/비 재훈련 258
네거티브 플레이(Negative play) 259
상황 재훈련 260
의도적 과호흡 260
고강도 스포츠 262
일반적 임상 양상 262
아주 빠른 호흡 262
지나친 호흡량 263
나쁜 호흡률, 패턴 그리고 $ETCO_2$ 264
분리성 과호흡 265
결론 265
참고문헌 266

이 장에서는 전통적인 호흡 중재의 부가장치로 이용된 카프노그래피 사용에 대해 검토해 보고, 호흡 지표 모니터링을 통한 독자적 관리 전략 또한 추가적으로 검토한다. 어떠한 치료적인 개입이 성공적인지 여부는 개별화된 맞춤 치료 프로그램을 통해서 결정될 수 있다.

평가 과정을 통해 문제가 있는 영역들이 구분되고 나면, 치료에 대한 계획을 수립할 수 있다. 섹션 7의 여러 장에서 기술됐던 것들처럼, 카프노그래피는 치료적 개입이 사용된 어떠한 경우에서든 검사-재검사 또는 결과 측정에 사용될 수 있다. 이것은 또한 치료하면서 나타나는 실시간 정보를 얻는데 이용되고, 이 정보들은 변화를 위한 강력한 수단이 될 수 있는 생리적 호흡 패턴과 연결되어 활용될 수 있다.

일반적 개념

환자들과 이야기할 때, 자신의 호흡과 음성의 질을 관찰해 보아라. 사람들은 서로 호흡을 동조하는 경향이 있다. 그들이 '당신을 잡는지' 또 당신이 '그들을 잡지'는 않는지 확인해 보아라. 당신의 목소리는 고요하고, 조용하고, 편안하게 유지하라.

7.2, 7.3 장과 그 외에서 논의했던, **좋은 호흡의 원칙**들은 카프노그래피를 사용하는 세션 동안 정보와 개입을 추가하면서 보강될 것이다. 이 원칙은 다음과 같이 요약할 수 있다 :

코로(구강 호흡의 반대로서. Ch. 2.3 참고)
아래 쪽으로(상부 흉부보다는 하부 흉부로)
느리게(안정 시 분당 8~14회 정도로)
놓아주면서(수동적으로 숨을 내쉬고, 근육의 긴장을 풀어주면서)
조용히(호흡량을 체크할 수 있도록 조용히 호흡하라)

나는 환자들이 그들 스스로 나쁜 호흡과 관련해 경험하는 증상을 찾아냈을 때, 어떤 것을 체크해야 하는지를 상기시켜 주기 위해서 '코로, 아래 쪽으로, 느리게, 놓아주면서 그리고 조용히 호흡하기'를 기억하는 것을 추천한다. 테스트를 통해, 환자들은 그들이 관심을 가져야 할 어떤 특정한 양상에 대해 알게 될 것이다(McLaughlin 2009).

자기-발견/인지 훈련

호흡을 바꾸는 것은 교육과 자기-인지를 하는 것과 큰 관련이 있다. 일단 사람들이 그들의 건강한 삶을 위해 호흡이 얼마나 중요한지 그리고 그들의 현재의 호흡 방식이 건강에 어떻게 악영향을 끼치는지를 이해한다면, 그 과정은 자기-발견의 하나가 될 수 있다. 카프노그래피 피드백을 보는 것은, 좋은 호흡 케미스트리의 느낌과 그것을 만들어내는 호흡의 형태를 연관짓는 것을 도와준다. 마찬가지로, 나쁜 호흡 케미스트리의 느낌(보통 낮은 CO_2)도 이러한 느낌을 만들어내는 호흡의 형태와 연관되어 있다. 이러한 경험은 내재화되어 있기 때문에 나쁜 호흡과 연관된 증상에 신경을 쓰게 되면 그것은 호흡 패턴을 조정하는 신호가 된다. 시간이 흐름에 따라, 사람들은 이 미묘한 신호를 감지하는 것을 넘어서서 조율할 수 있는 법을 배우게 된다. Peter Litchfield (2012)는 카프노그래피의 몇몇 지표, 간이화 그리고 해석을 통해 사람들이 본질적으로 그들 스스로 '해답을 내는' 이 학습의 유형을 'inside out'이라고 명명했다. 'Outside in' 학습은 더 직접적인 접근으로, 사람들이 그들이 잘못하고 있는 것에 대해 이야기해 주고 어떻게 바뀌어야 하는지에 대해 구체적으로 지시를 하는 것이다. 임상적인 경험에 의하면 이 두 가지 접근이 조합되었을 때 가장 성공적이었다.

사례 연구

교통사고 이후 18개월동안 진행되는 목 통증과 두통을 경험하고 있는 한 젊은 여성이, 호흡이 그녀의 문제상황들에 어떻게 기여하고 있는 지에 대한 이해를 돕기 위해 카프노그래프를 집으로 빌려갔다. 현저한 통증이 있을 때와 그렇게 심하지 않을 때에도 그녀의 호흡을 기록하도록 했다. 또한 상부 또는 하부 흉부 호흡 여부, 호흡률 등의 호흡역학을 인지하도록 지시했다. 그녀는 통증이 아주 심할 때, 상부 흉부를 이용해 빠른 속도로 호흡한다는 것을 발견했다. 통증이 그렇게 심하지 않을 때는, 보다 천천히 호흡했고 상부 흉부를 이용한 호흡을 덜 했다. 그래서 극심한 통증일 때의 호흡을 체크한 뒤 통증이 감소했을 때 했던 형태의 호흡으로 바꾸었을 때, 그것이 어떤 효과가 있는지를 살펴보도록 제안했다. 그녀는 호흡역학이 통증이 좀 덜 할 때 했던 방식으로 바뀌었을 때, 통증이 감소했다고 보고했다. 그녀에게 이 정보가 주어지긴 했지만, 그녀는 스스로 해결함으로써 더 심오한 학습을 할 수 있었다. 한편, 어떤 사람들은 무엇을 잘못하고 있는지 그리고 어떻게 고쳐야 하는지 에 대해 그들에게 직접 말해주는 것을 선호하기도 한다. 그렇지 않으면 그들은 말없이 좌절하게 되고 호흡이 더욱 악화될 수 있다.

웨이브 플레이(Wave play)

Wave play는 카프노그래피를 통한 호흡 재훈련의 핵심이며, 여기에는 호흡 변화가 생겼을 때 즉각적으로 이용할 수 있는 정보가 있다. 좋은 호흡의 원칙대로 실제로 해보는 동안 $ETCO_2$, 호흡률과 패턴의 파형을 간단하게 보는 것만으로도, 풍부한 정보가 제공되고 내부의 경험과 호흡과정 사이의 연결이 용이해진다. 이 원칙을 실제로 해보는 것은 $ETCO_2$와 호흡률 그리고 패턴을 최적화하기 위해 어떻게 최상으로 호흡할 것인지에 대한 이해를 얻는데 도움이 될 수 있다.

율/비 재훈련

CapnoTrainer™ 소프트웨어에 '역학 훈련' 스크린(그림. 7.7.1)이라는 프로그램이 있는데, 이것은 호흡률 평가와 훈련 모두에 도움이 된다. '튀는 공(bouncing ball)'은 흡기 동안 오르막 경사를 따라 올라가고 호기 동안은 내리막 경사로 내려가고, 호흡 사이의 정지구간에는 바닥을 가로지른다. 흡기 대 호기 비율을 포함한 인간 호흡 패턴은 개인에 따라 많은 특징이 있고 다양하지만, 일반적으로 흡기는 호기에 비해 짧게 지속된다(Benchetrit 2000). 물론, 흡기와 호기 시간이 동일한 경우에 대해서도 서술된 바 있다(Fried 1999). 호흡비가 변했을 때의 영향을 보여주기 위해 흡기와 호기의 속도가 (그래서 그 결과 튀는 공이) 화면에서 조절될 수 있는데, 이를 통해 다른 흡기/호기 비에서의 호흡의 '느낌'을 실제로 보여줄 수가 있다. CO_2 값은 개인의 노력이 호기 말 CO_2($ETCO_2$)을 향상시키는지 아니면 오히려 악화시키는지를 밝히기 위해 모니터링 될 수 있다.

환자들이 호흡을 빠르게 또는 느리게 하든지 간에, 흡기/호기의 깊이와 호흡률의 균형을 맞추는 것이 중요하다. 이 아이디어는 각 개인을 호흡비율/깊이와 관련된 신체의 경험을 연결시켜 그들이 습관적으로 좁은 범위에 머무르지 않게 하려는 것이다. 환자가 $ETCO_2$를 35mmHg이상으로 유지하면서 다양한 호흡률과 깊이로 호흡할 수 있는 기술을 습득하는 것은 호흡 유형의 폭넓은 범위와 레퍼토리를 제공하는 호흡 민첩성을 가질 수 있게 한다. 개인으로 하여금 처음에는 정상범위 안에서 시작해, 낮은 호흡률에서 높은 호흡률로 순환시키도록 하는 것이 도움이 될 수 있다. 분당 20회 호흡과 같은 정상 안정시 호흡률보다 빠르게 속도를 올리는 것 또한 도움이 될 수 있는데, 왜냐하면 사람들이 언제나 안정상태에 있는 것은 아니며, 더 빠른 속도로 호흡할 때가 있기 때문이다! 분당 8회 이하로 호흡률을 낮추는 것은 이완을 훈련하는 데 도움이 될 수 있다. 예를 들어, 흥미롭게도, 묵주 기도를 할 때나 요가 만트라를 수행할 때 하는 분당 6회 호흡은, 부교감 신경 활성화를 장려하여 자율신경계 기능을 조절하는 데에 도움이 되는데, 이것은 일반적으로 이상적인 것으로 생각할 수 있다(Bernardi et al 2001).

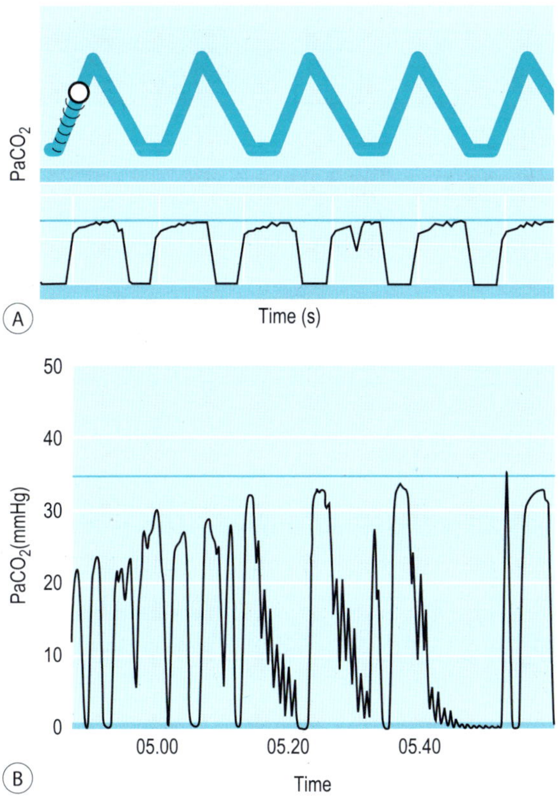

그림 7.7.1 A '역학적 훈련'(두꺼운, 파란 파형)을 사용하면 위쪽 파형의 경사를 위아래로 움직이는 튀는 공의 '속도'를 다양한 호흡률로 조정할 수 있다. 오르막(흡기)과 내리막(호기)의 경사는 흡기와 호기의 비율을 실험해보기 위해 조정될 수 있다. 아래의(까만색) 파형은 개인의 $ETCO_2$의 정도, 다양한 호흡률과 비의 효과가 카프노미터를 이용해 모니터 될 수 있다는 것을 보여준다. 화면상에서 파동의 높이는 수은 밀리미터(mmHg)로 추산된 CO_2 값을 나타낸다는 것에 주의하라. **B** 흡기를 나타내는 내리막 곡선의 이 들쭉날쭉한 선은 헐떡임을 나타낸다. 이것은 개인이 호흡할 때 흡기노력이 증가했음을 보여준다. 이것은 나쁜 패턴으로 간주된다.

그림. 7.7.1B에서, 환자는 호흡을 '따라잡기' 위해 많은 노력을 했다. 이 숨 헐떡임 또는 호흡 경련은 흡기의 거친 선(아래방향 경사)으로 나타난다. 숨 헐떡임은 귀를 귀마개나 손가락으로 막은 상태에서 특히 잘 들을 수 있다. 개인이 화면을 보면서 그들의 숨소리를 조용히 만드는 데 집중하고 호흡의 소리를 조율하게 되면, 그들은 파형을 부드럽게 할 수 있고 이에 따라 호흡 패턴을 개선할 수 있다.

네거티브 플레이(Negative play)

때때로 어떤 신호나 '속임수'를 시도해도, 사람들은 변화를 만드는 것을 어려워한다. 이런 사람들로 하여금 잘못을 '알아내도록' 하는 한 가지 방법은 먼저 그 잘못을 과장하고 이후에 줄여나가는 것이다. 따라서 처음에 그것을 다시 증가시킨 다음, 그들의 행동과 연결시킬 수 있을 때까지 조금씩 진행하고, 그리고 나서 그것을 최소화하는 방법을 배우면 된다. 예를 들어, 한 여성이 상부 흉부로 호흡하는 것을 멈출 수 없는 것처럼 보였다. 그녀는 똑바른 자세 그리고 누운 자세에서 자신의 흉부와 복부를 모니터링 하려고 했는데, 무엇을 시도해야 하는지 이해했음에도 불구하고 자신이 어떻게 해야 하는지 '알아낼 수' 없었고 좌절하게 되었다. 그래서 그녀에게 흉골을 실제로 들어올려 가슴을 들어올리면서 숨을 쉬어보라고 했다. 흥미롭게도, 그녀는 더욱 쉽고 빠르게 어떻게 해야 할 지 알아내게 되었다. 그리고 나서 그녀가 점차적으로 제어를 하는 동안, 좀더 작게,

그리고 다시 한번 더 크게 왔다 갔다 해보게 했다. 변화를 강화시켜 그녀가 하부 흉부로 호흡할 수 있게 되자, $ETCO_2$ 값 역시 개선을 보였다. 동일한 과정을 빠른 호흡률, 강제 호기 등에 적용할 수 있다.

상황 재훈련

호흡은 상황 의존적이므로, 문제가 있는 그 상황에서 테스트하고 재훈련하는 것은 치료의 측면에서 중요하다. 사람들은 그들의 일터에서 종종 그들의 호흡을 조절하

사례 연구

R은 격렬한 활동과 관련된 증상을 호소했다. 그는 경사가 있는 트레드밀에서 테스트를 했는데, $ETCO_2$값이 떨어지자마자 숨가쁨과 다리 경련을 호소하며 힘들어했다. 그에게 어떻게 호흡이 변화되었는지에 주목하라고 했다. 그는 자신이 상부 흉부로 호흡하며, 강제호기 이후의 숨들이쉼에 어려움이 있다는 것을 알게 되었다. 그가 그것에 부담을 느끼기 보다는 호흡을 자연스럽게 하도록 하면서, 연장된 호기 이후에 하부 흉부로 호흡하는 것에 초점을 맞추도록 했다. 그는 화면에서의 차이를 볼 수 있었고, 증상이 감소한 것을 느낄 수 있었다. 한번 그가 연관 짓는 법을 알게 되자, 더 이상 운동하는 동안 문제가 발생하지 않았다.

사례 연구

또 다른 환자는 우세한 팔의 외측 팔꿈치 통증을 호소했다. 상지의 도수치료가 어느 정도 도움이 되었지만, 그녀는 많은 시간 동안 마우스를 이용해 컴퓨터를 하는 직장에서 여전히 어려움을 겪었다. 그녀는 $ETCO_2$값이 떨어졌던 집중력 테스트를 제외하고는, 표준화 테스트를 잘 수행했다. 그녀는 책상에서 카프노그래피를 사용했고 증상이 시작될 때 자신의 호흡을 테스트할 수 있었다. 그녀의 팔꿈치 통증 시작과 낮은 $ETCO_2$값 사이에는 연관성이 있었다(그림 7.7.2 참고)

자신의 호흡이 어떻게 변하는지에 관심을 가지면서, 그녀는 자신이 무엇인가에 집중을 할 때, 견갑대를 올리고 복부근육에 단단히 힘을 주며 숨을 얕게 쉰다는 것을 깨닫게 되었다. 그녀는 이제 컴퓨터에서 20분마다 알람을 울리게 해놓고, 자신의 호흡을 체크할 수 있도록 하고 있다. 그리고 더 이상 팔꿈치 통증을 경험하지 않게 되었다.

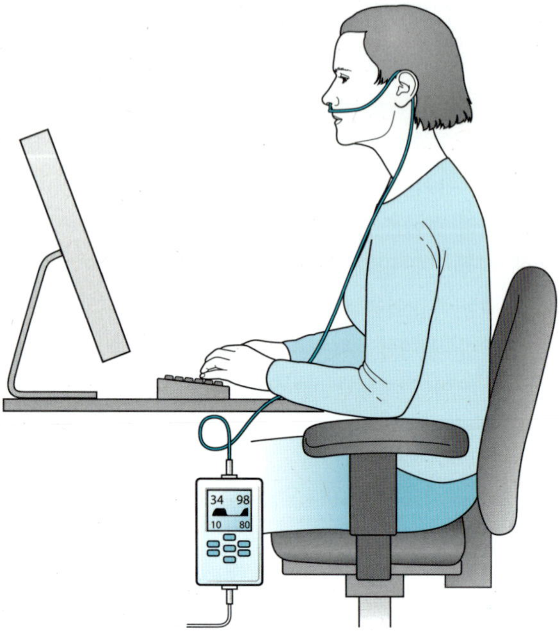

그림 7.7.2 컴퓨터 작업 중의 카프노그래피 사용

지만, 나쁜 호흡을 유발하게 되는 생활 속 문제상황에 직면했을 때 조절할 수 있는 도구가 필요할 것이다.

의도적 과호흡

나쁜 케미스트리의 내부적 상황을 재현하는 것은 가장 중요하게 가르쳐야 할 기술이다. 잘못된 호흡과 관련한 감각과는 대조적으로, 올바로 호흡할 때의 감각을 인식하도록 돕는 것은 아주 가치 있는 학습 도구이다.

한번 환자가 증상을 감소시킬 수 있는 호흡의 유형을 발견하고, 그리고 더 나아가 좋은 케미스트리를 회복시키고 증상을 없애기 위해 어떻게 호흡을 바꿀 것인가를 알아내게 된다면, 일상생활의 상황에서 호흡을 조절할 수 있는 역량이 생기게 될 것이다.

! 의도적으로 CO_2를 낮추는 것은 심장의 병, 심각한 천식 또는 공황장애의 병력이 있는 환자에서는 적절하지 않다. 그들이 불편함을 느낀다면 반드시 멈추어야 한다는 것을 강조하라. 필요 시 재호흡을 할 수 있도록 종이백을 준비해 놓는다. 하지만, 저산소 상태거나 심장의 병이 있는 경우라면, 종이백으로 재호

사례 연구

J는 MBA를 마친 직후 그의 새로운 경영직을 시작하고 나서 몇 달 동안 평가를 받았다. 스트레스를 받고 육체적, 정신적으로 매우 힘듦을 겪는 동안 그는 왼쪽 가슴의 통증을 겪기 시작했다. 그는 여러 번 응급실을 방문했으며 검사 후 심장의 병적 이상은 없다는 결과를 받았다. 대신 불안장애를 진단 받았는데, 그는 이것이 꽤 충격적이었고 받아들이기가 힘들었다. 왜냐하면 그는 항상 자신을 '쿨하고 잘 극복하는 사람'이라고 생각했기 때문이다. 그는 자신에게 심장의 문제가 있는데 그것을 발견하지 못한 것일 거라 확신했다. 검사 결과는 촉진 시에 왼쪽 가슴의 통증이 재현되는 근육 근막 유발점이 소흉근에 존재한다는 것을 보여주었다. 그의 $ETCO_2$는 30mmHg로 밝혀졌다. 근육 내 바늘 자극술은 유발점을 비활성화 하는데 도움이 되었지만, 운동성 또는 스트레스 관련 흉통은 해결하지 못했다. 바로 누운 자세에서 그는 웨이브 플레이(wave play)로 강화된 좋은 호흡의 원칙을 실천해서 $ETCO_2$를 40mmHg까지 꽤 쉽게 끌어올릴 수 있었다. 하지만 자리에 앉은 즉시 $ETCO_2$가 급락했고, 일어서자 더 악화되었다. 그는 평소 '강하고 준비된' 사람으로 보이기 위해, 거의 군대에서나 볼법한 자세로 뻣뻣하게 서있을 때가 많았다. 이점이 지적되었고, 그래서 그의 글로벌 근육(global muscle)을 풀도록 했고 카프노그래프를 보면서 더 이완된 자세를 취하는 것에 적응하도록 했다. 스스로를 이완하고 호흡을 조정하게 되면서, 그는 $ETCO_2$수치를 40mmHg까지 끌어 올릴 수 있었다. 다음 단계는 스마트폰을 사용하는 동안 카프노미터에 연결하는 것이었다. 그가 화면에 집중하는 순간 숫자는 내려갔다. 그는 자신의 호흡이 어떻게 변했는지에 대해, 그 차이를 확인할 수 있었고, 어떻게 되돌리는지를 배웠다. 그러나 진정한 깨달음은 샌프란시스코로 가는 출장 중에 얻게 되었다. 비행기는 약 7000피트로 가압되기 때문에 나쁜 호흡 패턴을 가진 사람들은 비행 중에 종종 어려움을 겪는다. 이것은 이용할 산소가 적다는 것을 의미하고, 대동맥의 말초 화학 수용기를 자극하게 된다. 이것이 호흡 추진력을 증가시키게 되고, 산소 요구량을 충족시키는 더 높은 분당 호흡량을 초래한다. 이미 과호흡하는 경향이 있는 사람들은 종종 더 빠르게 호흡함으로써 이 추진 증가에 반응 할 것이다.
이것은 숨가쁜 느낌을 만들어내고 과호흡을 하는 악순환을 유발해, 결과적으로 저이산화탄소증이 생기게 된다. 극심한 활동은 그에게 항상 유발인자였다. 관광하는 동안 샌프란시스코의 언덕을 걷는 것과 무언가 멋진 일을 하고 싶다는 스트레스가 복합되자 완전히 진행한 흉통이 나타나게 되었다. 그는 치명적인 심장마비가 오는 것은 아닐까 두려웠다. 재빨리 호흡을 체크했고 자신이 나쁘게 호흡하고 있다는 것을 깨달았다. 그는 다시 좋은 호흡 케미스트리와 연관된 호흡으로 바꾸었고, 흉통은 사라졌다. 마침내 그는 흉통이 숨어있는 심장의 문제가 아니라 정말로 호흡의 문제였다는 것을 받아들였다. 그의 심장이 건강하고 더 이상 '불안장애' 꼬리표를 달 필요가 없다는 확신이 들었고, 새롭게-찾은 자신감으로 매우 기뻤다.

흡을 하는 것과 연관된 위험이 있다. 종이백으로 재호흡을 할 때 신선한 공기의 유입이 차단되지 않도록 하는 것이 중요한데, 그렇지 않으면 종이백 안의 산소가 너무 빨리 소모되어 일부 사람들에게는 위험할 수 있기 때문이다. 그러므로 종이백의 가장자리에 신선한 공기가 유입될 수 있는 공간을 남겨 두어야 한다. 산소계측법은 산소 상태에 대한 불확실성이 있을 때 도움이 될 수 있다(Callaham 1989). 환자에게 초반에 호흡량을 증가시키라고 하고, 필요시에는 $ETCO_2$를 낮추기 위해 점진적으로 속도를 증가시키라고 요청하라. 수치가 낮아짐에 따라 환자로 하여금 생각, 감성 그리고 몸의 감각에 집중하고, CO_2수준을 회복시키기 위하여 호흡량, 속도, (상부 흉부에서 횡격막으로 돌아가는) 위치를 변화시킴으로써 $ETCO_2$가 낮아지는 과정을 역전시키는데 집중하게 하라.

일단 그 값을 마음대로 내렸다가 올리고 할 수 있게 된다는 것은, 호흡 곤란에 대해 숙달이 되는 중이라는 것이다. 호흡 패턴을 잘 체크하여, 올바로 호흡하는 것으로 되돌아가는 것이 필요할 때와 증상에 따라 혈액화학이 변할 때의 미묘한 신호에 조차 주의를 기울임으로써, 나쁜 호흡의 증상은 호흡 개선을 위한 자극이 될 것이다.

고강도 스포츠

지구력을 요하는 운동선수를 치료할 때, 카프노그래피는 자전거나 트레드밀 위에서 운동하는 동안 무산소 운동의 역치를 확인하기 위해 사용될 수 있다 (Ch. 6.6 참고). 웨이브 플레이(Wave play)는 aerobic envelope(산소봉투)에서 개인의 수행 시간을 연장하는 것에 도움을 줄 수 있다. 이산화탄소 피드백은 운동선수로 하여금 혐기성 대사의 신호에 민감하게 반응할 수 있게 하는 탁월한 방법이다. 이러한 신호를 배움으로써, 운동선수는 지구력을 요하는 스포츠를 수행하는 동안 aerobic window(산소창)에 남아있도록 할 수 있다. 개인이 무산소 역치에 다가가고 있다는 것을 시사하는 신호를 확인할 수 있다면, 활동을 계속적으로 가능하게 하면서 한계점을 넘어서는 것을 방지하기 위한 수고/분투를 줄일 수 있다.

운동선수가 운동 전에 과호흡을 하면 머지않아 45초에 탈진하는 것으로 나타났다(Walsh et al 2006). 이것은 최상의 수행능력을 달성하기 위한 것과 밀접한 관계가 있다. 카프노그래피는 운동선수가 스트레스 등에 의해 유발된 이러한 잘못된 호흡 패턴을 확인할 수 있게 하고, 그것을 바꾸는 법을 배울 수 있게 해준다(운동선수에서의 호흡에 대한 더 자세한 사항은 Ch. 7.6 참고.)

호흡 케미스트리는 산소 전달에 이와 같은 영향을 미치기 때문에 (Levitsky 2007, Thomson et al 1997), 나쁜 호흡 습관은 운동선수의 수행능력에 불리하게 작용할 수 있다. 한 최고수준의 피겨스케이팅 선수가 스케이팅 하는 동안에 다리의 통증이 생겼다. 통증은 그녀의 프로그램 중 특정 부분에서 나타났다. 카프노그래프를 연결한 상태에서 그녀의 프로그램을 머릿속으로 그려보도록 했는데, 그 통증이 있는 시간 동안 저이산화탄소 상태가 온다는 것이 분명하게 나타났다. 그녀가 잘못된 호흡을 확인하고 이를 개선시키자 그녀의 통증은 줄어들었고 그녀가 올림픽 금메달을 얻는 데 도움을 주었다. 집중과 정확성을 요하는 스포츠(골프, 사격술, 등)들은 뇌의 산소관류가 더욱 충분하게 될 때 향상될 수 있는데, 이것은 오직 최적의 호흡이 일어날 때만 가능하다. 카프노그래프는 운동선수에게 피드백을 줄 수 있고, 그러므로 그들이 개인적인 최고의 성취를 얻도록 도울 수 있다.

사례 연구

의료계 종사자인 E는 호흡곤란을 경험할 때가 있었는데, 그럴 때 스스로 만족스러운 호흡을 얻을 수 없을 것 같은 느낌이 들곤 했다. 아침에 때때로 그녀는 호흡을 조절할 수가 없어 출근할 수 없을 것 같을 때가 있었다. 그녀의 문제를 이해하기 위해서는 증상의 시작에 대한 세심한 인터뷰가 필수적이었다. 문진에 의해 이것은 깨어나 있을 때는 발생하지 않았고 그녀가 아침식사를 하려고 앉을 때까지도 나타나지 않음이 밝혀졌다. 그녀가 하루에 일어날 일에 대해 느끼는 스트레스가 숨이 차는 느낌을 만들어내도록 호흡을 변화시킨다는 것이 명확해졌다. 이 증상에 대한 그녀의 반응은 만족스러운 호흡을 성취하기 더욱 힘들게 했고, 기분은 더욱 악화되었다. 한번 이 순환이 확립되자 그녀는 이것으로부터 어떻게 벗어나야 할지 알 수가 없었고 그 결과 때때로 결근을 하게 되었다. 카프노그래프에 연결되어있는 상태에서 의도적 과호흡을 하는 동안 숨가쁨과 호흡곤란의 느낌이 재현되었다. 그녀의 전형적인 반응을 반복하자, $ETCO_2$ 값은 더욱 낮아졌다. 스스로 증상을 다루기 위해 했던 전략이 실제로는 더 악화시킨다는 것을 확인할 수 있었다. 한번 그녀가 웨이브 플레이(wave play)를 보면서 들숨을 덜 중시하고 날숨을 통해 이완하는 것에 초점을 두자, 그녀는 더 나은 호흡을 하고 숨가쁨의 감각을 멈추려면 어떻게 변화해야 하는지를 배우게 되었다. 이 과정은 그녀의 생각, 느낌과 스트레스 요인에 관한 통찰력을 제공했다. 그녀가 숨가쁨을 느끼기 시작했을 때, 부정적인 자기 대화를 무언가 더 긍정적인 것으로 바꾸는 좋은 정신위생을 통해 스스로의 생각의 관찰자가 되는 법을 배웠다. 조건반사반응에 희생되는 대신, 이제 그녀는 호흡을 모니터하여 스스로 잘 조절할 수 있게 되었다.

일반적 임상 양상

아주 빠른 호흡

안정 시 호흡수가 분당 8-14회를 넘어가면, 분당 환기량이 증가하는 경향이 있다. 폐를 지나가는 공기의 양은 그 순간의 대사 요구를 유지하기 위해 초과하게 되고, 그 결과 저탄산혈증을 초래하게 된다.

일단 개인을 카프노그래프에 연결시키면, 현재의 호흡률에 맞추도록 '역학 훈련' 화면으로 전환시켜 관심을 그 호흡률에 향하도록 요청하는 것이 유용하다. 개인은 아마 종종 그것이 빨라 보인다고 이야기할 것이다. 화면을 '정상' 안정 시 분당 호흡수 – 분당 12회 – 내에서 더 느린 호흡수로 조정하는 것은 어떻게 CO_2값에 영향을 미치는지 관찰할 수 있게 해준다.

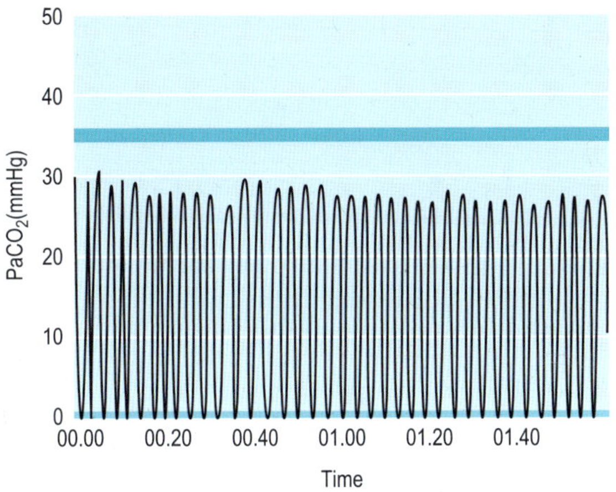

그림 7.7.3 아주 빠른 (분당 20회 호흡) 호흡률.

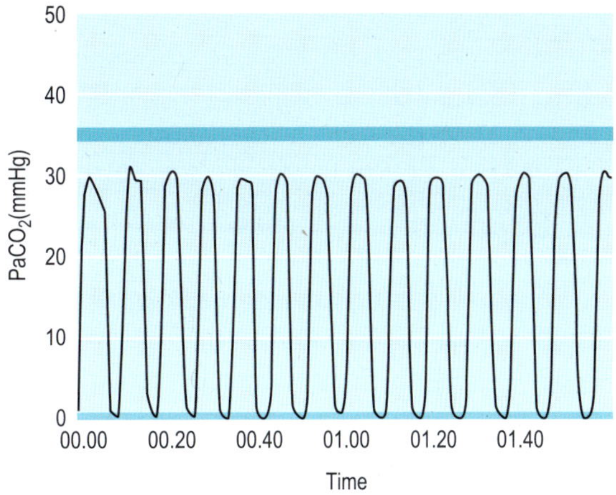

그림 7.7.4 저탄산증 호흡.

사례 연구

한 대학생이 허리통증을 호소하며 안절부절하는 등 눈에 띄게 불안해하는 모습을 보였다. 그녀는 허리 통증으로 인해, 앉아서 공부하기 힘들었고 집중할 수도 없었다. 그녀는 안정 상태로 앉는 상태에서 분당 20회의 호흡을 했다(그림 7.7.3). 시작할 수 있는 확실한 어떤 것은 $ETCO_2$의 수준에 영향을 미치는지 보기 위해 호흡률을 감소시키도록 하는 것이었다. 이 환자에서, 허리 통증에 대한 도수치료와 운동조절 접근과 함께 간단한 호흡률의 감소는 그녀를 편안하게 앉을 수 있게 했고, 성공적으로 공부에 집중하도록 해 시험에 합격하도록 했다. 호흡 재훈련은 통증에 대한 도수치료 접근으로서 필요했고, 초반에 사용되었는데, 그것은 중간 정도의 성공밖에 가져오지 못했다. 호흡 중재가 추가되자 증상이 갑작스레 개선되었고, 그녀의 코어 근육을 활성화 시키기가 훨씬 쉬워졌다. 호흡 재훈련을 하기 전에 그녀는 코어근육을 독립 수축하는 데 어려움을 겪었었다.

각기 다른 호흡률이 CO_2 수준에 미치는 영향을 좀더 자세히 조사하기 위해, 낮은 정상 범위의 호흡률에서 시작해 더 높은 수준의 호흡률로 변경하는 것은 더 도전을 하게 하는 것이다.

또 다른 느린호흡을 시작하는 것은 개인에게 이런 각기 다른 호흡률과 연관된 느낌을 경험하고 숙고할 수 있는 기회를 제공한다. 그 느낌을 조율하는 것은 자기 조절을 배우는 데 유용한 도구이다.

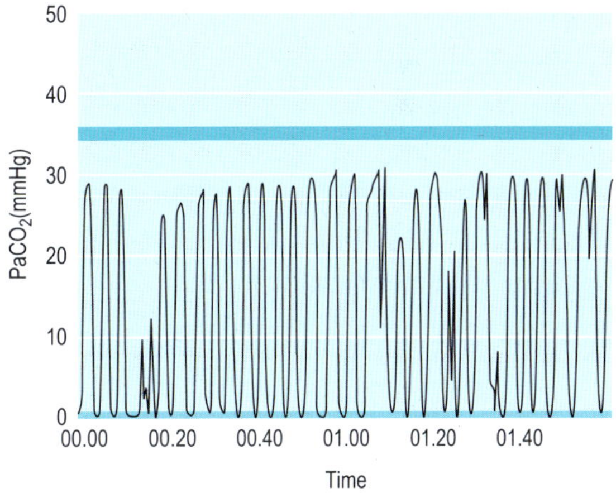

그림 7.7.5 아주 빠른(분당 18회 호흡) 호흡률.

지나친 호흡량

아래의 화면 이미지(그림 7.7.4)와 같이, 때때로 호흡률이 정상 범위에 있더라도 개인은 여전히 저이산화탄소증일 수 있다. 만약 호흡률이 정상인데 $ETCO_2$가 낮다면 그것은 호흡량이 너무 많다는 것을 의미한다. 이 패턴은 종종 상부 흉부로 호흡하는 것과 연관이 있다.

사람들이 상부 흉부로 호흡하는 것을 그만하는 데에는 여러 가지 다양한 방법들이 있다. 예를 들어, 한 손은 상부 흉부에 그리고 다른 한 손은 배에 놓고 모니터링 하는 것은, 잘못된 역학을 알아차리는데 도움이 되고 변화를 위한 단계를 설정하는 데 도움이 된다(Ch. 6.2, 그림 6.2.1의 HiLo test 참고). 그밖에, 공기를 아

사례 연구

섬유근육통을 앓고 있는 한 환자가, 바로 누운 자세에서 $ETCO_2$가 26 mmHg가 측정되었다(그림 7.7.6A).
이는 표준화 검사에서 그녀의 최고 값이다(정상 최저값은 35 mmHg이다). 그녀는 자신의 호흡을 변화시키고 싶어하는 데에 열의가 있었고 집에 가서 연습을 했다. 하지만 그녀는 오히려 재검사 때 $ETCO_2$ 수치가 23mmHg로 감소했고, 호흡률 또한 감소하게 되었다(그림 7.7.6B)! 그녀의 의도적인 교묘한 방법의 호흡이 부정적인 결과를 낳은 것이다.
환자는 정확하게 연습하기 위해, 집으로 카프노그래프를 빌려가기로 하였다. 그녀는 바로 누운 자세에서 웨이브 플레이(wave play)를 이용하여 흡기/호기 비를 최적화하기 위해 호흡을 세고, 뒤이어 숨을 잠시 멈추고, 숨을 내쉬는 동안 '아'라고 말하는 것을 통해 $ETCO_2$ 수치를 정상화 시키기 시작했다. 그녀가 $ETCO_2$를 지속적으로 35mmHg 이상으로 얻을 수 있게 되었을 때, 앉아서 똑같은 과정을 진행했다. 그 이후, 그녀는 서 있는 상태, 부엌에서 식사 준비를 하는 동안에도 그리고 결국에는 트레드밀에서 걸으면서도 할 수 있게 되었다. 그리고 이전에 시도했을 때는 문제를 보였던 필라테스를 할 때도 증상의 악화를 경험하지 않고 할 수 있게 되었다.

주 조금씩만 마시면서 '조용한 호흡'을 하도록 하는 것도 도움이 될 수 있다. '발끝에서부터' 호흡한다는 생각 또한 상부 흉부보다는 조금 더 낮은 곳에 초점을 맞추도록 도와준다. 하부 흉부에 Thera-Band™ 아니면 그냥 수건이라도 둘러서 촉각 암시를 사용하게 되면, 그 부분으로 초점을 맞추어 움직임을 용이하게 할 수 있다.

바로 누운 자세로 눕거나 브릿지 자세, 또는 쿠션을 이용해 상체에 비해 하체를 상대적으로 들어올리는 것만으로도 횡격막 또는 하부 흉부 호흡을 자극할 수 있다. 네거티브 플레이(negative play)를 사용하는 것 또한 환자가 그들이 어디로 호흡을 하는지 '느낌'을 분리해내서 '찾을 수 있게' 해 적절한 변화를 만드는 것을 도울 수 있다. 어떤 특정한 전략이 최선인지는 카프노그래피 값을 보거나 웨이브 플레이(wave play)를 함으로써 결정할 수 있다.

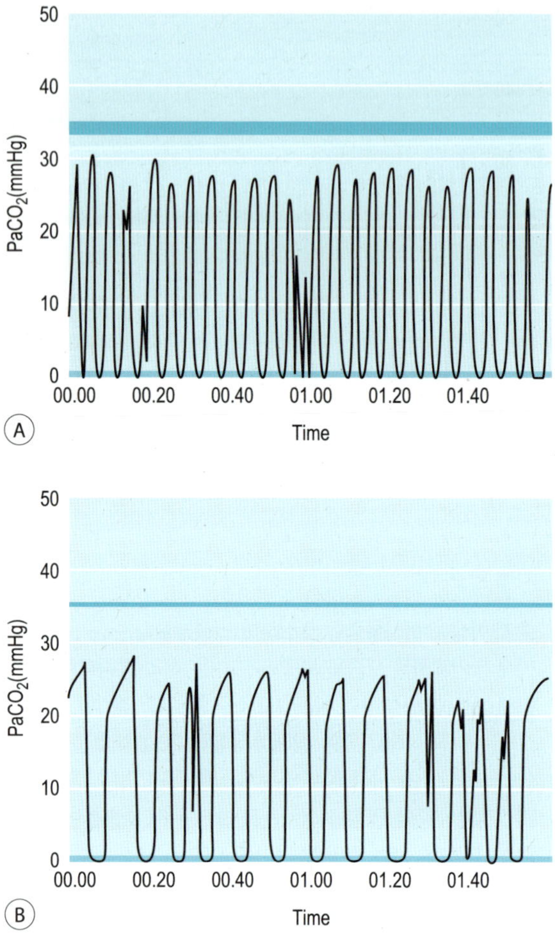

그림 7.7.6 A 아주 빠른 호흡률과 함께 낮은 $ETCO_2$값(26mmHg)을 보이는 바로 누운 자세의 환자 **B** 효과적이지 못한 재택 실습 후, 호흡률과 $ETCO_2$이 23mmHg로 감소했다.

나쁜 호흡률, 패턴 그리고 $ETCO_2$

그림 7.7.5에서 환자는 거친 패턴과 낮은 $ETCO_2$ (27mmHg)를 보이며 분당 18회로 매우 빠르게 호흡하고 있다. 해야 할 것이 너무 많기에, 환자에게 많은 것들을 한번에 모두 말해주고 싶지만 이것은 오히려 환자를 혼란스럽게 하고 더욱 괴롭게 할 수 있다. 이런 일이 발생하면, 단순화시켜 처음에는 착수해야 할 일 한 가지만 고르는 것이 도움이 될 수 있다. 대부분 과호흡은 숨을 지나치게 많이 들이마시는 것과 충분히 내쉬지 않는 것을 포함한다. 특히 날숨을 하도록 충분히 이완하지 않는 것이다. 환자에게 날숨 동안 (조용하게) '아'라

고 말하기를 권장하는 것이 도움이 될 수 있다.

이것은 긴장의 이완에 도움을 준다.

환자에게 다음 번 호흡을 위해 애쓸 필요 없이, 다가오면 그냥 하게 하도록 학습시키는 것이 중요하다. 카프노그래프의 $ETCO_2$ 값의 반응을 모니터링하는 것은 환자와 치료사 모두가 그 치료적 개입이 문제를 개선시키고 있는지 알아낼 수 있도록 도와준다. 보통 이것은 근육의 자세적 요구를 필요로 하지 않는 바로 누운 자세에서 시작하는 것이 가장 좋다.

분리성 과호흡

분리성 과호흡이 과거의 트라우마와 연관이 있고, 이것이 몸에 더욱 베어있을 때, 호흡 중재를 통해 $ETCO_2$ 값을 개선시키는 것은 원치 않는 기억과 감정을 다시 떠오르게 하는 결과를 초래할 수 있다. 때문에 정신건강 전문가와의 협업이 필요하다. 이 개념은 Ch. 6.4에서 더 충분히 논의했다.

결론

카프노그래피는 구체적이고 개인화된 치료와 관리 전략을 디자인하는 데 도움을 줄 수 있다. 작업하기 위한 구체적이고, 객관적인 정보를 갖는 것은 의사와 환자 모두에게 호흡 중재의 효과와 효율성을 개선시키기 위한 명확성을 제공한다. 어떠한 호흡 중재의 성공(또는 그것의 부족)에 대한 실시간 정보를 제공함으로써, 성공적인 전략에 확신을 얻고 숙련된 감각을 가질 수 있다.

사례 연구

한 젊은 소년이 선생님에게 불리는 것에 대해 긴장을 하게 되면서, 자신의 호흡을 이용하여 그 상황으로부터 자신을 분리시켰고(피했고) – 선생님의 질문에 대꾸하지 않으면서 그 상황에 자신이 없는 것처럼 행동했다. 그러나 결과는, 선생님이 이 소년이 반응을 하지 않는 것에 대해 좌절감을 안겨줌으로써, 오히려 미래의 불안을 더하는 결과를 낳았다. 소년 자신도, 선생님도 그리고 그의 부모님도 모두 교실에서 그에게 어떤 일이 일어났는지 설명하기 어려워했다. 카프노그래프를 연결한 뒤 그가 교실에서 질문받는 모습을 떠올려 보도록 하는 'think test'를 통해, 그가 이러한 순간들에 호흡을 변화시켜 두드러지게 저이산화탄소증이 되고 불편한 상황들로부터 그를 분리시키려 한다는 것이 명확해졌다. 그리고 그가 교실에서 질문을 받을 때와 같은 느낌을 경험했다는 사실을 확인했다. 한번 그가 행동의 원천으로서 변화된 호흡을 확인할 수 있게 되자, 호흡을 재훈련하기 위해 그리고 '그를 멍하게 했던' 호흡의 유형과 집중하게 하는 유형 사이의 차이점에 대해 배우기 위해 카프노그래프 해석을 사용할 수 있게 되었다.

또 다른 예는 재발하는 유년기의 질병에 기인한 강제 침상 안정의 반복으로 인해, 유년기 동안 호흡을 이용해 그 상황에서 분리되고자 했던 사람에 대한 것이다. 그녀는 친구와 놀러 나갈 수 없게 된다는 좌절감을 다루기 위해 자신의 호흡을 변화시켰고, 본질적으로 '더 없는 행복감을 맛보았다'. 좌절감에 대한 반응으로 과호흡하는 습관은 성인이 되어서도 계속되어, 그녀의 관계에 도전하는 분노의 폭발로 이어졌다. 다른 사람들 말에 따르면, 그녀의 관계들은 가득한 행복으로부터 멀어지게 되었다!! 카프노그래프 훈련 – 특히 의도된 과호흡–으로, 그녀는 그녀의 원치 않는 감정에 대한 반응과 호흡 케미스트리 변화를 연관 짓고 확인할 수 있었다. 그 후 그녀는 호흡의 변화를 바꿀 수 있었고, 감정 폭발을 조절하는 것을 배우게 되었다.

참고문헌 Reference

Benchetrit, G., 2000. Breathing pattern in humans: diversity and individuality. Respiration Physiology 122, 123–129.

Bernardi, L., Sleight, P., Bandinelli, G., et al., 2001. Effect of rosary prayer and yoga mantras on autonomic cardiovascular rhythms: comparative study. British Medical Journal 323, 1446–1449.

Callaham, M., 1989. Hypoxic hazards of traditional paper bag rebreathing in hyperventilating patients. Annals of Emergency Medicine 18 (6), 622–628.

Fried, R., 1999. Breathe well, be well. John Wiley & Sons. Toronto ON.

Levitsky, M.G., 2007. Pulmonary physiology, sixth ed. McGraw–Hill, Toronto ON.

Litchfield, P., 2012. Respiratory fitness and dysfunctional breathing workshop. Santa Fe, NM.

McLaughlin, L., 2009. Breathing evaluation and retraining in manual therapy. Journal of Bodywork and Movement Therapy 13, 276–282.

Thomson, W.S.T., Adams, J.F., Cowan, R.A., 1997. Clinical acid–base balance. Oxford University Press, New York, NY.

Walsh, M., Takeda, C., Takahashi, A., et al., 2006. Volitional hyperventilation during ramp exercise to exhaustion. Applied Physiology, Nutrition, and Metabolism. 31, 211–217.

장 8.1

오랫동안 지속되는 통증 장애에서의 호흡 패턴: 평가와 치료에 대한 신체인지적 접근

Gro K. Haugstad, Tor S. Haugstad

장목차

개요	**267**
배경	**267**
이론	**269**
신체인지치료	270
표준화 Mensendieck 검사의 발달(SMT)	270
통증 환자군에서의 신체인지치료 사용에 대한 몇몇 연구 결과들	273
결론	**274**
참고문헌	**274**

개요

오랫동안 지속된 통증은 호흡의 정적이고 동적인 운동 패턴의 변화와 연관되어있다. 우리는 이러한 운동패턴을 최적화하기 위하여 호흡 운동을 포함한 운동행동 (the Standardized Mensendieck Test, SMT)의 평가에 대한 방법과 물리치료 및 인지 정신치료를 통합하는 치료 양식을 발전시키고 입증했다. 만성 골반통 (chronic pelvic pain, CPP)이 있는 여성에서의 무작위 대조군 임상적 중재 연구에서 우리는 이 중재가 호흡의 운동패턴 및 운동행동의 다른 요소들을 상당히 개선시킨다는 것을 입증했다. 우리는 현재 다른 통증 장애에서 이러한 중재의 효과에 대해 연구하는 중이다.

배경

오랫동안 지속된 통증이 있는 환자를 임상에서 만나게 되면 의도치 않게 그들 호흡 패턴이 변한 것을 발견하게 될 수 있다. 훈련된 관찰자의 눈에 이러한 운동패턴이 다소 눈에 띄기 때문에, 우리는 임상 현장에서 적용할 수 있는 이러한 패턴의 실질적인 평가를 위한 도구를 찾아왔다. 운동활동에서 변화된 패턴의 효과는 혈액 또는 들이마신 공기의 조성에 대한 화학적 결과 (pH, pO_2, pCO_2)를 측정함으로써 평가할 수 있다. 그러나, 적절한 움직임을 묘사하는 도구를 찾을 때, 우리는 스칸디나비아의 전통적 신체검사에서 그 답을 얻게 되었다(아래 참고). 이러한 도구는 심리역학적 이론에 기반을 두고 있으며 실제적인 임상 작업을 위해 다소 비용이 들고 시간이 걸린다. 우리는 이 도구가 기능적 해부학으로부터 파생된 원리에 따라 움직임의 질을 평가하는 데 사용될 수 있고, 의식적인 정신 영역의 인지 능력에 기초한 이론적 틀과 조화를 이루는 새로운 도구에 대한 필요가 있음을 알게 되었다. 이러한 도구는 움직임의 질에 대한 관찰과 시각적 평가에 철저하게 훈련된 치료사들로 하여금 호흡뿐만 아니라 자세, 보행 그리고 전반적인 운동행동과 같은 각기 다른 정적 및 동적인 운동패턴을 평가하는 것이 가능하도록 해야 한다. 스칸디나비아의 나라들은 또한 운동행동의 포괄적인 평가의 Mensendieck 전통(Mensendieck 1954)에 대한 수십 년 동안의 노출로부터 혜택을 얻었다. 그리고 노르웨이에서는 이 전통이, 이러한 평가뿐만 아니라 엄격하고 표준화된 방식의 물리치료에 접근하는 물리치료 학교로 발전했다(Klemmetsen 2005, Halvorsen 2009). 이렇게 하여, 자세, 보행, 움직임, 앉는 자세와 호흡의 평가를 위한 표준화된 Mensendieck 검사(Standardized Mensendieck Test ,SMT)가 발전될 준비가 되었다(Haugstad et al 2006).

Mensendieck 전통에서 파생된 치료적 접근은 물리치료(자세적 수정, 호흡조절, 움직임 패턴의 피드백)의 요소 그리고 자기-인식과 신체 인식의 요소와 연관되어 있다. 그 과정은 자신의 몸에 대한 충분한 관심과 함께 새로운 운동패턴을 발달시키고 일상생활에서의 활동에 대한 움직임 패턴을 포함하는 학습과 훈련의 결과이다. 목표는 움직임과 호흡에 대한 새로운 습관을 학습하고 몸의 인지 개선을 통해 이러한 패턴에 대한 기능성을 향상시키는 것이다. 이 접근의 창시자인 Bess Mensendieck은 Sigmund Freud와 같은 시대의 사람으로 파리 신경학 학교의 설립자인 Jean-Martin Charcot 교수를 멘토로 하여 함께 공부했다. Freud가 나중에 무의식적 자아의 정신적 능력을 중심으로 하여 그의 이론을 발전시키는 동안, Mensendieck은 중추신경계와 말초신경계가 어떻게 근육 활동 즉 운동패턴을 조절하는지 입증한 Guillaume-Benjamin-Amand Duchenne (Mensendieck 1937)과의 작업에 매료되었다. 그녀는 깊이 몸에 벤 운동패턴을 바꾸기 위한 노력에는 정신적인 측면이 있으며, 이 노력은 종종 과소평가되었다는 것을 알고 있었다. Mensendieck 전통에서, 운동행동의 자발적인 조절에 대한 집중은 Bess Mensendieck의 원 저서에서 꽤 명백히 드러난다. 하지만, 치료에서 정신적인 부분은 어느 시점에 전통적 생체역학적 및 해부학적 측면보다 관심을 덜 끌 수 있다. 우리의 의견으로는, 이것이 물리치료에서의 전통적 특징인 정신과 몸의 통합이며, 정신신체 의학의 분야 안에서 우리의 작업이 주목해야 할 것은 바로 이 통합적 접근이다. 그러므로, Mensendieck 치료의 인지적인 측면을 강조하기 위해서, 그리고 치료적 접근의 정신적 측면을 의식적 관심으로 가져가기 위해서 우리는 우리의 임상 작업에서 적용해온 치료 접근에 대한 명칭으로 '신체인지치료'라는 용어를 선호한다(Haugstad & Haugstad 2011).

신체인지치료는 따라서 물리치료와 심리치료 사이의 혼합물로 이해될 수 있다. 이와 같이, 이것은 단기간의 신체 위주의 요법으로 증상의 있을 수 있는 역사적 뿌리에 집중하지 않고, 여기-현재의 상황에 집중한다. 목표는 일상생활과 연결된 기능적 목표와 함께 탐구적인 치료를 통해 새로운 신체 인지를 성취하는 것이다. 저자들은 Aaron Beck의 공동작업자인 Arthur Freeman(Freeman & Greenwood 1987)을 통해 인지 심리 치료를 처음 접했다. Arthur Freeman은 1987년에 Modum Bad Psychiatric Hospital (Vikersund, Norway)을 방문했는데, 이 때 이 형태의 치료법은 처음에는 공포불안에 대한 불안 상태의 치료로 소개되었다. 그것은 우리에게 Freeman과 Beck이 주장한 심리치료에 대한 정확하고 체계적인 접근이 수년에 걸쳐 오슬로 학교에서 발전된 Mensendieck전통의 심리치료와 아주 유사하다는 것을 떠올리게 했다(Halvorsen 2009). 하지만, 두 가지 치료 전통을 융합시키기 위해서는 일련의 수정이 필요했다. 이 작업은 1990년대에 Rikshospitalet의 정신 신체 의학과에서 오슬로 대학의 Ulrik Malt와 함께 진행되었다. 우리 작업의 목적은 오랫동안 지속되는 통증상태와 부인과의 통증, 허리통증, 흉통 그리고 광범위한 통증과 같은 복잡한 질환을 가진 환자들을 평가하고 치료하는 목적의 도구를 발전시키는 데에 있다.

통증은 호흡 패턴에 극심하게 영향을 미친다(Kvale et al 2002, Haugstad et al 2006). 따라서, 통증환자의 임상 집단에서 호흡 패턴의 점수가 낮았다는 것은 그리 놀라운 일이 아니다. 우리의 연구에서, 호흡 패턴은 또한 신체인지적 중재로부터 가장 크게 도움을 얻은 운동행동 중의 하나이다.

이론

Mensendieck 물리치료는 그 근원으로써, 나중에 운동 학습 이론에서 발전한 많은 기본적인 원리를 포함한다(Fitts & Posner 1967, Gentile 1998, Higgins 1991, Carr & Shepherd 2010, Facchini et al 2002, Hodges & Franks 2002, Flanagan et al 2003). 주안점은 자기 몸에서의 경험에 대한 인지적 자각과 오래된 습관에 대비되는 새로운 운동패턴 학습의 과정에 있다(Soukup et al 1999, Kendall et al 2000, Haugstad 2000, Kirste et al 2002, Klemmetsen 2005). 새로운 운동패턴은 세 가지 단계를 통해 발전되었다.

1. 인지 단계, 환자의 의식적인 자각이 자신의 신체에 대한 시각적, 촉각적 그리고 고유수용성 자극으로부터 감각 입력으로 향하고, 추구하는 새로운 패턴의 질에 관한 이상적인 정신 작용과 비교된다.
2. 연상 단계, 인식이 점차적으로 새로운 이상적인 패턴과 몸으로부터의 새로운 감각 입력을 통합하도록 발전하는 단계
3. 자동화 단계, 새롭고 더 효율적 또는 기능적인 운동패턴이 의식적인 생각 없이 이용되고, 점진적으로 일상생활의 행동적인 패턴으로 통합된다. 따라서 중요한 기본 요소는 자신의 몸에 대한 감각 인지, 새로운 관념운동적인 패턴의 의식적 인지 그리고 일상적인 기능으로의 새로운 경험의 통합이다(Mensendieck 1954).

모든 치료의 전제조건인 첫 번째 단계는 환자와 좋은 치료적 동맹을 맺는 것이며, 이것 없이는 치료가 소용없다(Lambert et al 2004). 치료사가 일단 환자와 접할 때 환자가 과거 사례에 대해 말하는 것에 공감하며 잘 들어 준다면 매우 빨리 이러한 관계를 이룰 수 있을 것이다. 보고된 증상들에 대해 가능한 설명을 함으로써 치료 세션이 진행되고, 이에 따라 신체의 경험에 대한 환자와 치료사 사이의 대화를 전개할 수 있다(아래 참조). 치료사는 환자에게 정신/신체 관계에 대해 가르치고, Lidbeck이 제안(2002)했던 필수적 인지 통증 교육의 원리에 따라 통증의 메커니즘에 대해 설명한다. 즉, 치료사의 공감적 태도는 때때로 아주 큰 고통을 겪는 이러한 환자들과의 관계에서 필수적인 치료적 동맹을 발전시키기 위해 아주 중요하다(Nerdrum 2000, Kaver 2012).

움직임의 발생은 정신의 활동에 의해 시작된다. 치료에서 신체의 실제적인 움직임에 앞서 생각으로 움직임을 리허설함으로써 이러한 필요성을 의식적으로 각인시킨다. 따라서, 훈련 프로그램은 선생님과 함께 연습 해야 하는 움직임을 pupil imaging(스케칭)하는 것으로 시작한다 (Mensendieck 1937, 1954). 생리적 조건에서 움직임에 대한 이 준비는 일차 운동피질의 몇몇 영역을 포함한다(Facchini et al 2002, Flanagan et al 2003). 적절한 움직임을 위한 이 관념운동적인 준비의 형태는, 'motor templates운동 본보기'이라고 불리는데, 이것은 운동 학습의 강화를 용이하게 한다(Fitts & Posner 1967, Flanagan et al 2003). 일상생활에서의 새로운 운동패턴에 대한 초점뿐 아니라, 운동에 앞선 인지에 대한 초점 역시 Ellis, Beck, Freeman 및 다른 사람들이 개발한 인지치료와 더 잘 맞다고 말할 수 있다(Beck 1976, Freeman & Greenwood 1987).

Mensendieck 치료의 추가적인 중요한 측면은 특정한 그룹의 근육 또는 길항근의 긴장 상태에 초점을 맞추는 것이다. 환자의 자각은 근육의 긴장 증가(최대의 수축)와 긴장의 감소(최대의 이완)를 향해있다. 이 긴장과 이완을 자각하는 것은 또한 실제로 적용된 이완의 원칙과 더욱 일치하는 일상생활의 움직임과 통합되어 나타난다(Ost 1987).

인지치료를 받는 환자와 마찬가지로, Mensendieck 치료사에게 치료를 받는 환자들은 항상, 가급적이면 정상 생활 활동을 수행하는 동안에 하루에 몇 번씩 할 수 있는 단계적인 과제를 지시받아야 한다(Mensendieck 1937, 1954). 이렇게 하여, 새로운 운동 프로그램은 환자에게 자동화되고 내면화되는데, 작용근육과 길항근의 긴장과 이완의 패턴을 포함한다.

Mensendieck 물리치료 실습생은 그들 자신의 신체적 경험을 자각하는 체계적인 방법을 배우는데, 이에 따라 그들 스스로 높은 수준의 신체자각을 발전시키고 자각이 항상 학생이나 환자에게로 전환되도록 추구된다(Mensendieck 1954, Soukop et al 1999, Haugstad 2000, Kendall et al 2000, Klemmetsen 2005,

Haugstad et al 2006). 우리는 이것을 물리치료 훈련에서 매우 가치가 큰 것으로 간주한다. 치료사가 자신의 신체 고유감각 신호를 인식하는 경험에 훈련되지 않는 한, 환자에게 이러한 의식을 전달하는 것은 힘들기 때문이다.

신체인지치료

신체인지치료의 주목적은 환자가 일상생활과 연결된 기능적인 목표와 함께 탐구적인 치료를 통해 새로운 신체 자각을 얻도록 하는 것이다. 세션이 진행되면, 치료에 의해 필연적으로 억눌린 감정이 드러나게 된다. 이것은 치료의 주목적이 아니지만, 또 다른 한편으로는, 그 감정을 청산하고 공감적인 치료사에 의해 공감을 받아야 한다. 치료사와 환자는 환자의 경험을 탐구하는데 있어 서로에게 동등하고 중요한 파트너이다. 인지치료에서처럼, 이 치료의 세션에도 세 가지 단계가 있다.

1. 환자는 지난 세션 이후의 그 또는 그녀의 경험에 대해 이야기하고, 과제한 것과 일상생활 활동에서 연습해온 새로운 움직임을 통해 진전된 통찰력이나 새롭게 얻은 경험을 보고한다.
2. 단계적인 과제 할당을 통해 새로운 활동적인 움직임을 학습하는 것 - 이것은 매일 여러 번 연습하며, 별도의 운동 세션으로 분리된 것이 아니라 일상생활에 잘 통합된 것이어야 한다. 예를 들어, 버스를 타러 걸어가거나 앉아있거나, 침대에 누워있거나, 텔레비전을 보거나, 먹거나 자질구레한 일들을 하는 동안 말이다. 이것은 근육의 이완, 호흡, 관절의 유연성, 근육과 인대, 근육과 관절의 과사용, 외부- 및 고유수용감각, 자신의 몸에 대한 자각, 그리고 움직이는 것에 대한 두려움(kinesophobia)의 감소에 영향을 미칠 수 있다 (Vlaeyen et al 2007). 훈련은 점진적인 방식으로 시작되어야 하고, 그 운동은 어떤 방식에서든 환자의 능력을 초과해서는 안된다는 것이 최고로 중요하다. 이들 환자들은 종종 아픔과 통증으로부터 오랫동안 고통받아 왔기 때문에, 움직임에 대한 두려움으로 인해 스스로를 소극적인 삶의 방식에 가두게 된다. 격렬한 신체활동으로의 갑작스러운 변화는 장기간 강화(LTP)와 wind-up과 같은 메커니즘에 기인한 증가된 통증으로 특징지어지는 생리적 반응을 초래한다(Staud et al 2005). 종종 긴장된 근육을 도수로 풀어주기도 하는데, 여기에는 두 가지 목적이 있다: 첫 번째, 관련된 근육의 혈액순환을 개선시켜 새로운 촉각 경험을 이끄는 것이다. 두 번째는 옥시토신과 같은 내인성 물질의 방출을 이끌기 위함인데, 이것은 이완을 촉진시키고 치료사와 환자 사이의 유대감을 발전시키는 것으로 알려져 있다. 치료 세션의 두 번째 부분은 항상 Applied Relaxation[1]의 간단한 세션으로 마무리 지어야 한다.
3. 새로운 과제가 환자에게 숙제로 주어지는데, 치료의 가장 중요한 부분은 치료 세션 사이의 간격 동안 이루어 진다는 점을 다시 한번 강조한다. 치료사는 지속적으로 환자가 각 단계의 의의를 이해하는지, 그리고 치료적 동맹이 유지되고 있는지 체크해야 한다.

표준화 Mensendieck 검사의 발달(SMT)

표준화 Mensendieck 검사(SMT)는 만성 골반통을 가진 환자의 자세, 움직임, 보행, 앉은 자세 그리고 호흡 패턴을 평가하기 위해 발전되었는데, 이것은 운동 기능의 관찰과 분석에 관한 Mensendieck의 원리에 기반을 한 것이다(테이블 8.1.1). 이 검사를 입증하고 한정된 그룹의 환자에 대한 신체 검사의 이해를 돕기 위해, 이것은 만성 골반통을 가진 여성들이 이 연구에 적용되었다(Haugstad 2000). 이 장에서 우리는 호흡 움직임의 평가에 대해 주로 초점을 맞출 것이다.

호흡

호흡 패턴은 참가자들에게 다리를 곧게 펴고 벤치에 눕도록 요청한 뒤 관찰되었다. 참가자들에게 우리가 그녀

[1] Applied Relaxation은 신호-조절 이완 대처 기술로 점차적으로 발전된 Progressive Muscle Relaxation의 훈련으로부터 시작해, 두려운 상황에의 in vivo 노출 동안에 체계적으로 적용된다. 본질적으로 현대 행동 치료의 한 형태임에도 불구하고, Applied Relaxation 또한 인지-행동 치료(cognitive-behavioural therapy, CBT)적 접근의 부분으로서 인지 재구성과 결합해 사용되었다 (역시 Öst 1987 참조).

표 8.1.1 표준화 Mensendieck 검사 (SMT)

자세	점수	움직임	점수
전체적/ 중력선		수직면 팔 들기	
발목		시상면 팔 흔들기	
무릎		사선면 팔 흔들기	
골반		균형 / 엉덩이 굴곡	
등		**평균**	
어깨		**앉은 자세**	**점수**
목		전체적	
평균		지지	
보행	**점수**	골반	
전체적		등	
발 구르기		평균	
추진력		**호흡**	**점수**
회전		전체적	
평균		팔 들기	
움직임	**점수**	골반 들기	
전체적		**평균**	
이마면 팔 들기			

표준화 Mensendieck 검사(SMT)는 자세, 움직임, 보행, 앉은 자세 그리고 호흡에 대한 운동패턴을 점수로 매기는 것이다. 설명 방법 참고. 더 자세한 내용은 Haugstad et al (2006)을 참고하라.

를 바로 누운 자세에서 관찰했다고 이야기했다. 이 하위테스트의 두 번째 관찰에서 우리는, 피실험자에게 바로 누운 자세에서 무릎을 굽히게 하고 발바닥을 벤치에 붙이게 했다. 그리고 나서 골반을 들어 올리게 한 뒤 5초 동안 유지하고 다시 골반을 아래로 내리도록 했다. 같은 시간에 우리는 이 움직임이 완료된 후의 반사로서 일어나는 호흡 반응을 관찰했다. 이 하위 검사에서의 마지막 과정은 그녀에게 '팔을 들어 올려 머리 위에 올리고, 벤치에서 쉬며 그 행동을 잠시 동안 유지한 뒤, 다시 팔을 들어 올려 벤치 위에 몸과 나란히 놓아라' 라고 지시하면서, 바로 누운 자세에서의 환자의 호흡을 관찰하는 것이었다. 여기서 우리는 움직임이 완료된 후의 호흡 반응 또한 관찰했다.

비디오 촬영을 한다는 사실은 알리지 않고 관찰했다.

이 테스트의 각 요소는 0점부터 7점까지 점수가 부여되었는데, 0점은 최소의 기능적 움직임 그리고 7점은 최적의 기능적 움직임을 나타낸다(보다 자세한 사항은 Haugstad et al 2006 참조).

신체인지 세션에서 호흡치료에 사용되는 요소

환자와의 첫 만남은 환자가 치료사에게 철저한 검사를 받는 세션이다. 위에서 서술했듯이, 장기간 지속된 통증을 가진 환자의 대부분이 SMT 검사에서 나쁘게 영향을 받은 호흡 패턴을 보인다(즉, 낮은 점수). 또한 우리는 환자가 치료사와 대화를 하고, 옷을 입고 벗는 동안의 임상 세션 내내 호흡 패턴을 관찰하는데, 보조 호흡근(사각근 및 흉쇄유돌근)의 사용 또는 상복부 패임과 같이 호흡에 영향을 미치는 임상적 징후가 존재하는지 찾아본다.

다음 단계는 환자와 치료적 동맹을 수립하는 것인데, 즉, 환자가 자신의 호흡 패턴이 영향을 받았으며, 이것이 환자의 불편한 증상과 관계있는 것이라는 점을 받아들이는 것이다. 공감적인 치료 태도는 모든 형태의 치료에서 아주 중요한 것이다. 지난 십 년 동안, 치료적 동맹은 다양한 치료방식에서 공통적인 요소 중 아마도 가장 중요한 개념으로 부각되었다. 치료적 동맹은 함께 작업하기 위한 환자와 치료사의 의식있는 결정과 능력의 산물이다(Hall et al 2010, Bordin 1979).

환자와 이런 상호관계를 만들기 위해서, 호흡 패턴이 어떻게 영향을 받고 건강한 호흡 연습을 위해서는 어떠한 운동패턴을 해야 하는지에 대해 환자가 관심을 갖도록 해야 한다. 이를 위해, 우리는 다양한 간단한 방법들을 사용한다. 흡기와 호기의 호흡 주기 동안 사용되는 근육들이 나와있는 해부 차트, 치료사가 환자로 하여금 그가 사용하고 있는 패턴에 주의를 갖도록 하는 동안 환자가 스스로를 관찰할 수 있게 하는 거울, 소크라테스식 열린 질문을 항상 사용하기, 예로: '지금 무엇이 보이는가?', '지금 어떤 느낌인가?' 또는 '복부가 팽창할 만큼 폐를 아주 아랫부분까지 채울 수 있다고 느끼는가?'와 같은 것들이 있다. 치료사는 또한 호흡 운동과 관련하여 어떻게 수행하는지 자신의 몸으로 시범을 보여줄 수 있다.

환자는 종종 앉은 자세에서 시작하는데, 어떻게 앉아 있는지에 대해 그의 주의를 가져오도록 한다. 즉, 발바닥이 모두 바닥에 올려진 상태로 편안한 자세에서 이루어져야 한다. 환자에게 그의 손은 한 손을 갈비뼈 가장자리에 올려놓고 다른 한 손은 배에 올려놓아 호흡 주기 동안 흉곽과 복부의 움직임을 느끼도록 한다(그림 6.2.1 참고). 만약 그들의 호흡이 악영향을 받은 상태라면, 아마도 몸의 이 부위에서 어떠한 움직임도 느껴지지 않는다고 이야기 할 것이다. 그들이 상부 흉부와 그들의 어깨를 들어 올리기 때문에, 복부는 종종 흡기 동안 팽창하기보다는 쑥 들어갈 것이다. 이 때, 치료사는 손을 환자 흉부의 아래 쪽에 갖다 대고 부드럽게 압력을 가하면서, 환자에게는 환자가 숨을 들이마시라고 요청받는 동안 가해지는 힘에 대항하여 흉부를 팽창시키라고 지시한다. 흉부에 가해지는 기계적인 힘은 환자의 주의를 그가 움직여야 하는 신체의 부분으로 가져올 것이며(신체의 바로 그 부분에서 신체감각 자각의 도움으로), 그래서 환자가 더 또는 덜 자각하고 있는 신체의 부분을 의도적인 움직임으로 운동하는 것이 더 쉬워진다. 환자에게 또한 그의 어깨를 귀 쪽으로 들어 올리라고 또는 골반의 위치를 기울이라고 요청할 수 있는데, 이렇게 하여 요추 전만을 만든다. 그리고 같은 때에, 깊은 숨을 쉬고 그동안 환자와 치료사는 끌려들어간 횡격막으로부터 호흡량 변화를 수용할 수 있도록 어떻게 복부가 팽창하는지를 함께 평가한다. 이런 간단한 움직임을 수행하는 동안, 환자는 종종 그를 두렵게 했던 어지럼증을 경험하고 불편해 할 수 있다. 이런 일이 발생한다면, 치료사는 이것은 충분히 일어날 수 있는 일이며 정상적인 경험이라고 환자를 안심시킨다. 호흡 패턴이 제대로 기능을 하지 못하는 방식으로 굳어져있었는데, 이제는 이 패턴이 도전에 직면하자, 심호흡의 수행을 통해 이것이 허파 꽈리에 이산화탄소 수치를 낮추어 악화된 결과가 나타났을 것이다. 환자는 아침식사, 업무 중, TV 세트 앞에서 등등 동안 하루에 몇 번씩 적당한 정도로 운동을 계속할 것임을 당부받고 기존의 호흡에 있어 새로운 근육의 패턴(예를 들어, 앉은 자세, 일어선 자세 그리고 누운 자세에서의 이완과 결합하여 깊게 드나드는 숨)을 실제로 해보도록 한다.

또한 호흡 운동은 환자들에게 바로 누운 자세에서도 가르칠 수 있는데, 환자는 허리를 들어올렸다가 다시 내리면서, 동시에 숨을 쉬고 한쪽 다리를 골반 쪽으로 오므렸다가 바깥 쪽으로 회전하고 다리를 쭉 펴는 동작을 한다. 이 모든 것은 숨을 들이 마시고 내쉬면서 시행한다. 처음에는, 치료사가 환자에게 움직임을 어떻게 해야 하는지 보여주면서 도와줄 수 있다(Klemmetsen 2005 참고).

세션 마지막에, 환자는 일상생활의 활동 중에 하루에 몇 번씩 수행하는 운동과 시도들에 관한 과제 또는 숙제를 받을 것이며 다음 세션에 운동을 하면서 동시에 나타났던 생각, 부각되는 감정, 발생하는 다른 신체적 감각들(예로, 현기증, 피로, 통증 패턴의 변화, 졸음, 등등)을 치료사에게 보고하게 된다. 환자에게 일어날 수 있는 이러한 경험들은 치료사에 의해 미리 준비가 되어야 하고, 다른 점에서 떠오를 수 있는 두려움을 미연에 방지해야 한다. 치료가 진행되면서, 우리는 환자의 자세와 걸음걸이를 보면서 SMT 검사로부터 나온 결과를 다시 한번 검토하고, 이러한 자세에서의 호흡 패턴으로 점차적으로 시작한다. 이것은 때때로 성취하기가 어려우며, 치료사는 종종 각기 다른 분절에서 척주의 회전 움직임을 하는 운동이나 팔을 머리위로 올려 몸을 스트레칭하는 것과 같은 호흡 패턴과 연관된 잘 알려진 동작들에 의지해야 한다. 그리고 항상 이것이 어떻게 호흡 패턴에 영향을 미치는지에 대해 환자의 관심을 불러일으키도록 해야 한다.

기능적인 호흡 패턴이 자동화될 때까지, 환자에게 그가 어떻게 수행하고 있는지에 대해 반복적으로 상기시켜 주어야 한다. 각 치료 세션의 마지막에, 우리는 항상 구성요소로서 호흡과 호흡 패턴에 초점을 맞추는 전통적 기법을 더한 점진적 이완을 포함시킨다(Jacobson 1938). 인지치료에서처럼, 집에서 하는 과제는 매일 몇 번씩 연습되어야 한다는 의미에서 움직임 패턴의 단계가 나누어져 있고 일상생활의 활동에 통합되어 있으며, 마치 피아노 선생님이 자동화된 숙달을 얻을 때까지 스케일, 삼도화음, 연습곡 그리고 음악에 복잡성을 더하는 것처럼 점차적으로 복잡성이 증가한다.

단순한 것에서부터 더욱 복잡한 것으로 가는 점진적인 단계는 노르웨이에서 Wilhelm Reich와 Trygve Braatøy의 만남 이후로 발전된 노르웨이의 신체 중심적 치료 전통과 일치하는, 위에 서술된 치료의 발전에 의해 대표된다(Haugstad & Haugstad 2011). 그리고 그것은 또한 Lillemor Johnsen (1981)에 의해서도 기술되었다. Johnsen은 '계속되는 자극에 대한 환자의 방어적인 신체적 측면에서 근육의 긴장이 어떻게 되는지'에 대해 그녀가 서술했듯이, 정신 역학적 측면에서 Braatøy를 참고로 하여 이러한 발전에 대해 언급했다. Braatøy는 '치료의 효과를 주는데 필요한 이완된 자세를 이끌어내기 위해 신경증 환자의 치료에 바로 누운 자세를 도입했다'. 그리고 또, '그는 환자의 호흡 리듬의 근육계에 대한 접근을 조정하고 적응하는, 물리치료사 측에서 적극적으로 감지하는 태도를 제안했다.' 이것은 우리의 경험과 일치하고, 호흡 운동패턴의 향상을 촉진시키기 위해서는 호흡동작에 의해 재현되는 패턴이 누운 자세에서 시작될 필요가 있다. Braatøy와 Johnsen은 불안상태가 자세와 호흡을 포함하는 상동증적 운동행동으로 표현되었다는 그들의 관찰 또한 강조했다. 하지만 우리는 치료를 할 때, 해결되지 않은 무의식적인 갈등을 나타내는 긴장된 근육에 초점을 맞추지 않고, 보통 근육 이완을 향한 수단으로서 그들 스스로 묶여있는 근육들을 사용하는 것을 장려한다. 때때로, 직접 근육을 이완하는 것이 필요한데, 먼저 가볍게 그 부분을 두드리는 것으로 시작하고, 그 다음 관련된 근육을 가로방향으로 문지른다. 환자의 긴장된 운동패턴에 대한 피드백을 주기 위해 (SMT로부터 나온 결과를 관찰하는 것과 함께) 치료시 거울을 사용하기도 한다. Mensendieck으로부터의 전통과 조화를 이룰 뿐 아니라, 이 방법은 또한 자세와 움직임의 문제를 관리할 때 물리치료사 사이에서 널리 퍼진 거울 치료를 이용하는 것과도 조화를 이룬다(Watson 2011).

통증 환자군에서의 신체인지치료 사용에 대한 몇몇 연구 결과들

오슬로 대학병원, Rikshospitalet의 부인과에서 모집된 만성 골반통(CPP) 환자 40명을 대상으로 한 RCT연구에서, 환자들은 SMT를 이용해 자세와 움직임 패턴을 평가받았다. 모든 하위 점수는 건강한 대조군보다 환자군에서 상당히 낮은 것으로 (p levels < 0.01) 발견되었다(Haugstad et al 2006). 두 그룹 사이에서 가장 큰 점수 차이는 보행, 움직임 그리고 호흡 항목에서 나타났다. 하위 점수는 대조군과 비교했을 때, 각각, 보행 그룹에서 골반 회전 점수는 54%, 움직임 그룹에서 사선 팔 흔들기와 호흡 그룹에서 골반 들어 올리기는 52%가 낮게 나왔다. 환자군과 대조군 사이에서 가장 적게 차이가 난 것은 자세에 관한 하위 점수에서 발견되었다. 정상 패턴으로부터 가장 큰 편차를 보인 것은 균형과 조정능력에 대한 요구에 따라 자세를 취하는 검사에서 나타났다. 엉덩이 굴곡에 대한 검사에서, 환자들은 한 쪽 다리로만 10초 동안 서있는 것을 시도할 때 매우 어려움을 보였고, 이는 건강 대조군 보다 38% 낮은 점수였다. 게다가, 사선 방향 팔 돌림 검사(39%) 그리고 시상면(33%)에서의 그들의 두 팔과 두 다리의 움직임을 조정하는 능력은 건강 대조군보다 상당히 낮게 나타났다. 팔을 어깨 높이로 들어 올리고 그것들을 아래 쪽으로 떨어뜨리게 하는 능력을 검사했을 때, 중력에 대항하는 능력이 대조군과 비해 환자군에서 감소했다. 보행을 검사할 때, 짧은 보폭으로 조심스럽게 걷고, 발의 추진력은 거의 없었으며, 추진 단계에서의 엉덩이 신전이 두드러지게 감소해 있는 것을 발견할 수 있었다. 호흡에서의 대표적인 결과는 아래 쪽 흉곽과 복부의 움직임이 거의 없이 높은 쪽의 갈비뼈로 호흡한다는 것이었다(Haugstad et al 2006, appendix). 호흡의 평가에서는 건강 대조군과 52%의 점수 차이가 났다. 움직임 패턴은 우리가 전형적인 골반 통증 보호 패턴(PPP)이라고 부르는 이것의 결과라고 간주할 수 있다. 환자는 호흡에서의 움직임과 보행 시 그들의 골반을 보호한다.

치료 90일 후, Mensendieck 신체인지치료 그룹(MSCT)의 CPP 환자들은 SMT의 모든 하위 항목에서 점수가 상당히 향상되었다. 표준 부인과 치료(standard gynaecological treatment, STGT)만 받은 환자는 대개 점수에서 어떤 의미 있는 변화도 발견되지 않았다. STGT + MSGT 그룹에서 최고의 치료 반응은 호흡 점수의 경우에서 발견되었다. 상당히 기능이 개선된 두 번째 그룹은 움직임이었다. 환자들은 이완 능력과 협응을 입증하도록 디자인된 움직임 기능 검사에서 가장 큰 개선을 보였다. 치료 이후의 평균 SMT 점수 값은 자세에서 4.37 ± 0.38 (19.3% 상승), 움직임에서 4.13 ± 0.38 (26.1% 상승), 보행에서 4.13 ± 0.39 (24.8% 상승), 앉은 자세에서 4.67 ± 0.36 (27.9% 상승), 그리고 호흡 점수에서는 4.72 ± 0.37 (58.4% 상승)로 상당한 증가를 보였다.

통증에 대한 환자의 주관적인 경험은 VAS(visual

analogue scale)의 사용으로 평가할 수 있다. 치료 전에, 표준 부인과 치료를 받은 그룹에서 임의 추출된 환자는 6.68 ± 0.29 (평균 ± 표준오차)인 평균의 점수를 받았다. 90일 간의 치료 기간 이후, 평균 VAS 점수는 6.16 ± 0.50로 7.8% (유의하지 않음) 감소했다. Mensendieck 신체인지치료 그룹의 환자는 기준선에서 5.60 ± 0.40의 평균의 점수를 받았다. 90일의 치료 프로그램 이후, 평균 점수는 48.4% 감소한 2.89 ± 0.40였다.

치료 종료 후 9개월이 지나고 나서 환자가 SMT와 VAS로 다시 평가를 받았을 때, 표준 부인과 치료를 받은 그룹의 환자들은 운동 수행능력에서 유의한 변화를 거의 보이지 않았다. 1년 후 추적 관찰 때, 일반적인 수준에서의 운동 기능의 수행능력에 대한 경향은 더욱 악화되었으며, STGT 그룹의 일부 하위 검사에서 더욱 두드러졌다(Haugstad et al 2008).

이와는 대조적으로, Mensendieck 신체인지치료를 받은 환자들은 치료 후 향상된 점수를 보여주었다. 게다가 치료의 효과가 9개월의 추적 조사 기간 동안 지속되었고, 대부분의 기능이 치료 종료 이후 보다 더 향상되었다. 치료 후 9개월 때 점수는 자세에서 4.66 ± 0.30 (4.0% 상승, 치료 종료 때와 비교하여 유의한 변화는 아님), 움직임에서 4.85 ± 0.33 (13.0% 상승, $p < 0.02$), 보행에서 4.54 ± 0.39 (10.0% 상승, $p < 0.001$), 앉은 자세에서 5.01 ± 0.36 (7.2% 상승, 치료 종료 때와 비교하여 유의한 변화는 아님), 그리고 호흡 점수에서는 5.36 ± 0.35 (13.5% 상승, $p < 0.05$)로 상당한 증가를 보였다.

치료 9개월 후 가장 큰 변화는 바로 누운 자세에서 팔을 들어 올렸다 내렸다 하는 ('팔들기' – Haugstad et al 2006 부록의 테스트 매뉴얼 참조) 호흡반응에서 볼 수 있었다. 이 기능에 대한 점수는 4.68 ± 0.31에서 5.50 ± 0.39 (20.2% 상승, $p < 0.01$)로 증가했다 (Haugstad et al 2008).

목과 어깨 통증, 허리통증, 유발된 외음부통 그리고 광범위한 통증(섬유근육통)의 환자에 대한 진행중인 연구들로부터의 예비 결과들은 호흡 패턴이 크게 개선되는 것과 같은 경향을 보이는데, 이것은 통증의 완화와 동시에 일어나기도 하고 때때로 경험된 통증의 완화에 앞서 나타나기도 한다.

결론

우리는 이 RCT 연구에서 추적 조사 기간 동안 기능적인 면에서 보다 큰 개선을 보이는 이 패턴은 학습 효과에 기인한 것이라고 제안한다. 이로써 환자는 보다 자연스럽고 편안한 방식으로 움직이는 법을 배우게 되었다. 골반 보호 패턴은 이렇게 하여 더욱 기능적이고 유연하게 골반을 사용하도록 변화하고, 결과적으로 혈액 순환과 림프 배액을 촉진시킨다.

아마도 호흡에서 가장 중요한 패턴은 흡기 동안 흉곽과 하부 복부의 팽창 그리고 횡격막을 능동적으로 사용하게 되면서 변화한다. 목적은 이러한 새로운 패턴이 자동화되도록 하고 환자의 몸에 대한 새로운 이미지를 통합시키는 것이다. 이러한 새로운 운동 기술은 결국, 환자의 의식적인 자각 없이 활용되고, 점진적으로 그들의 새로운 일상 수행의 자연스러운 부분으로 혼합되게 된다.

그러므로, 우리가 보는 바로, 신체인지치료는 호흡 패턴 장애의 치료를 할 때 유용한 중재 도구가 될 수 있을 것이다.

참고문헌 Reference

Beck, A.T., 1976. Cognitive therapy and the emotional disorders. International Universities Press, New York.

Bordin, E.S., 1979. The generalizability of the psychoanalytic concept of the working alliance. Psychother Theor Res Pract 16, 252–260.

Carr, J.H., Shepherd, R.B., 2010. Neurological rehabilitation – optimizing motor performance. Butterworth–Heineman, Oxford.

Facchini, S., Muellbacher, W., Battaglia, F., et al., 2002. Focal enhancement of motor cortex excitability during motor imagery: a transcranial magnetic stimulation study. Acta Neurol Scand 105, 146–151.

Fitts, P.M., Posner, M.I., 1967. Human performance. Brooks/Cole Publishing Company, Belmont CA.

Flanagan, J.R., Vetter, P., Johansson, R.S., et al., 2003. Prediction precedes control in motor learning. Curr Biol 13, 146–150.
Freeman, A., Greenwood, V., 1987. Cognitive therapy. Application in psychiatric and medical settings. Human Sciences Press, New York.
Gentile, A.M., 1998. Implicit and explicit processes during acquisition of functional skills. Scand J Occup Therapy 5, 7–16.
Hall, A.M., Ferreira, H., Maher, C.G., et al, 2010. The influence of the therapist–patient relationship on treatment outcome in physical rehabilitation: a systematic review. Phys Ther 90, 1099–1110.
Halvorsen, G., 2009. Mensendiecks historie. Vett & Viten, Oslo.
Haugstad, G.K., 2000. Utvikling og validering av en standardisert, kvantifisert Mensendieck test. Anvendelse av testen ved fysioterapiundersøkelse av kroniske smertepasienter. Master of Sciences, Faculty of Medicine University of Oslo.
Haugstad, G.K., Haugstad, T.S., Kirste, U.M., et al., 2006. Reliability and validity of a standardized Mensendieck physiotherapy test (SMT). Physiotherapy Theory and Practice 22, 189–205.
Haugstad, G.K., Haugstad, T.S., Kirste, U.M., et al., 2008. Continuing improvement of chronic pelvic pain in women after short-term Mensendieck somatocognitive therapy: results of 1-year follow-up study. Am J Obst & Gyn 199, 615. e1–615.e8.
Haugstad, G.K., Haugstad, T.S., 2011. Therapies and motor function assessments in longstanding pain syndromes: the effect of somatocognitive therapy in a randomized, controlled intervention study of women with chronic pelvic pain. In: Bennett, J.P. (Ed.), 2011 Physical therapy. Theory, practices and benefits. Nova Science Publishers, Inc., New York.
Higgins, S., 1991. Motor skills acquisition. Physical Therapy 71, 123–139.
Hodges, N.J., Franks, I.M., 2002. Modelling coaching practice: the role of instruction and demonstration. Journal of Sports Sciences 20, 793–811.
Jacobson, E., 1938. Progressive relaxation. University of Chicago Press, Chicago.
Johnsen, L., 1981. Integrated respiration theory/therapy: the breathing me. Birth and rebirth in the fullness of time. Publishing of the University of Oslo, Oslo Norway.
Kåver, A.K., 2012. Allianse Den terapeutiske relasjonen i KAT. Gyldendal Akademisk, Oslo.
Kendall, S.A., Brolin-Magnusson, K., Søren, B., et al., 2000. A pilot study of body awareness programs in the treatment of fibromyalgia syndrome. Arthritis Care and Research 13, 304–307.
Klemmetsen, I., 2005. The Mensendieck system of functional movements. Vett & Viten AS, Oslo.
Kirste, U.M., Haugstad, G.K., Leganger, S., et al., 2002. Chronic pelvic pain in women. Tidsskrift Nor Læegeforen 122, 1223–1227.
Kvåle, A., Johnsen, T.B., Ljunggren, A.E., 2002. Examination of respiration in patients with longstanding musculoskeletal pain. Reliability and validity. Adv Phys 4, 169–181.
Lambert, M.J., Bergin, A.E., Garfield, S.L., 2004. Introduction and historical overview. In: Lambert, M.J. (Ed.), Bergin and Garfield's Handbook of Psychotherapy and Behavior Change. Wiley & Sons, New York.
Lidbeck, J., 2002. Central hyperexcitability in chronic musculoskeletal pain: a conceptual breakthrough with multiple clinical implications. Pain Res Manag 7, 81–92.
Mensendieck, B.M., 1937. The Mensendieck system of functional exercises, volume I. The Southworth-Anthoensen Press, Portland, Maine.
Mensendieck, B.M., 1954. Look better feel better. Harper & Brother, New York.
Meyer-Lidenberg, A., 2008. Impact of prosocial neuropeptides on human brain function. Prog Brain Res 170, 463–470.
Nerdrum, P., 2000. Training of empathic communication for helping professionals. Doctoral dissertation. Oslo University.
Öst, L.G., 1987. Applied Relaxation: description of a coping technique and review of controlled studies. Behaviour Research and Therapy 25, 397–407.
Soukup, M.G., Glomsrød, B., Lønn, J.H., et al., 1999. The effect of Mensendieck exercise program as secondary prophylaxis for recurrent low back pain. A randomized, controlled trial with 12-month follow-up. Spine 24, 1585–1591.
Staud, R., Vierck, C.J., Robinson, M.E., et al., 2005. Effects of the N-methyl-D-aspartate receptor antagonist dextromethorpan on temporal summation of pain are similar in fibromyalgia patients and normal control subjects. J Pain 6, 323–332.
Vlaeyen, J.W.S., Crombez, G., Goubert, L., 2007. Science and psychology of pain. In: Breivik H, Shipley M, (Eds.) Best practice and research compendium. Elsevier, Edinburgh.
Watson, M.J., 2011. Traditional Mirror Therapy (TMT) in the physical therapy management of movement and postural control problems. In: Bennett, J.P. (Ed.), Physical therapy. Theory, practices and benefits. Nova Science Publishers, Inc., New York.

장 8.2

부테이코 호흡법

Rosalba Courtney

장목차

부테이코 방법이란?	277
부테이코 방법의 유효성에 관한 연구 학문들	277
부테이코 방법의 기술 테크닉	278
저용량 호흡	278
호흡 감속	279
숨참기 테크닉	279
비강 호흡 수립	280
Dr. Buteyko의 이산화탄소 이론	280
인간의 건강에 있어 CO_2의 중요성	280
만성 저이산화탄소증의 유병률	281
저이산화탄소증과 증상 사이의 관계	281
CO_2 손실에 맞서는 방어 메카니즘으로서의 질병	281
CO_2의 개선이 부테이코 효과를 충분히 설명할 수 있는가?	281
부테이코 방법에 대한 보다 포괄적인 이론이 더 유용한가?	282
정신생리학적 인자들	282
부테이코 방법이 앞으로 나아가야 할 방향	283
참고문헌	283

부테이코 방법이란?

부테이코 방법은 환자들이 과호흡하거나 과환기하는 경향을 조절하도록 가르치는 호흡훈련 체계이다. 이것은 지금은 고인이 된 우크라이나 의사인 Konstantin Buteyko의 이론에 기초한 것으로, 그는 이산화탄소 부족이 많은 만성 질병의 주요 원인이라고 믿었다. 그는 이산화탄소를 올리는데 목표를 둔 이 호흡 재훈련 프로그램이 알려진 대로라면 최대 150여개의 질환에 도움을 줄 수 있다고 주장했다.

부테이코 방법은 1990년대 미국과 유럽, 오스트랄라시아[오스트레일리아 · 뉴질랜드 · 서남 태평양 제도를 포함하는 지역]로 향했다. 이들 나라에서 부테이코 방법은 천식에 대한 치료로 가장 잘 알려졌으며, 또한 만성 폐쇄성 폐질환, 만성 구강호흡, 수면무호흡증 그리고 스트레스 관련 장애를 가지고 있는 사람들에게도 도움이 되는 것으로 여겨지고 있다.

부테이코 방법의 유효성에 관한 연구 학문들

천식에 적용한 부테이코 방법에 대해 최소 여섯 건의 임상 시험이 발표되었다(Burgess et al 2011). 이 연구에서, 부테이코 방법을 배운 사람들이 폐기능의 악화 없이 그들의 약 복용을 많이 줄일 수 있었고, 실제로 그들의 천식 조절을 개선시킬 수 있었다. 이러한 긍정적인 연구 결과는 2008년에 천식 환자들을 위한 이러한 방법의 추천을 지지한 British Thoracic Society와 호주의 health and government authorities에 의해 승인등급을 받도록 이끌었다. 부테이코 방법에 대한 다른 연구들은 수면무호흡(Birch 2004)에 관한 정식케이스

표 8.2.1 대표적인 부테이코 방법 연습 세션

과정	설명
단계 1– 제어 멈춤(Control Pause, CP) 시작	환자는 점진적으로 숨을 들이마시고 코를 통해 내뱉는다. 그 후 다음의 느낌이 드는 순간까지 숨을 참는다. 1. 처음으로 명백하고 분명하게 숨을 쉬고 싶다는 생각이 들 때 또는 2. 횡격막의 불수의적 움직임 또는 경련이 나타날 때
단계 2 – 3~5분간의 이완된 저용량 호흡 또는 호흡 감속	환자는 가벼운 공기 부족을 느낄 때까지 점차적으로 그들의 호흡을 줄여간다. 편안한 상태로 이것을 유지한다.
단계 3 – 최대 멈춤(MP). 신장 장애, 간질, 고혈압 또는 다른 심각한 만성 질병의 존재로 인해 MP가 금기인 경우, CP로 대체될 수 있다.	최대 멈춤은 부드러운 들숨과 날숨으로 시작된다. 그리고 호흡은 가능한 한 길게 참는데, 심각한 불편함이 느껴지는 시점까지는 하지 않는다.
단계 2와 단계 3을 5회까지 반복된다.	
마지막 제어 멈춤(Final Control Pause)	단계 1과 동일

스터디를 포함하고 있으며, 많지는 않지만 몇몇 연구들이 치료적 메커니즘(Courtney & Cohen 2008, Al-Delaimy et al. 2001)에 대해 탐구하고 있다.

부테이코 방법의 기술 테크닉

부테이코 호흡 방법은 일상생활 속 한 부분으로서의 호흡조절을 장려하는데, 특히 천식 또는 다른 호흡-관련 증상의 발병 시에 그렇다. 하지만, 훈련의 초기 단계에, 환자들은 20~40분 동안 지속되는 호흡 운동과 호흡 참기 기술로 구조화된 일상의 루틴을 배운다. 대표적인 루틴이 표 8.2.1.에 나와있다.

저용량 호흡

부테이코 방법의 주요 호흡 조절 테크닉은 저용량 호흡인데, 개인이 분당호흡량을 줄이는 것을 시도하고 일회호흡량을 감소시킴으로써 폐포 CO_2를 올린다. 즉, 각 호흡에서 흡기와 호기 시의 호흡량을 줄이는 것이다.

줄어든 일회 호흡량에 대한 반응으로 신체는 자연스럽게 일회 호흡량을 올리려는 반사작용을 하기 때문에 저용량 호흡을 하는 동안에는 환자가 충분히 긴장을 풀면서 호흡하는 것이 중요하다. 특히 불안장애가 있는 환자들에게서는 그들이 일회 호흡량을 감소시키게 되면 그에 대한 보상작용이 과하게 일어나서 분당호흡량의 초점에서 봤을 때 호흡량을 줄이기 보다는 오히려 늘리게 되는 경우도 있다(Mueller et al 2005). 이러한 유형의 환자에서 CO_2를 올리기 위해서는 다른 호흡조절과 이완전략이 필요할 수 있다.

저용량 호흡은 CO_2를 증가시킬뿐 아니라 다른 이점도 가진다. 만약 그 방법이 적절하게 시행된다면 폐의 과팽창을 줄이는 방법으로도 효과적이다. 역동적 과팽창은 에어 트랩이나 불완전 호기로 인해서 호기 말 폐용적이 증가한 상태이다. 이것은 천식과 만성 폐쇄성 폐질환에서 흔하게 나타나며, 잘 연구되지는 않았지만, 만성 불안증과 같이 호흡 추진력이 만성적으로 증가되어있는 다른 모든 상태들에서도 아마 존재할 것이다. 폐의 역동적 과팽창은 호흡 기능장애를 가진 환자들이 호흡조절을 할 때 호흡곤란이나 횡격막 기능장애, 신경역학적 측면들에서의 단절 정도를 설명하는 데 있어 핵심 요인이다(O'Donnell et al 2007). 따라서 호흡 치료를 통해 얼마나 과팽창을 감소시키느냐는 호흡곤란을 줄이고 호흡조절과 호흡 기능을 개선시키는 데 있어 중요한 척도이다.

줄어든 폐 용적은 또한 폐 안쪽의 압력을 높이게 되

는데, 특히 대기 압력과 비교해 압력이 커지는(양압이 되는) 호기 말에 두드러진다. 폐 안의 양압 생성은 환기의 분배를 균등하게 하고 환기 관류 대응을 개선시킴으로써 만성 호흡 질환을 가진 환자들에게 유익한 효과를 가져올 수 있다.

호흡 감속

최근 몇 년 동안 부테이코 방법을 사용하는 일부 서양의 의사들은 분당 호흡량 줄이기 위한 대안이 되는 방법으로 호흡 감속을 가르치는 경향이 있었다. 이것은 환자가 호기 말 CO_2수치에 대한 그들의 호흡의 효과를 관찰하고 그 수치를 올리기 위해 호흡률을 조정하는 카프노메트리 바이오 피드백과 함께 종종 행해졌다(7.7장 참고). 이것은 저용량 호흡에 대한 각기 다른 생리적이고 생체역학적인 효과를 가지는 부테이코 방법의 최근 발전된 방법이다. 이것은 부테이코 방법에 대한 대부분의 연구 실험에서 사용된 기술이 아니며, 호흡률이 아닌 호흡량에 초점을 맞추라고 학생들에게 조언했던 부테이코 박사가 사용하는 기술 또한 아니었다.

호흡 감속이 부테이코 방법 프로토콜에 새롭게 추가된 것이라는 사실에도 불구하고 이것은 유익한 효과를 보였다. 몇몇의 환자에서 호흡 감속은 저용량 호흡보다 CO_2를 올리고 일분 호흡 용적을 감소시키는 더 나은 방법이었다. 연구 결과에 따르면, 호흡 감속은 화학 수용기의 민감성을 감소시키고 환자로 하여금 높은 수준의 CO_2에 견디는 것이 가능하도록 되어있다(Bernardi et al 2001). 호흡 감속은 또한 천식을 치료하는데 아주 유익한 것으로 나타났다(Lehrer et al 2004). 이것은 부테이코 방법에서 유용한 추가 사항이라고 판명될 수도 있지만, 저용량 호흡을 대신해서는 안 될 것이다. 의사들에게 주어진 과제는, 어떤 환자가 호흡 감속에 더 반응을 잘하는지, 저용량 호흡에 더 반응을 잘하는지, 그리고 환자의 이완, CO_2 수준, 과다 팽창의 정도에 대한 최상의 결과를 위해 이 두 가지 테크닉의 사용을 어떻게 균형 있게 할 것인지에 대해 이해하는 것이다.

숨참기 테크닉

부테이코 방법은 또한 개인의 호흡을 평가하고 훈련하기 위한 방법으로서 호기 이후의 숨참기를 이용한다. 숨을 참는 두 가지 방식은 다음과 같다:

1. 제어 멈춤 그리고
2. 최대 멈춤 .

제어 멈춤은 호흡을 평가하기 위해 세션의 시작과 마지막에 사용된다. 최대 멈춤은 숨참기 능력을 훈련하기 위해서 그리고 증상을 조절하기 위한 치료 도구로서 사용된다.

제어 멈춤은 부테이코 방법의 필수적인 부분이고, 이 방법을 사용하는 많은 의사들은 이것이 건강의 수준과 저이산화탄소증의 정도 모두를 보여준다고 믿는다. 최근의 연구에 의하면, 제어 멈춤이 환자의 CO_2수준의 정확한 지표를 주지는 않지만, 호흡곤란 역치와 환기 추진력의 좋은 지표가 된다는 것을 시사한다(Courtney & Cohen 2008). 연습기간 마지막에 제어 멈춤 시간이 길어지는 것은 호흡의 화학 그리고 비화학적 추진요인으로부터 환기 추진력이 감소되었고, 호흡곤란에 대한 내성이 증가 했다는 징후이다. 이것은 과환기, 호흡항진, 과다팽창 그리고 숨이 찬 증상을 가진 개인들에게 아주 바람직한 결과이다.

부테이코 방법을 규칙적으로 연습하는 사람들은 일반적으로 제어 멈춤의 시간이 길어지고 연습한지 몇 주, 몇 달, 심지어 몇 년이 지나도 계속 길어 질 수 있다는 것을 발견했다.

최대 멈춤은 호흡을 더 또는 덜 최대한으로 참는 것인데, 이것은 숨참기 능력을 훈련하는데 사용된다. 이것은 코막힘과 급성 기관지 경련과 같은 증상을 완화하는 데에도 사용된다. 최대 멈춤 동안, 이산화탄소 수치가 순간적으로 오르고, 신체가 이산화탄소 가스교환을 역전시키는 것을 가능하게 해 신체가 이산화탄소를 재흡수하게 된다.

운동선수를 대상으로 한 연구에서 훈련 과정에 숨참기 능력 최대화 시키기를 포함시키는 것은, 더 높은 무산소 역치와 내인성 항산화 물질의 생산을 증가시키는 결과가 나타났다(Joulia et al 2003). 최대한의 숨참기는 적혈구 용적률과 헤모글로빈 수치 증가에 따르는 지라의 수축과 면역 자극 효과를 야기한다(Schagatay et al 2005). 그러므로 이러한 유형의 혈액학적, 면역, 대사적 그리고 항염증 효과 또한 규칙적인 부테이코 방법 훈련을 받는 사람에게 해당된다.

최대 멈춤의 종료 시, 대부분의 사람들은 호흡량의 제어를 다시 할 수 있을 때까지 적어도 몇 번의 심호흡을 할 것이다. 폐의 이력현상이라고 불리는, 갑작스런 심호흡에 뒤따르는 증가된 기관지 확장은 잘 기록된 생리적 현상이다. 폐의 이력현상은 많은 천식환자들이 최대 멈춤을 수행한 뒤 관찰하게 되는 기관지 확장에 대해 부분적으로 설명할 수 있다.

부테이코 방법의 주목적은 CP와 MP가 점진적으로 늘어나는 것을 확인하는 것이다. 부테이코 방법을 사용하는 사람들은 60초 동안의 완벽한 제어 멈춤을 달성하도록 격려된다. 그리고 몇몇은 2분 이상의 최대 멈춤을 수행할 수 있는 것으로 알려져 있다.

비강 호흡 수립

부테이코 방법은 운동 중, 수면 중, 심지어 감기나 알레르기 반응으로 인해 코가 막히는 경우를 포함하여 항상 비강 호흡을 설정하고 유지하도록 하는 것에 중점을 둔다. 구강호흡을 비강호흡으로 대체하는 것은 다른 호흡운동 없이도 폐기능을 개선하고 천식 악화를 감소시키는 것으로 나타났기 때문에, 이것은 천식 치료의 중요한 부분으로 여겨진다(Hallani et al 2008).

부테이코 방법을 배우는 환자들은 일련의 제어 멈춤과 같은 다양한 숨참기 전략을 사용함으로써, 또는 앉거나 걷는 동안 최대 멈춤을 함으로써 폐쇄된 비강을 뚫리게 하도록 배운다. 숨참기 기술로 코를 효과적으로 뚫리게 하려면 조용한 호흡 패턴을 다시 시작할 수 있을 때까지 입을 닫은 상태로 유지하면서 코를 통해 첫 번째 호흡을 하도록 배우는 것이 필수적이다. 만성적인 코막힘을 가진 개인에 대한 일반적인 관찰 결과는 코를 통한 호흡을 많이 할수록, 더 잘 뚫리고 더 편해진다는 것이다.

Dr. Buteyko의 이산화탄소 이론

부테이코 방법의 기초는 일반적으로 받아들여지고 널리 알려진 저이산화탄소증의 부정적인 효과에 대한 부테이코 박사의 이산화탄소 이론이다. 부테이코 이론의 핵심 요소는 Box 8.2.1에 요약되어있다. 이 이론의 일부 측면은 논란의 여지가 있으며 현재 통용되는 연구에 의해 지지되지 않는다. 논쟁이 되는 주요 부분은 다음과 관련이 있다:

Box 8.2.1 부테이코의 이산화탄소 이론의 몇 가지 핵심 요소들

1. 저이산화탄소증의 존재로 인한 증상이나 질병이 150여 가지
2. 드러나지 않은 만성 과환기는 널리 퍼져있고 세계 인구의 90%까지 영향을 미칠 정도로 거의 전 세계적이다.
3. 저이산화탄소증은 생리적 시스템과 생리적 상태를 불안정하게 만드는, 중요하지만 일반적으로 알려지지 않은 요소이다.
4. 이산화탄소의 고갈은 탄소-포함 화합물을 필요로 하는 생체 화학적 반응과 미토콘드리아의 에너지 생산의 핵심 과정에 영향을 미친다.
5. 천식, 비염, 고혈압, 심장질환 그리고 수면 무호흡과 같은 만성 질병의 병리생리학적 과정은 만성 과환기에 맞서는 방어 메커니즘이다.
6. 이산화탄소 수치의 정상화는 부테이코 방법을 배우고 적용한 환자들의 증상 감소와 건강 개선을 설명한다.

1. 만성 저이산화탄소증의 높은 유병률
2. 급성 및 만성 저이산화탄소증과 증상 사이의 관계
3. CO_2 손실을 예방하기 위한 방어 메커니즘으로써 천식과 같은 질병의 역할
4. 부테이코 방법의 기초를 이루는 단일의 가장 중요한 메커니즘으로써 CO_2에 대한 강조.

인간의 건강에 있어 CO_2의 중요성

이산화탄소는 환자의 건강에 있어 중요하고 저이산화탄소증은 몇몇 기관 시스템의 병리생리학적 과정에 많은 기여를 한다(Laffey & Kavanagh 2002). 그것은 pH의 유지, 산소해리 그리고 탄소 화합물과 관련된 핵심 화학 반응들을 포함하는 많은 중요한 생리학적 반응과 관련되어 있다. CO_2의 기능에 대해서는 대부분의 표준 생리학 교과서, 그리고 부테이코 방법에 대한 많은 책과 논문들 그리고 이 책의 1,3 그리고 4장에서 자세히 설명하고 있으므로, 여기서는 논의하지 않을 것이다.

만성 저이산화탄소증의 유병률

부테이코 방법으로 치료받는 만성 저이산화탄소증의 세계적인 유병률에 대한 부테이코의 견해는 이 시점에 유효한 연구논문들의 지지를 받지 못한다. 영어로 쓰여진 과학 문헌에서 약 5~10%가량의 사람들이 만성 저이산화탄소증의 징후를 가지고 있다고 보고한다(Folgering 1999). 천식, 공황장애, 수면무호흡, 심혈관계 질환 및 호흡치료에 빠른 반응을 보이는 다른 만성 질병을 가지고 있는 개인은 건강 정상인에 비해 과환기하는 경향을 훨씬 더 가지고 있으나, 저이산화탄소증은 일관적이지 않고 그 정도가 개인들 사이에서 다양했으며 많은 경우에서 정상 수준의 CO_2를 보였다(Courtney 2011, Perna et al 2004). 카프노미터를 자주 사용하는 임상의라면 누구든 만성 저이산화탄소증이 환자에서 항상 존재하는 것은 아니라는 사실을 발견할 것이다. 하지만, 과호흡 경향은 신체적 또는 정신적 스트레스 조건이나 질병 악화 시에만 나타나기 때문에, 이것은 정상 안정 CO_2를 가지는 환자가 호흡 항상성의 생화학적 양상을 불안정하게 하는 가끔씩 발생하는 과환기를 자각하지 못하는 경향을 가지게 한다.

저이산화탄소증과 증상 사이의 관계

저이산화탄소증이 많은 신체 시스템에 영향을 미치고 건강을 위협할 수 있다는 것은 잘 알려져 있으나, 저이산화탄소증과 증상 사이의 관계는 직접적이지 않고 예측하기 쉽지가 않다. 1990년대 초반의 일련의 연구는 과호흡증후군의 증상과 급성 및 만성 CO_2부족 사이에 일치하지 않는 관계가 있다는 것을 발견했다(Hornsveld & Garsson 1997). 이 연구들은 바로 그 증후군의 존재와 CO_2가 150개가 넘는 다른 증후군과 질병의 증상 생성의 중심이라는 부테이코 이론의 결과에 대해 의혹을 제기했다. 최근 몇 년간, 증상과 고통의 정도가 저이산화탄소증뿐만 아니라, 다른 생리학적 그리고 심리적 요인들 그리고 변화된 호흡 패턴에 의해서도 명백하게 영향을 받는다는 사실이 갈수록 분명해지고 있다(Courtney et al 2011).

천식환자에서 저이산화탄소증과 증상 사이의 연관성은 부테이코 방법으로 치료받은 다른 질병에서의 경우보다 더욱 밀접하다. 급성 천식 발작은 종종 과호흡과 호흡항진과 동반하여 나타나고 이들 요인 모두 기관지 경련을 악화시킬 수 있다. 그러므로 민감한 사람들의 천식의 불안정화에서 이들이 중요한 요소라는 것은 매우 그럴듯하다(Bruton & Holgate 2005). 천식증상의 정도가 다른 메커니즘과 비교했을 때 이산화탄소 상태와는 어느 정도 연관이 있는지 탐구하기 위해서는 더 많은 연구가 필요하다

CO_2 손실에 맞서는 방어 메카니즘으로서의 질병

부테이코 이산화탄소 이론의 한 측면은, 천식은 질병이 아니라 과호흡에 맞서는 방어 메커니즘이며 이 병의 주목적은 신체가 CO_2를 유지하는 것을 돕기 위함이라는 것이다. 하지만 복잡한 면역과 염증성 변화를 단순히 과환기의 결과로 보는 이러한 천식에 대한 설명은 명백히 지나친 단순화이다. 과환기와 호흡항진이 함께 작용하여 천식을 악화시킨다고 보는 절충된 형태의 이론이 보다 타당한데, 이 두 요인이 모두 기관지 수축에 기여한다는 것을 보여주는 충분한 근거가 있기 때문이다(Bruton & Holgate 2005).

CO_2의 개선이 부테이코 효과를 충분히 설명할 수 있는가?

부테이코 방법의 메커니즘을 설명하려고 시도해온 몇몇의 연구들은, 결정적이진 않지만, 부테이코의 이산화탄소 이론을 지지하려는 경향을 보이지 않았다(Al-Delaimy et al 2001, Courtney & Cohen 2008). 숨참기 시간의 길이와 호기 말 CO_2 사이에 부테이코가 주장한 것과 같은 긴밀한 관계가 존재한다는 것이 확인되지 않았고(Courtney & Cohen, 2008), 호기 말 CO_2가 부테이코 호흡훈련 후에 증가하는 것으로 보이지 않았기 때문이다(Bowler et al 1998). 그리고 부테이코 방법에 대한 무작위 비교 연구의 대부분은 치료 전후의 CO_2 수준을 평가하지 않았기 때문에, 이러한 유형의 자료를 사용할 수 있을 때까지 확고한 결론을 내리기가 어렵다. 하지만 그렇다고 해도, CO_2의 증가한 수치가 부테이코 방법을 배운 환자들에게서 보이는 건강증진에 대한 유일한 이유라는 것은 개연성이 낮다.

부테이코 방법에 대한 보다 포괄적인 이론이 더 유용한가?

부테이코 방법의 메커니즘은 복잡하고, CO_2를 중심으로 한 생화학적 메커니즘에 더하여 정신생리학, 신경학 그리고 생체역학적 메커니즘까지도 포함하는 것으로 보인다. 표준 부테이코 연습의 부분으로써 일반적으로 매 5분마다 반복하는 오래 지속되는 숨참기는 가벼운 간헐적 저산소증(intermittent hypoxia, IH)을 발생시킨다. 간헐적 저산소증은 호흡 운동 가소성에 중요한 영향을 미친다고 알려져 있다. 이것은 살루토형성에 적합한 효과를 만들어 내고 신체의 항상성 능력을 향상시킨다. IH의 유익한 효과로는 미주신경과 설하 신경의 활성 증가를 통한 상기도 확장 근육들의 긴장도 개선, 염증 감소와 스트레스에 대한 적응 증가, 산소대사와 항산화 상태 개선 등이 있다.

천식환자에서, 부테이코 방법의 제어 멈춤은 흉부-우세 호흡의 정도와 통계상으로 중요한 양성의 연관성을 가지고 있지만, 이산화탄소의 정도와는 그렇지 않다(Courtney & Cohen 2008). 이것은 호흡곤란의 역치를 설명하는 데 있어 호흡 패턴(그리고 아마도 호흡 추진력)에 영향을 미치는 요소가 적어도 환자의 이산화탄소 상태만큼 중요하다는 것을 제안한다. 그리고 이러한 가능성은 호흡훈련 이후에 개선된 호흡 패턴이 감소된 호흡곤란과 연관이 있다는 결과에 의해 강화된다(Courtney et al 2011). 부테이코 연습 동안 사용되는 기술의 특정한 조합 즉, 이완된 저용량 호흡, 부드러운 호흡 감속 및 호기 이후의 숨참기는 폐의 역동적 과팽창을 감소시킴으로써 호흡의 생체역학을 향상시키는 데 특히 효과적일 수 있다. 역동적 과팽창에서 횡격막과 보조 근육들을 포함한 호흡근은 짧아지고 긴장이 과도해진다. 특히 단축된 호흡 근육은 흡기의 시작 때 운동 피질이 보내는 호흡하라는 신호에 대한 반응에 무력해지게 되고 약해진다. 구심성 재원심성 해리(afferent re-efferent dissociation)라고 알려진 이 상황은 천식과 COPD환자에서의 호흡곤란과 나쁜 조절에 큰 원인 제공을 한다(O'Donnell et al 2007). 이것은 또한 상부 흉부 호흡 패턴과 역설적 호흡을 유발하는 경향이 있다. 반대로 폐 안의 공기 양이 줄어들게 되면, 횡격막의 커브, 기능적 길이와 강도가 증가하게 되고, 이에 따라 신경역학 커플링이 개선되어 호흡의 편의성과 편안함이 증가한다.

양쪽 하부 폐 용량으로 호흡하는 것과 갑작스럽게 심호흡을 하게 되는 것, 모두 표준 부테이코 호흡 세션 동안 일어나는 경향이 있는데, 이것은 기관지 확장을 유발할 수 있다. 저용량은 역학적인 효과를 통해 기관지 확장을 유발하는 것으로 나타났고(Douglas et al 1981), 기관지 확장은 폐 이력현상의 결과로 최대 멈춤에 따르는 대량의 호흡으로부터 발생할 수 있다.

정신생리학적 인자들

부테이코 방법이 심리적인 요인에 대해 가지고 있는 영향 또한 반드시 고려되어야 한다. 신체 감각에 대한 두려움, 조절 감각과 같은 정서적인 상태는 모두 호흡곤란의 정도와 특성에 영향을 미친다(De Peuter et al 2004). 부테이코 방법의 포괄적이고 이치에 맞는 천식의 CO_2결핍 모델은 어떻게 유익하게 문제를 수정하는지에 대한 명확한 지침과 함께 제어 가능한 원인에 증상을 재속성화시키는 것을 돕는다. 학생들이 호흡 연습을 하는 동안 약간의 공기 부족에 대한 감각을 자발적으로 추구하고 그렇게 하면서 이완하기 위해 훈련할 때, 호흡 곤란과의 관계가 공포 및 회피에서 수용으로 바뀌게 되고, 이에 따라 힘을 얻고 자기 효능감이 증가하게 된다.

신체와 정신 사이의 쌍방향 상호작용의 효과는 천식에서 매우 분명하다. 천식환자들은 평균보다 더 높은 수준의 불안, 우울증과 공황장애로부터 고통받고 있음이 발견되었다(Lehrer et al 2002). 우울증 또는 불안의 악화가 종종 천식의 악화와 동반되는 반면, 성공적인 치료는 천식의 개선과 연관이 있다. 천식에서 뇌의 공포회로망의 부분인 섬엽과 전대상회 같은 변연계의 구조와 관련하여, 뇌의 감정적 뉴런 회로망이 증가한 활성을 보였다. 이 뉴런 회로망의 활성 정도를 통해 폐기능 감소의 규모를 예측할 수 있다(Rosenkranz & Davidson 2009). Rosenkranz는 이 회로망은 정서적 원인 또는 외부적인 위협으로부터만 활성화되는 것이 아니라, 만성 염증과 면역체계 활성화와 연관된 생리적 반응으로부터 발생된 내부의 위협으로부터도 활성화되는 것으로 보인다고 주장한다. 제어 감각을 증가시키고 불안감과 위협감을 감소시키는 호흡 치료는 천식의 정신 - 신체 측면에서 광범위하게 미치는 영향을 통해 이 정서적인 신경 회로망의 활성화를 감소시킬 것이다.

부테이코 방법이 앞으로 나아가야 할 방향

그 성공에도 불구하고 부테이코 방법은 여전히 논란의 여지가 있는 것으로 간주되며 의학 및 과학 공동체에 의해 잘 받아 들여지지 않거나 광범위하게 활용되지 못하고 있다.

부테이코 방식에 대한 교육은 주로 테크닉에 초점을 맞춘 2일 코스에서부터 부테이코 이론 및 비즈니스 기술에 대한 광범위한 교육을 제공하는 몇 달짜리 코스에 이르기까지 전 세계적으로 매우 다양하다. 더 짧은 코스는 일반적으로 의료종사자들을 타겟으로 한다. 긴 코스는 의료종사자가 아닌 사람들에게 더 흥미를 끄는 경향이 있는데, 종종 그들 자신의 건강을 개선시키기 위해 성공적으로 부테이코 기법을 사용한 천식환자들에서 그렇다. 후자 그룹은 부테이코에 대한 비판적인 분석에 대해 반대하는 경향이 있다.

부테이코 방법에는 실질적인 기법과 이론적 기반이라는 두 가지 측면이 있다. 그 기법은 유일무이하고 효과적이며, 부테이코가 호흡 치료 영역에 커다란 기여를 했다는 점은 인정되어야 한다. 그러나, 대부분의 부테이코 방법의 훈련 프로그램에 복잡하게 짜여진 그의 이론적 가르침의 많은 측면은 현재의 연구에 의해 지지되지 않는다. 보다 널리 받아들여지기 위해서는, 부테이코 이론과 훈련은 호흡 기능장애의 복잡한 모델과 호흡 치료 메커니즘에 대한 폭 넓은 이해를 포함하도록 진화해야 한다.

부테이코 호흡 방법은 천식에서 몇몇 성공적인 호흡 치료 중의 하나이다(Burgess et al 2011). 어떤 환자가 어떤 특정한 세트의 호흡 운동에서 가장 이득을 얻는지를 명확하게 하기 위해서는, 부테이코와 다른 호흡 치료의 메커니즘에 대한 더 많은 연구가 필요하다.

호흡 치료로 천식과 같은 상태를 치료하는 최고의 접근법은 치료법 중심이 아닌 즉, 환자의 필요에 따라 개별화된 환자 중심의 치료를 하는 것이다. 예를 들어, 호흡 기능장애가 있는 천식환자들은 호흡 치료로부터 필시 이득을 얻는다(Prys-Picard & Niven 2008, Thomas et al 2001). 호흡 기능장애는 그 형태가 다양하고 여러 가지 원인에 의해 발생할 수 있기 때문에, 임상의가 그 원인과 치료에 대한 환자의 반응, 호흡 기능장애의 다양한 차원을 측정하고 평가하는 것이 중요하다. 그렇게 함으로써 호흡 치료와 그 외의 치료들이 장점을 극대화하는데 필요한 방향으로 수정될 수 있다 (Courtney 2011).

참고문헌 Reference

Al-Delaimy, W.K., Hay, S.M., Gain, K.R., et al., 2001. The effects of carbon dioxide on exercise-induced asthma: an unlikely explanation for the effects of Buteyko breathing training. Med J Aust 174, 72–74.

Bernardi, L., Gabutti, A., Porta, C., et al., 2001. Slow breathing reduces chemoreflex response to hypoxia and hypercapnia, and increases baroreflex sensitivity. J. Hypertension 19, 2221–2229.

Birch, M., 2004. Obstructive sleep apnoea and breathing training. Australian Nursing Journal 12 (2), 27–29.

Bowler, S.D., Green, A., Mitchell, A., 1998. Buteyko breathing technique in asthma: a blinded randomised controlled trial. Medical Journal of Australia 169, 575–578.

Bruton, A., Holgate, S.T., 2005. Hypocapnia and asthma: a mechanism for breathing retraining? Chest 127, 1808–1818.

Burgess, J., Ekanayake, B., Lowe, A., et al., 2011. Systematic review of the effectiveness of breathing retraining in asthma management. Expert Review of Respiratory Medicine 5, 789–807.

Courtney, R., Cohen, M., 2008. Investigating the claims of Konstantin Buteyko M.D., PhD: the relationship of breath holding time to end tidal CO_2 and other proposed measures of dysfunctional breathing. Journal of Alternative and Complementary Medicine 14, 115–123.

Courtney, R.C., 2011. Dysfunctional breathing: its parameters, measurement and relevance. PhD Research, RMIT University.

Courtney, R.C., Greenwood, K.M., Dixhoorn, J., et al., 2011. Medically unexplained dyspnea partly moderated by dyfunctional (thoracic dominant) breathing pattern. Journal of Asthma 48, 259–265.

De Peuter, S., Van Diest, I., Lemaigre, V., et al., 2004. Dyspnea: the role of psychological processes. Clinical Pyschology Review 24, 557–581.

Douglas, N.J., Drummond, G.B., Sudlow, M.F., 1981. Breathing at low lung volumes and chest strapping: a comparison of lung mechanics. J. Applied. Physiol. 50, 650–657.

Folgering, H., 1999. The patho-physiology of hyperventilation syndrome. Monaldi Arch Chest Dis. 54, 365–372.

Hallani, M., Wheatley, J.R., Amis, T.C., 2008. Enforced mouth breathing decreases lung function in mild asthmatics. Respirology 13, 553–558.

Hornsveld, H.K., Garsson, B., 1997. Hyperventilation syndrome: an elegant but scientifically untenable concept. Neth J Med 50, 13–20.

Joulia F., Steinberg J.G., Faucher M., et al., 2003. Breath-hold training of humans reduces oxidative stress and blood acidosis after static and dynamic apnea. Respiratory Physiology & Neurobiology 137, 19–27.

Laffey, J.G., Kavanagh, B.P., 2002. Hypocapnia. N Engl J of Med 347, 43–54.

Lehrer, P., Feldman, J., Giardino, N.D., et al., 2002. Psychological aspects of asthma. Journal of Consulting and Clinical Psychology 70, 691–711.

Lehrer, P., Vaschillo, E., Vaschillo, B., et al., 2004. Biofeedback treatment for asthma. Chest 126, 352–361.

Mueller, A., Roth, W.T., Conrad, A., et al., 2005. Psychophysiological responses to breathing instructions. 12th Annual Meeting of the Society for the Advancement of Respiratory Psychophysiology. Hamburg, Germany.

O'Donnell, D., Banzett, R.B., Carrieri-Kholman, V., et al., 2007. Pathophysiology of dyspnea in chronic obstructive pulmonary disease. Proc Am Thorac Society 4, 145–168.

Perna, G., Caldirola, D., Bellodi, L., 2004. Panic disorder: from respiration to the homeostatic brain. Acta Neuropsychiatrica 16, 57–67.

Prys-Picard, C., Niven, R.M., 2008. Dysfunctional breathing in patients with asthma. Thorax 63, 568.

Rosenkranz, M.A., Davidson, R.J., 2009. Affective neural circuitry and mind-body influences in asthma. Neuroimage 47, 972–980.

Schagatay, E., Haughey, H., Reimers, I., 2005. Speed of spleen volume changes evoked by serial apneas. Eur J Appl Physiol 93, 447–452.

Thomas, M., McKinley, R.K., Freeman, E., et al., 2001. Prevalence of dysfunctional breathing in patients treated for asthma in primary care: cross sectional survey. BMJ 322, 1098–1100.

장 8.3

Feldenkrais®의 호흡법

John C. Hannon

장목차

서론 285
구체화 (Embodiment) 286
신체 내부 감각 287
호흡의 윤곽 287
학생의 경험 290
도수치료 291
결론 291
감사 293
고지사항 293
참고문헌 294

서론

물리학, 특히 유도의 물리학은 Feldenkrais 방법에서 중요한 기초를 형성한다. Moshe Feldenkrais (1904–1984)는 Judo의 창시자인 Jigaro Kano가 최고 수준의 Judo 개인지도를 하기에 충분할 만큼의 인상 깊은 책 (1942)을 썼다. 이것은 Feldenkrais가 파리에서 공학 학위를 받고, 그 뒤에 물리학에서 DSc(Sorbonne) 학위를 받는 동안 일어났다. 이후에 그는 요즘 바디워크(body work)와 움직임 치료(movement therapy)로 알려져 있는 것의 선구자가 되었다. 1950년대, 그는 텔아비브(Tel Aviv)에서 움직임 치료를 가르쳤다. 이 강의(Yanai 시리즈)에서는 거의 모든 페이지에서 학생들에게 호흡의 질을 알도록 요구하고 이것이 어떻게 기능을 반영하는지 보여준다. 29번의 야나이(Yanai) 레슨 (Box 8.3.4, 마지막 장 참조)은 운동의 질을 성숙시키기 위한 도구로써 호흡을 직접 다룬다. 이러한 정보들은 여기에서 간단하게 소개한다.

우리가 보게 될 것처럼, Feldenkrais는 운동의 질은 자세와 호흡의 상호작용에 의해 결정된다고 믿었다.

효과적인 자세의 기반이 없으면, 호흡은 물리적으로 제한되고 신경학적으로 억제된다. 흉부 탄성이 없다면, 자세 반응은 신속하고 적절한 것이 아니라, 오히려 비효율적이다. Feldenkrais가 지적했듯이 몸을 효율적으로 움직이기 위해서는 허리를 보강해야 한다. 왜? 가장 무거운 부분인 몸통은 더 가벼운 이웃인 머리와 팔다리보다 덜 움직여야 한다. 이를 위해 몸통의 두 단단한 가장자리(흉부와 골반)에 보강이 필요하다. 따라서 허리는 힘이 좋은 중재자이어야 한다.

허리가 너무 뻣뻣하다면, 움직임의 질과 호흡의 섬세함이 불가피하게 거칠어진다. 그러나 충분한 딱딱함이 없으면 우리의 곧은자세(uprightness)는 상실한다. 갈비뼈에 비어있는 공간이 없다는 것은 놀라운 일이 아니다. 사용 가능한 모든 표면은 폐[3] 또는 다리, 척추 및 복부의 근육 또는 결합 조직을 고정시키는 역할을 한다. 흉부(신체의 가장 큰 골격 부피)는 무수한 지렛대를 만들어낸다. 흉부의 타원형 단면은 어떤 휴식 자세에서도 불안정한 평형을 제공한다. 그림 8.3.2에서 볼 수 있듯이 부드러운 추진력을 제공하기 위해 Feldenkrais의 수동 치료법인 Functional Integration®에서 지렛대 및 불안정 평형이 사용된다.

골프공은 이러한 평형 상태를 설명해 준다. 볼이 구

멍 속으로 들어갔을 때, 그것은 안정적이다; 티에 얹혀 있을 때, 불안정하다. 두 경우 모두 공이 평형 상태에 있지만 불안정할 때 포텐셜(potential) 에너지가 더 크다. 더 중요한 것은, 작은 힘이 이 에너지를 해방시킨다는 것이다. 또한 공은 어느 방향으로든 움직일 수 있다. 대부분의 Feldenkrais 수업은 예상치 못한 뻣뻣함을 불안정한 평형으로 대체하는 것을 목표로 한다. 이 균형 잡힌 그러나 변덕스러운 상태는 호흡을 자유롭게 해준다. Feldenkrais는 쉽게 호흡하기 위해서는 흉부, 목구멍, 목, 어깨, 복부 및 허리에서의 자유로운 움직임이 필요하다고 느꼈다.

Feldenkrais의 ATM (Awareness Through Movement®) 수업은 행동을 예측한다. 이러한 예측은 연구를 이끌기 위해 검증 가능한 가설을 구성하는데 사용될 수 있다. Green & Green (1977)이 언급한 것처럼 Feldenkrais는 스스로 바이오 피드백 장치가 되도록 훈련했다. 그는 또한 미묘한 움직임 패턴을 감지한 후 자신을 훈련하여 고객이 이러한 패턴을 스스로 느끼도록 도울 수 있는 방법을 찾아냈다. 그는 학생들이 자신이 하고 있는 것을 알고 있다면 비효율적인 운동패턴을 없앨 수 있다고 믿었다. 결국, 이것은 그들이 원하는 대로 움직일 수 있게 해 줄 것이다.

우리가 원하는 대로 이동하는 것은 어렵다. 현대 생활은 우리의 자세와 호흡에 많은 부담을 준다. 앉아있는 것이 일반적으로 가장 깨어 있는 자세이지만, 의자 디자인은 흔히 편리하게 쌓을 수 있게 하거나 사치스러움을 목표로 하는 것처럼 보인다. Feldenkrais는 앉아있는 동안 호흡하는 방법을 그리고 서 있고 걷는 동안 호흡을 개선하는 방법을 제안했다. 그의 접근법에는 대중의 건강 혜택이 있을 수 있다[4]. 그는 다음과 같이 말했다:

> *잘 적응된 사람은 그가 옳은 일을 할 때에만 올바른 느낌을 갖는다. 부적절한 적응은 잘못된 일을 하는 동안 바로 느낀다. 그가 그것을 알고 있다는 사실은 신경증이 그의 행동이 비정상임을 알게 됨으로써 도움을 받지 못한다*[5].

그의 수업은 오랫동안 출판되어 있었지만, 그의 아이디어는 엄격한 과학적 기준에 따라 테스트되어 지지 않았다.

구체화(Embodiment)

흥미롭게도, Feldenkrais의 아이디어는 검증 가능한 가설로 형성될 수 있다. 그는 Gadow (1980)가 'cultivated immediacy(만들어질 수 있는 즉시성)'이라고 묘사한 것을 향상시킬 가능성이 있는 내적감각(interoception)을 개발하는 것을 분명한 목표로 삼았다. Gadow는 건강관리에 있어 구체화의 발전을 장려했다. 그녀는 환자가 의사와는 전혀 다른 관점에서 신체를 경험하고 있으며, 신체와 자기는 분리될 수는 없지만 동일하지 않다고 지적했다.

Mehling(2011)은 신체 인식을 높이는 치료의 이해를 돕기 위해 구체화의 발달 모델을 권장한다. 일반적으로 바디워크 연구의 리뷰에서 Mehling(2005a)은 신뢰할 수 있는 위약 및 환자의 기대치 측정의 필요성을 추천했다. 또한, 편견을 최소화하는 방법에 대해 설명했다. 만성요통 환자의 파일럿(pilot) 연구에서 Mehling(2005b)은 호흡 치료와 물리 치료에서 통증과 장애 측정에 있어 유사한 변화를 발견했다. 그들은 고유수용(proprioception)[6]이 개선된 호흡 치료를 제안했다.

Mehling의 프로토콜을 사용하여 Feldenkrais의 추측을 테스트할 수 있다. 예를 들어, 그는 허리통증 환자의 흉골과 늑골의 움직임이 제한되는 것으로 예측했다. Box 8.3.2는 호흡 장치의 감지를 탐구한다; 콧구멍과 입 호흡을 반복하고 어떻게 기침, 삼킴 및 반복적인 호흡이 신속한 비자발적이고 중단되지 않은 흡입을 촉진하는지를 보여준다..

여기서, Feldenkrais는 다섯 가지 검사 가능한 예측을 한다.

1. 정상적인 호흡 기능은 서 있는 / 앉아있는 / 머리 위치의 잘못된 습관에 의해 상쇄된다.
2. 흉부 부동은 흡입 중 복부 팽창을 일으킨다.
3. 이산화탄소 반사[7]는 자동적이고, 쉽고, 즉각적으로 적절한 흡입을 한다.
4. 강력한 호흡은 일반적으로 복부의 가장 아래 쪽을 나오게 한다.
5. 반복적으로 입으로 흡입한 후 한 쪽 콧구멍을 통해 숨을 내쉴 때 막힌 코가 깨끗해진다.

신체 내부 감각

눈과 귀같은 외래 수용체(exteroceptors)는 먼 거리의 사건을 등록한다. 내적감각(Ineroception)은 내부 사건의 분별력을 나타낸다. 종종 상당한 간격은 개인의 내적감각 경험과 현대 과학의 결과를 구분한다.
이 네 가지 진술을 생각해보자.

- Banzett(1997)은 피실험자가 단일 폐엽의 팽창을 느낄 수 있음을 발견했다.
- Burton(1977) 병원 환자는 환기는 잘되지만 근육 활동은 거의 보이지 않는다.
- Loh(1977) 가만히 누워있는 동안, 횡격막 하강은 완전히 수동적일 수 있다.
- Moses (1954)는 자신감이 있는 사람은 조화되고 균형 잡힌 조율과 편안한 횡격막을 사용한다고 지적했다.

내적감각(Interoception)은 독자들에게 이러한 진술의 자기 평가를 허용하도록 알리는가? 자체 평가의 한 가지 방법은 ATM을 이용하는 것이다. 위의 각 진술은 이 장에서 언급한 교훈을 통해 개인적으로 유효성을 검사할 수 있다.

Torday & Rehan (2009)은 '과정을 해독하는 과정이 필요하다.'라고 말한다. ATM이 이러한 과정이다; Feldenkrais가 여섯 번째 감각– 차이를 만드는 차이를 느끼는 것–이라고 부른 것에 공헌하는 것[8].

예를 들어, 하나의 야나이(Yanai) 레슨[9]은 거의 움직이지 않는다. 숨을 들이 마시고 공기가 안으로 들어가면, 학생들은 상부 호흡기 전체의 안쪽 윤곽을 생각한다. 그런 다음 손가락으로 구강을 탐험한다. 다음으로, 그들은 혀를 사용하여 과정을 반복하고 구강이 모든 방향으로 넓어지는 것을 상상한다.

그 후, 그들은 똑같이 하면서 하복부를 상상한다. 그들은 동시에 두 부피를 상상하고 가슴은 모든 방향으로 확장한다.

Feldenkrais[10]는 사람들이 시계를 보거나(아무리 그 수업이 힘들지라도) 잠들지 않도록 경고한다. 그는 생각하고, 명확하게 상상하는 것을 배우는 것이 중요하다고 말한다.

> **Box 8.3.1 Awareness as defined by Feldenkrais**
>
> Feldenkrais는 사고와 행동 사이의 지연이 인식의 기본이라고 믿었다.* 그는 인지(awareness)를 의식(consciousness)과 지식(knowledge)이 합쳐진 것으로 정의했다, 배운 것이 아니라 경험한 능력. Mehling(2009)은 신체 인지가 두 가지 방법을 줄일 것을 제안한다; ruminative self-focus(반발 자기 초점)는 부적절한 적응력을 가지지만, 즉각적으로 경험이 풍부한 감정에 집중하는 것에 유리할 수 있다. Feldenkrais가 제안한 학습은 인지력을 높여야만 해결할 수 있는 문제를 제기함으로써 자극을 받는다.
> 이것은 신체 활동에 대한 내부의 세심한 배려와 사회적 그리고 공간적 상호작용에 대한 외부 이해로 명시되어 있다. 그는 운동이 인지(awareness)의 기초라고 믿었다; 특히, 호흡 운동.†
> 그의 견해로 볼 때, 효과적인 학습 도구는 호기심에서 나온 자기 주도적이고 만족스러운 발견으로 같은 양으로 일하고 놀 수 있다. 그의 방법은 의지력, 불안, 부끄러움, 모방 또는 강제의 여지가 거의 없다.
> 그는 다음과 같이 말했다. '내가 따르는 것은 유연한 몸이 아니라 유연한 두뇌이다. 내가 추구하는 것은 각 사람을 인간의 존엄성으로 회복시키는 것이다'(Verin 1981).
>
> * Feldenkrais (1977, p. 45).
> † Feldenkrais (1977, p. 16).

더 자세한 '상상력에 의한 검사'가 이루어진다[11].

또 다른 레슨[12]은 말하는 동안 구개들어올림을 찾기위해 비강 발성 연습 중에 치아/혀/입술을 움직이지 않는 것이다.

Feldenkrais는 사람들이 무엇을 하고 있는지를 알면 원하는 대로 할 수 있다고 느꼈다. 여기에 그는 사람들이 처음에는 자신이 하는 일을 알 수 없음을 보여준다. 그는 또한 연습 시간 (주의를 기울임으로써) 이내에 기능을 향상시킬 수 있음을 보여준다. 이러한 차이는 인식을 통해 발견된다. Box 8.3.1은 Feldenkrais의 인지(awareness)에 대한 정의를 요약한 것이다.

호흡의 윤곽

또 다른 교육[13]은 발을 움직이는 동안 가슴에 주의를 기

울이는 것이다. 거기에서 Feldenkrais는 말한다:

> *운동의 의미에서 작업의 대부분은 골반에 있다. 이 모든 원들은 견갑골과 목 밑에서 척추를 가볍게 움직인다. ... 이것이 가슴에 영향을 미치는 이유이다.*

여기에서 그는 가슴과 척추의 기계적 연결성을 확인한다.

이 연결은 그의 수업에서 볼 수 있다. 예를 들어, 수업은 흉골 유연성을 발달시킨다. 또 다른 교육은 개구리처럼 다리를 움직이는 것을 탐구한다. 그는 등뼈를 완전히 감은 사람들만이 두 다리를 진정으로 움직일 수 있다고 예측한다. 한쪽 다리가 더 빨리 움직이면 다른 쪽 다리는 척추와 가슴을 단단하게 고정시켜야 한다. 또 다른 교육은 학생들이(앉아있는 동안[17]) 호흡하면서 C7 척추와의 견갑 관계를 느낄 수 있게 도와준다. 이것은 견갑골이 원하는 대로 미끄러지면서 끝난다.

척추 길이를 길게 하는 것은 그의 수업 전략에서 중요한 부분이다. 예를 들어, 수업은 9개의 자세 변화로 학생이 가슴 벽의 다른 부분으로 '공기를 밀어 넣는' 방식을 변경한다. 결국 학생들은 척추를 편안하게 하는 것이 무엇인지를 느끼게 된다.

시간은 Feldenkrais가 고려한 또 다른 변수다. 하나의 시리즈[21]는 호흡 주기를 들이마시고, 일시 정지, 내쉬고, 일시 정지의 네 부분으로 나눈다. 학생들은 똑같은 시간을 두드리고 측정한다. 그렇다면 그들은 똑같은 부분에서 숨을 내쉴 것이다. 미리 정한 시간 간격으로 호흡을 맞추기는 어렵다. 또한 도전적인 자세로 숨을 거칠게 만든다. 학생들은 자신의 움직임을 느리게 하고 노력을 최소화함으로써 거친 숨이 사라지고 이전의 서투른 움직임이 더욱 나아짐을 알게 된다.

또 다른 시리즈[22]는 흡입을 최소화한다. 횡격막 동작은 폐를 늘린다 (동시에 '위 아래로 움직이는 것'으로 감지됨). Feldenkrais는 폐 조직이 유연하지 못한 갈비뼈에 들어맞지 않을 것이라고 예측한다. 그는 또한 자신의 흉부를 구부리지 못하는 사람들은 자기 이미지가 결핍되어 있기 때문에 유연하지 못한 폐를 갖는 것으로

Box 8.3.2 Feldenkrais의 ATM 수업 샘플

그의 스타일에 풍미를 주기 위해, 여기 호흡(Breathing)이라는 제목의 45분 수업에서 무자비하게 잘라 낸 추출물이 있다.* 그의 모든 운동 지침은 굵은 글씨체로 되어 있다; 내 의견은 대괄호 안에 있다. 이 추출은 축약된다. 그의 수업에 대한 더 나은 이해를 위해 실제 수업 기록을 참조하고 수업을 시작하기 전에 의사와 상의하라.

[학생들은 담요 위에 누워있다; 무릎이 구부러지고 어깨 너비 만큼 떨어져 있다(발바닥이 바닥에 놓여 있음). Feldenkrais는 먼저 학생들에게 운동을 '경청하기'위해 가슴에 손을 두게 하였다.]

... 당신은 들어야 할 세 가지 다른 것들이 있음을 알게 될 것이다. 먼저 복부의 아래 쪽 부분이 있으며, 그 다음 복부의 위 부분이 복부 근처에 있고 마지막에 가슴이 있다. 어리석은 것처럼 보일 수도 있지만, 많은 사람들이 호흡할 때 가슴을 움직이지 않는다. 모든 늑골이 가슴 뼈에 붙어있는 것은 아니지만 흉골에 매달린 갈비뼈, 관절 및 근육의 작용은 서 있고 앉아있는 습관이 잘못되거나 머리가 부적절하게 배치되어 상쇄된다. 종종 이 구조는 사람이 뛰거나 피곤한 경우를 제외하고는 호흡에 참여하지 않고 그 사람의 완고함에도 불구하고 이 영역이 움직이기 시작한다.

† 바닥에서 가슴이 올라가는지 여부가 느껴질 수 있는지 주의하라. 바닥에서 당신의 손을 많이 옮겨야 한다. 그것을 의도적으로 들지 않도록 한다; 들어 올리는 경우에만 주의를 기울인다. 흉골의 움직임을 느낄 수 있는지에 집중한다.

가슴이 움직이지 않을 때, 늑골 아래에 있는 복부의 윗부분이 호흡 할 때 힘이 난다. 이 영역은 조금 열리고 가벼운 움직임을 만든다. 그 사람은 그 작은 양의 공기에 산다. [이제 학생들은 복부의 가장 낮은 부분에 손을 올려 흡입 중에 상향 리프팅을 느낀다.]

'어떻게 하면 자신의 호흡이 잘 되도록 준비할까? 그것은 매우 어렵다. 기쁘게도, 이것을 쉽게 배울 수 있는 인체의 구조에 내재되어 있는 것이 있다. 인간이 특별한 어려움 없이 끊임없이 호흡을 개선할 수 있게 해 준다.' 그는 폐의 잔여 공기가 어떻게 CO_2 비율을 빠르게 변화시키고 반사적으로 건강한 흡입을 유도하는지 설명한다. 그는 다음과 같이 지시한다. **'폐에서 모든 공기를 내뿜고 숨을 10초간 멈추었다가 다시 내 뿜으십시오. 그런 다음 멈추고**

Box 8.3.2 A sample Feldenkrais ATM lesson – cont'd

2초 더 기다렸다가 다시 내뱉습니다.'

[결과적으로 발생하는 공기의 유입은 이전의 흡입과는 현저히 다르다. 그는 충분히 호흡하지 않은 사람들이 결코 충분히 호흡을 느끼지 못한다고 예측한다. 그는 이 운동이 잘되면 거의 모든 사람이 기침할 만큼 충분히 어색함을 관찰한다. 기침하는 사람이 없기 때문에 더 많은 공기를 보내고 기다리는 과정을 반복하라고 한다.]

[Feldenkrais는 그들에게 **'손으로 느끼면서 기침을 하도록'** 요청한다. 그는 가슴 수축을 동반하는 복부의 가장 아래 부분의 정상적인 밀기를 설명한다.

그는 휴식을 제외한 모든 활동에서 올바른 호흡은 호흡이 하복부를 밀어 내고 있음을 지적한다. 그는 소의 '무(Moo)'와 사자의 포효(rear's roar)가 어떻게 그들의 아래 배를 움직이는지 관객에게 상기시킨다; 그는 자연 호흡은 항상 하복부의 돌출을 특징으로 한다고 요약한다. 그는 학생들에게 **숨을 내쉬면서 (그리고 하복부를 밀어 내면서) 입을 크게 벌리라고 한다. 숨을 내쉬고, 입을 닫으십시오 (혀는 아래 치열궁 위에 둔다). 타액을 삼키고 공기가 방해 없이 폐에 들어가게 한다.]**

'이 수업의 목적은 새로운 호흡 방법을 배우는 것이 아니라 신체가 설계된 방식으로 호흡할 수 있는 능력을 몸에 되돌리고 있다는 것이다. 몸에게 숨 쉬는 법을 가르치고 있는 것은 아니다. 타액을 삼킨 후에는 공기가 폐로 들어오면 하복부가 열린다.' [이 혀의 반사 작용이 어떻게 비자발적 흡입을 유발하는지 설명한다. 삼키는 동안 복근은 불필요하므로 근육은 쉬도록 한다. 그는 이 과정을 **30번 반복하고** 하복부가 가라 앉음을 알아 차리라고 한다. 그런 다음 **입을 통해 숨을 들이 마시고** 아무런 차이가 없으면 **코를 통해 숨을 내쉴 것이다.**]'

'당신은 당신의 몸이 필요에 따라 느끼고, 분별하고 사용하는 법을 배울 수 있도록 이러한 움직임을 한다. 당신은 당신의 몸이 변하고 더 현명해지는 것을 보게 될 것이다. 그것은 상황에 따라 필요에 따라 호흡하기 시작한다.' [그는 학생들에게 입을 통해 숨을 들이 마시고 코를 통해 내뱉으라고 말한다. 그는 막힌 코의 통로가 들이마시는 호흡을 내뱉는 호흡보다 짧게 만든다고 한다. 그는 학생들에게 **하나의 콧구멍을 손으로 막고 다른 하나는 흡입하면서 입을 통해 숨을 내쉴 것을 요구한다.** 그는 연습을 통해 두 콧구멍이 모두 기능할 것이라고 예측한다. 정상적인 기능은 조용한 호흡 중에는 소음이 없음을 의미한다.]

[그는 콧구멍을 바꾸라고 한다. 또 다른 변형은 구강을 통해 숨을 내쉬고 콧구멍을 통해 숨을 내 쉬기 시작한다. 한 번에 세 번이나 네 번 교체할 수 있을 때까지 계속한다. 그런 다음 계속해서 엎드린 자세에서 한 번에 3~4 회 교체할 수 있을 때까지 전체 프로세스를 반복한다.]

[그는 학생들에게 복부에 한 손을 대고 가슴에 한 손을 대고 (교육 시작 부분에서와 같이) 가슴이 올라가는지 내려가는지 보는 것으로 수업을 마친다].

예측한다. 그는 세 번째와 네 번째 요추가 바닥에 눌려지는 정상적인 (반듯이 누운) 흡입을 규정한다. 그러면 횡격막이 갈비뼈를 잡아 당기기 시작한다. 그 다음에 떠 다니는 갈비뼈가 넓어지고 흡입 말기에만 흉골과 쇄골이 참여하게 된다.

운동은 고개를 들어 목 가슴 근육을 이완시키기 위해 손가락을 꼬게 한다. 그는 "연습이 없다면 완벽한 호흡이 되지 않는다[24]. ... 지식이 없으면 더 나은 능력이 없다."라고 말한다. Box 8.3.2는 Feldenkrais의 호흡에 대한 생각을 담고 있다.

Feldenkrais는 또한 서있는 학생들과 수업을 했는데, 한 명[25]에서 그는 발 뒤꿈치에 체중을 옮기면서 흡입이 일어난 경우에만 바른 머리 자세가 될 수 있었다고 한다. 또한, 숨을 내쉬는 것은 섬세해야 하며 체중이 다른 다리로 완전히 이동한 경우에만 발생한다. 또 다른 교육[26]은 척추 근육이 아닌 복부 근육만으로 서서 회전하는 동안 '떠 다니는 움직임'(floating movement)이 효과가 있을 거라고 예측한다. 이 선회는 빠르지만, 가슴 중간 부분이 뒤로 가고 가슴이 매달려있게 되면서 호흡은 자유로워야 한다[27]. 다른 교육[28]은 가슴이 척추에서 완전히 매달려 있어야 하는 이유를 반복한다.

무릎 꿇는 수업[29]은 학생들이 허리 받침대를 풀고(머리를 숙인 채 무릎을 꿇고) 가슴이 척추에서 자유롭게 매달리도록 해준다. 이것은, 차례로, 횡격막 근육의 스커트가 고르게 작동하도록 한다.

학생의 경험

Feldenkrais 접근법에 대한 학생의 경험은 여기에서 논의하기에는 너무 다양하다; 모든 경우에 학습은 개별화된다. 학생의 여정을 이해하기 위해, Feldenkrais의 경험을 통해 그의 이론을 미세하게 조정하는 것이 도움이 될 수 있다. Feldenkrais (1965)는 1940년 독일의 파리 침공의 탈출에서 축구로 인했던 부상(무릎 십자인대)이 악화되었다고 언급했다. 외과 의사는 수술이 필요하다고 권고했다. Feldenkrais는 낮은 성공 확률을 걱정하면서 수술을 받은 적이 없었다.

무릎에 문제가 생기기 전에 30년 동안의 경험이 있었다. 나는 무릎을 올바로 사용하면서 많은 시간을 보냈지만, 결국에는 그 오래된 좋은 방법을 잊어 버렸다 ... 나는 땅을 잡고 있다는 것을 알게 되었고, 무릎으로 미끄러지는 것을 두려워했다. 나는 실제로 무릎을 미끄러지게 하고 있었다. 그러나 나는 그것을 알아차리지 못하고 있었다.
나는 무릎을 올바르게 사용하기 시작했고 그것이 더 쉽다는 것을 알았다 ... 무릎이 괜찮은 후에 바나나 껍질위로 미끄러져서 모든 것이 취소되었다.
그것은 나에게 충격을 주었다 ... 나는 미끄러지는 순간에 나의 이론을 잊어 버렸고 잘못된 것을 했다. 평범한 사람이 넘어지는 것처럼 미끄러졌다. 각 사람은 말하기, 걷기, 그리고 개인적이고 불변인 것처럼 보이는 자신의 태도에 대한 인상을 가지고 있다 -가능한 유일한 방법- 그는 이 이미지로 식별한다. 자신의 신체의 공간적 관계와 움직임에 대한 그의 판단은 타고난 것처럼 보이며, 오직 자신의 활력, 강도 및 능력만 바꿀 수 있다고 생각한다. 신체적 또는 정신적 습관을 바꾸는 어려움은 부분적으로 유전과 개성 때문이기도 하지만, 주로 이미 습관을 버릴 필요성에 대한 것이다 ... 만약 자신이 익숙한 방식을 단순히 '자기 이미지'의 대체 용어로 생각하면, 특정 행동을 완성하기가 어렵다는 것을 안다. 자기 이미지의 습관적 구성은 어느 정도는 강박적이다; 그 사람은 달리 행동할 수 없었다. 그는 그가 원하던 것을 하지 않는 것을 의식하지 않고 제안된 운동을 습관적 행동으로 대체한다.
... 좋은 움직임은 생각보다 복잡하다.
우선, 그것은 되돌릴 수 있어야 한다. 예를 들어, 내가 손으로 움직임을 만들면, 궤적의 어느 시점에서나 움직임을 되돌릴 수 있고, 계속하거나, 다른 것으로 바꿀 수 있다면, 그것은 의식적이고 분명하고 의지가 있는 움직임으로 받아 들여질 것이다.
... 다음 중요한 것은 신체가 준비 없이 움직임을 시작할 수 있는 행동 상태로 유지되어야 한다는 것이다. 예를 들어, ... 준비 없이 일어나고, 몸을 굽히며, 앞으로, 뒤로, 오른쪽, 왼쪽으로 움직일 수 있고, 자신을 비틀 수 있도록 설 수 있다면, 좋은 자세의 기본적인 요구가 충족된다. 이것은 또한 소리와 호흡에 대해서도 마찬가지다. 중요한 일은 행동에 대한 인식을 이끌어 내거나 자신의 골격과 근육 및 환경과 거의 동시에 접촉할 수 있는 능력으로 이루어져 있다 ... 운동 감수성을 높이기 위해서는 쓸모 없는 노력을 점진적으로 줄이는 것이 필요하다 ... 그래서 나는 학생들을 바닥에 눕게 한다. 근육 긴장이 완화되지 않는다면, 어떤 변화도 감지할 수 없다.

Box 8.3.3 Feldenkrais(1977)와 호흡

'바른 호흡... 바른 자세를 의미하고, 바른 자세란 바로 바른 호흡인 것이다' (P. 166). '호흡은 가슴 어느 한 부분 유연성이 없는 곳에서는 완전하게 일어나지 않을 수 있다' (P. 171). 또한 야나이(Yanai#5A:P.1383)

가슴 경직성은 자세가 올바르지 않은 사람에게서 나타난다. 이 경우 체중 이동에 의해 반드시 척추의 재정렬의 보상작용이 일어난다.*

바로 누운 자세에서 하는 정상적인 호흡은 3, 4번 요추를 들어 올리면서 시작하게 된다. 흡기 동안, 가슴이 확장될 때에 흉추는 움직이지 않고 흉골만 들어 올려 진다.

Feldenkrais는 나쁜 호흡은 가슴 두께의 차이나 부정확성을 판단자료로 해서 측정할 수 있다고 한다.

도수치료

FI와 ATM은 같은 동전의 양면이다. 기본 원리가 이해되면 운동과 수동 치료를 학생의 필요에 맞게 즉석에서 실시할 수 있다. 아직도 배울 수 있는 유용한 팁이 많이 있다. Karzen (2009)은 Feldenkrais의 수동 치료법을 이해하는 데 도움이 되는 훌륭한 자료이다[30]. 소품은 학생이 긴장을 풀도록 해준다. 그림 8.3.1은 소품 배치를 보여준다. Hannon (2006)은 이 주제에 대해 보다 자세히 설명한다. 그림 8.3.2는 FI에서 불안정한 평형이 어떻게 사용되는지를 보여준다.

결론

Feldenkrais 접근법은 많은 테스트 가능한 예측을 제시한다. 예를 들어, 호흡과 자세는 동일하다. 언급된 ATM 수업은 테스트 가능한 가설을 위해 선택될 수 있다. 이 장에서는 향후 연구자들이 Mehling의 실험적 방법론, 권고 사항을 검토할 것을 권고한다. 또한 이 수업들은 내적감각(interoception)을 명확히 하기 위해 고안된 것이므로, 개인은 개인적으로 이러한 예측을 테스트에 적용할 수 있 다.

이 접근 방식의 핵심은 불안정한 균형이라는 아이디어이다. 그의 수동 치료법은 지렛대 효과와 때로는 소도구를 이용해 만든다. 수동 치료와 Feldenkrais의 수업은 세 가지 과제를 공유한다; 몸을 적절히 보강하기 위해 허리를 강화하라; 방해 받지 않는 머리와 호흡 기능을 보장하고, 운동을 통한 인지를 통해 자기 이미지를 완성한다. 호흡이 용이하도록 간단한 방법을 보여주

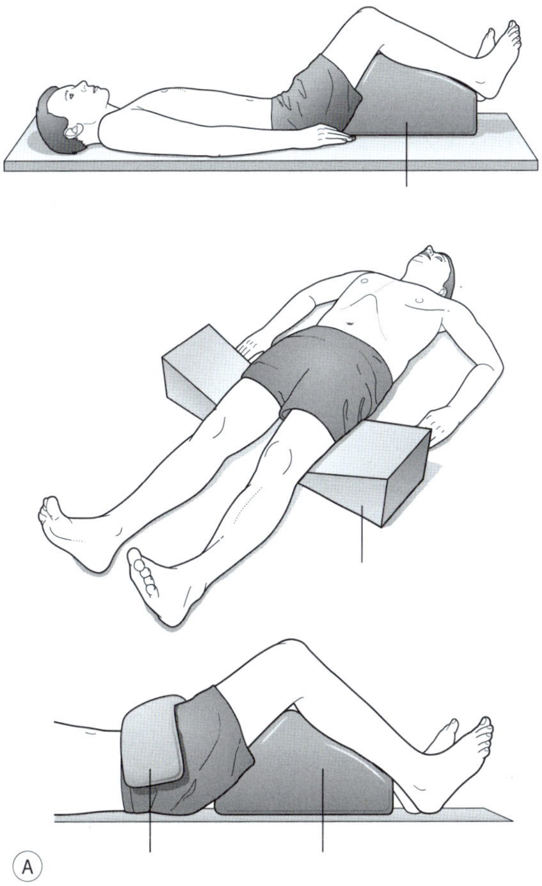

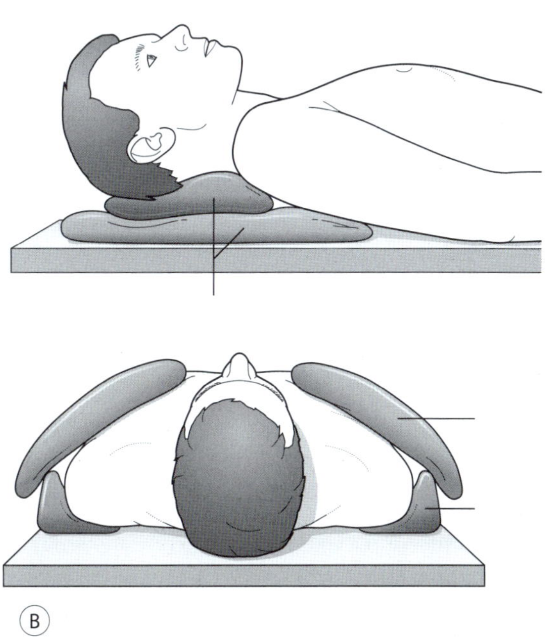

그림 8.3.1 척추, 가슴, 어깨 및 골반을 위한 소품. **A** 요추는 무릎 아래에 있는 크고 넓은 지지대로 긴장을 풀도록 권장된다. 골반을 회전시키기 위해 장골(ilia) 아래에 있는 폼 블록(foam block)은 앞쪽으로 기우는 것을 감소시킬 수 있다. T11–T12 갈비뼈가 숨을 들이쉬는 동안 옆으로 열리는지 살펴보라. 때로는 모래주머니(5분 정도의 지속시간)를 사타구니 주름 근처의 허벅지 위쪽에 비스듬히 두면 대요근의 이완을 도울 수 있다. **B** 경추 전만증은 이완을 장려하기 위해 자체 베개가 필요할 수 있다. 머리와 어깨가 앞쪽으로 기울어지면 길고 넓으며 평평한 베개 (머리를 낮은 어깨 각도로 확장)가 숨을 쉬게 하는 데 도움이 될 수 있다. 또한, 견갑골을 앞쪽으로 쐐기 모양으로 끼워 넣고 발목 블록과 쇄골을 통해 AC 관절과 소흉근을 통해 흉골 높이를 증가시킬 수 있다. 경험 법칙: 바닥에서 코 높이와 호흡 여행의 쾌적한 증가.

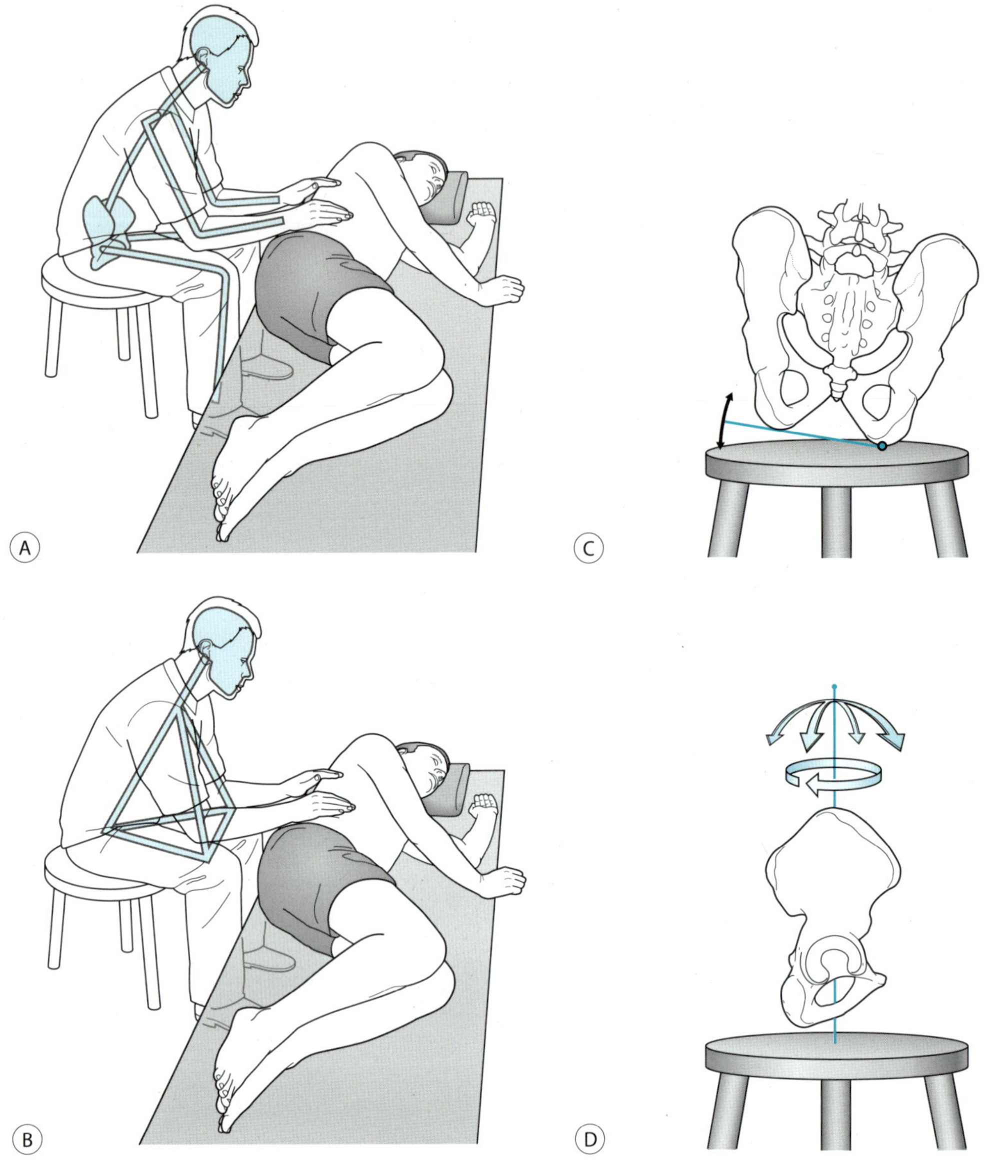

그림 8.3.2 Feldenkrais 수업에서 불안정한 평형을 사용함. **A** 치료사에서 환자까지 모멘텀의 점진적인 흐름을 생성하기 위해 불안정한 균형을 이용하는 사례. **B** 치료사의 자세와 환자의 등에 의해 만들어진 안정된 사면체를 주목하라. 안정성은 임의의 접촉을 줄이고 정지상태를 가져온다. 치료사가 앞으로 기울면 사면체는 타원형 단면에서 환자의 골반과 흉부를 약간 흔들어 환자 기반의 불안정한 평형 상태를 만든다. 조심스럽게 관리하면 환자의 몸통을 강화하는 데 도움이 된다. 치료사가 선택한 선택적 푸싱 (바닥위의 뒤꿈치, 허벅지의 팔꿈치)은 작지만 복잡한 움직임을 가진 두 번째 (치료사 기반) 불안정한 평형을 만든다. 우선, 치료사의 몸은 쉽고 완전한 호흡을 사용하여 복부 내압을 증가시킴으로써 강화된다. **C** 불안정한 평형은 경골 결절로 골반을 약간 기울임으로써 임상적 필요성에 적합하다. **D** 좌골에서 회전 (엉덩관절을 접고있는 동안)하면 불안정한 평형을 미세 조정한다. 치료사의 팔, 다리 및 몸통에서 기세가 점진적으로 흐르면 몸이 환자 쪽으로 점진적으로 떨어지게 된다. 따라서, 치료사는 중력을 이용하여 환자를 조종한다. 치료사의 손은 안정적이고 점진적으로 견인력/비틀기 힘을 가해 환자의 척추를 고치고 호흡의 용이성을 높인다. *Reprinted with permission from: Hannon, J.C., 2001. The physics of Feldenkrais® Part 5: unstable equilibrium and its application to movement therapy. Journal of Bodywork and Movement Therapies 5 (3), 207–221.*

계속

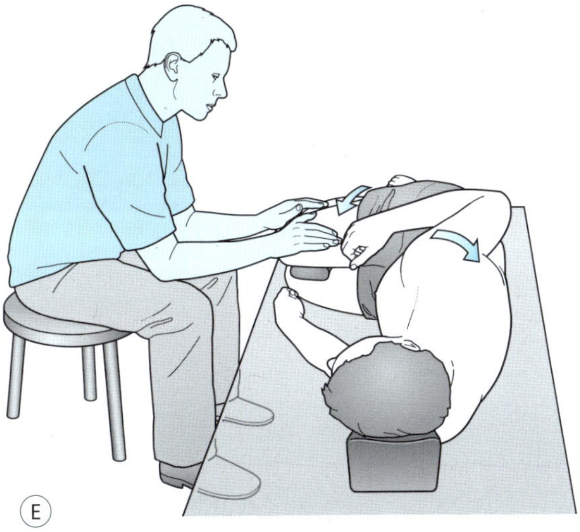

그림 8.3.2 계속 E 공간 치료용 렌즈는 각각의 불안정한 평형을 함께 함으로써 만들어진다. 이 렌즈의 윤곽선은 수작업에 의한 힘, 환자 배치 및 치료사 체중의 위치에 의해 제어된다. 적절하게 지시된 이 렌즈는 유익한 치료 결과를 얻기 위해 환자 자신의 호흡 리듬감 (중력과 함께)에 집중할 수 있다.
Reprinted with permission from: Hannon, J.C., 2001. The physics of Feldenkrais® Part 5: unstable equilibrium and its application to movement therapy. Journal of Bodywork and Movement Therapies 5 (3), 207–221.

는 두 개의 짧은 비디오를 보려면 www.whywasteyourbreath.com을 참조하라. 하나는 소품 배치를 보여주고, 다른 하나는 수동 치료에서 불안정한 평형의 사용을 보여준다.

감사

야나이(Yanai) 레슨에서 테크닉과 관련하여 보조를 해 준 Chris Fernie에 감사한 마음을 전한다.

고지사항

저자는 Guild-certified된 Feldenkrais 치료사이다.

Box 8.3.4 호흡에 초점을 둔 Feldenkrais ATM 강의 샘플

이러한 Feldenkrais ARM 레슨은 이 텍스트에 참고 되어 있다. 완전한 텍스트는 Feldenkrais 1994–2004에서 활용 가능하고, 여기에 기록되어 있는 연도, 볼륨, 그리고 페이지에 의해 확인이 가능하다.

야나이(Yanai)#5 – 균등한 콧구멍 호흡. (1994) 1(A): 25–9
야나이(Yanai)#17 – 호흡. (1994) 1(A): 97–102
야나이(Yanai)#23 – 구개, 입, 이. (1994) 1(A): 137–43
야나이(Yanai)#111 – 발바닥으로 그림 그리기. (1994) 3(A): 727–33
야나이(Yanai)#117 – 다리와 아치를 이용한 개구리 동작. (1994) 3(A): 773–9
야나이(Yanai)#126 – 입과 두강. (1994) 3(B): 837–44
야나이(Yanai)#136 – 앉은 자세에서 등 뒤 돌아보기. (1994) 3(A): 901–9
야나이(Yanai)#172 – 호흡 중지. (1996) 4(A): 1155–61
야나이(Yanai)#179 – 호흡 (호흡에 의한 용접). (1996) 4(B): 1209–14
야나이(Yanai)#180 – 리드미컬하게 호흡하기 (#1). (1996) 4(B): 1215–21
야나이(Yanai)#185 – 발로 눕기, 파트 3 그리고 리드미컬하게 호흡하기 (#2) (호흡하기 파트 4). (1996) 4(B): 1251–8
야나이(Yanai)#186 – 리드미컬하게 호흡하기 (#3) (좌측). (1996) 4(B): 1259–64
야나이(Yanai)#187 – 리드미컬하게 호흡하기 (#4) (양쪽). (1996) 4(B): 1265–71
야나이(Yanai)#188 – 척추 비틀기 그리고 리드미컬하게 호흡하기 (#5). (1996) 4(B): 1273–80
야나이(Yanai)#189 – 직접 (집중 호흡) (리드미컬하게 호흡하기 #6) (1996) 4(B): 1281–7
야나이(Yanai)#191 – 바닥을 누르면서 호흡하기 (리드미컬하게 호흡하기 #7). (1996) 4(B): 1297–1303
야나이(Yanai)#201 – 폐에서 접착. 파트 1. (1997) 5(A): 1369–75
야나이(Yanai)#202 – 폐에서 접착. 파트 2. (1997) 5(A): 1377–85
야나이(Yanai)#203 – 폐에서 접착. 파트 3. (1997) 5(A): 1387–93
야나이(Yanai)#204 – 등 접착과 굴곡; 폐에서 접착. 파트 4. (1997) 5(A): 1395–1401
야나이(Yanai)#217 – 측면에서, 흉골의 유연화. (1997) 5(A):

Box 8.3.4 없음

1481–7
야나이(Yanai)#236 – 축 중심 회전. (1999) 5(B): 1621–7
야나이(Yanai)#274 – 보행 소개 1. (1999) 5(A): 1869–75
야나이(Yanai)#283 – 한쪽 다리로 지속. (1999) 6(B): 1933–9
야나이(Yanai)#290 – 한쪽 다리로 서서 뛰기. (1999) 6(B): 1985–91
야나이(Yanai)#316 – 마지막 기립자세, 지속. (2000) 7(A): 2163–8
야나이(Yanai)#319 – 지속, 상완에 머리 두기. (2000) 7(A): 2185–90
야나이(Yanai)#329 – 무릎으로 서기. (2000) 7(B): 2245–50
야나이(Yanai)#435 – 호흡 중 위를 교대로 아래위로 움직이기. (2001) 9(B): 2957–62

참고문헌 Reference

Banzett, R.B., Shea, S.A., Brown, R., et al., 1997. Perception of inflation of a single lung lobe in humans. Respiration Physiology 107 (2), 125–136.

Burton, G.G., Gee, G.N., Hodgkin, J.E., 1977. Respiratory care: a guide to clinical practice. J.B. Lippincott, Philadelphia, pp. 260.

Chaitow, L., Bradley, D., 2002. The structure and function of breathing. In: Chaitow, L., Bradley, D.,

Gilbert, C. (Eds.), Multidisciplinary approaches to breathing pattern disorders, Churchill Livingstone. Harcourt Publishers, Limited, London, pp. 25.

Feldenkrais, M., 1942 (2009). Hadaka-jime: the core technique for practical unarmed combat. Genesis II Publishing, Longmont, Colorado.

Feldenkrais, M., 1944. Judo: the art of defence and attack. Frederick Warne & Co., London.

Feldenkrais, M., 1949. Body and mature behaviour: a study of anxiety, sex, gravitation and learning. International Universities Press, New York.

Feldenkrais, M., 1977. Awareness through movement: health exercises for personal growth. Harper & Row, New York.

Feldenkrais, M., 1994–2004. The Feldenkrais Method: awareness through movement lessons.

Dr. Moshe Feldenkrais at Alexander Yanai. Volumes 1A-11B, Published by the International Feldenkrais Federation, Paris.

Feldenkrais, M., 1965. Image, movement and actor: restoration of potentiality. In: Beringer, E. (Ed.), 2010 Feldenkrais M: Embodied wisdom: the collected papers of Moshe Feldenkrais. North Atlantic Books, Berkeley, pp. 93–112.

Gadow, S., 1980. Body and self: a dialectic. J Med Philos 5 (3), 172–185.

Green, E., Green, A., 1977. Beyond biofeedback. Delacorte Press, New York, pp. 106–109.

Hannon, J.C., 2001. The physics of Feldenkrais® Part 5: unstable equilibrium and its application to movement therapy. Journal of Bodywork and Movement Therapies 5 (3), 207–221.

Hannon, J.C., 2006. Wartenberg Part 3: Relaxation training, centration and skeletal opposition: a conceptual model. Journal of Bodywork and Movement Therapies 10 (3), 179–196.

Karzen, J., 2009. Erin learns to walk better: 5 lessons in Functional Integration® with Dr. Moshe Feldenkrais. [5 DVDs] www.feldenkraishawaii.com.

Loh, L., Goldman, M., Davis, J.N., 1977. The assessment of diaphragm function. Medicine (Baltimore) 56 (2), 165–169.

Mehling, W.E., DiBlasi, Z., Hecht, F., 2005a. Bias control in trials of bodywork: a review of methodological issues. J Altern Complement Med 11 (2), 333–342.

Mehling, W.E., Hamel, K.A., Acree, M., et al., 2005b. Randomized, controlled trial of breath therapy for patients with chronic low-back pain. Altern Ther Health Med 11 (4), 44–52.

Mehling, W.E., Gopisetty, V., Daubenmier, J., et al., 2009. Body awareness: construct and self-report measures. PLoS One 4 (5), e5614. doi:10.1371/journal.pone.0005614.

Mehling, W.E., Wrubel, J., Daubenmier, J.J., et al., 2011. Body awareness: a phenomenological inquiry into the common ground of mind-body therapies. Philosophy, Ethics, and Humanities in Medicine 6.6. http/www.peh-med.com/content/6/1/6 (Accessed June 2013).

Moses, P.J., 1954. The voice of neurosis. Grune and Stratton, New York, pp. 89.

Torday, J.S., Rehan, V.K., 2009. Lung evolution as a cipher for physiology. Physiol Genomics 38 (1), 1–6.

Verin, L., 1981. The teaching of Moshe Feldenkrais. In: Kagan, G. (Ed.), The body works: a guide to health and balance. Transformations Press, Berkeley, pp. 83–86.

Weibel, E.R., 2009. What makes a good lung? The morphometric basis of lung function. Swiss Medical Weekly 139 (27–28), 375–386.

장 |8.4|

호흡 장애의 재활에 있어서의 필라테스

Warrick McNeill, Suzanne Scott

장목차

필라테스 강사의 스킬확립 296
필라테스 논리와 원리 296
필라테스: 시스템, 기술, 아직 진실로 과학은 아니다. 296
호흡에 있어서 Joseph 필라테스 296
필라테스에서 호흡의 역학 297
필라테스 외측늑골 호흡 교육 297
필라테스 외측늑골 호흡 – 환자 촉진 298
필라테스 외측늑골 호흡과 중앙 299
서서 광배근 압박하기 299
필라테스 호흡의 다양성: 네 개의 호흡 패턴과 두 개의 호흡 패턴, 두드리는 호흡 300
움직임의 방향과 필라테스 호흡 패턴 301
교육의 적용 – 치료 차원의 컨텍스트 302
호흡과 안정성 302
미래 302
참고문헌 303

필라테스는 원래 자신의 운동 시스템을 "Contrology" 라고 불렀던 독일 태생의 조셉 필라테스(Joseph Jubertus Pilates, 1883~1967)에서 그 이름을 딴 운동체계이다. 필라테스는 도시화된 생활 양식에서 비롯한 만성적인 신체적 무활동의 결과를 바로잡기 위해 신체가 적극적으로 정신에 의해 규제되고 통제되어야 한다고 생각했다. Latey (2001, 2002)는 그의 역사와 철학에 대해 자세히 설명하고 있다.

> *'호흡'은 필라테스의 6개 원리 중의 하나이며, 집중도 조절(Concentration Control), 중심(Centre), 정밀함(Precision)과 흐름(Flow) (프리드먼 & 아이젠 1980)이 나머지 원리에 속한다. 필라테스는 신경 근육 골격의 움직임 장애, 좋지 않은 자세, 호흡 체계의 생리나 심리적 기원으로 인한 호흡 패턴 장애를 나타내는 사람의 재활을 위한 도움으로 간주되어 있다.*

의사나 치료사는 호흡 패턴 장애가 있는 환자를 필라테스 스튜디오 또는 강사를 소개할 수 있지만, 적절한 작업 진단이 확립되어 필라테스 강사에게 알려져 있는 경우에 한한다. 직업으로서 필라테스는 뉴욕 타임즈 등으로부터 요통이 있는 환자에게 유효성에 대해 의문을 제기받고 비난받아왔다. 필라테스 운동은 종종 척추 운동이 포함되어 있는데 특정 방향에 대한 허용도가 낮은 부하가 있는 척추 운동을 하는 경우, 통증을 일으킬 수 있다. 저자는 필라테스 강사의 불충분한 훈련, 위험 요인에 대한 소통없이 의사 또는 치료사로부터의 소개, 필라테스가 진행되는 것에 대한 지식 부족으로 인해 필라테스 클래스에 대한 부정적인 반응이 일어난다고 생각한다. 호흡 패턴을 치료하기 위해 필라테스를 소개시킬 경우, 필라테스에 대한 추천인의 이해가 필수적이며 소개할 때 환자의 문제점, 위험 요인, 필라테스의 소개의 목적이 기재되어 있어야 한다. 재평가와 평가를 위한 지속적인 커뮤니케이션도 고려해야 한다. 재활 목표가 달성된다면 환자는 일반적인 건강과 자세교정을 위해 필라테스 클래스에 계속 참여하는 것이 일반적이다.

필라테스 강사의 스킬확립

적절히 훈련되고 공인된 필라테스 강사는 자세와 역동적인 움직임을 예리하게 관찰함과 동시에 다양한 운동 레퍼토리, 운동패턴의 결함을 볼 수 있는 능력, 구두적 또는 육체적 단서를 전달하는 기술을 필요로 한다. 운동이나 근육 대체를 허용하지 않고 보다 적절한 운동 또는 안정성 패턴을 모집하라. 강사는 안전, 치료 또는 신체적인 이유로 즉시 대응할 수 있어야 하고, 부하를 조정하고, 지원 기반(base of support)에 영향을 미치기 위해 고객의 위치를 변경하고, 이동의 복잡성을 조정해야 한다. 이것은 일대일 상황에서뿐만 아니라 종종 그룹의 환경에서 나타난다. 강사는 필라테스의 원리를 수업의 형태에 맞추어 적용할 수 있어야 하며 특정한 목표를 위한 균형잡힌 운동 루틴을 만들어 잘 구성된 수업을 제공해야 한다.

표 8.4.1 필라테스 원리(Freidman과 Eisen 이후)

원칙	내용
집중	신체 움직임의 모든 부분에는 각별한 주의를 기울여야 한다. 신체의 그 어떤 부분도 중요하지 않은 부분은 없다.
조절	신체의 모든 부분은 운동을 하는 동안 통제되어야 한다.
중심	필라테스 방법의 가장 중요한 포인트인 중심은 흉곽의 바닥 부분에서부터 엉덩이 뼈의 라인 사이를 말한다. 이 부분은 신체의 기본을 만드는 시작 지점이다.
유동적 움직임	움직임은 너무 경직되지도, 변덕스럽게 움직이지도 않아야 하며, 너무 느리지도 빠르지도 않아야 한다. 동작은 부드럽고 균일하게 흘러야 한다.
정밀성	운동을 할 때마다 동작을 고쳐나가야 한다.
호흡	완전하고 철저한 들숨과 날숨을 거쳐야 한다.

필라테스 논리와 원리

필라테스의 두 논문, 1934년에 처음 출판된 "당신의 건강: 체육 교육의 전 분야에서 혁명 운동의 교정 시스템"('Your Health: A Corrective System of Exercising That Revolutionizes the Entire Field of Physical Education)과 1945년 발표된 "Contrology를 통한 인생으로의 회귀"('Return to Life through Contrology')를 통해 그의 신념을 더 넓은 세계로 확장하려는 그의 욕망을 드러냈다. 그의 강한 신념(diktat)은 Schiller의 말을 인용할 수 있다. "신체를 만드는 것은 정신이다."

필라테스의 원칙은 그의 논문에서 공식적으로 확립된 것이 아니라, 그의 작업과 가르침을 통해 알 수 있으며 프리드먼과 아이젠에 의해 1980년에 출판된 형식으로 성문화되었다. 그들이 해석한 원칙은 표 8.4.1에 정리되어 있다. Latey (2002)는 2000년대에 들어 새로운 세기를 맞아 부분 수정된 원칙을 추가하였다.

필라테스: 시스템, 기술, 아직 진실로 과학은 아니다.

필라테스에는 크게 두 가지 종류가 있다. 첫 번째는 일반적으로 빠르고 동적이며 필라테스 최초의 가르침 방식에 가까운 시스템을 유지하는 고전적인 필라테스이고, 두 번째는 의학적이고 운동통제 과학의 연구에 근거한 변화를 허용하는 '현대적'(Latey 2001) 또는 '진화된 필라테스(Evolved Pilates)' 시스템이다.

필라테스는 실험적으로 연구하기가 어렵기 때문에 비표준 실행을 하는 '기술'로 간주된다. 아직 질 높은 논문은 거의 없지만 필라테스가 과학이라고 할 수 있는 것들이 생겨나고 있다. 고품질의 논문은 거의 없다(Bernardo 2007). 그러나 '필라테스가 과학'이라고 불릴 수있는 증거가 떠오르고 있다.

호흡에 있어서 Joseph 필라테스

필라테스는 종종 몸과 마음의 관계에서의 상징으로 '호흡'이라는 개념을 사용했다. 그는 복부 근육 수축을 돕거나 복부 근육의 무게를 보조하는 것을 돕는 것은 다

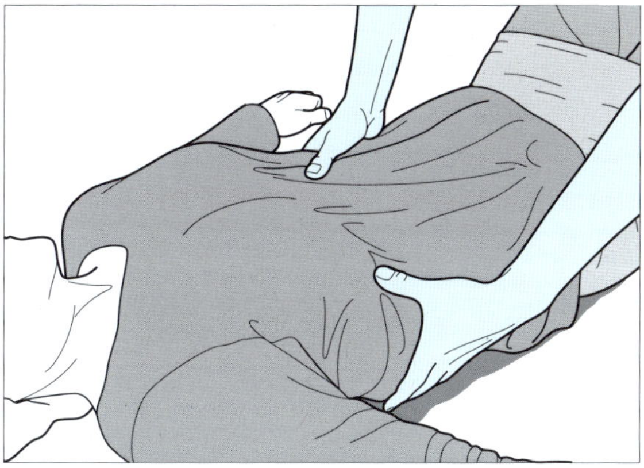

그림 8.4.1 강사에 의해 촉진된 외측늑골 호흡.

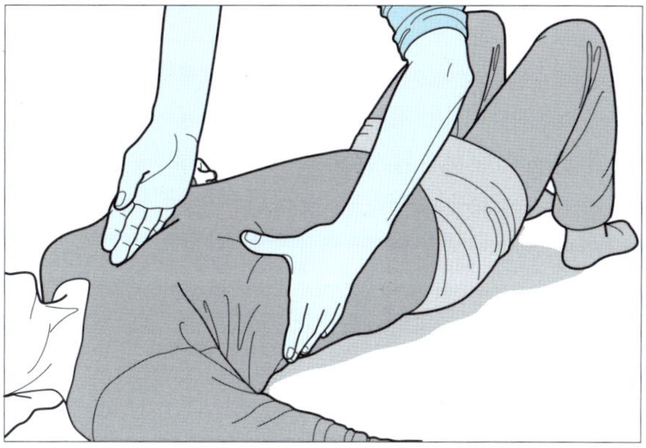

그림 8.4.2 강사에 의해 촉진된 숨을 내쉬는 동안 흉곽의 아래로 미끄러짐.

음의 흡입을 도와 주고, 혈액의 산소를 극대화하기 위해 다음의 흡입을 허용한다고 생각했다. "폐에서 공기의 모든 원자를 진공처럼 공기가 없어질 때까지 짜내라"(Pilates & Miller 1945). 호흡 패턴에 대한 지식이 필라테스의 개발 후에 이용 가능하게 된 것처럼, 필라테스 강사가 호흡 곤란을 일으키는 것에 대해 경고하고 이러한 위험에 있는 사람들에게 적절한 충고를 하는 것이 중요하다.

필라테스에서 호흡의 역학

필라테스 강사들이 다양한 접근을 시도함에도 불구하고, 움직임이 있는 호흡의 안무는 필라테스의 기본이다. 필라테스는 다른 요소들을 강화하는 증폭제로 호흡에 중점을 두고 있다.

환자가 필라테스 레퍼토리에서 호흡하도록 가르치는 방법의 예로, 는 흡입 단계에서 흉부 케이지 외측늑골의 확장에 중점을 두고 외부 복벽을 통해 긴장을 촉진하기 위한 호기 단계의 사용을 포함한다. 강사-환자의 상호작용은 경험에 의한 호흡의 전형을 장려하며 호흡의 습관적 패턴의 변화를 촉진하기 위한 시각적 촉각적 단서를 제공한다.

필라테스 외측늑골 호흡 교육

- 환자는 자세에 따라 반듯이 눕도록 지시 받으며, 쿠션으로 머리를 지지할 수 있다.

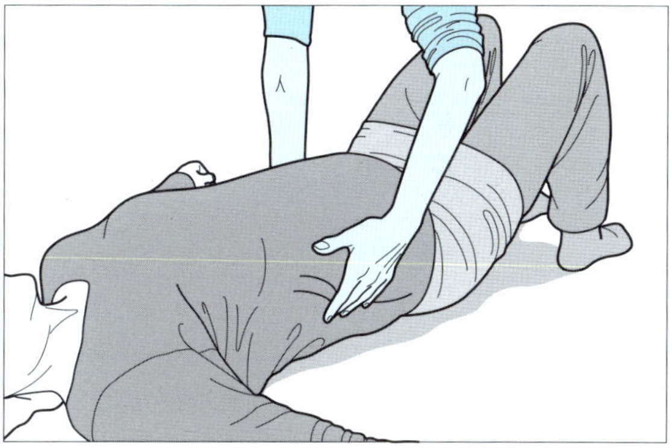

그림 8.4.3 강사에 의해 촉진된 전방 복부 천장의 조절.

- 강사는 흉곽 옆에 양손의 손바닥을 얹고 환자에게 흉강의 후방 확장을 촉진시키기 위해 손쪽으로 호흡을 하도록 지시한다(그림 8.4.1).
- 성공적인 실행을 장려하고 고유감각적이고(sensory-kinaesthetic) 신경운동적 단서가 의도하는 바를 이해시키기 위해 강사는 교정과 코멘트를 고객에 맞게 제공해야 한다.
- 단서주기 예 :
  언어 단서: 숨을 쉬면서 흉부를 확장하십시오.
  시각적 언어 단서: "당신의 갈비뼈가 아코디언처럼 열린다고 상상해 보십시오"
  고유감각적 언어 단서: "당신의 폐가 공기로 가득 찰 동안 갈비뼈가 양옆으로 빠진다는 느낌으로 호흡하고 숨을 내쉴 때는 흉곽이 매트로 가라앉는다고 상상해 보세요."

- 전후방향의 호흡 경향이 관찰되는 경우, 흡입 중에 과도하게 상승하는 복부 또는 흉부의 전상방 움직임이 특징인데, 이를 해결하기 위해서는 추가적인 단서주기가 실행되어야 한다.
- 단서주기 예 :
  언어 단서: '숨을 들이쉴 때 등으로 호흡한다고 생각하고, 갈비뼈를 매트로 부드럽게 누른다고 생각하세요'라는 단서는 흉부가 흡입 시 전상방으로 움직이는 것을 막고 날숨에서 흉곽이 아래 쪽으로 미끄러지도록 도울 수 있다.
  촉각적 단서 : 위와 같이 손바닥을 흉부 쪽에 위치시키고 난 후, 강사는 숨을 내쉴 때 가벼운 압력으로 골반 쪽으로 흉부를 유도하고 흉부가 후하방 쪽으로 움직이도록 한다(그림 8.4.2). 이것은 등허리의 확장과 앞쪽 복부의 팽창을 막아준다(그림 8.4.3).
- 흔히 관찰되는 현상은 정점의 호흡(apical breathing)을 하는 경향이 나타나는 것인데, 정점의 호흡은 사각근, 흉쇄유돌근, 소흉근 등의 이차적 근육의 과도한 활성화(solicitation)에 의해 특징지어진다. 이것은 근육의 대칭 또는 비대칭 가시적 활성화로서 직접적으로 보일 수도 있고 어깨 벨트의 경직 또는 제한으로서 간접적으로 나타날 수도 있다. 이것이 관찰되면 환자의 긴장도를 낮추기 위해 불필요한 근육의 활성화를 줄이기 위한 단서가 제공될 것이다.
- 단서주기 예:
  언어 단서: "목을 편안하게 하십시오.−"아니오"라고 말할 때처럼 부드럽게 목을 좌우로 돌리고, 손은 바닥에 내려놓습니다."
  머리를 회전시키는 것은 근육의 동시 수축으로 인한 뻣뻣함을 감소시킨다. 손에 주의를 기울이는 것은 근위 유지 패턴을 줄이기 위한 주의력 분산의 예이며 보조 호흡기 근육이 습관적으로 상승되는 것을 줄일 수 있다.
  시각적 언어 단서: "목이 부드럽게 풀어지고, 매트를 따라 목이 길어지고, 머리와 어깨의 무게가 바닥에서 녹는다고 상상해 보십시오."
  촉각적 고유감각 단서: 강사는 가볍고 대칭적인 직접적인 제스쳐를 통해 흉쇄 관절에서부터 견봉쇄골 쪽으로 쓸어내린다. 이 동작을 통해 흉근 벨트의 확장을 유도할 수 있다.

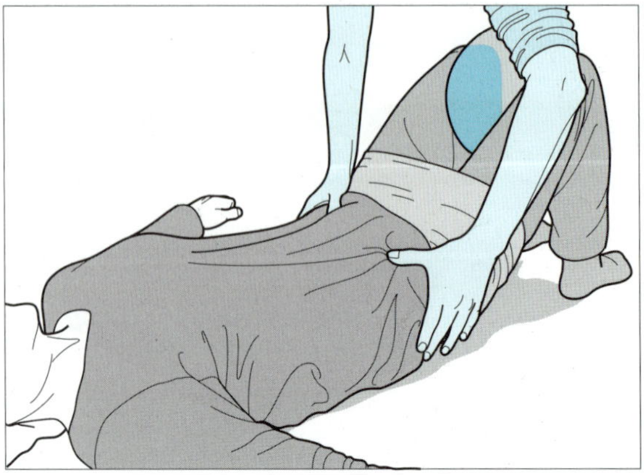

그림 8.4.4 공을 사용하여 내전근의 연결촉진.

필라테스 외측늑골 호흡 – 환자 촉진

환자가 강사로부터 직접적인 안내를 받은 후에 외측늑골 호흡을 경험하면, 그들은 이제 그들의 손을 이용해 흉곽의 후하방 움직임과 부드러운 압박 등을 만들어낼 수 있는 동작들을 스스로 하거나 흉곽의 새로운 운동 동작에 대해서 독립적으로 만들어보도록 장려된다. 또한 강사는 공개적인 질문이나 언어적 소통을 통해 환자가 이미지, 특정 언어적이나 고유감각적인 단서들을 이용하여 호흡 운동에 대한 적절한 활동을 수행할 수 있도록 돕는다. 만약 환자가 처음 필라테스를 접하는 것이라면 그는 복부에 어떤 변화가 있는지 등과 같이 어떻게 자신이 호흡하는지에 대한 인식을 확장하도록 지시받을 것이며 몸의 중심(Centre)을 호흡과 통합하기 위해서 새로운 단서들이 제공될 것이다.

- 단서주기 예:
  언어적 단서: "당신이 숨을 뱉고 갈비뼈가 엉덩이 쪽으로 미끄러져 내려올 때, 당신의 복부를 척추의 뒤쪽으로 끌어당겨 보세요.'
  시각적 단서: "갈비뼈가 탄력적인 실로 엉덩이와 연결되어 있다고 상상하고, 숨을 내뱉을 때 그 실이 허리를 조이는 코르셋처럼 갈비뼈와 엉덩이를 같이 당긴다고 상상해 보세요."

대퇴골 사이에 작은 쿠션이나 팽창된 볼을 배치하면 환자는 골반저근부 수축을 하도록 지시된다. 최대 자발적 등장성 수축을 통한 중앙 허벅다리 근육의 긴장 완화를 통해 호흡기 계통과 호흡기를 결합하기 위해 골반을 사용한다(그림 8.4.4).

- 단서주기 예:
  시각적 언어: "등쪽으로 깊게 숨을 쉬고, 숨을 내뱉을 때 갈비뼈가 엉덩이 쪽으로 미끄러져 내려오도록 하고 다리는 엉덩이 사이의 거리를 좁히는 느낌으로 공쪽으로 누르고 골반은 끌어올려 보세요."

위의 단서와 촉진의 예가 일반화의 시도이며, 의도와 결과에 대한 유용한 기술 정보를 추출할 수 있다. 단서주기와 지도는 개인에게 특유하고 특정한 경향이 있기 때문에 보편적으로 동의되어지며 모든 강사가 따라야 하는 "올바른 기술"에 대한 설명을 제시하는 것은 어렵다. 실제로, "복부를 조이고" "배꼽을 척추 쪽으로 당겨라"와 같은 단어로 주어졌던 시각적 단서들은 "복부와 엉덩이 관절의 뼈에 웃는 표정의 선을 그려라"와 같은 단서로 대체되었다(보다 접근성은 떨어지지만, 더 추상적이며, 정확하게 수정 가능하다는 이유로). 그것은 축방향 길이를 줄이지 않고, 가로 방향과 수직 방향으로 근막의 긴장도를 유도하는 것을 목표로 한다. 이러한 단서는 뼈 부위의 압력 집중도를 감소시키는 추가적인 이점을 가지고 있다. 생체역학적인 압력의 정의에 따르면, 힘이 분산되는 표면적의 증가에 따른 압력 감소는 [압력 = 힘 / 표면적]으로 표현된다. 이것은 특정 사람들에게 특히 효과적일 수 있는데 예를 들어, 공을 차는 스포츠 선수가 해당된다. 공을 차는 운동은 코어 근육 강화를 위해 강제적인 날숨을 동반하는데 이것이 반복적인 운동과 빠른 내복부의 압력 증가로 인한 치골의 결합 부분이나 내전근 서혜부 증상의 변화를 가져왔다는 일화적인 증거가 있다. 힘이 들어가지 않고 부드러운 호흡과 운동의 동작들을 통합하는데 집중하는 필라테스 호흡법은 저자의 경험과 실습을 통해서 볼때 불충분한 기술로 코어의 근육과 안정성을 높이려고 했을 때 일어날 수 있는 과도한 복부의 긴장감과 복직근의 지배성(rectus abdominis dominance)을 제어하는데 효과적이다.

필라테스 외측늑골 호흡과 중앙

필라테스 호흡의 가장 직접적인 이점은 그것이 센터의 최적 개입을 촉진한다는 것이다. 근골격계에서 이것은 센터링과 관련된 일부, 또는 전체 근육의 등급화된 보충으로 해석된다. 이러한 근육에는 가장 대표적으로 전외측의 복벽, 골반저근과 내전근을 말한다. 개인 고객들이 어떻게 움직이는지와 어떤 운동을 필요로 하는지에 따라서 엉덩이의 깊은 외측 회전근육과 더 표면적인 뒤 엉덩근육들(gluteus maximus), 그리고 흉대(latissimus dorsi)와 같은 다른 근육들이 중심의 확장에 단서가 될 수 있다. 방향적 하중, 운동 동작 범위, 실행의 속도는 또한 역동적으로 중심을 세우기 위한 단서에 영향을 미친다.

서서 동작하는 아래에 배치된 운동 예제에서 스프링 로드 바를 누르는 동작의 효과는 견갑상완관절(GHJ)의 신근 근육을 활성화시키고, 그 결과로 나타나는 증가된 흉배근막의 긴장도는 축방향 신장을 증가시켜, 흔히 자세 교정이 필요한 환자들에게서 나타나는 요추의 과신전과 골반의 흔들림을 막는 데 사용된다.

서서 광배근 압박하기

환자는 필라테스 캐딜락 프레임을 향해 서고 중립 손목 정렬에서 가압 압축 막대에 대고 호흡을 하도록 지시받는다. 다음 들숨 단계에서 환자는 막대에 압력을 가하며, 점차적으로 숨을 내쉼과 함께 막대의 압력은 해제된다. 이는 자세가 유지되는 동안 일어나야 하며 요추의 신전이나 골반의 틀어짐을 방지하기 위해 척추의 축방향 확장과 복부의 능동적인 긴장 상태를 강조한다.(그림 8.4.5).

필라테스 장비가 없는 경우 저항 GHJ 신장에 의해 정해진 Thera-Band의 길이를 사용해 수행될 수 있다.

단서는 호흡을 사용하여 중력에 대항해 길이를 늘이거나, 요추의 국부적 또는 부분적 과신장을 막기 위해서 다양하게 지시될 수 있다.

- 단서주기 예:
  언어: "당신이 아래를 눌렀을 때 당신의 머리는 정수리를 향해 더 커진다고 생각해보세요."
  시각적 언어: "당신이 손의 바깥 가장자리를

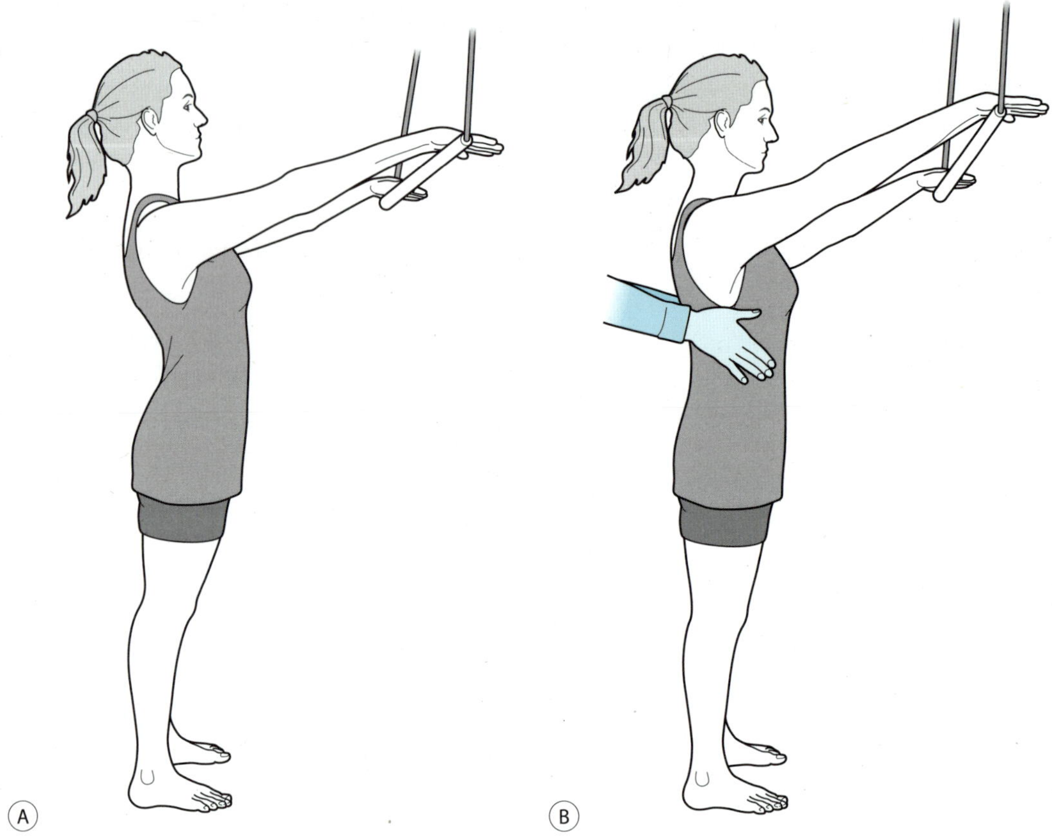

그림 8.4.5 **A** 허리를 펴고 서있는 자세의 예. **B** 통합된 필라테스 호흡과 함께 서서 광배근에 압박을 주면서 바로 선자세의 교정

눌러 내려감에 따라 당신이 척추를 따라 위로 뻗어서 발의 가장자리를 통해 바닥을 밀고 있다고 상상해보십시오."

고유감각적 언어: "당신의 꼬리뼈가 바닥쪽으로 떨어지는 것을 느끼고 목이 길어지고 머리가 천장 쪽으로 떠오른다고 느껴보세요."

필라테스 호흡의 다양성: 네 개의 호흡 패턴과 두 개의 호흡 패턴, 두드리는 호흡

위 운동의 예시는 필라테스 호흡의 두 번째 중요한 역할 운동의 특정 단계에 중점을 두는, 또는 지속 시간을 늘릴 수 있는 방법을 보여준다. 서서 광배근에 압박을 주는 동작에서, 부하 막대 앞에서의 추가적인 호흡은 저항 GHJ 신전 단계를 지속한다. 이것의 목적은 필라테스 교육에 있어서의 변수이며, 환자의 목적이 근골격계적인지 육체적인지에 따라서 다르게 활용될 수 있다. 위의 예시에서, 이것은 환자에게 GHJ 척추 신전에 대한 미리 장치된 경사(inclination)를 억제하기 위해 전만증의 자세를 취하게 하는 과제를 포함할 수 있다. 이것은 근막과 수동적 조직의 순응도 증가와 관련있는 구심성 신경의 부족으로 인한 자기 수용적 결함을 보이는 많이 움직이는 고객들과 일할 때 더욱 유용하다. 이런 환자들을 위해서 저항된 들숨 단계 동안의 더 높은 긴장도는 중앙 신경계에 더 많은 구심성 피드백을 할 수 있도록 돕고 따라서 환자의 주어진 단서에 따라 운동을 수행하는 능력의 향상으로 이어진다.

이 예시는 필라테스 운동 수행 동작의 재조정을 위한 잠시 동안의 정적인 순간을 만들어내기 위한 움직임이 없는 호흡 운동 단계로 어떻게 대체되는지를 설명한다. 이러한 재조정에 대한 설명이 아직 부족하지만, 저자의 생각으로는, 호흡의 패터닝이 이런 과정에서 중요한 중간 역할을 한다.

필라테스에서 호흡 패턴은 "두 개의 호흡"이라는 단일 흡입 및 호기 단계 (각각 "이동 준비"및 "이동 실행"에 대응) 또는 "네 개의 호흡", 두 번의 흡입 및 호기로 나타나며 이것은 단계 이동 단계 또는 적재 자세에서 편심으로 제어하기 전에 등거리 근육 활동 아래의 위치를 유지하게 대응한다.

'두드리는 호흡(percussive breath)'은 거들(팔과 다리를 두드리는)에서 '스위밍(Swimming)'이나 '헌드레드(Hundread exercises)'와 같은 빠른 시상면 운동에서 사용된다. 들숨과 날숨의 극단적인 단축은 빠른 사지의 움직임이 정적 수축의 긴장도에 의해 억제되도록 한다. 호흡장애가 있는 환자의 과호흡을 방지하기 위해 필라테스 강사는 재활이 끝날 때까지 이 호흡 패턴을 피하는 선택을 할 수도 있다.

움직임의 방향과 필라테스 호흡 패턴

필라테스의 운동 레퍼토리는 다방면의 운동이 포함되지만 특히나 시상면의 운동이나 척수의 관절과 관련된 동작이 많이 포함되고 이것은 '척추의 순차적인 운동(sequential spine movement)'이라고 한다. 호흡의 동작은 움직임의 방향에 따른 영향을 받는데 척추가 확장되는 동안 들숨을 쉬고 척추가 다시 구부러지는 동안 날숨이 선호된다. 백조 동작(요가의 코브라 포즈와 비슷한 필라테스의 한 동작)은 숨을 들이마시는 동안 행해지는데, 손이 바닥을 누르는 동안의 흉부 부피의 일시적인 증가를 이용하여 후방 굴곡을 증가시키고 척추의 신장을 최적화하기 위한 목표를 가지고 있다. 만약 환자의 척수 신장이 감소된다면(예를 들어, 관절과 결합 조직의 특성 변화로 인한 척추의 노화 등의 이유로) 운동의 시작 단계에서 들숨을 쉬는 것이 상당히까지는 아니더라도 그들의 운동 동작 범위를 어느 정도 개선시킬 수 있다. 반대로 앞쪽 복벽을 충분히 탄탄하게 만들 수 없는 환자에게는 복부 근육을 확보하고 요추의 확장과 골반이 앞쪽으로 기울어지는 것을 방지하기 위해 숨을 내쉬는 것이 장려될 것이다. 척추 뒤틀림과 같은 척추 회전 운동에서 회전이 일어날 때는 들숨이 권장되고 척추를 통해 나선형으로 상승하는 감각을 전달하며 신체가 회전함에 따라 축 방향 길이를 늘리라는 단서가 함께 주어진다. 일부 강사는 복부의 대각선 보충을 용이하게 하고 몸을 전방으로 돌리는 것을 강조하기 위해 숨을 내쉴 때 척추를 돌리라고 지시하기도 하지만, 숨을 들이쉬는 것이 압박과 비틀림의 효과를 방해해서 회전 운동이 더 잘 행해진다고 주장되기도 한다.

표 8.4.2 필라테스에서 호흡 수정과 관련된 컨디션의 예

조건	호흡 관련 필라테스 수정
폐기종	호기 단계에서 기도의 확보를 위해 입술의 저항성을 유지하는 것을 장려한다.
천식	호기에 초점을 두고, 흡기 보조 근육 사용을 제한한다
척추측만증	흉부와 몸통의 압축된 부분으로 호흡하고, 3차원의 공기가 팽창할 수 있다고 상상한다. 반듯이 누운 자세에서 폼롤러를 사용해 조금씩 안정성에 변화를 주어가면서 거들 사이에 대각선으로 대고 호흡으르 한다. 척추를 늘리기 위해 호흡을 한다.
아래허리재활	요추 골반 중립에서 시작하여 복부 벽에 코르셋을 착용한다. 중립 자세와 호흡 패턴을 유지하면서 사지에 부하를 가하고 복부 코르셋 활동을 늘려 중심의 사지의 균형을 맞춘다.
불안	A) 불안이 수업 동안의 수행과 관련이 있다면 운동에서 호흡에 대한 요소를 강조하기보다는 편안한 정상 호흡으로 가르치고, 운동이 안정적으로 수행될 때만 필라테스의 호흡을 추가한다. B) 불안이 일상생활의 한 부분이라면 필라테스의 전체 세션에서 혼자 호흡하도록 준비한다.
임신	A) 흉추의 운동성을 위해 고유 감각 피드백을 통해서 볼을 이용한 호흡 운동을 앉아서, 또는 서서 한다. B) 긴장의 완화와 골반저근의 약한 긴장감을 호흡과 함께 한다.

교육의 적용 – 치료 차원의 컨텍스트

필라테스는 아직 치료 방법이 아니라 신체적 운동으로 묘사되어 있지만, 호흡을 통해 새로운 근골격계 강조를 만드는 등 여러 가지 전신 및 근골격계 상황에서 유용할 수 있다. 표 8.4.2를 참조하라.

필라테스가 건강과 복지에 가장 중요한 공헌을 한 이유는 의식적으로 목적을 두고 운동 동작을 연습하는 간접적인 효과에 기인한 것일 수 있다. 필라테스는 매 순간의 가치를 연습하게 하고 대상이 감각적 정보와 현재 시간의 과정에 대해 집중하게 하기 때문에 '마음챙김(mindfulness)'의 의미를 갖게 하는 사려 깊은 운동으로 특징지어진다.

필라테스를 정기적으로 실천하는 사람들 중 상당수는 종종 필라테스의 안정시키는 영향을 언급하며 "필라테스는 내 일주일의 생활 중 휴식처이다", "나는 수업을 듣고 훨씬 가볍고 편안하게 느껴진다."와 같은 구절을 사용하기도 한다. 필라테스 연습은 자기 인식에 대한 다른 변화를 야기하는데, 스트레스와 불안 지수의 감소, 예를 들어, 수면이 좋고, 침착함이 느껴지고 보다 긍정적 관점을 갖는 것과 관련이 있다. Caldwell et al (2009)은 필라테스가 기분을 유의하게 향상시키고 피실험자가 수면의 질을 향상시키고 필라테스 운동 프로그램의 통증, 기능적 용량 및 삶의 질에 미치는 유익한 효과가 폐경기 이후의 골다공증 환자에게 나타났음을 보여주었다(**Küçükçakır** et al. 2012).

고령자의 자세는 필라테스 연습을 통해 개선되고 (Mcesillan et al 1998), 건강한 성인의 역동적인 균형 (Johnson et al 2007)과 같이 무용수의 역동적인 태도 (McMillan et al 1998)도 마찬가지로 향상되었다'.

호흡과 안정성

필라테스는 처음에는 "중심(Centre)"에서 그 후에는 거들의 안정성을 제공하는 것을 목표로 하고 있다. 모든 복부 근육 조직의 균형 잡힌 모임은 중심의 안정성을 제공하지만, 횡격막이 지속적으로 호흡과 안정성 기능을 수행하는 동안 외측늑골(laterocosto) 호흡이 지속적으로 행해질 때만 가능하다. 제 2.1장을 참조하라.

미래

많은 재활 운동 프로토콜의 목적은 장애에 대한 무의식적인 운동패턴을 개선하는 것이다. '건강과 행복' 또는 '몸과 마음의 균형'(Pilates 1934, Pilates & Miller 1945)이라는 목표를 가지고 있는 필라테스는 모터 컨트롤 연습과 과부하 훈련을 모두 사용하여 환자의 신경근육 골격을 변경한다. 필라테스 매트 운동 동안의 복벽을 연구하는 Critilley et al(2011)는 기능적인 활동으로 전환하지 않고도 필라테스를 연습하면서 복부 근육 활동이 증가함을 발견했다. 필라테스 환경 이외의 생활에서도 바람직한 영향을 주는 것을 목적으로 한 연구가 필요하다.

참고문헌 Reference

Bernardo, L., 2007. The effectiveness of Pilates training in healthy adults: an appraisal of the research literature. Journal of Bodywork and Movement Therapies 11 (2), 106–110.

Caldwell, K., Harrison, M., Adams, M., et al., 2009. Effect of Pilates and taiji quan training on self-efficacy, sleep quality, mood, and physical performance of college students. Journal of Bodyworks and Movement Therapies 13, 155–163.

Critchley, D.J., Pierson, Z., Battersby, G., 2011. Effect of pilates mat exercises and conventional exercise programmes on transversus abdominis and obliquus internus abdominis activity: pilot randomised trial. Manual Therapy 16 (2011), 183–189.

Friedman, P., Eisen, G., 1980. The Pilates Method of physical and mental conditioning. Doubleday and Company, New York.

Johnson, E., Larsen, A., Ozawa, O., et al., 2007. The effects of Pilates-based exercise on dynamic balance in healthy adults. Journal of Bodywork and Movement Therapies 11 (2007), 238–242.

Kaesler, D.S., Mellifont, R.B., Swete, K., et al., 2007. A novel balance exercise program for postural stability in older adults: a pilot study. Journal of Bodywork and Movement Therapies 11, 37–43.

Küçükçakır, N., Altan, L., Korkmaz, N., 2013. Effects of Pilates exercises on pain, functional status and quality of life in women with postmenopausal osteoporosis. Journal of Bodywork & Movement Therapies 17 (2), 204–211.

Latey, P., 2001. The Pilates Method: history and philosophy. Journal of Bodywork and Movement Therapies 5 (4), 275–282.

Latey, P., 2002. Updating the principles of the Pilates Method Part 2. Journal of Bodywork and Movement Therapies 6 (2), 94–101.

McMillan, A., Proteau, L., Lebe, R., 1998. The effect of Pilates-based training on dancers' dynamic posture. Journal of Dance Medicine and Science 2 (3), 101–107.

Pilates, J.H., 1934. Your Health: a corrective system of exercising that revolutionizes the entire field of physical education. Reprint 1998. Presentation Dynamics Inc, NV.

Pilates, J.H., Miller, W.J., 1945. Return to life through contrology. J.J. Augustin, New York.

장 | 8.5 |

타이 치, 기공 그리고 호흡

Aileen Chan

장목차

기공과 타이 치의 개요	305
기의 이론적 근거	305
타이 치 기공 (TCQ)	306
타이 치 기공에 의한 신체 트레이닝과 호흡 트레이닝	306
타이 치의 건강 성과	306
균형 및 낙상예방	306
심폐 기능	306
신체 기능	306
심리적 건강	307
삶의 질(QOL)	307
호흡 기능에 있어서 타이 치 기공의 이점	307
호흡장애 환자를 위한 타이 치 기공 적용의 고려사항	307
호흡장애 환자를 위한 타이 치 기공 프로그램	308
타이 치 기공 프로그램의 실험 프로토콜	310
타이 치 기공 트레이닝의 전달 모드	310
호흡을 조절하는 타이 치 기공의 13개 동작	309
참가자의 기술 숙달	310
타이 치 기공 프로그램 평가	310
호흡장애 환자에 대한 타이 치 기공의 효과	310
요약	311
참고문헌	312

기공과 타이 치의 개요

기공은 5000년 전에 중국 도교에서 비롯한 자세, 움직임, 소리, 호흡 기술, 명상을 포함하는 부드러운 건강 증진 시스템이다. 기공은 중국의 전통 의학(TCM)에서 생활의 중요한 에너지라고 생각하는 '기'를 강화하는 훈련이다. 모든 중국의 전통 의학은 '기'의 개념을 기반으로 한다. 타이 치는 13세기에 중국에서 기원으로 한 무술로 중국 의학에 근거한 운동 요법의 치료법으로 볼 수 있다. 타이 치 운동은 또한 '기'의 인식, 개발 및 사용을 포함한다. 타이 치와 기공이라는 두 개의 접근은 타이 치 기공(TCQ)으로 합쳐질 수 있다. 이번 장은 그것에 관해 서술한다.

기의 이론적 근거

중국 전통 의학(TCM) 이론에 의하면, '기'는 삶을 지탱하는 기본적인 에너지이다. 인체를 포함한 우주의 모든 것은 '기'로 구성되어 있다고 믿는다. 이 중요한 에너지는 모든 장기 시스템과 조직을 연결하는 경락 및 협측이라는 채널을 따라 체내를 흐르는 것으로 간주된다. 이런 가정에서 모든 신체적 현상은 기 흐름의 변화와 움직임의 결과이다. 중국 전통 의학 이론에 의하면, '기'가 풍부하고 자유롭고 균형있게 흐르면 사람은 일반적으로 건강과 장수를 즐긴다. 그러나 '기'가 불균형하거나, 정체하거나 위험 인자에 대해 방어 할 수 없게 되면 신체적, 정신적 또는 정서적 건강 문제가 발생한다.

'기'는 탄티엔(tantien)이라고 알려진 에너지 센터에 저장된다. 탄티엔은 세 가지의 장소가 있다; 배꼽 아래에 있는 낮은 탄티엔, 복경 신경총에 위치한 중간 탄티엔, 그리고 이마에 있는 상상의 세 번째 눈에 있는 위쪽 탄티엔. 도교의 가르침은 아래 쪽 탄티엔이 모든 도교 관행의 기초라고 말한다(McCaffrey & Fowler 2003). 타이 치 기공 심호흡 운동은 '기'를 만들어 내기 위해 '기'를 아래 쪽 탄티엔으로 가라앉히는 데 도움을 준다.

타이 치 기공(TCQ)

설명했듯이, 타이 치 기공(TCQ)은 운동과 명상의 조합이다. 기공은 깊은 횡격막 호흡을 사용하고 느린 춤과 같은 타이 치의 움직임과 함께 작용한다. Lan et al(2004)의 연구에서 타이 치는 높은 운동 강도를 가지고 있기 때문에 기공을 단독으로 훈련하는 것보다 더 좋은 효력이 있음을 시사하고 있다. 기공은 횡격막 호흡의 강화를 통해 운동 중의 호흡 효율성을 높인다. 건강을 지향하는 기공과 타이 치는 명상 운동을 포함하는 동일한 원칙과 연습 요소를 강조한다.

타이 치 기공에 의한 신체 트레이닝과 호흡 트레이닝

신체 트레이닝은 최적의 기능을 목표로 한다. 타이 치 기공 운동은 신체의 특정 영역에서 기 순환을 직접 또는 간접적으로 자극하도록 설계되어 있다. 자세나 움직임은 신체의 에너지를 강화하고 신체를 강화하고 신장시키며 톤을 조정하도록 설계되어 있다. 적절한 신체 정렬은 '기'가 심신의 에너지 네트워크를 통해 원활하고 적절한 강도로 흐르는 데 필수적이다.

타이 치 기공의 움직임은 호흡, 신체의 움직임, '기'의 흐름에 정신 집중을 하면서 느리고 부드럽게 진행된다. 타이 치 기공의 호흡은 폐에서 산소를 몸 전체로 공급해줄 뿐만 아니라 외부에서 얻은 에너지를 신체 내에서 '기'로 변환시켜 저장한다. 깊은 복부의 호흡은 천천히 진행되며 호흡의 동작에 정신이 모두 집중된다. 그것은 횡격막을 낮추고 아래 복근을 앞뒤로 움직이게 하면서 활성화시킨다. 깊은 복부호흡의 하나의 장점은 내부 장기를 마사지하는 역할을 통해 피와 '기'의 흐름을 증가시킨다는 것이다. 연구들은 타이 치 기공이 아래에 서술된 것처럼 신체에 유익한 효과를 가져온다고 서술했으며 중국과 여러 서방 국가들에게서 인기있는 양식이 되어가고 있다고 밝혔다. 다음 장에서는 이 고대 기술이 건강에 주는 이점에 대해서 다루고 있다.

타이 치의 건강 성과

문헌에서 다양한 신체적 및 심리적 건강 성과가 확인되고, 그 결과는 아래에 설명된 5 개의 카테고리로 분류할 수 있다.

균형 및 낙상예방

기공 (Qigong)과 타이 치(Tai Chi)는 균형 개선, 자세 안정성 및 낙상 예방에 긍정적인 결과를 제공하는 것으로 나타났다 (Yang et al 2007). 그 결과, 타이 치 기공은 낙상으로 이어지는 위험 요인을 줄이고 이 지역 노인 거주자의 균형 관리를 향상시켰다.

심폐 기능

Taylor-Piliae (2003)의 문헌을 검토한 결과, 타이 치의 단순화된 형태는 심장병 환자 및 노인을 포함하여 건강 상태가 불량한 사람들에게 이상적이라는 것을 보여주었다. 정적인 대조군과 비교했을 때 기공(Lee et all 2004a)과 타이 치(Wolf et al 2006)를 실행한 집단이 혈압의 상당한 감소를 보였다는 일관된 결과가 관찰되었다.

신체 기능

감소하는 신체 기능은 노화의 자연스런 과정이다. 6 개월간의 타이 치 운동 프로그램에 대한 RCT 연구는 걷기, 들어 올리기와 같은 일상 활동에서부터 달리기와 같은 중-고강도의 활동에 이르기까지 신체 기능의 65%를 향상시키는 데 효과가 있음을 나타냈다(Li et al 2001) 연구 결과는 타이 치의 일상적인 생활 활동 이외의 건강 이점을 제공한다는 것을 보여준다. 그들은 타이 치를 높은 질, 모집단 기반, 예방 건강증진 방법을 제공하는 효율적이고 비용 효율이 높은 수단으로 판명된 수준이 낮은 운동으로 결론지었다.

심리적 건강

불안, 우울증, 스트레스, 기분, 자긍심과 하락에 대한 두려움 같은 심리적 요인도 검사되었다. 활성 운동 그룹과 비교하여 기공을 연습하는 참가자의 불안감이 감소한 것으로 보고되었다(Cheung et al 2005). 우울증은 기공을 사용하는 그룹을 비활성 대조군(Tsang et al 2006)과 비교할 때 유의미하게 향상되는 것으로 나타났으며, 타이 치 수련 그룹은 일반적인 그룹 (Mustian et al 2006)과 비교하여 유의하게 개선되었다. 일반적인 감정의 표현(General measures of mood)(Gemmell & Leathem 2006) 또한 일반 그룹에 비해(Lee et al 2004b) 기공을 실천하는 사람들이 크게 향상되었다.

삶의 질(QOL)

삶의 질(QOL)은 비활성 대조군 (Lee et al 2007)에 비해 활성 대조군(Hart et al 2004)이 타이 치와 기공에 의해 유의적으로 개선되었다고 보고되었다.

호흡 기능에 있어서 타이 치 기공의 이점

타이 치 기공은 호흡기 시스템에 유익한 것으로 여겨진다. 왜냐하면 최적의 호흡 패턴이 문헌에서 강조되기 때문이다(Taylor-Piliae 2003). 연구 결과에 따르면, 타이 치는 강도가 산소 섭취량의 최대 55%를 초과하지 않기 때문에 중강도 운동으로 분류될 수 있다(Li et al 2001). Li et al의 연구 결과는 타이 치의 느리고 깊은 횡격막 호흡은 신체 움직임과 호흡 작용과 통합되어 환기 반응 측면에서 자전거와 비교할 때 더 효율적이라는 것을 보여주었다. 그들은 타이 치가 심장 - 호흡 기능에 유익하다는 것을 확인했다. 차오 (Chao)와 그의 동료들에 의한 연구(2002)는 타이 치 기공의 평균 운동 강도는 3.1 MET (대사량)라고 밝혔다. 이 정도의 강도는 심폐 기능 환자에게 적합하다. 타이 치는 기능 수준이 매우 낮은 사람에게 유익하고 최적인 에너지 레벨을 높이고 이완을 유도하기 위해 일련의 느린 균형 움직임과 호흡 촉진을 포함한다. 타이 치 기공은 통제된 리듬의 호흡, 이완과 정신 집중을 가진 통제된 느리고 부드러운 신체 움직임을 통해 에너지를 향상시킬 수 있다. 타이 치 기공은 체력을 향상시키고 웰빙을 향상시켜 만성 호흡기 기능장애 환자의 삶의 질 향상에 기여할 수 있다. 따라서 타이 치 기공은 강도가 낮고 꾸준한 리듬과 낮은 신체적, 정신적 긴장도를 가지고 있기 때문에 만성 질환을 앓고 있는 환자에게 적합하다.

호흡장애 환자를 위한 타이 치 기공 적용의 고려사항

타이 치 기공은 이전의 연구 결과에서 얻은 호의적인 결과를 고려했을 때 호흡기 질환이 있는 사람들의 신체적, 정신적 건강을 향상시키는 데 적합한 개입 방법인 것으로 나타났다. 기능장애가 있는 노인들 사이의 덜 건강한 신체 상태는 타이 치 기공 프로그램을 고려할 때 또 다른 관심사이다. 이러한 집단에 있어서는 타이 치 기공의 적용 가능성에 특별한 주의를 기울일 필요가 있다. Irwin et al(2003)은 기준선에서보다 심한 신체적 장애가 있는 노인들이 SF-36 (QOL 측정을 위해 널리 사용되는 도구)으로 측정했을 때 정신건강에 가장 큰 증가를 나타냈다고 보고했다. 그러므로 덜 건강한 집단에 대한 타이 치 기공의 실현 가능성과 유익한 효과에 대한 관심이 필요하다.

또한, 건강한 노인 및 호흡기 기능장애인에 대한 타이 치 기공의 효과 및 적용 가능성에 관한 강력한 주장을 제공하는 데 사용할 수있는 정보가 확인되었다(Chan et al 2010, 2011).

운동 불내증은 일상생활 수행에서 건강 장애를 가진 사람들을 제한하는 주요 요인 중 하나이다. 불안과 빈약한 동기 부여는 또한 운동 불관용과 관련이 있다(American Thoracic Society 2006).

비활동은 신체적 역행을 일으켜 운동 능력을 더욱 제한 할 수 있다. 그러므로 사람들의 신체 활동을 유지하는 것은 호흡 저하의 영향을 줄이는 데 중요하다. 호흡곤란으로 인한 제한 내에서 정기적인 운동은 체력을 유지하고 장애를 감소시키는데 도움이 된다.

기능장애가 있는 건강패턴으로 생활하면 폐 기능의 저하, 운동 능력의 저하, QOL 저하 및 사회적 지원의 열악한 정도와 같이 개인에 대한 신체적, 정신적, 사회적 제한점이 어느 정도 부과된다. 이러한 어려움은 현재 상태에 대한 조정 부족으로 이어질 수 있다. 정기적인 신체 운동을 수행하는 것이 신체적, 심리적 건강에 유익하므로, 타이 치 기공은 이들 사람들의 신체적, 정신적 건강을 증진시키는 수단으로 간주될 수 있다. 타이 치와 기공의 일반적인 특성이 약한 노인에게 적합하기 때문에 이 문제를 해결하기 위해 지역 사회에서 타이 치 기공 프로그램을 시행하는 것이 추천된다.

호흡장애 환자를 위한 타이 치 기공 프로그램

타이 치 기공의 신체적, 심리적인 이점에 대한 대부분의 증거는 집단 학습 환경 내에서 타이 치 기공 프로그램의 형태로 개입된 노인들에게 일반화 될 수 있다. 호흡 곤란을 가진 사람들의 신체 및 정신 사회적 건강을 향상시키는 타이 치 기공의 유효성에 대한 증거를 확립하기 위해, 일반적으로 기침, 천명 및 천식으로 특징지어지는 만성 폐쇄성 폐 질환(COPD), 느린 진행성 질환에 대한 실험용 타이 치 기공 프로그램이 채택되었다.

우리 팀은 COPD 환자에게 타이 치 기공의 치료 효과를 조사하기 위해 무작위 통제 연구를 진행하였다 (Chan et al 2010, 2011). 총 206명의 적격 피실험자를 무작위로 타이 치 기공, 운동 또는 대조군으로 배정했다. 타이 치 기공 그룹의 과목들은 3개월 동안 일주일에 두 번 60분의 타이 치 기공 연습 세션을 마쳤다. 운동 그룹의 피실험자들은 입술 호흡과 횡격막 호흡 기술을 배웠다. 그들은 걸으면서 신체 운동을 하는 동안 호흡을 조절했다. 적절한 연습을 보장하기 위해 호흡 기술의 반환 시연이 수행되었다. 피실험자들은 3개월 동안 매일 1시간 동안 호흡과 걷기 운동을 하도록 권고받았다. 또한, 일상적 자가 실습을 용이하게 하기 위해 그림과 지침이

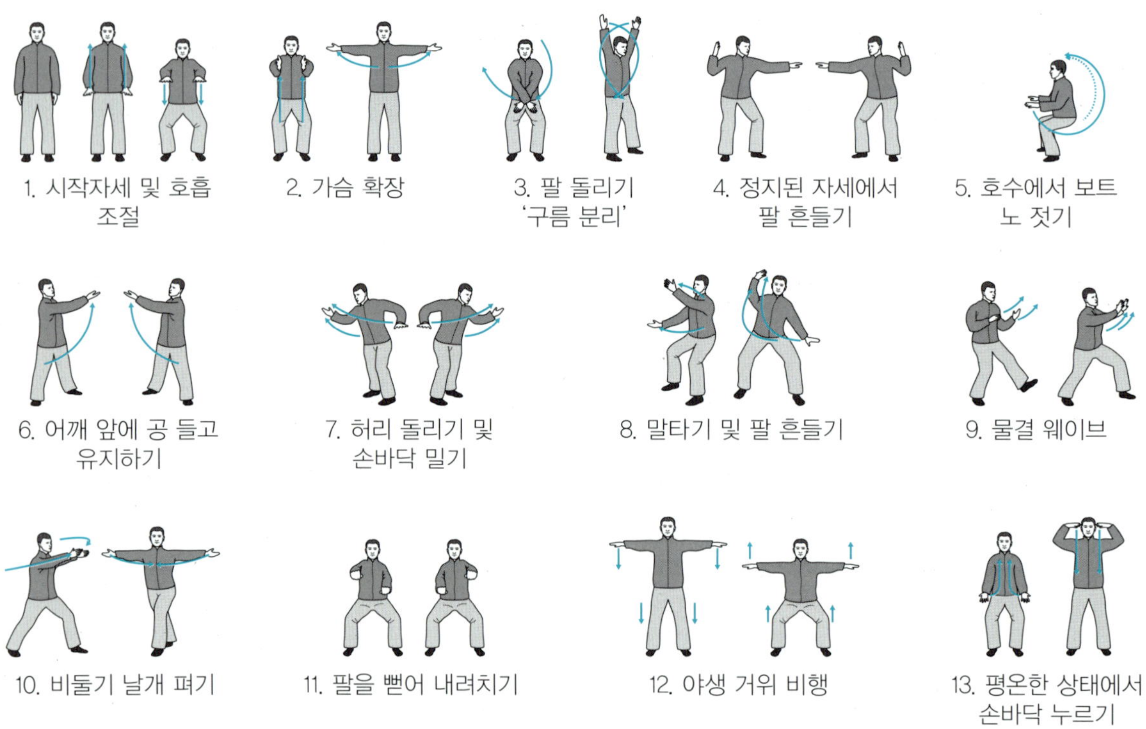

그림 8.5.1 타이 치 기공 규제 호흡의 13 움직임.

호흡을 조절하는 타이 치 기공의 13개 동작 (그림 8.5.1 and Box 8.5.1)

Box 8.5.1 타이 치 기공 호흡 조절 운동 실행을 위한 지시사항

먼저 편안한 마음으로 자신의 움직임에 집중해야 합니다. 다른 생각에 주의를 기울이지 마십시오. 움직임을 시작하기 전에 모든 근육의 긴장을 푸십시오. 체중을 오른쪽 다리로 이동하십시오. 등을 똑바로 유지하면서 왼쪽 다리를 벌리십시오. 앞을 보세요.

주의 사항 :

숨을 들이쉬면서 팔을 벌리고 숨을 내쉬면서 팔을 원위치로 돌아오세요.

숨을 들이쉬면서 손을 들어 올리고 숨을 내쉬면서 손바닥을 바닥 쪽으로 누르세요.

1. **타이 치 기공의 시작 자세 및 호흡 조절**
   양쪽 팔을 정면에서 눈높이까지 올리고 동시에 흡입하십시오. 그런 다음 두 팔을 아래로 누르고 동시에 숨을 내 뿜으십시오.
2. **가슴 확장**
   양팔을 어깨 높이로 올리고 동시에 흡입합니다. 옆으로 퍼뜨린 다음 그들을 앞쪽으로 가져와 숨을 내쉬면서 누르십시오.
3. **팔 돌리기 '구름 분리'**
   천천히, 무릎과 팔을 앞쪽으로 구부립니다. 왼팔을 위로 하여 손목을 십자가 모양으로 교차시키세요. 교차한 팔을 올리고 동시에 흡입하십시오. 팔이 한계까지 올라 갔을 때 천천히 양쪽으로 내리고 동시에 숨을 내쉽니다.
4. **정지된 자세에서 팔을 흔들기**
   팔을 앞쪽으로 가져 와서 손바닥이 서로 마주 보도록 하고 어깨 높이를 유지하십시오. 뒤쪽을 바라보며 오른쪽 팔을 뒤로 젖히십시오. 양쪽 손바닥이 서로 마주 칠 때까지 오른손을 내뿜고 앞으로 밉니다. 이것은 '기'의 교환을 용이하게 한다. 왼쪽 팔로도 반복합니다.
5. **호수에서 보트 노젓기**
   손바닥이 아래를 향하게 하고, 팔을 내리고 동시에 숨을 내 뿜으십시오. 양손이 양쪽에서 같은 높이에 있을 때 손바닥을 바깥 쪽으로 돌립니다. 두 팔을 올리고 동시에 흡입하십시오. 팔이 한계까지 올리면 두 팔을 동시에 내리고 누르십시오.
6. **어깨 앞에서 공 들고 유지하기**
   흡입하면서 오른쪽 팔을 들어 올리고 발 뒤꿈치를 들어 올리십시오.
   팔과 발뒤꿈치를 낮추면서 숨을 내 쉽니다. 왼쪽 팔로도 반복합니다.
7. **허리돌리기 및 손바닥 밀기**
   허리 둘레로 팔을 뒤로 가져 와서 동시에 흡입하십시오. 오른손을 45° 각도로 밀고 동시에 내 뿜으십시오. 손가락을 위쪽으로 유지하십시오. 허리를 오른손으로 가져 오는 동안 흡입하십시오. 왼손으로도 반복하십시오.
8. **말 타기 및 팔 흔들기**
   왼손에서 시작하십시오. 왼쪽 손을 눈높이까지 가져오고 오른손은 허리 높이로 가져갑니다. 몸통을 오른쪽으로 돌리고 동시에 흡입하면서 무릎을 안정되게 유지하십시오. 몸을 왼쪽으로 돌리는 동안 오른손으로 반복하고 숨을 내쉬십시오.
9. **물결 웨이브**
   체중을 오른쪽 다리로 이동하십시오. 왼쪽 다리로 앞으로 나아가 '활' 스텝을 형성하십시오. 손을 어깨 높이까지 올리십시오. 뒷다리 발 뒤꿈치를 들어 올리면서 손을 앞으로 밀면서 동시에 내 쉽니다. 왼쪽 발가락을 들어 올리는 동안 오른쪽 다리로 몸무게를 옮기고 동시에 흡입하면서 가슴에 양손을 뒤로 젖히십시오.
10. **비둘기 날개 펴기**
    체중을 오른쪽 다리로 이동하십시오. 양쪽 팔을 뒤쪽으로 늘리고 동시에 흡입하십시오. 그런 다음 체중을 다시 앞으로 이동시키고 팔을 앞쪽으로 가져와 동시에 내 뿜으십시오.
11. **팔을 뻗어 내려치기**
    체중을 오른쪽 다리로 이동하십시오. 왼쪽 다리를 다시 원래 위치로 가져 오십시오. 왼쪽 주먹을 펀치하고 숨을 내쉬면서 주먹을 뒤로 젖히십시오. 오른쪽 주먹으로 반복하십시오.
12. **야생 거위 비행**
    흡입하면서 양팔을 양쪽에서 들어 올리십시오. 너무 높이 올리면 안되며 양손을 모을 필요는 없습니다. 어깨 넓이를 유지하고 숨을 내쉬면서 팔을 내립니다.
13. **평온한 상태에서 손바닥 누르기**
    흡입하면서 손바닥이 위로 향하게 팔을 들어 올리십시오. 입과 코 사이에 팔을 가져 오십시오. 그런 다음 팔과 손바닥을 아래 쪽으로 내립니다. 팔을 다시 올리십시오. 왼쪽 다리를 빼십시오. 체중을 오른쪽 다리로 이동하십시오. 팔을 내립니다.

이제 손을 여러 번 문지르고 손이 따뜻해지면 얼굴을 문지릅니다.

담긴 전단지가 제공되었다. 대조군의 피실험자들은 일상적인 활동을 유지하도록 권고받았다.

타이 치 기공 프로그램의 실험 프로토콜

3개월간의 타이 치 기공 프로그램은 호흡 곤란을 가진 사람들이 타이 치 기공 운동 기술을 개발하고 이러한 운동을 일상생활 활동에 포함시키는 것을 돕기 위해 실행되었다. 타이 치 기공 프로그램은 타이 치 기공의 18가지 동작에서 선정하고 변형한 타이 치 기공을 통해 호흡을 조정하는(BRT-CQ) 13가지의 운동으로 구성되어있다(보건부 2003년). 이 수정된 13가지 형식의 타이 치 기공은 프로그램을 배우기 쉽고 사람들이 단기간에 기술을 습득할 수 있도록 하기 위해 고안되었다. 13가지 형식의 BRTCQ는 호흡의 요소, 폐 확장을 향상시키기 위한 상지의 운동 범위 및 전반적인 조정을 강조하기 위해 선택되었다. 참가자들은 운동 움직임으로 호흡을 조정해야 했다. BRTCQ의 수정된 13가지 형태는 2명의 타이 치 기공 전문가에 의해 호흡 곤란을 가진 사람들에게 사용되는 타당성 및 유효성을 승인받았다. 그들은 이 13가지 형태가 호흡 훈련과 운동 내성 훈련에 적절함을 확인했다. 기존의 관절염을 가진 환자에서 무릎에 압박을 가하는 형태를 포함한 일부 운동들이 원래의 18가지 형태에서 제거되고, 격렬하고 낮은 자세의 형태는 허약한 노인들에 맞게 수정되었다. 실제로, 타이 치 기공의 부작용은 드물고 신체를 과용하지 않고 참가자가 운동에 대해 편안함을 느끼게 함으로써 피할 수 있다.

타이 치 기공 트레이닝의 전달 모드

타이 치 기공 세션은 그룹 단위로 일주일에 두 번 실시되었고, 각 세션은 1시간 동안 지속되었다. 경험 있는 타이 치 기공 강사가 이끄는 타이 치 기공 연습 세션 동안 참가자는 강사의 동작, 자세 및 이동 속도를 재현했다. 참가자들은 매일 집에서 타이 치 기공을 연습하도록 권장 받았다. DVD와 타이 치 기공 그림은 13가지 형태의 동작을 지시하고 호흡 패턴의 조절과 함께 가정에서 자가 연습을 용이하게 하기 위해 각 참가자에게 제공되었다. 이것은 참가자들이 집에서 타이 치 기공을 연습할 수 있게 하는데 중요한 알림 역할을 했다. 그림 8.5.1은 13가지 형태의 BRTCQ를 보여준다. 박스 8.5.1에는 횡격막 호흡 (DB)에 대한 각 운동과 조절에 대한 설명을 포함해 스스로 알아갈 수 있는 세션이 포함되어 있다.

DB는 횡격막이 수축됨에 따라 천천히 호흡하면서 횡격막을 수축시켜 보조 흡입을 동반한다.

환자는 흡기 동안 복부를 바깥 쪽으로 확장시키고 호기 동안 복부를 수축시키도록 지시받는다. 이 동작은 횡격막을 낮춤으로써 폐 용량을 증가시켜 공기가 폐의 바닥에 도달하도록 한다. 호흡 수의 감소는 1회 호흡량 증가로 이어지며 폐포의 가스 교환을 개선하여 혈액 산소 공급을 향상시킨다.

참가자의 기술 숙달

참가자의 기술 숙달을 보장하는 것이 개입의 성공적인 전달을 보장하는 데 필수적이었다. 타이 치 기공 강사는 수업 중 참가자들의 기술 습득을 평가했다. 잘못된 동작들은 확인되고 수정되었다.

타이 치 기공 프로그램 평가

프로그램 평가는 타이 치 기공 프로그램을 마친 후에 수행되었는데 타이 치 기공 프로그램의 이점 및 한계에 대한 인식에 관한 정보를 수집하기 위함이었다. 참가자들은 타이 치 기공 프로그램이 즐거우며, 미래에 타이 치 기공을 계속 실천하겠다는 희망을 표명했다.

호흡장애 환자에 대한 타이 치 기공의 효과

206명의 참가자(187명 (90.8%)은 남성, 19명은 여성)는 타이 치 기공 그룹 ($n = 70$), 운동 그룹 ($n = 69$), 그리고 대조 그룹 ($n = 69$)의 세 그룹에 무작위로 배정되었다. 참가자의 연령대는 55세에서 88세 사이였으며, 평균 연령(표준편차)은 72.9세(7.7)였다. COPD의 평균 지속 기간은 11.1 (9.6)년이었다. American Thoracic Society(2004)의 기준에 따르면 42.7%의 환자가 COPD의 중증 단계였고, 41.7%는 중간 단계였으며, 15.5%는 보통 단계였다. 성별 ($P = 0.021$)을 제외하고 인구 통계학적 자료와 기준선 특성에서 유의한 차이는 발견되지 않았다. 왜냐하면 더 적은 수의 여성이 타이 치 기공 그룹에 포함되기 때문이다. 따라서 성별의 교란 효과는 데이터 분석에서 공변량으로 제어되었다.

3개월의 개입 기간 후, 폐 기능과 운동 용량에서 세 그룹 사이에 유의한 차이가 있었다. 타이 치 기공군은 1초(FEV1) (P 〈0.001) 및 강제 생체 용량 (FVC)에서 강제 호기량의 현저한 향상을 보였다 (P = 0.002). 운동군은 폐 기능에 유의한 차이가 없었고, 대조군은 폐 기능의 저하를 보였다. 6개월 보행 테스트 (6MWT)의 유의한 개선은 타이 치 기공 그룹에서도 기저선에서 3개월까지 관찰되었다(P = 〈0.001). 연구 결과에 따르면, 운동 그룹과 대조군은 3개월간의 운동 기간 동안 운동을 잘 견딜 수 있었다. 관찰된 6MWT의 증가는 독립적으로 나온 결과가 아니었다. 오히려 FVC 및 FEV1의 개선, 특히 건강 관련 삶의 질 (HRQL)의 개선과 결과를 함께했다. 그러므로 개선은 타이 치 기공 운동의 실행에 대한 적응에 기인할 수 있다.

이 연구에서는 만성 폐쇄성 폐 질환 환자의 HRQL을 측정하기 위해 St George 호흡기 설문지 (SGRQ)를 채택했다. 연구기간 동안 운동 그룹 및 대조군과 비교할 때 타이 치 기공 그룹에서 증상 영역 (P = 0.010) 및 활동 영역 (P = 0.035)에서 통계적으로 유의한 개선을 보였다. 타이 치 기공 그룹의 피실험자들은 심한 쇠퇴없이 생리 및 심리 사회적 기능의 광범위한 장애를 다루는 HRQL을 향상시킬 수 있었다. 그럼에도 불구하고 운동 그룹과 대조군 모두에서 HRQL의 악화 경향이 발견되었다. 만성 폐쇄성 폐 질환 환자에서 생리학적 및 심리사회적 기능이 점진적으로 감소하는 것을 볼 때 정기적인 타이 치 기공 운동은 환자의 기능적 능력을 향상시키고 질병 진행을 늦출 수 있다.

사회적 지원은 만성 질환을 가진 고객이 사용할 수 있는 또 다른 원천이다. 증상 관리와 사회적 지원은 HRQL을 최적화하는데 중요한 역할을 한다(McCathie et al 2002). 현재의 연구에서 사회적 지원의 측정을 위해 다차원적으로 지각된 사회적 지원(MSPSS)이 채택되었다. 첫 3개월 동안 세 연구 그룹의 피실험자들은 가족, 친구 및 중요한 다른 사람들의 지각된 사회적 지지에 변화를 보이지 않았다. 그러나 6개월간의 추적 관찰에서 타이 치 기공 그룹에서는 친구로부터의 자기 인식된 사회적 지지가 증가한 것으로 나타났다(P = 0.045). 운동 그룹과 대조 그룹은 3개월간의 연구기간과 후속 평가에서 인지된 사회적 지지에 큰 변화를 보이지 않았다. 지지 분위기에서 타이 치 기공을 연습하면 자기 효능감을 기를 수 있다(Jin 1992). 지속적인 연습을 통해 참가자들은 점차 숙달해간다. 지속적인 실습 이외에도 타이 치 기공 프로그램을 성공적으로 마쳤다면 자각 감각이 더욱 배양되었을 것이다. 자아 개념은 실제 성취와 역량에 대한 학문적 관점 또는 동료, 가족 및 중요한 사람들이 보는 사회적 관점에서 볼 수 있다. 자기 존중감, 자신감, 자아상의 결과로서의 자기 표현. 따라서 타이 치 기공 그룹이 왜 더 나은 건강을 보였는지 설명하는 것은 어렵지 않다.

타이 치 기공 운동은 만성 폐쇄성 폐 질환 환자의 신체적 및 정신 사회적 기능 건강을 향상시키는 데 효과적이라고 결론 지었다. 이 RCT 연구의 연구 결과에 대한 세부 사항은 다른 곳에서 보고되었다 (Chan et al 2010, 2011). 타이 치 기공이 건강 증진 프로그램 선정에 유리하게 고려될 잠재성에는 특별한 장비가 필요 없기 때문에 타이 치 기공 개입과 관련된 비용이 낮았다는 사실이 포함되었다. 따라서 타이 치 기공은 지역 사회에서 효율적이고 비용 효과적인 의료 서비스로 간주된다.

요약

타이 치 기공은 건강 증진 및 건강 유지를 위한 중국 철학을 도입하는 운동의 한 형태이다. 그것은 호흡기 기능장애가 있는 사람들에게 바람직한 선택으로 간주될 수 있는 힘들지 않은 운동이다.

호흡기 기능장애가 있는 사람들은 운동 내성 수준이 크게 다르다. 이 사람들은 항상 적합하고 유익한 정기적인 운동을 수행하도록 권장된다. 타이 치 기공은 운동 중 호흡 효율을 향상시킬 수 있는 폐 기능 유지를 돕기 위한 적절한 운동이다. 이 집단의 사람들에게 쉽고 안전하고 효과적인 운동이다.

타이 치 기공 프로그램과 관련된 부상이나 불편함은 보고되지 않았다. 타이 치 기공은 참가자들에게 잘 받아 들여지고 즐겁다. 참가자는 3개월간의 개입기간 내에 학습된 타이 치 기공 기술을 습득할 수 있었다.

참가자들은 또한 프로그램이 끝나면 타이 치 기공을

계속 연습하고자 하는 소망을 표했다. 타이 치 기공을 시행하는 것은 호흡기 기능장애가 있는 사람들에게 달성 가능한 과제로 볼 수 있다. 참여자들의 피드백을 참고하면 타이 치 기공 프로그램은 공동체 환경에서 실현 가능한 것으로 나타났다. 조사 결과 지역 사회의 개입 발전을 위한 지침을 제공하는 데 가장 적합하다. 호흡장애 고객을 위한 치료의 맥락에서 지역 사회에서 사람들에게 운동 훈련을 제공하는 타이 치 기공 훈련 프로그램을 수립하는 것은 지역 사회의 보건에 유익한 영향을 미칠 것으로 예상된다.

신체적, 정신사회적 건강증진에 있어 타이 치 기공의 이점을 이해하는 것은 사람들의 건강 요구를 다루기 위한 효과적인 개입의 처방을 인도하는 데 큰 가치가 있다. 타이 치 기공은 호흡기 기능장애를 가진 노인에게 특히 적합한 특성을 가지고 있다. 또한 임상 환경에서의 쉬운 적용은 의료적 인력과 자금이 거의 없는 현재의 경제 상황에서 특히 유의미하다.

참고문헌 Reference

American Thoracic Society, 2004. Standards for the diagnosis and management of patients with COPD. European Respiratory Journal 23, 932–946.

American Thoracic Society, 2006. American Thoracic Society/ European Respiratory Society statement on pulmonary rehabilitation. American Journal of Respiratory and Critical Care Medicine 173, 1390–1413.

Chan, A.W.K., Lee, A., Suen, L.K.P., et al., 2010. Effectiveness of a Tai chi Qigong program in promoting health-related quality of life and perceived social support in chronic obstructive pulmonary disease clients. Quality of Life Research 19 (5), 653–664.

Chan, A.W.K., Lee, A., Suen, L.K.P., et al., 2011. Tai chi Qigong improves lung functions and activity tolerance in COPD clients: a single blind, randomized controlled trial. Complementary Therapies in Medicine 19 (1), 3–11.

Chao, Y.F.C., Chen, S.Y.C., Lan, C., et al., 2002. The cardiorespiratory response and energy expenditure of tai-chi-qui-gong. The American Journal of Chinese Medicine 30 (4), 451–461.

Chen, K.M., Snyder, M., Krichbaum, K., 2001. Clinical use of tai chi in elderly populations. Geriatric Nursing 22 (4), 198–200.

Cheung, B.M.Y., Lo, J.L.F., Fong, D.Y.T., et al., 2005. Randomized controlled trial of qigong in the treatment of mild essential hypertension. Journal of Human Hypertension 19 (9), 697–704.

Department of Health, 2003. The 18 movements of Taiji qigong. [VCD]. Hong Kong: Department of Health.

Gemmell, C., Leathem, J.M., 2006. A study investigating the effects of tai chi chuan: individuals with traumatic brain injury compared to controls. Brain Injury 20 (2), 151–156.

Hart, J., Kanner, H., Gilboa-Mayo, R., et al., 2004. Tai chi chuan practice in community-dwelling persons after stroke. International Journal of Rehabilitation Research 27 (4), 303–304.

Irwin, M.R., Pike, J.L., Cole, J.C., et al., 2003. Effects of a behavioral intervention, tai chi chih, on varicella-zoster virus specific immunity and health functioning in older adults. Psychosomatic Medicine 65, 824–830.

Jin, P., 1992. Efficacy of Tai chi, brisk walking, meditation, and reading in reducing mental and emotional stress. Journal of Psychosomatic Research 36 (4), 361–370.

Lan, C., Chou, S.W., Chen, S.Y., et al., 2004. The aerobic capacity and ventilatory efficiency during exercise in qigong and tai chi chuan practitioners. The American Journal of Chinese Medicine 32 (1), 141–150.

Lee, M.S., Lee, M.S., Kim, H.J., et al., 2004a. Effects of qigong on blood pressure, high-density lipoprotein cholesterol and other lipid levels in essential hypertension patients. International Journal of Neuroscience, 114, 777–786.

Lee, M.S., Lim, H.J., Lee, M.S., 2004b. Impact of qigong exercise on self-efficacy and other cognitive perceptual variables in patients with essential hypertension. The Journal of Alternative and Complimentary Medicine 10 (4), 675–680.

Lee, L.Y.K., Lee, D.T.F., Woo, J., 2007. Effect of tai chi on state of self-esteem and health-related quality of life in older Chinese residential care home residents. Journal of Clinical Nursing: 16 (8), 1580–1582.

Li, F., Duncan, T.E., Duncan, S.C., et al., 2001. Enhancing the psychological well-being of elderly individuals through Tai Chi exercise: a latent growth curve analysis. Structural Equation Modeling: A Multidisciplinary Journal, 8, 53–83.

McCaffrey, R., Fowler, N.L., 2003. Qigong practice: a pathway to health and healing. Holistic Nursing Practice 17 (2), 110–116.

McCathie, H.C., Spence, S.H., Tate, R.I., 2002. Adjustments to COPD: the importance of psychological factors. European Respiratory Journal 19, 47–53.

Mustian, K.M., Katula, J.A., Zhao, H., 2006. A pilot study to assess the influence of tai chi chuan on functional capacity among breast cancer survivors. The Journal of Supportive Oncology 4 (3), 139–145.

Taylor-Piliae, R., 2003. Tai chi as an adjunct to cardiac rehabilitation exercise training. Journal of Cardiopulmonary Rehabilitation 23 (2), 90–96.

Tsang, H.W.H., Fung, K.M.T., Chan, A.S.M., et al., 2006. Effect of a qigong exercise programme on elderly with depression. International Journal of Geriatric psychiatry 21 (9), 890–897.

Wolf, S.L., O'Grady, M., Easley, K.A., et al., 2006. The influence of intense tai chi training on physical performance and hemodynamic outcomes in transitionally frail, older adults. Journals of Gerontology Series A: Biological Sciences & Medical Sciences 61 (2), 184–189.

Yang, Y., Verkuilen, J., Rosengren, K.S., et al., 2007. Effects of a taiji and qigong intervention on the antibody response to influenza vaccine in older adults. American Journal of Chinese Medicine 35 (4), 597–607.

장 | 8.6 |

호흡 장애에 요가 활용에 대한 검토

Shirley Telles, Nilkamal Singh

장목차

요가: 정의, 라이프 스타일로서의 요가, 그리고 전통 요가 실행 315
요가의 타입, 전통서적과 동시대 지식에서 나온 묘사 315
요가에 있어서 호흡의 중요성과 질병에 대한 요가 이론 316
요가 호흡 또는 프라나야마, 정의 및 타입 317
다른 프라나야마를 실행하는 방법, 예방책과 금기사항 317
호흡율의 변화를 가지고 있는 프라나야마 (또는 요가 호흡) 실행 317
코 호흡의 변화(좌측, 우측, 또는 교대로)를 가지고 있는 프라나야마 318
소리를 내면서 숨을 내쉬는 프라나야마 318
호흡의 깊이를 증가시키는 프라나야마 319
호흡을 참는 프라나야마 319
테크닉: 입을 통한 호흡 319
프라나야마의 생리학적 영향 319
호흡율 변화를 가지고 있는 프라나야마 실행 319
코호흡의 변화를 가지고 있는 프라나야마 319
소리를 내면서 숨을 내쉬는 프라나야마 321
호흡의 깊이를 증가시키는 프라나야마 321
입을 통해 호흡을 하는 프라나야마 321
건강과 다른 차원의 삶에 있어서 다른 프라나야마 적용 321
치료 요가에 대한 연구 321
효과를 일으키는 메커니즘 322
참고문헌 323

요가: 정의, 라이프 스타일로서의 요가, 그리고 전통 요가 실행

고대 인도에서는 균형상태 또는 항상성 유지에 중점을 두었다(산스크리트어로 = samatvam). samatvam이라는 단어는 요가와 동의어로 간주될 수 있다: 요가는 평형이다(Bhagvad Gita, 주전 500년경, 제2장, 48절). 요가는 특정식이요법(식물성이고 포화지방이 적음)과 신체 활동 증가(Taimini 1961)와 같은 건강한 생활 양식의 여러 측면을 포함한다. 균형 잡힌 상태를 달성하기 위해 사고패턴을 수정하는 것은, 필요할 때, 요가에서 아주 중요하다. 이것은 현자 Patanjali(기원전 900년경)에 의해 주어진 요가의 가장 잘 알려진 정의 중 하나와 일치한다: '요가는 정신적 변동에 대한 지배력을 얻는 과정이다.'(Patanjali의 요가 Sutras, BC 900년경 Ch. 1, 2절).

요가의 타입, 전통서적과 동시대 지식에서 나온 묘사

최근에 Vivekananda(1863~1902)는 요가가 육체적인 연습이나 정신 통제 이상의 것이라고 말했다; 그것은 삶의 모든 측면의 일부이며, 다음과 같은 네 가지 유형의 요가 사례가 전통적인 범주이다.

- 사심없이 일한 업(karma 요가)
- 삶의 진실뿐만 아니라 책의 지식(jnana 요가)
- 신(神)이 아닌 최극의 힘(bhakti 요가)에 대한 헌신 그리고
- 도덕적 윤리 강령(yama), 자기 정화 및 연구(niyama), 육체적 자세(asanas), 호흡 조절(pranayamas), 감각 철회(parenayamas), 농도(dharana), 명상(dhyana), 자기(samadhi) 흡수 등 8개의 유연한(limbed) 또는 아쉬탕가(ashtanga) 요가로 불리는 영적 성장(raja yoga) (Saraswati 2006). 그림 8.6.1 참조.

그러나, 더 최근에는 설립자 또는 방법의 이름을 따서 자주 지명되는 요가 유형이 있다. 대부분의 경우 이들은 원문으로 거슬러 올라갈 수 있다. 예를 들어, Iyengar 요가(B.K.S. Iyengar 이름을 따서) 및 Bikram 요가(Bikram Choudhury 이름을 따서 명명 됨)가 있다. 요가 방법의 이름을 따서 명명된 요가 운동의 예로, 는 신체 운동에 중점을 두는 Hatha 요가, Patanjali의 요가 Sutras에서 Kriya 요가의 철학을 기반으로 하는 Kriya 요가(Paramahamsa Yogananda에 의해 대중화), 영적 성장을 위해 신체를 수단으로 사용하는 Tantric 요가, 만트라 요가(Maharishi Mahesh 요기로 대중화됨), 통합 요가(Sri Aurobindo로 대중화 됨), Vinyasa 요가(K. Pattabhi Jois 의해 대중화 됨)가 있다.

따라서 최근 몇 년 동안 이러한 새로운 용어는 명확성이 부족해졌고, 전통적 으로 네 가지 유형의 요가 운동이(위에서 설명한 바와 같은 bhakti, jnana, raja, karma) 있다는 사실을 종종 잊어 버린다.

요가에 있어서 호흡의 중요성과 질병에 대한 요가 이론

우리의 삶의 방식이 자연의 법칙에 위배된다면, 우리는 필연적으로 생리학적 균형 또는 항상성을 잃어 버리게 된다고 믿어진다.

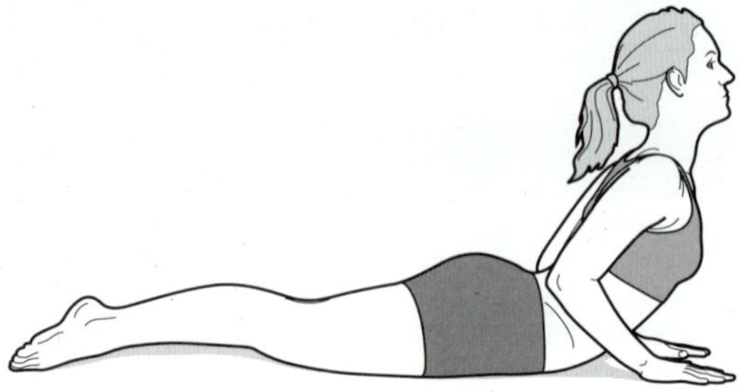

Ⓐ

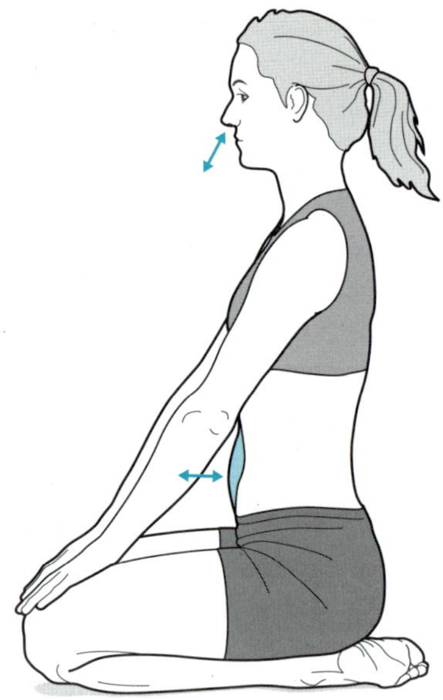

Ⓑ

그림 8.6.1 요가는 임상에서 호흡장애 환자에게 유용한 것으로 판명되었다. A 요가 자세, 코브라 자세. B 요가 호흡 테크닉, 정뇌 호흡.

어떤 시점에서 몸은 질병을 일으킴으로써 반응할 것이다. 요가 교과서에 따르면, 사람은 특정 질병 보유 요인(Telles 2010)에 대한 자신의 경향에 기초하여 질병을 발달시킬 것이다. 예를 들어, Taittreya Upanishad는 (i) 신체적, (ii) 미묘한 에너지(prana1 또는 chi), (iii) 본능적인 정신 수준, (iv) 지적 정신 수준, (v)다섯 번째이고 이상적인 수준, 최적의 항상성과 균형 상태를 설명한다.

불균형은 본능과 지성 사이에 충돌이 있을 때 본능적·정신적 수준에서 발생하는 것으로 간주된다(Taimini

1961). 이러한 불균형의 첫 번째 명백한 징후는 미묘한 에너지(prana 또는 chi)에서 불규칙한 호흡을 유발한다. Patanjali의 요가 Sutras (Ch. 1, V. 31)에서는 다음과 같이 말한다 :

> *정신이 산만한 상태의 증상은 정신적 고통, 떨림, 거칠고 이상한 호흡 및 일반적인 긴장이다.*

이 단계에서 어떤 사람이 뭔가 잘못되었다는 것을 깨닫는다면, 필요한 신체적, 정신적 변화를 일으킬 수 있다. 이런 이유로 내부 및 외부 감각의 의식은 요가 연습의 중요한 구성 부분이다. 사람들이 호흡이 빠르고 불규칙하다는 사실을 알고, 숨을 참는 경향이 있다면 이러한 증상의 관련성을 일고 있어야 한다. 이 단계에서 시정 조치는 질병을 예방할 수 있다. 그러나 이것은 추측에 근거한 것이다.

만약 정신 상태의 불균형이 계속해서 억제되지 않는다면, 호흡 불균형이 수정되지 않은 채로 남아 있다고 전통적으로 믿어진다. 이러한 불균형은 신체적 질병으로 나타날 수 있다. 이것은 정신신체 기초(예: 천식이나 위 식도 역류 질환(GERD)를 가질 수 있는 것으로 간주되는 여러 조건의 기초이다.

다른 사람에게는 어떤 다른 체계가 관련되어 있는 반면, 일부 개인에게 호흡기 질환이 발병하는 이유는, 유전적 소인이나 그 시스템의 내재적 약점 또는 취약성 때문인 것으로 여겨진다(Telles 2010).

호흡과 호흡 조절에 대한 이 강조는 다른 요가 텍스트에서도 언급된다. Hatha Yoga Pradipika (c. 300 A.D.)는 다음과 같이 말한다:

> *호흡(생명 에너지와 상호 교환 가능)이 불규칙하면 정신 상태가 엉망입니다; 호흡이 안정되면 정신 상태도 안정적이다.*

이 연습에 의하여 요가는 안정을 얻고 따라서 호흡을 조절해야 한다 (Hatha Yoga Pradipika, Ch. 2, V.2).

요가 호흡 또는 프라나야마, 정의 및 타입

자발적으로 규제되는 요가 호흡 기술은 *pranayamas* (*prana* = '생명력'또는 '생명 에너지', '호흡'을 전달하고, ayama = '연장', 산스크리트어) 라고 한다. 일반적으로, 요가에 따른 올바른 호흡 방법은 느리고 깊으며 흡기와 호기가 1 : 2로 인식된다(Singh 등 1990). 속도가 느린 *pranayama* 기술의 이 개념에 대한 예외는 kapalabhati라고 불리는 요가 기술로, 60~120회 호흡/분(호흡 수/분)의 활발히 내쉼과 호흡 비율을 포함한다(Ramdev 2009). 이 운동은 kriya 또는 클렌징 연습뿐만 아니라 *pranayama*로 간주되어진다. *pranayama*는 호흡을 변형시키는 방식이 다르며, 다음을 포함한다:

1. 비율 변화
2. 대체 비강 호흡
3. 소리를 내는 동안 숨을 내쉼
4. 호흡량 변화
5. 수축된 성문으로 호흡하기
6. 숨을 멈추고
7. 입으로 호흡

뒤따라오는 기술은 다른 pranayamas를 실행하는 방법, 주의 및 사용금지 사유, 이 기술을 실행하기 위한 생리적인 효력 및 이 기술들을 다루는 적용을 포함한다.

다른 프라나야마를 실행하는 방법, 예방책과 금기사항

모든 pranayama 연습은 아침 일찍 또는 마지막 식사 후 적어도 2시간 이상, 통풍이 잘 되는 방에서, 눈을 감은 상태로 척추를 세우고 콧구멍의 공기 움직임에 대해 인식하면서 전문가와 함께 이상적으로 연습한다.

호흡율의 변화를 가지고 있는 프라나야마(또는 요가 호흡) 실행

방법: 빠른 호흡을 포함하는 주요 기술은 kapalabhati 이며, 따라서 이 기술만이 여기서 설명될 것이다. 연습은 다음과 같은 단계로 이루어진다: 양쪽 콧구멍을 통해 힘차게 숨을 내쉬면서 복부/ 복부 근육을 수축시키면서 (처음에는 복부에 손을 대면 복부 움직임을 감지하는데 도움이 된다); 그래서 흡입이 노력 없이 이어지

면, 속도는 60회/분 (더 빠른 속도보다 더 안전하다)을 넘지 않아야 하며, 5분마다 연습을 마친 후 1분 동안 휴식해야 한다.

임상 관찰에 기초한 금기사항인 예방 조치 및 조건은 다음과 같다.

1. 고혈압
2. 관상 동맥 질환
3. 최근 복부/흉부 수술
4. 간질(발작을 유발할 수 있음).

이러한 연습은 과다호흡을 유발할 수 있으므로 (예: 규정된 시간보다 오래 실행하면) 과다호흡자(예: 공황 발작이 있는 사람)는 피해야 한다. 한 사례보고(Johnson 등 2004)는 kapalabhati 실행이 원인에 대한 명확한 설명 없이 기흉을 유발한다고 언급했다.

코 호흡의 변화(좌측, 우측, 또는 교대로)를 가지고 있는 프라나야마

방법: 왼쪽, 오른쪽 그리고 교대로 코로 숨쉬는 첫 번째 단계는 동일하다. 이 단계는 검지 손가락과 가운데 손가락을 접어서 그 끝이 우세손의 손바닥에 닿도록 한다. 세 가지 연습의 경우 오른쪽 콧구멍은 엄지 손가락의 부드러운 압력으로 가리고 왼쪽 콧구멍은 링과 작은 손가락의 부드러운 압력을 사용한다. 나머지 단계는 3가지 연습에서 다르다.

왼쪽 콧구멍 pranayama는 chandra anuloma-viloma (chandra = 달, anuloma-viloma = 흡입 - 내쉼, 산스크리어로)라고 불린다. 다음 단계는 오른쪽 콧구멍을 막고 왼쪽 콧구멍을 통해 흡입과 호흡만을 하는 것이다. 오른쪽 콧구멍 pranayama는 surya anuloma - viloma (surya = 태양, 산스크리트어로)라고 불린다. 다음 단계는 왼쪽 콧구멍을 막고 오른쪽 콧구멍을 통해 흡입 및 호흡하는 것이다. anuloma-viloma 라고 불리는 다른 콧구멍 호흡에는 추가 단계가 있다.

이것은 다음과 같다: 양쪽 콧구멍을 통해 호흡; 오른쪽 콧구멍을 닫고 왼쪽 콧구멍을 통해 호흡한다; 왼쪽 콧구멍을 막고 오른쪽 콧구멍을 통헤 호흡; 오른쪽 콧구멍을 통해 들이마시고, 마지막으로 왼쪽 콧구멍을 통해 내쉰다. 이것이 한 주기이다. 이 주기를 반복하면서 연습을 계속한다.

연구 결과에 근거한 주의 사항 및 금기 사항: 세 가지 연습 중 오른쪽 콧구멍 호흡만 금기사항이 있다. 이 기술은 정상적인 자원 봉사자가 40분 동안 시행했을 때 증가된 말초혈관 수축으로 심장 수축과 이완기 혈압 및 평균 혈압을 상승시켰다(Raghuraj & Telles 2008).

따라서 이 기술은 고혈압이 있는/고혈압 경향이 있는 사람들에게는 피해야 한다.

소리를 내면서 숨을 내쉬는 프라나야마

이 범주에는 두 종류의 pranayamas가 있다.

이들은 bumblebee호흡(bhramari pranayama)과 즐거운 구호(또는 음절 '옴'을 외치는 udgeeth pranayama)로 불린다. 연습은 각각의 소리와 함께 숨을 반복적으로 내쉬는 것을 포함한다. 두 기술의 방법은 서로 다르다.

방법: bhramari pranayama: 어깨를 편안하게 유지하고 팔을 들어 올리고, 팔꿈치를 구부리고, 엄지 손가락을 사용하여 귀 앞쪽의 연골을 가볍게 눌러 귀를 닫는다. 연습하는 동안 검지 손가락은 이마에, 다른 손가락은 눈꺼풀과 코밑에 놓는다. 실제 연습은 콧노래와 같은 윙윙거리는 소리를 내면서 코를 통해 숨을 들여 마시고 내보내는 것이다.

주의사항 및 금기사항: Bhramari pranayama는 일반적으로 안전하다고 간주되지만 임상 관찰을 기반으로 하면 이명에서는 피해야 한다.

방법: udgeeth pranayama를 위해, 깊이 호흡하고 내쉬면서, 각 호흡에서 하나의 음절로 'Om'을 외친다.

주의사항 및 금기사항: Udgeeth pranayama는 일반적으로 안전하다고 간주되며 주의 사항이나 금기 사항은 알려져 있지 않다.

호흡의 깊이를 증가시키는 프라나야마

Bhastrika pranayama(고함치는 듯한 호흡, 산스크리트어)에서 호흡의 깊이가 증가된다.

방법: Bhastrika pranayama는 두 콧구멍을 통해 완전히 깊게 숨을 들이마시고 두 콧구멍을 통해 완전히 숨을 내뱉는다. 이 연습은 깊이 숨을 들이마시고 내쉬면서 계속된다.

주의사항 및 금기사항: 이 연습은 과다호흡을 유발하므로 과다호흡이나 불안장애가 있는 사람에게는 피해야 한다.

호흡을 참는 프라나야마

특정 pranayama 기술은 숨을 참는 시간을 포함한다. 어떤 pranayamas에서는 숨을 참는 시간이 흡입 또는 호기보다 짧지만, 반면에 다른 pranayamas에서는, 숨을 참는 시간이 흡입 또는 호기 지속 시간을 초과한다. 숨을 참는 것은 들이마시기 또는 내쉬기 또는 둘 다에서 이어질 수 있다.

일반적으로 숨을 참는 것은 초보자에게는 권장되지 않고 숙련된 요가 마스터에 의해 실행된다.

그 이유는 숨을 참는 pranayamas가 잘못 실행되면, 불리한 심리적 영향을 미칠 수 있기 때문이다(Naveen & Telles 2003). 이 기술은 고혈압, 관상 동맥 질환 및 정신 건강 상태의 약물 치료를 받는 사람들은 피해야 한다.

고도의 요가 종사자조차도 어떤 생리적인 '자물쇠' 또는 신체잠금(bandhas)으로 이러한 pranayamas를 연습해야 한다. 이러한 '잠금 장치' 에는 턱 잠금 장치, 복부 잠금 장치 및 회음부 잠금 장치가 있다. 한 연구에서 짧은 호흡과 함께 오랫동안 섭취한 산소량을 비교했다(Telles & Desiraju 1991). 흥미롭게도 흡입-호기와 비교하여 숨을 참는 시간을 변화시키는 것은 산소 소비의 유의한 차이를 나타냈다. 오래 숨을 참는 것은 연습 중 산소 소비가 19% 감소하는 것과 관련이 있었고, 반면에 짧게 숨을 참는 것은 소비된 산소가 56% 증가하는 것과 관련이 있었다. 이러한 차이의 근원이 되는 메커니즘은 여전히 이해되어야 한다.

테크닉: 입을 통한 호흡

일반적으로 올바른 호흡은 코를 통한 흡입을 포함한다. 열이 빠져 나가는 어떤 pranayamas에서는, 흡입이 입을 통해 이루어지며 호기는 코를 통해 발생한다.

방법: 다른 기술들이 있다. 숨어있는 이(sadanta pranayama)를 통해 숨을 쉬며, 혀가 뒤로 젖혀지면서(sitkari pranayama) 혀의 측면이 부리(sitali pranayama)를 만드는 것처럼 접히면서 입으로 호흡한다. 일반적인 자세와 다른 요인은 다른 pranayamas와 경우와 같다.

주의사항 및 금기 사항: 이것들은 안전한 관행으로 간주되지만, 입을 통해 호흡하면 흡입 공기가 평소보다 차갑게 되어, 차가운 반응성 기관지 천식 환자에서 기관지 연축이 발생할 수 있다.

프라나야마의 생리학적 영향(그림 8.6.2)

호흡율 변화를 가지고 있는 프라나야마 실행

이름에서 알 수 있듯이 Kapalabhati(= 산스크리트어로 빛나는 이마)는 뇌 기능에 영향을 준다. kapalabhati 연습에 따라 취소 작업(Telles 외 2008) 및 P300 청각 홀수 작업(auditory odd ball task) (Joshi & Telles 2009)에서 증가된 P300 진폭에 대한 성능을 기반으로 집중력이 크게 증가했다. 주의할 것은 배측면 전두엽 피질(DPFC)의 기능이다. 이것은 분리된, 기능적 근적외선 분광학 연구가 왜 DPFC보다 증가된 디옥시 헤모글로빈(telles et al 2012a)을 보여 주었는지 설명할 수 있으며, kapalabhati 동안 DPFC가 실습에 적극적임을 암시하는 뇌 혈류의 변화는 없었으며 옥시 헤모글로빈은 감소했다. Kapalabhati 연습은 즉각적인 효과로서 시각 및 촉각 인식을 향상시켰다(Telles 2011a). Kapalabhati 연습은 활성화를 제안하는 다른 기능에도 영향을 미친다. 미주신경 철수(Telles 2011b)에 대한 자율 균형의 변화와 개방 회로 대사 분석기를 사용한 녹음에 기반한 에너지 소비의 증가가 있었다. 이 기술의 또 다른 효과는 폐포사강의 증가였다, 아마도 비율적으로 폐포사강의 증가가 호흡 깊이를 줄이기 때문일 것이다(Singh & Telles 2012).

코호흡의 변화를 가지고 있는 프라나야마

Swara 요가 텍스트(swara = 에너지의 형태로 콧구멍을 통과하는 공기의 흐름)라고 불리는 고대 요가 텍스트는 오른쪽 비공, 왼쪽 비공 또는 양측 비공을 통해 번갈아 가며 호흡하는 서로 다른 별개의 효과를 설명했다. 이 본문은 오른쪽 비공을 통한 호흡이 경전 공부, 사냥, 요새 또는 산 확장, 코끼리, 말 또는 마차 통제와 같은 활동과 관련하여 열을 발생하는 것으로 되어 있다고 말한다(Shiva Swarodaya, Ch.5, V. 114–123). 대조적으로, 왼쪽 콧구멍을 통한 호흡은 열 소산으로 묘사되며, 성전 건립, 봉사 제공, 땅 경작, 종교 의식 수행과 같은 수동적 활동과 관련된다(Shiva Swarodaya, Ch.5, V. 102–113). 호흡이 양 콧구멍을 통과할 때, 조용한 (아마도 내성적인) 상태로 유지되어야 하며 어떤 활동도 피하여야 한다고 언급되어왔다(Shiva Swarodaya, Ch.5, V.128).

과학적 연구는 고대 텍스트에서 이러한 관행에 대한 설명을 부분적으로 확증했다. 예를 들어, 1개월 넘는 동안 올바른 비강 호흡(RNB)이 45분 동안 실행되면, 산소 소비가 증가하고 교감 신경 활성화(예: 말초 혈관 수축, 수축기 혈압 및 심장 박동 증가)를 야기했다(Telles 1996). RNB가 말초 혈관 수축과 함께 수축기 혈압, 이완기 혈압 및 평균 혈압을 증가시키는 것으로 나타났다(Raghuraj & Telles 2008). 이러한 효과는 고대 텍스트에서 설명한 오른쪽 콧구멍 요가 호흡의 에너지 소비(산소 소비에 기반함) 및 열 발생 효과를 보여주기 위해 취해질 수 있다.

Anuloma–viloma pranayama는 호흡 동성 부정맥이 증가했을 뿐 아니라 실행이 끝난 후 호흡을 느리게 만들었다(Jovanov 2005). 이전 연구에서 4주 동안 anuloma–viloma pranayama를 시행한 후, 자원 봉사자들은 쉬는 시점까지 호흡을 유지했을 때 심장 박동수와 수축기 혈압이 감소하여 교감 신경 활성화가 감소했다는 것을 보여주었다(Bhargava et. al 1988). 더 최근의 연구에서, 수축기 혈압과 이완기 혈압은 anuloma–viloma pranayama 시행 후 감소하였고, 수축기 및 평균 혈압은 좌 비공 요가 호흡 후에 낮아졌다(Raghuraj & Telles 2008).

Uninostril(단일비공) 호흡 연습은 또한 대뇌 반구에 좌뇌나 우뇌 한쪽만 영향을 미친다. 이 결과는 특정 대뇌 반구에 특유한 업무 수행 능력뿐만 아니라 EEG에

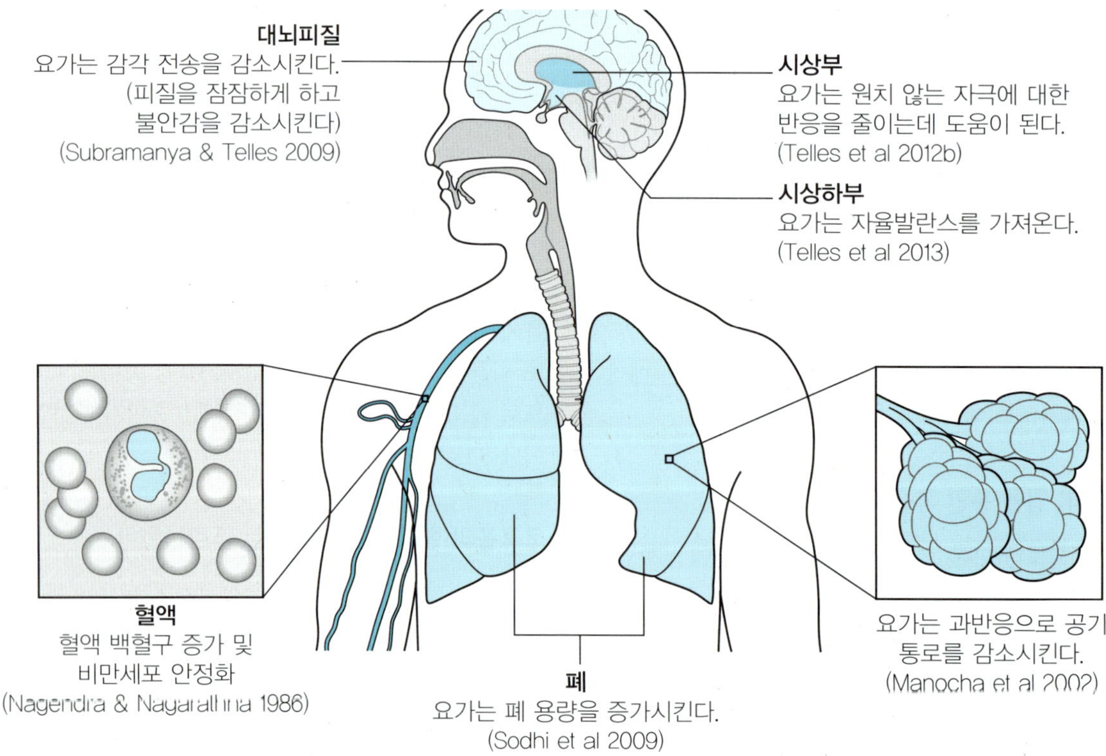

그림 8.6.2 호흡장애에서 요가의 영향을 받는 메커니즘.

도 기반을 두고 있으며, 강제적인 단일비공(uninostril) 호흡은 반대 대뇌 반구를 활성화시킨다는 것을 암시했다(Shannahoff-Khalsa, 1991). 대조적으로, 요가에 기초한 uninostril(단일비위통) 호흡은 오른쪽 반구 – 특정 작업에서 오른쪽, 왼쪽 및 교대 콧구멍 요가 호흡을 시행한 모든 참가자가 개선된 점수를 보임에 따라 반구별 작업에서 성능에 측면 효과가 나타나지 않았다(Naveen 1997). 또한 양측에 기록된 청각 유발 전위에 대한 올바른 비강 요가 호흡의 직접적인 영향을 연구했다(Raghuraj & Telles 2004). 올바른 비강 요가 호흡을 하는동안, 연습 중에 오른쪽에 더 많은 수의 뉴런을 모집하면서, 오른쪽에 세 개 중에 두 개의 유발된 잠재적인 구성 요소의 피크 진폭이 증가했다.

소리를 내면서 숨을 내쉬는 프라나야마

두 가지 예는 bhramari(산스크리트어로 '땅벌') prana yama와 udgeeth pranayama이다. 8주 동안 호흡하는 왼쪽 그리고 교대로 숨쉬는 비공 요가와 함께 매일 bhramari pranayama를 연습하면 불안 신경증으로 진단된 환자의 증상이 감소했다(Crisan 1996).

줄어든 맥박수와 소변에서 에피네프린과 노르에피네프린의 대사율이 감소하고 피부 저항도 증가했다는 것을 보여주었다. bhramari pranayama (Vharatte 2008)를 수행하는 8명의 참가자에서 발작성 감마파가 관찰되었다. 이것은 원래는 비 간질성 발작으로 표현되었고 요가와 명상과 관련된 정신상태의 가능한 신경상관 관계로 간주되었다.

'옴(Om)'을 부르는 효과와 '원(one)'을 부르는 효과가 비교될 때, 두 가지 관행 모두 심장과 호흡률을 감소시키는 반면 '옴'만 외치는 것은 피부 저항 수준을 감소시키고, 이는 'Om'음절의 내용과 함께 정신적 참여의 신호로 해석된다(Telles 1998).

호흡의 깊이를 증가시키는 프라나야마

bhastrika pranayama의 효과는 반사에 대해 평가되었다(Bhavanani 2003). 3개월 동안 요가를 시행한 학생의 반응시간(RT)은 9회 bhastrika pranayama 전후에 기록되었다. 연습 후에 시각 및 청각 RT 모두에서 유의한 감소가 있었다.

입을 통해 호흡을 하는 프라나야마

어떤 pranayamas는 코를 통해서 내뱉는 것과 입을 통해 들이마시는 것을 포함한다. 아마도 공기가 입을 통해 흡입되기 때문에 콧구멍을 통과하는 온난화 효과가 없어져 이것들은 cooling pranayamas라고 불렸다. 요가 강사의 경험에 근거한 이러한 관행에 대한 설명에서 이러한 pranayamas을 연습하는 것은 구강 건강에 좋다고 알려져 있으며 심지어 열이 있는 사람의 체온을 낮추는 데 도움이 될 수 있다(Ramdev 2009).

건강과 다른 차원의 삶에 있어서 다른 프라나야마 적용

아래 인용된 대부분의 응용 프로그램은 특정 변수 및 특정 작업 수행에 대한 pranayama의 효과를 기반으로 간접적으로 추론된다. pranayamas의 가능한 용도는 다음과 같다: 비만에서 kapalabhati(에너지 출력을 증가시킴으로써) 및 짧은 주의 집중 시간과 관련된 조건; 고혈압에 걸리기 쉽고 고혈압으로 진단받은 사람들의 anulomaviloma pranayama; 불안장애에서의 brahmari pranayama; 느린 사람들의 반응속도를 높이는 bhastrika pranayama; 스트레스 관리에서 긴 kumbhak (흡입 : 홀드 : 내쉬기 : 홀드 = 1 : 4 : 2 : 2)와는 대조적으로 비만에서 짧은 kumbhak pranayamas (흡입 : 홀드 : 내쉬기 : 홀드 = 2 : 1 : 2 : 1.

치료 요가에 대한 연구

요가의 치료 효과는 많은 건강 문제에 대해 연구되어 왔지만, 이 장에서는 호흡에 초점을 맞추고, 일부 요가 연구는 호흡기 질환을 대상으로 해왔다.

그러나, 요가의 특정 호흡법의 효과는 요가 연습의 다른 측면과 거의 분리되지 않으며, 그래서 특히 요가 호흡의 혜택에 대한 확실한 결론이 아직 만들어질 수 없다.

요가가 돌이킬 수 없는 만성 기관지염, 폐결핵, 기관지 천식 및 만성 폐색성 폐질환(COPD)을 가진 노인을 비롯한 다양한 호흡기 질환이 있는 개인에게 적용되었을 때 중요한 건강 및 생활습관 개선 효과가 있음이 연구에서 나타났다.

늘어난 요가 연습 전과 후에 폐 기능 검사를 사용한 여러 연구에서 요가 훈련을 받은 천식 환자에서 운동 부하의 증가와 산소 포화도가 증가하고 더 정상적인 CO_2 수준이 나타났다(Jain & Talukdar 1993).

효과를 일으키는 메커니즘

숨을 참으면서 pranayamas를 시행하는 것은 호흡의 신경 조절에 효과를 보여주는 과탄산혈증(hypercapnia)(Miyamura 2002)에 대한 화학 감수성을 낮추었다. 숨을 참지 않고 시행된 Pranayamas는 호흡 기도 및 호흡에 관련된 근육의 기능을 향상시켰다(Madanmohan 2003). pranayamas를 포함한 요가 기술은 폐 용량과 작은 기도에 몇 가지 유익한 영향을 미친다.

육체적인 효과 외에도, 심리적 상태는 호흡에 확실한 영향을 미친다. 차례로 호흡 패턴은 감정에 영향을 주는 것으로 알려져 있다. 실험 참가자들이 특징을 나타내는 특정 패턴을 호흡하면서, 참가자들은 즐거움-웃음, 슬픔-울음, 두려움-불안, 분노, 에로틱한 사랑, 부드러움 등 여섯 가지 감정을 더 쉽게 시뮬레이션 할 수 있음을 알았다(Bloch 1991).

요가는 정신 상태에 영향을 줄 수 있는 방법을 추측할 수 있다. 자발적으로 천천히 심호흡을 하면 폐 조직이 늘어나서, 서서히 적응하는 수용체와 과분극 전류에 의한 억제 신호를 생성한다(Jerath 2006). 이러한 억제 신호는 신경 요소를 동기화시켜 자율 신경계의 변화를 유도하며, 줄어든 신진 대사와 부교감 신경의 우세를 특징으로 한다. 부교감의 우위는 일반적으로 정신 평온과 관련이 있지만, 기관지 천식의 기관지 과반응성은 낮은 교감 신경 활동에 의한 부교감의 우위로 인한 것이라고 보고된다(Scanlon, 1984). 일반적인 요법과 달리 특정 요가 연습은 부교감신경의 철수를 유발한다(Telles 2011b).

한쪽 콧구멍을 통해 선택적으로 호흡을 하는 다른 pranayamas 호흡은 교감신경 활성화를 유발한다(Raghuraj & Telles 2008). 이러한 자율 활동의 변화는 요가를 시행한 후 기관지 천식의 개선에 도움이 될 수 있다.

Pranayamas 영향은 아마도 뇌간의 호흡 기관과 시상하부의 상호작용 때문일 수 있다. 공황장애에서 호흡 조절 시스템과 시상하부 뇌하수체 부신(HPA) 축의 조절장애가 연루되어 있다.

하루 호흡량에서 빈번한 한숨 때문에 이전에 높아진 부신피질자극호르몬(ACTH)과 계속되는 잘못이 공황장애가 있는 사람에게서 나타났고, ACTH의 수치에 의해 어떤 현상이 일어나기 전에 하루 호흡량의 잘못과 잦은 한숨이 확실히 예측될 수 있었다.

대부분의 pranayamas에 공통적인 특징은 호흡을 규칙화한다는 것이다(Saraswati 2006). 이것이 ACTH에 영향을 미치는 지는 알려져 있지 않지만 요가, 특히 요가 호흡에서 생리적인 스트레스 감소가 발생하는 방식일 수 있다. 이미 언급했듯이, 이것은 단순한 추측이며 요가 연습이 보고한 많고 다양한 효과를 만드는 이유를 이해하기 위해서는 추가 연구가 필요하다.

특히 중요한 것은 요가에서 호흡하는 것이다.

그러므로 이 리뷰는 Hatha Yoga Pradipika (Ch. 2, V. 16)의 이 구절이 없으면 불완전 할 것이다;

Pranayamas의 부적절한 실행을 통해 모든 질병이 발생할 수 있는 반면, pranayamas의 적절한 실행에 의해 모든 질병이 박멸될 수 있다.

참고문헌 Reference

Bhargava, R., Gogate, M.G., Mascarenhas, J.F., 1988. Autonomic responses to breath holding and its variations following pranayama. Indian Journal of Physiology and Pharmacology 32 (4), 257–264.

Bhavanani, A.B., Madanmohan T., Udupa, K., 2003. Acute effect of Mukh bhastrika (a yogic bellows type breathing) on reaction time. Indian Journal of Physiology and Pharmacology 47 (3), 297–300.

Bloch, S., Lemeignan, M., Aguilera, N., 1991. Specific respiratory patterns distinguish among human basic emotions. International Journal of Psychophysiology 11 (2), 141–154.

Crisan, H., 1996. Yoga therapy research: a short review. Vivekananda Kendra Prakashan. Chennai, India.

Jain, S.C., Talukdar, B., 1993. Evaluation of yoga therapy programme for patients of bronchial asthma. Singapore Medical Journal 34 (4), 306–308.

Jerath, R., Edry, J.W., Barnes, V.A., et al., 2006. Physiology of long pranayamic breathing: neural respiratory elements may provide a mechanism that explains how slow deep breathing shifts the autonomic nervous system. Medical Hypotheses 67 (3), 566–571.

Johnson, D.B., Tierney, M.J., Sadighi, P.J., 2004. Kapalabhati pranayama: breath of fire or cause of pneumothorax? A case report. Chest 125 (5), 1951–1952.

Joshi, M., Telles, S., 2009. A nonrandomized non-naïve, comparative study of the effects of kapalabhati and breath awareness on event-related potentials in trained yoga practitioners. Journal of Alternative and Complementary Medicine 15 (3), 281–285.

Jovanov, E., 2005. On spectral analysis of heart rate variability during very slow yogic breathing. Conference proceedings: Annual International Conference of the IEEE Engineering in Medicine and Biology Society 3, 2467–2470.

Madanmohan, T., Jatiya, L., Udupa, K., et al., 2003. Effect of yoga training on handgrip, respiratory pressures and pulmonary function. Indian Journal of Physiology and Pharmacology 47 (4), 387–392.

Manocha, R., Marks, G.B., Kenchington, P., et al., 2002. Sahaja yoga in the management of moderate to severe asthma: a randomised controlled trial. Thorax 57 (2), 110–115.

Miyamura, M., Nishimura, K., Ishida, K., et al., 2002. Is man able to breathe once a minute for an hour?: the effect of yoga respiration on blood gases. The Japanese Journal of Physiology 52 (3), 313–316.

Nagendra, H.R., Nagarathna, R., 1986. An integrated approach of yoga therapy for bronchial asthma: a 3-54-month prospective study. The Journal of Asthma 23 (3), 123–137.

Naveen, K.V., Nagarathna, R., Nagendra, H.R., et al., 1997. Yoga breathing through a particular nostril increases spatial memory scores without lateralized effects. Psychological Reports 81 (2), 555–561.

Naveen, K.V., Telles, S., 2003. Yoga and psychosis: risks and therapeutic potential. Journal of Indian Psychology 21 (1), 34–37.

Raghuraj, P., Telles, S., 2004. Right uninostril yoga breathing influences ipsilateral components of middle latency auditory evoked potentials. Neurological Sciences 25 (5), 274–280.

Raghuraj, P., Telles, S., 2008. Immediate effect of specific nostril manipulating yoga breathing practices on autonomic and respiratory variables. Applied Psychophysiology and Biofeedback 33 (2), 65–75.

Ramdev, S., 2009. Prāāyāmā rahasya with scientific factual evidence (Rev. ed.). Divya Prakashan, Uttrakhand, India.

Saraswati, S., 2006. Asana Pranayama Mudra Bandha. Yoga Publications Trust, Bihar, India.

Scanlon, R.T., 1984. Asthma: a panoramic view and a hypothesis. Annals of Allergy 53 (3), 203–212.

Shannahoff-Khalsa, D.S., Boyle, M.R., Buebel, M.E., 1991. The effects of unilateral forced nostril breathing on cognition. International Journal of Neuroscience 57 (3–4), 239–249.

Singh, V., Wisniewski, A., Britton, J., et al., 1990. Effect of yoga breathing exercises (pranayama) on airway reactivity in subjects with asthma. Lancet 335 (8702), 1381–1383.

Singh, N., Telles, S., 2012. High frequency yoga breathing can increase alveolar dead space. Medical Science Monitor 28;18 (7), LE5–LE6.

Sodhi, C., Singh, S., Dandona, P.K., 2009. A study of the effect of yoga training on pulmonary functions in patients with bronchial asthma. Indian Journal of Physiology and Pharmacology 53 (2), 169–174.

Subramanya, P., Telles, S., 2009. Changes in middle latency auditory evoked potentials following two yoga based relaxation techniques. Clinical EEG and Neuroscience 40 (3), 190–195.

Taimini, I.K., 1961. The science of yoga. The Theosophical Publishing House, Madras, India.

Telles, S., 2010. A theory of disease from ancient yoga texts. Medical Science Monitor 16 (6), LE9.

Telles, S., Desiraju, T., 1991. Oxygen

consumption during pranayamic type of very slow-rate breathing. Indian Journal of Medical Research 94 (B), 357–363.

Telles, S., Nagarathna, R., Nagendra, H.R., 1996. Physiological measures during right nostril breathing. Journal of Alternative and Complementary Medicine 2 (4), 479–484.

Telles, S., Nagarathna, R., Nagendra, H.R., 1998. Autonomic changes while mentally repeating two syllables – one meaningful and the other neutral. Indian Journal of Physiology and Pharmacology 42 (1), 57–63.

Telles, S., Raghuraj, P., Arankalle, D., et al., 2008. Immediate effect of high-frequency yoga breathing on attention. Indian Journal of Medical Sciences 62 (1), 20–22.

Telles, S., Maharana, K., Balrana, B., et al., 2011a. Effects of high frequency yoga breathing called kapalabhati compared with breath awareness on the degree of optical illusion perceived. Perceptual and Motor Skills 112 (3), 981–980.

Telles, S., Singh, N., Balkrishna, A., 2011b. Heart rate variability changes during high frequency yoga breathing and breath awareness. Biopsychosocial Medicine 5, 4.

Telles, S., Singh, N., Gupta, R.K., et al., 2012a. Optical topography recording of cortical activity during high frequency yoga breathing and breath awareness. Medical Science Monitor 18 (1), LE3–LE4.

Telles, S., Raghavendra, B.R., Naveen, K.V., et al., 2012b. Mid-latency auditory evoked potentials in 2 meditative states. Clinical EEG and Neuroscience 43 (2), 154–160.

Telles, S., Raghavendra, B.R., Naveen, K.V., et al., 2013. Changes in autonomic variables following two meditative states described in yoga texts. Journal of Alternative and Complementary Medicine 19 (1), 35–42.

Vialatte, F.B., Bakardjian, H., Prasad, R., et al., 2008. EEG paroxysmal gamma waves during Bhramari Pranayama: a yoga breathing technique. Consciousness and Cognition 18 (4), 977–988.

장 9

자가-도움 어프로치

Leon Chaitow, Dinah Bradley, Chris Gilbert

장목차

서론 325
스트레스 스캔 326
반 각성호흡 운동 326
호흡하는 동안 어깨 움직임 감소 327
BRUGGER 이완 자세 328
자율 이완 훈련법 328
효과적인 이완을 위한 운동 328
설명 329
시각변화를 통해 이 기술을 건강증진에 사용하는 방법 329
자율 효율 설문지 330
RoBE Scale 330
임상의를 위한 RoBE 스케일 정보 331
Rowley 호흡 패턴 장애 331
유용한 자료 332
코 식염수 세척 - 환자를 위한 지시사항 332
USE 333
자이리톨 스프레이 레시피 333
스프레이 혼합 333
스프레이 사용 333
참고문헌 333
과호흡증후군을 위한 권고사항 333
과호흡증후군 요소 334
과호흡의 문제점과 수정 운동 335
횡경막 운동 335
실습 세션 335
서서하는 실습 336
주기적인 독촉 336
언제나 이완상태를 가져라. 336
보행 리듬 336
신체 긴장을 제거하기 위한 보행 336

서론

결국, 개인이 좀 더 정상적인 호흡 패턴으로 자신의 재활에 넣는 노력의 정도에 따라 결과가 결정된다. 호흡 재훈련은 스스로 적용되어야 한다. 그것은 환자에게 '완료'될 수 없다. 환자의 순응도가 달성되려면, 라이프 스타일과 식이요법 수정(적절한 경우), 이완, 자세 및 호흡 방법 또는 긴장된 근육을 겨냥하는 방법을 포함하는 자가 진단 전략들이 이해되기 쉽고 안전하며 수행하기 쉽도록 되어야 한다. 이 장에 나열된 방법들은 이러한 요구 사항을 준수한다. 일부는 잘 연구된 방법(예를 들어, 반 각성(anti-arousal) 호흡 및 자가 훈련)에서 파생된 반면 다른 일부는 실제로 저자 중 한 명 이상을 만족시키는 것으로 증명되었다. 다른 많은 방법이 있지만, 이 장에 제시된 방법은 권장되는 선택 항목을 나타낸다; 개별 환자의 사용을 위해 저작권이 무료로 복제될 수 있다.

스트레스 스캔

각 부위의 긴장 징조를 확인하라 :

머리 : 턱, 혀, 입술, 눈, 이마. 머리에 압력, 열 또는 맥동이 있는가?

목 : 긴장? 균형이 맞지 않는가?

어깨; 등; 가슴 : 빠른 심박수?

호흡 : 높이? 멈췄다? 빠른? 얕은? 고르지 않는가?

배 : 긴장된 근육? 위 불편?

손 : 차가운가? 축축한가?

기타 부위 : 다리, 팔, 발, 골반 근육, 허벅지.

생각과 느낌 : 분노, 두려움, 걱정, 죄책감, 조급함, 불안감, 억울함.

효과적인 휴식 징후 :

- 근육과 관절의 이완
- 호흡이 더 충만해지고, 더 느리고 낮게된다.
- 심박수가 느려지고, 눈에 띄지 않는다.
- 손과 발을 더 따뜻하고, 더 건조하게 만든다.
- 더 시원한 머리, 압력완화
- 어깨가 자연스러운 위치로 떨어짐
- 턱이 풀린 상태
- 사고력 : 집중력 향상, 압력 완화, 더 객관적, 더 광범위한 시각

반 각성호흡 운동

편안한(이상적으로 앉아 있거나/기대어 앉은) 자세로 자신을 배치하고, 부분적으로 열린 입을 통해 완전히 내뿜고 입술은 빠듯하게 분리시킨다.

이 내뿜는 호흡(outbreath)은 천천히 수행되어야 한다. 촛불이 당신의 입에서 약 6인치 떨어져 촛불을 날려 버리지 않는 방식으로 내뿜는다고 상상해보라. 당신이 숨을 내쉴 때, 숨을 쉬는 길이를 정하기 위해 조용히 생각하라. 한 번에 1초를 세는 효과적인 방법은 (조용히) 'one hundred, two hundred, three hundred'라고 말하는 것이다. 그렇게 하면 각 카운트는 약 1초 동안 지속된다.

긴장감 없이 완전히 숨을 내쉬고 나면, 다음 흡입을 완전하고, 자유롭고, 통제되지 않도록 하라. 완전히 내뿜음으로써 '코일 스프링'(coiled spring)이 만들어져 다음 흡입이 노력 없이 일어난다. 다시 한번, 흡입이 얼마나 오랫동안 지속되는지 확인하기 위해 스스로 세어보라.

호흡을 멈추지 않고, 입을 통해 전체적으로 숨을 쉬어가며 얇은 흐름으로 공기를 불어 넣어라 (같은 속도로 다시 스스로 세어야 한다).

많은 사람들이 숨을 내쉼이 끝나면, 짧은(1초) 일시중지가 느긋한 리듬을 만드는 데 도움이 된다는 것을 알게 된다.

흡입과 숨을 내쉬는 것을 30회 이상 계속 반복하라. (숨을 내쉰 후 1초의 일시 정지).

목표는 매일 몇 주간 연습을 한 후, 숨을 내쉬는 단계가 6~7초 동안 지속되는 동안 2~3초 동안 지속되는 흡입(숨을 들이마시는) 단계를 달성해야 한다. 가장 중요한 것은, 숨을 내뿜는 호흡이 느리고 지속적이어야 한다는 것이다.

2초 이내에 공기를 내쉬고 다시 흡입하기 전에 6, 7 또는 8초에 도달할 때까지 기다리는 것을 사용하지 말라.

15 사이클 정도를 마칠 무렵에는, 평온함이 자주 드러난다.

매일 한 두 번 연습하는 것 외에도, 불안감이나 스트레스를 느낀다면 운동을 몇 분 동안 반복하는 것이 유용할 수 있다(약 5 사이클의 흡입/숨을 내쉼은 1분 정도 소요된다).

참고: 일단 이 운동이 성공적으로 학습되면, Brugger 자세 또는 아래에 설명된 '어깨 운동 감소'방법과 유용하게 결합될 수 있다.

호흡하는 동안 어깨 움직임 감소 (그림 9.1)

거울 앞에 서서 숨을 쉬고, 어깨가 올라갔는지 확인하라. 그렇다면 이러한 경향을 줄이기 위해 사용할 수 있는 전략이 있다.

호흡 운동 중 하나 (예를 들어, 위에서 설명한 반 각성 운동)를 시작하기 전에, 팔걸이가 있는 의자에 앉아 팔꿈치와 팔뚝을 의자 팔걸이에 완전히 올려 놓는다. 오므린 입술을 통해 천천히 숨을 내쉬고, 코로 숨을 들이마실 때, 어깨 근육을 부드럽게 팔걸이 아래로 밀어 내려, 어깨 근육을 고정시켜서 올라가지 않게 하라. 당신이 숨을 내쉴 때 아래 쪽으로 압력을 풀어준다. 운동 전반에 걸쳐 반복하라.

위에 설명된 전략 대신, 특히 사용할 수 있는 팔걸이 의자가 없는 경우, 무릎에 손이 맞물리게 하고, 손바닥이 위로 향하게 앉는다.

당신이 숨을 들이마실 때, 가볍게 그러나 단단하게 손가락의 끝을 손의 뒤쪽으로 밀고, 천천히 내뿜을 때 이 압력을 풀어 놓아라. 이것은 어깨 위의 근육이 수축하는 능력을 감소시키고, 어깨가 올라오는 경향을 줄여 준다.

아침 저녁으로 몇 분 동안 이 방법 중 하나 또는 Brugger의 자세 (다음 섹션 참조) 중 하나를 반복하라.

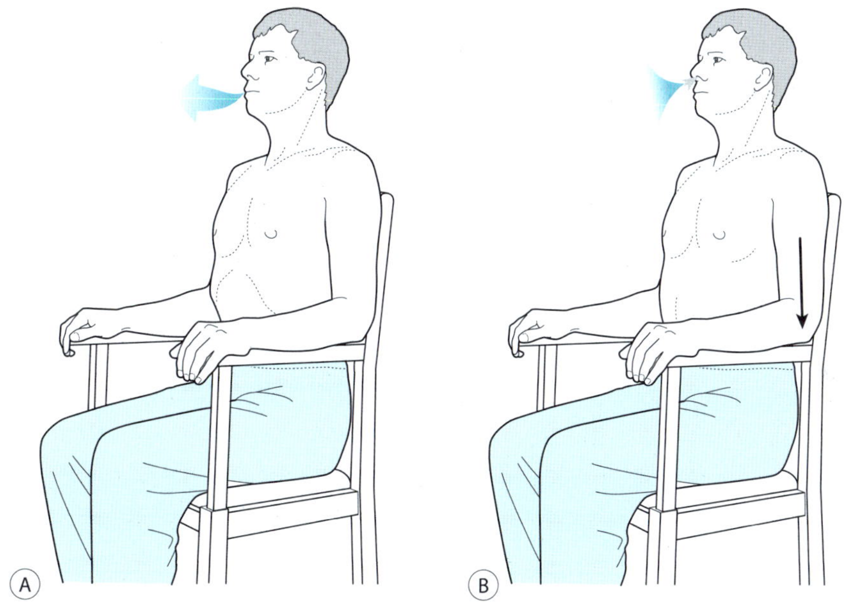

그림 9.1 어깨 으쓱거림 없이 하는 흡입운동

BRUGGER 이완 자세 (그림 9.2)

이 자세는 하루에 여러 번, 몇 분 동안 취해야 하며 특히 책상이나 컴퓨터에서와 같이 앉아있는 시간을 많이 보내야 하는 경우에 그러하다.

- 의자의 가장자리에 아주 가까이 앉아 ('걸터앉음'), 옆쪽으로 팔을 내려 놓는다.
- 발을 무릎 바로 밑에 놓고 약간 더 벌리고 약간 바깥 쪽으로 돌려라.
- 골반을 약간 앞으로 굴려 허리를 아주 작은 아치형으로 만든다.
- 흉골(가슴 뼈)을 약간 앞쪽으로 그리고 위로 편안하게 하라.
- 손바닥이 앞으로 향하도록 팔을 바깥 쪽으로 돌려라.
- 엄지 손가락이 약간 뒤로 향할 때까지 손가락을 분리하라.
- 턱을 부드럽게 밀어 넣어라.
- 4단계 또는 5단계의 느린 호흡을 '반 각성 호흡'(위)에서 설명한 것과 같은 패턴으로 연습하는 동안 이 자세를 유지하라.
- 앉아있는 동안 근육 긴장을 느낄 때마다 또는 더 깊은 호흡이 필요하다고 생각할 때마다 이것을 반복하라.
- 이 '릴리프'자세는 가슴이 가능한 한 자유롭고 개방될 수 있도록 보장하며 오랜 기간 앉아서 발생하는 많은 스트레스를 되돌린다.

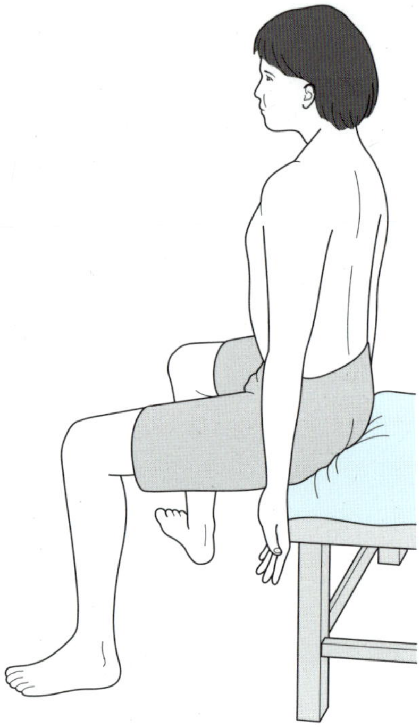

그림 9.2 Brugger 이완 자세. *Reproduced with kind permission from Liebenson,. C.,1999. Motivating pain patients to become more active. Journal of Bodywork and Movement Therapies 3 (3), 149.*

자율 이완 훈련법

이완 운동은 스트레스에 대한 몸과 그의 반응에 초점을 맞추고, 이를 뒤집으려고 하는 반면 명상은 마음을 진정시키고 이를 통해 이완 반응을 가져온다.

자율 훈련법(Autogenic training, AT)은 휴식과 명상의 장점을 결합한 운동의 한 형태이다. 아래에서 설명하는 수정된 운동은 효과적인 이완법을 제공한다.

효과적인 이완을 위한 운동

매일, 적어도 한 번, 한 번에 10분 동안 다음을 실천하라.

- 편안한 자세로 바닥이나 침대 위에 누운 상태에서, 머리 아래에 작은 쿠션을 두고, 허리가 더 편하다면 무릎을 구부리고 눈을 감는다.
- AT 운동을 시작하기 전에 반 각성 호흡 운동(또는 다른 편안한 호흡 운동)을 몇 분 동안 연습한다.
- 지배적인(오른쪽) 손 / 팔에 집중하고 자신에게 '내 오른팔(또는 손)이 무겁다'고 조용히 말한다.
- 팔이 편안하고 손이 놓여져 있는 표면으로 가라앉는 팔의 무게가 무겁다는 느낌을 갖도록 한다. 약 1분에 걸쳐 여러 번 암기('내 팔/손이 무거워')를 반복하고

체중과 무거움에 집중하려고 노력한다.

- 때때로 정신이 산만해짐에 따라 집중력을 잃을 것이다. 이것은 운동에서 훈련의 일부이다.
  - 집중력을 유지하고 화를 내지 않도록 한다.
  - 당신이 느끼거나 느끼지 못할 수도 있는 팔과 팔의 무거움으로 돌아간다.
- 무거운 느낌이 들면, 그것과 함께 있으면서 놓아주는 느낌을 즐기도록 한다.
- 다음으로, 다른 손/팔에 집중하고 정확히 같은 일을 약 1분 동안 한다.
- 각각 약 1분 동안 왼쪽 다리와 오른쪽 다리로 이동한다. 같은 메시지와 주의가 필요하다.
- 오른손 / 팔로 돌아가서 이번에는 "내 손이 따뜻하다고(또는 뜨겁다고 느끼는) 느낀다는 메시지를 확인한다."
- 1분 정도 지나면, 'warming'메시지와 집중을 하면서 왼손 / 팔, 왼발, 그리고 마지막으로 오른쪽 다리로 간다. 온기가 감지되면 잠시 동안 머물러 있으면서 느끼고 즐겨라.
- 마침내 이마에 집중하고 그것이 시원하고 상쾌하게 느낀다는 것을 확인한다. 이 시원하고 조용한 생각을 잠깐 동안 가지고 운동을 완료한다. 주먹을 움켜 쥐고, 팔꿈치를 구부리고 팔을 쭉 뻗어서 끝낸다. 운동은 완료되었다.

전체 운동을 하루에 적어도 한 번 반복함으로써 점차적으로 각 부위와 감각에 집중할 수 있다는 것을 알게 된다.

설명

'무거움'은 근육이 이완될 때 느끼는 것을 표현하고 '따뜻함'은 한 부위로의 순환이 증가할 때 느끼는 것과 같으며, '차가움'은 반대이며, 짧은 기간 동안 순환이 감소한다.

- 대개 근육의 전반적인 이완으로 증가하게 된다.

이러한 훈련 기간 동안 집중되는 부위의 순환 및 온도에서 측정 가능한 변화가 발생한다. 성공은 끈기를 필요로 한다.

- 적어도 6주간 매일 매일
- 대개 이완감과 더 나은 수면과 같은 좋은 점을 느끼기 전에.

시각변화를 통해 이 기술을 건강증진에 사용하는 방법

- 근육 긴장과 관련된 통증이나 불편함이 있을 경우, AT 훈련을 사용하여 해당 부위에 집중할 수 있으며, 그 부위를 무겁게 느끼게 함으로써 긴장을 줄일 수 있다.
- 순환 불량과 관련된 통증이 있다면, 통증을 개선하기 위해 '보온'교육을 사용할 수 있다.
- 통증과 관련된 염증이 있다면, 그 부위가 '시원'하다는 '생각'함으로써 줄일 수 있다.

AT가 얻은 새로운 기술은 어떤 부위에라도 초점을 맞추는 데 사용할 수 있다.

- 가장 중요한 것은 초점을 유지할 수 있게 도와준다.
- 다른 이미지를 소개하고, 뻣뻣한 관절의 이완 및 이동을 마음의 눈으로 '보게'하거나 부풀어 오른 부위가 정상으로 돌아가거나, 어떤 건강상의 문제라도 쉽게 풀 수 있는 다른 유용한 변화를 도입하기 위해서.

AT 강사는 숙련된 강사가 지침과 감독을 제공하지 않는 한, AT가 가슴에 관련된 기능이나 호흡 곤란이 있는 사람의 호흡 패턴과 같은 중요한 기능에 집중하지 않도록 강력히 촉구한다.

BradCliff Method® 자율 효율 설문지

RoBE Scale

이 질문은 호흡과 관련된 증상의 영향을 받지 않고 자신이 무엇을 할 것인지 묻습니다. 각 문장에 대한 자신감을 가장 잘 나타내는 번호에 동그라미 하십시오.

가이드 라인은 다음과 같습니다.

전혀 확신하지 못함 1 2 3 4 5 6 7 8 9 완전히 자신 있음

다음과 같은 방법으로 자신감을 가질 수 있습니다;

증상에 영향을 받지 않고 필요한 작업을 수행한다.
1 2 3 4 5 6 7 8 9

특별히 어려운 작업: ______

증상에 영향을 받지 않고 말한다.
1 2 3 4 5 6 7 8 9

이 작업이 특히 어려울 때: ______

증상에 영향을 받지 않고 레크리에이션 활동을 즐긴다.
1 2 3 4 5 6 7 8 9

특히 어려움이 있는 활동: ______

당신이 원할 때 평온을 느끼고 좋은 호흡 패턴을 얻는다.
1 2 3 4 5 6 7 8 9

이것이 특히 어려울 때: ______

증상을 유발하는 요인을 안다.
1 2 3 4 5 6 7 8 9

특히 어려움을 느끼는 상황: ______

증상을 유발할 수 있는 상황에 처한다.
1 2 3 4 5 6 7 8 9

피해야 할 상황: ______

당신이 하는 일로 증상을 개선한다.
1 2 3 4 5 6 7 8 9

호흡을 개선하는 일은 유용하고 가치 있다.
1 2 3 4 5 6 7 8 9

힘들 때라도 호흡을 개선하려는데 지속적이다.
1 2 3 4 5 6 7 8 9

기분 상태: 오늘 나의 기분 1 2 3 4 5 6 7 8 9

Low good

지난 6개월 나의 기분 1 2 3 4 5 6 7 8 9

임상의를 위한 RoBE 스케일 정보

Rowley 호흡 패턴 장애

왜 자기효능감 인가?

자기-효능감(self-efficacy, SE)은 자신의 기술에 대한 자기 평가를 토대로 과제를 성공적으로 수행할 수 있는 자신감이다. SE는 성공 가능성을 예측할 수 있으며, SE를 향상시킴으로써 성공 가능성을 높일 수 있다. SE 수치는 사람들이 자신이 가르친 것을 적용하는 것에 자신감을 가지고 희망적으로 향상되는 변화를 보여줄 때 유용하다. 이 수치는 작업이 필요한 영역을 정확히 찾아내는데도 도움이 된다.

RoBE의 임상 적용

각 질문에 대한 이상적인 반응은 9점이고, 8~9점은 정상적인 수에서 예상되는 것이다.

(N.B. 어떤 사람들은 항상 끝 번호 사용을 피하고, 다른 사람들은 항상 같은 응답을 피한다.)

환자에 의한 수치적 반응이 낮을수록, 질문이 의미하는 영역에 있는 자신감이 떨어진다.

우리가 이러한 영역을 언급할 때 우리는 그 영역에서 자신의 효능을 향상시킬 수 있으며, 당신이 가르친 것을 실제로 실천할 가능성이 더 크다.

환자가 점수가 낮으면 각 질문에 대한 유용한 답변이 여기에 있다:

질문 1: 증상에 영향을 받지 않고 일상 업무 수행에 대한 자신감

- 특히 어떤 작업에 대해 생각하고 있었습니까?
- 왜 당신은 이것들이 어려울 것이라고 생각합니까? 예를 들어, 치료를 받고 나서 몇 가지 시도를 했는데도 여전히 호흡을 성공적으로 조절할 수 없다고 느꼈습니까?
- 이러한 작업에 도움이 되도록 추가해야 할 다른 전략이 있습니까? (이 질문은 집안일, 정상적인 고용, 쇼핑 등의 작업, 즉 보통의 한 주 동안 해야 할 일)

질문 2: 증상의 영향을 받지 않고 이야기하십시오.

- 특정 상황에 대해 생각해 보셨나요? 전화를 걸거나, 다른 사람들에게 선물하거나, 특정 사람들과 이야기하는 것 (예 : 협박하는 사람들 또는 빠르게 말하는 친구들과 등)
- 이야기 할 때 이미 자신을 돕기 위해 무엇을 합니까?

질문 3: 오락 활동을 즐기십시오.

- 어떤 활동을 생각하고 있었습니까? 그것이 육체적인 과업이라면, 실제로 BPD가 증상을 일으키는지 아니면 운동을 하면서 단지 '숨이 차는가'하는 것입니다.
- 어려움인 것처럼 보이는 것이 육체적인 일입니까 아니면 감정적 요인(예: 불안)입니까?

질문 4: 트리거(trigger) 식별

- 트리거(통증유발점)를 알고 있습니까? 가능한 원인을 논의하고 환자가 만나는 가장 까다로운 상황을 탐구합니다 (다른 질문과 겹칩니다).

질문 5: 당신이 하는 일로 증상을 개선하십시오.

- 호흡을 개선하려고 할 때 어떤 성공을 경험했습니까? 그렇다면 항목을 정하고 서면으로 작성하여 가치를 부여하십시오.
- 언제든지 당신의 노력에도 불구하고 호흡을 조절할 수 없다고 느꼈습니까? 그렇다면 무엇이 실패했다고 생각합니까?
  (예: '여전히 너무 불안해하고 너무 빨리 호흡했기 때문에' 등). 이러한 평가에 도전하십시오 (예: 불안이나 증상이 조금이라도 개선 되었습니까? SE가 낮은 환자는 부정적인 경험과 부정적인 자기 피드백에 중점을 둡니다. 통증이나 불편함. 아래에 설명된 네 가지 주요 요인 중 하나라도 해당 요인을 제거했는지 확인하십시오.

질문 6 : 약물 투여 없이 증상을 관리하십시오.

- 이것은 통제의 궤적, 즉 책임을 말합니다. 소개된 약물이 BPD와 관련이 없다면 이 질문에 대답할 때 이러한 약물을 무시하십시오.

질문 7 : 증상을 유발할 수 있는 상황에 처하세요.

- 회피는 낮은 SE의 표현입니다. 이전 라이프 스타일에 완전히 참여하기 위해서는 이러한 회피를 최소화/제거해야 합니다.
- 피할 수 있는 상황은 무엇입니까? 무슨 일이 일어날까요? (예: '나는 정말로 불안하다'). 이를 해결하기 위한 전략을 개발하십시오 (예: '불안감 자체는 해롭지 않습니다 ...').
- 더 힘든 상황 전에 처음 시도할 수 있는 약간 어려운 상황이 있습니까?

질문 8: 호흡 개선을 통한 유용한 개선책을 만드세요.

- 치료에 대한 기본 태도를 다룹니다. 환자가 치료를 받지 않았다면, 환자의 치료 방법에 관계없이 환자의 순응도 및 순응도가 낮아질 수 있습니다.
- 왜 그렇게 생각하니? (예: '친구는 결코 작동하지 않을 것이라고 말했다')
- 과학 (기본 생리학)과 기술 (정신 – 신체 연결)에 대해 설명하고 그들이 여전히 확신이 없으면 계속하려고 할 때까지 치료를 중단하는 것이 좋습니다.

질문 9: 호흡 패턴 개선을 지속하십시오.

- 지속성의 결여가 낮은 SE의 특징이기 때문에 이는 또한 태도와 행동을 다룬다.
- 공격 계획을 세웁니다. 목표를 설정하고, 보상 체계를 수립하고, 무엇이든지 간에(동기 부여와 지속성 강화에 대한 광범위한 문헌이 있다.) 전략을 수립한다.

자기효능감을 향상시키는 네 개의 핵심 요소

이러한 요소는 일반적으로 사람의 SE에 영향을 미치는 것으로 나열된다. 만약 치료에 활용하면 SE를 향상시킬 수 있다. 당신은 이미 그 중 일부를 사용하고 있는 것 같다. 네 번째 요인은 가장 적게 사용된다. 예를 들어, 환자는 호흡을 연습 한 후 '아래로' 느끼고 도움이 되지 않는다고 가정한다. 그러나 더 가까운 질문은 실제로 증상이 감소한 것으로 나타났으며, 생리적 피드백을 평가할 때 비합리적이었다.

1. 숙달 경험 – 자기 효능감에 가장 큰 영향을 미친다고 생각되는, 이것은 특정 일을 마스터하는 사람의 성공 경험을 의미한다.
2. 다른 경험들 – 다른 사람들의 관찰로부터 끌어내어 자신과 비슷한 일을 하는 긍정적인 결과를 얻는다.
3. 구두 설득 – 다른 사람들의 말의 영향을 나타낸다. 특히 신용할 만하고 믿을 만한 것으로 여겨지는 사람들.
4. 생체 정보는 자기 자신의 몸을 '듣는' 것으로부터 수집되며, 이 정보를 활용하여 정확하지는 않지만 자신의 업적을 평가한다.

유용한 자료

Schwarzer , R. (Ed.), 1992 . Self-effi cacy: hought Control of Action . Hemisphere Pub Corp , Washington.

Maddux , J. (Ed.), 1995 . Self-Effi cacy, Adaptation, and Adjustment: Theory, Research and Application . Plenum Press , New York .

코 식염수 세척 – 환자를 위한 지시사항

1. 쿼트 (1200ml) 유리병을 조심스럽게 닦은 다음 병에 든 물로 채웁니다. 물을 끓일 필요가 없습니다.
2. 바위 소금 2-3 스푼을 사용하십시오. 첨가제가 들어 있으므로 테이블 소금을 사용하지 마십시오.
3. 베이킹 소다 (순수한 중탄산염)의 둥근 티스푼 하나를 더합니다.
4. 사용하기 전에 실온에서 보관하고 흔들거나 저어주십시오.
5. 매주 새 분량을 혼합하십시오.

Use

1. 일부를 깨끗한 그릇에 붓습니다. 체온으로 데우는 것이 도움이 될 수 있지만 그것이 뜨겁지 않은지 확인하십시오. 전자 레인지에서 5초 단위로 시도하십시오.
2. 주사기 또는 전구 세척기를 채우십시오. 오염을 피하려면 전구(bulb)나 주사기를 병에 넣지 마십시오.
3. 싱크대 또는 샤워실에 서서 혼합물을 코의 각 옆면에 여러 번 쏟아 붓습니다.
4. 매일 2~3회 코를 헹굽니다.

물을 준 후 최대 30 분 동안 때때로 물방울이 코에서 유출되는 것은 정상입니다. 당신은 티슈를 가지고 다니고 싶을 수도 있습니다. 코가 따끔거리거나 화상을 입은 경우 다음 번에 절반 정도의 소금을 사용하십시오. 다른 수온을 시도할 수도 있습니다. 매우 뜨겁거나 매우 찬물을 사용하지 마십시오.

자이리톨 스프레이 레시피

자일리톨은 일반적으로 신체의 타고난 살균 메커니즘을 향상시키는 것으로 여겨지는 5 탄소 당 알코올이다. 증가하는 증거는 자일리톨 코 스프레이가 만성 부비동염으로 고통 받는 일부 환자에게 도움이 될 수 있음을 나타낸다(Weissman 등 2011). 자일리톨 비강 스프레이가 어떻게 만들어지는 지에는 상당한 차이가 있다. 어떤 사람들은 혼합물에 소금을 또한 첨가한다. 이 자일리톨 제조법은 Weismann 2011에서 파생된 것이다.

스프레이 혼합

1. 약국에서 재사용 가능한 부비동 스프레이 병을 구입하고 건강식품상점에서 분말자일리톨을 구입하라.
2. 자일리톨이 녹을 때까지 따뜻한 물(240 ml)에 21/2 tsp (12 mg)의 분말 자일리톨을 섞는다.
3. 비강 분무기에 용액을 붓고 실온에서 보관하고 사용하기 전에 흔들어 사용한다.

스프레이 사용

1. 한쪽 콧구멍은 막은 상태로 비강 스프레이를 다른 콧구멍에 넣고 유지하라. 코 안으로 용액을 살포하면서 콧구멍을 통해 숨을 쉬라.
2. 다른 콧구멍으로 반복한다. 코를 부드럽게 풀며 감염을 예방하기 위해 하루 2~3회 사용하라.

참고문헌

Weissman , J.D. , Fernandez , F. , Hwang , P.H. , 2011 . Xylitol nasal irrigation in the management of chronic rhinosinusitis: a pilot study . The Laryngoscope 121 (11), 2468 - 2472.

과호흡증후군을 위한 권고사항

L. C. Lum 박사(이 책 전반에 걸쳐 선구자적인 연구가 광범위하게 언급됨)는 캠브리지의 Papworth Hospital 에서 수년간 흉부외과의사로 일했다.

Lum은 물리치료사인 Diana Innocenti와 함께 의료 및 심리 전문인의 주의를 환기시키는 데 큰 영향을 미쳤다.

다음 페이지에는 그가 환자에게 제공한 두 개의 유인물이 들어있다.

과호흡증후군 요소

1. *초기 과거력*. 과다호흡의 약 80%가 부모 중 한 명 또는 종종 부모 둘 다와 나쁜 유대감의 과거력을 제공한다. 나머지는 천식, 기관지염 또는 폐기종의 가족력이 있거나 과음의 습관이 분명히 부모로부터 파생되었다. 어린 시절에 기절하거나 기분 상실의 경향 흔적이 종종 있다. 종종 다른 가족 구성원도 비슷한 증상을 나타낸다.
2. *개성*. 평범한 성격은 완벽 주의자이며, 종종 강박적인 반면에 기본적으로 불안정하다. 나는 이것이 부모의 유대감 결핍에서 기인한다고 생각한다. 아이들은 양쪽 부모와 긴밀한 관계가 필요하다.
3. *휴일에 시작된다*. 스트레스를 받은 후 휴일에 증상이 시작되는 경우는 매우 흔하다. 숨이 가빠지는 증상도 압박이 가해지는 동안 계속되는 것처럼 보이며, 압박이 완화되면 해소된다(주말도 증상이 시작되기에 좋은 시간이다).
4. *휴식시 증상의 악화*. 호흡 '미세 조정'이 실패한 것으로 보이며 따라서 호흡변화가 정확하게 활동변화를 따르지 않는다. 예를 들어, 저녁에는 호흡이 주간 활동에 적합한 수준에서 낮아지지 않고, TV를 보거나 낮잠을 자려고 하는 대사 요구량이 낮아진다. 이것에 대한 결론은 공황발작 촉진을 위한 가장 일반적인 상황이 자동차를 운전하는 것이다(최소한의 육체 노동으로 인한 자극의 최대); 다음으로 일반적인 상황은 침대에서 TV를 보는 것이다! 휴가 상황에는 아마도 생리적 유사점이 있을 수 있다.
5. *근육통*. 이것은 매우 일반적이며, 대개 목, 어깨 및 등 상부에 영향을 준다. 근육통은 1937년 전까지만 해도 고립 근육 섬유의 경련으로 여겨졌다. 나는 이 근육에서 트리거(통증유발점) 부위를 찾을 수 있기 때문에 이것이 정확하다고 믿는다. 환자가 두정이나 전두엽의 두통을 호소하고 후두부에 목덜미의 근육을 삽입할 때, 비슷한 압통 결절이 보통 측두근의 앞쪽 가장자리에 나타난다. 덜 흔하게는 전체 근육 그룹의 경련 경향과 연관된 일반적인 사지의 통증(특히, 다리에서)을 찾을 수 있다.
6. *기후와 날씨*. 과다호흡은 더운(특히 습기가 많은) 날씨에 의해 악화된다 – 열 손실에서 호흡의 중요성이 명백한 이유이다. 덥고 습한 날씨의 영향은 제2차 세계대전 중 미국 육군 의사들에 의해 잘 정리되었다. 고도에서 저산소 자극 또한 중요하다(임계값은 약 5000피트인 것처럼 보인다). 유사하게, 효과는 전선계(frontal system)의 접근법과 마찬가지로 기압의 현저한 변화로 보여질 수 있다. HV의 고통스런 근육 결절의 발달은 Farmer Giles가 그의 '류마티스'에 의한 날씨 변화를 예측하는 방법일 것이다. 1987년말 영국의 격변한 날씨로 인해 많은 환자들이 심한 공황발작을 일으켜 병원에 입원해야 했다.
7. *저혈당*. 적당히 낮은 혈당조차도 심한 환기 증상을 과장할 수 있기 때문에 점심전과 늦은 오후에 증상이 나타나거나 악화되는 것은 흔하다. 식이요법은 구체적인 수정이 필요하다.
8. *울기*. 과다호흡은 종종 감정적인 불안정에 대해 불평하고, 그리고 우는 경향이 있다. 호흡 검사 후 실험실에서는 왜 환자가 울음을 시작하느냐에 대한 이유는 알지 못한다. 이것은 대뇌 저산소 상태로 인한 피질 억제의 상실로 인한 것이다.
9. *월경*. 증상은 월경 전주와 초기에 더욱 심하다. 배란 후 난소에서 분비되는 호르몬인 프로게스테론(progesterone)은 강한 호흡기 자극제이며, 혈액의 이산화탄소 농도를 25%까지 낮출 수 있다. 따라서 과다호흡을 하는 경향은 이 시기에 더욱 악화된다. 또한, 월경전 증후군(PMT)의 두통, 긴장감, 과민성, 우는 경향이 HV에서 흔히 발생한다.
10. *직업 위험 : 음성*. 가수, 배우 및 관악 음악가는 특히 취약하다. 그것은 많은 오페라 직업을 끝내게 했다. 20세기 가장 위대한 소프라노 중 한 명인 로사 폰 셀레(Rosa Ponselle)는 항상 무대 공포증으로 매우 심하게 고통을 겪었고, 그녀는 오페라에서 은퇴했다.
11. *연설*. 과다호흡을 하는 사람은 일반적으로 한 번의

숨에 너무 많은 단어를 얻으려고 노력하는 생기 있는, 숨가쁘게 말하는 사람이다. 그들은 긴 문장 사이의 큰 꿀꺽거림보다는 문구 사이의 작은 양의 공기와 함께, 느린 속도로, 짧은 문구를 사용하도록 가르쳐야 한다.

12. *알레르기*. 알레르기 현상의 빈도가 높다.
 - 예: 습진, 천식, 비염 및 꽃가루 알레르기
 - 심한 과다호흡 상태. 과다호흡은 특정 혈액 세포가 알레르기 반응을 일으키는 물질인 과량의 히스타민을 생성하게 한다.

과호흡의 문제점과 수정 운동

L.C.Lum

1. 호흡이 매우 빠름(정상적인 비율은 분당 10~14회이며, 과다호흡자들은 보통 20회 이상이며 종종 더 높다)
2. 불규칙한 호흡 진폭
3. 불규칙한 리듬
4. 빈번한 한숨 또는 하품
5. 습관적인 코 훌쩍거림과 기침
6. 숨을 안 쉬고 빨리 얘기하는 것

위의 결점들은 모두 상부 흉부의 과도한 사용과 관련이 있다. 과다호흡자들은 종종 횡격막을 전혀 사용하지 않는다. 습관성 횡격막 호흡을 하는 사람은 만성 호흡 곤란을 겪지 않는다.

7. 전체 몸의 일반적인 긴장

이것은 특히 목의 근육에서, 두개골 기저부, 어깨 근육, 그리고 척추 돌기 어느 한쪽에서 등에 걸쳐 나타난다. 그러나 신체 또는 팔다리의 어떤 근육도 영향을 받을 수 있다. 만성 긴장은 경련에서 근육의 고통스러움을 유발한다. 특별히 영향을 받기 쉬운 곳은 위에 나열된 위치, 관자놀이 위의 근육(편두통과 같은 두통을 일으킴), 가슴 흉곽의 근육, 특히 왼쪽 가슴 아래 또는 가슴뼈와 어깨, 팔꿈치 및 손목 관절 주위의 근육이다. 이들은 왼쪽에서 더 흔하지만, 종종 가슴의 오른쪽에 영향을 준다. 그러나 신체의 거의 모든 근육이 영향을 받을 수 있다. 흔한 결과는 아리는 통증이지만 때로는 찌르는듯한 통증이 있다. 때때로 전체 근육이 경련에 빠져 심한 경련과 같은 통증을 유발할 수 있다.

횡경막 운동

참고: 이 연습은 오류를 지나치게 수정하도록 설계되었다. 과다호흡자의 호흡 센터는 $PaCO_2$를 비정상적으로 낮은 수준으로 유지하기 위해 '설정'되어 있다; 매우 느린 속도는 과다호흡자에게 흡기성 드라이브에 저항하도록 가르친다.

횡격막을 이용한 흡입은 복부의 앞쪽 벽을 적극적으로 밀어 낸다. 내쉬는 호흡은 완전히 수동적이다. 폐는 풍선처럼 스스로 비운다. 호기 노력이 필요하지 않다. 단지 이완하고, 공기가 빠지게 한다.

숨을 들이마실 때와 내쉴 때 사이에는 일시 정지가 없어야 한다. 공기가 빠져 나오기 시작하면, 긴장을 풀고, 다음 호흡 전에 세는 동안 긴장을 풀고, 이 시간 동안 숨을 들이쉬려는 욕구에 저항하라. 1분 동안 6회에서 8회간의 호흡 횟수로 호흡 수를 줄이는 것이 목표이다.

시계로 시간을 재고 이것을 성취하기 위해 얼마나 많은 노력을 해야 하는지 스스로에게 가르쳐주어라. 처음에는 호흡이 느려지지 않을 수도 있다. 처음에는 8회를 목표로 해야 한다. 마침내 6회로 내려간다.

실습 세션

매일 최소 10분씩 5~6회 (최소 4회)해야 한다. 이것은 반 누운 자세로 있어야 한다. 이 시간 동안 다른 작업(예: TV 시청, 음악 듣기 또는 라디오 듣기)을 시도해서는 안 된다. 일어나기 전에 그리고 잠들기까지 비슷한 호흡을 하는 것이 도움이 되지만, 연습으로 간주하지 마라. 당신은 반쯤 잠들어있을 때 많은 것을 배우지는 않는다.

서서하는 실습

발을 따로 내딛고, 다른 한 발에 더 많은 무게를 가하라(때때로 무게를 변경하라). 팔을 복부 전면에 느슨하게 내리면서 한쪽 손이 다른 손목 위를 느슨하게 잡아 팔뚝이 복벽의 움직임을 느낄 수 있게 하라. 어깨가 아래로 내려가야 하며 전체적인 자세가 편안해 보여야 한다. 기회가 생길 때마다 한 번에 몇 분 동안 이 작업을 수행할 수 있다. 예를 들어, 쇼핑 할 때도.

주기적인 독촉

횡격막으로 몇 차례의 호흡을 하도록 상기시켜서 자주 호흡을 하는 습관을 길러보라(시간당 4~6회). 일반적으로 이것은 한 가지 일에서 다른 일 (예: 전화 사용, 집안 일, 읽거나 또는 쓸 때, 단락 및 페이지 사이에서)을 변경할 때 이렇게 되어야 한다.

언제나 이완상태를 가져라.

몸짓 언어를 관찰하라. 당신의 자세는 긴장이나 이완을 반영하는가? 대부분의 과잉호흡을 하는 사람들은 만성적인 긴장상태에 있으며, 앉거나, 서거나, 걷거나, 펜을 쥐거나 차를 운전하는 방식에서 나타난다. 사실 모든 자세와 움직임에서 그렇다.

앉고 서고 걷는 편안한 방법을 배우고 자신의 질문에 답하는 습관을 가져라. '내 몸짓 언어는 어떤 메시지를 보내고 있는 것일까?' 활동, 행동 또는 자세를 바꿀 때마다, 편안한 방법으로 그것을 해야만 하다고 먼저 생각해야 한다.

과다호흡자는 변함없이 빠르며, 숨이 가쁘다. 그들은 목소리, 표정 및 제스처에 너무 많은 노력을 한다. 그들은 숨을 멈추지 않고 긴 문장으로 말하고 다음 문장 앞에 헐떡거리다. 연설을 각각 몇 마디의 작은 어구로 나누는 법을 배워라. 각 짧은 구절 후 짧게 공기(횡격막과 함께)를 마시는 기술을 배운다. 전화로 말하면 대개 과다호흡이 증가한다. 전화상 대화 그리고 집안의 일상 대화를 녹음하는 것이 유용하다. 이렇게 하면 해로운 매너리즘을 식별하는 데 도움이 된다.

보행 리듬

과다호흡자의 숨은 항상 빠르고 불규칙하다. 발의 리듬은 호흡을 조절하는 규칙적인 박자를 제공한다. 정상적인 페이스로 걷고, 숨을 들이마시면서 두 걸음을 걷고, 숨을 내쉬면서 두 걸음을 걷고, 두 걸음을 위해 숨을 멈춘다(이 일시 중지는 연습 중 일시 중지보다 짧다. 걷기에는 앉아있는 것보다 두 배의 공기가 필요하기 때문이다). 처음에는 횡격막 호흡에 대해 걱정하지 마라. 우선 리듬이 맞게 하라. 이것을 쉽게 할 수 있을 때, 걷는 동안 횡격막으로 숨을 쉬도록 훈련을 시작하라. 동시에 두 가지를 배우는 것은 어렵다.

신체 긴장을 제거하기 위한 보행

신체의 자연스러운 리듬은 한쪽 다리가 앞으로 나아갈 때 반대 쪽 팔이 앞으로 움직이는 것을 요구한다. 준비운동과, 편안한 보행은 어깨가 팔을 앞으로 움직여야 함을 요구한다. 이것은 춤에서 '반대 몸 운동'(contrary body movement)으로 알려져 있다. 등 근육에 일어나는 일은 한 어깨가 등의 한쪽 절반에 있는 근육에 의해 앞으로 당겨지기 때문에 반대 쪽에 있는 같은 근육이 이완되어야 한다(이것은 생리적인 법칙이다). 결과적으로 걷는 동안 등 근육은 항상 긴장되기보다는 번갈아가며 수축되고 이완된다. 이 보행 방법을 마스터하면 곧 등과 목에 있는 아픈 결절이 사라진다는 것을 알게 될 것이다.

당신이 당신 자신에게 만족한 것처럼 걷도록 노력하라. 바디 랭귀지는 양방향의 일이라는 것을 기억하라; 마치 자신이 편안하고 자신에게 만족스러울 때처럼 자신을 움직이면, 그 방법을 느끼기 시작할 것이다.

색인

ㄱ

가슴 림프 펌프 기법 204, 205f
가슴 호흡 92
각도검사 254, 253f
간접적인 조절 179–186
  개인적 관점 185, 185f
  실습예시 182
  시스템 뷰 180
감정상태 지속 77
  감정적인 요인 79–81
  운동선수에서 246, 250
  식이요법과 83–85
  최적 호흡의 혼란 90–92
강제적인 호흡 근육 123
개성 333
거짓평형 226
견갑 상완 리듬 검사 122
견갑대 근육의 적응성 변화 139
고관절 신전 검사 120, 121f
고관절 외전 검사 120, 120f
고도 246
고전적 조건화 95
골반저 16f, 17f
  와 말하기/노래하기 236, 237f
공기방울 불기 241b
공기연하 63
공포 95–96
공포 조건화 97
공포행동 83
공황발작 215b
  식이생활과의 연관성 83
  이완중 78
  훈련 및 치료 229
과민성 대장 증후군 5
과팽창 246
  역동적 248
과호흡, 급성 61, 62b
  완화 225
  심장징후 62
  위장관징후 63
  대사장애 62
  신경학적 징후 62
과호흡, 불안 민감지수 150
  운동선수에서 249
  혈당과의 관계 84
  만성 63, 63b
  인지수행 결손 101
  수정운동 335
  정의 60
  진단 64
  운동유발 252
  연관된 요소 333
  문제점 335
  히스타민 80
  최면조사 99
  기질적 원인 61
  지속 77
  유무 확인 226
  프로게스테론과의 관계 84
  심인성 75
  권고사항 333
  치료 및 훈련 224
과호흡에서의 흉통 62
과호흡유발검사 153
과호흡의 신경학적 징후 62
과호흡의 심장징후 62
과호흡의 위장관 징후 63
관절 제한, 근에너지기법 199
  정상화 194
교육 143–144
구조–기능 21, 114
구조호흡기법 213b
국소 근육 42b
균형 306
근골격계 검사 및 시진 139
근막 통증유발점 127
  불활성화 204
  정의 127

진단적 특징 130
확인 129
호흡양상장애와의 연관성 128
근막의 영향과 연결 41
근에너지기법 194-202
관절제한 199
방법론 194
늑골 기능장애 200
Ruddy의 파동 195
변형 195
근육, 보조호흡 92, 123
의무호흡 123
변화된 동원 패턴 246
특징 42b
연결성 41
과긴장 234, 238
길이 장력 관계 247
근육통 334
일차 흡기 41
동원/운동패턴 247
단축 123
근육제한 정상화 194-207
근전도 147, 148f, 149f
글로벌 근육 42b
급속안구운동(REM) 수면 220
기공 305-306
기능적 대칭성 114
기능적 잔기량 235
기능적 평가 접근 114-115
기도 폐색 138
기도에 영향을 미치는 병적상태 29
기립근 120, 121f
기립자세 평가 105
기후 334
긴장/역긴장 202
공통기초 202
지침 203
늑간기능장애를 위한 203
방법 202

ㄴ

낙상 예방 306
날씨 334
낭성 섬유증 187
내복사근 40
노력 증후군 2
노화와 자세 107
뇌혈류 75
느린 파형 수면 219
늑간 근육 40
늑골 거상 204

ㄷ

대사성 산성증 72
대사성 알칼리증 72
대사장애 과호흡 62
대체의학 치료 137
두손 검사 115, 115f
들이마시기 검사 213
등쪽 호흡 중추 44

ㄹ

로울리 호흡 자가 효율성 점수 (RoBE Scale) 138, 330

ㅁ

만성 부비동염 189
만성 통증 214
만성 폐쇄성 폐질환 214
말하기 216
말하기와 노래 부르기 232-243
평가 238
호흡 조절 훈련 232b
목소리에 영향을 미치는 호흡장애 232
병력청취 236
노래 훈련 242b
치료 239
모래시계 증후군 106, 108f
목적과 방법 28
무력가슴 107
무호흡의 카프노그래피 173f
묶기와 풀기 202
물리치료 209-221
호흡 재훈련 209
운동 217
개별적 프로그램 221
휴식과 수면 219
자신감 214
말하기 216
전신 이완 215
물리치료평가135-144
적응성 변화 139
증상의 연속단계 135, 136b
호흡속도와 양상에 대한 임상적 관찰 138
자세한병력 136
환경 136
이전검사기록 137
근골격계검사/시진 139
과거병력 136
설문지 137
흡연가 136b
사회력 137

ㅂ

반 각성 호흡운동 326
발달, 호흡패턴 15

횡격막 15
발성 231,239
발성 장애 231, 240
발성 재훈련 240
발성에서의 호흡 조절 239
배변 23
배쪽 호흡 중추 44
벌려진 가위 증후군 106, 106f
변연계 53
병리학적 호흡 자세 패턴 21
병원 불안과 우울증 설문지 138
보조호흡근육 123–127
보행, 신체긴장 제거 336
리듬 336
복강 내압 190, 190f
복부 근육 17f, 41, 42
복식호흡 92
부비동 52
부테이코 호흡 방법 277–283
불안 5
운동선수에서 250
생화학의 75
식이생활과의 연관 83
성대기능장애 231
불안민감지수(ASI) 150–151, 150b
불안정한 호흡 77
비강 주기 52
비강 호흡 51
Buteyko breathing method 280
VS 구강호흡 94
교육 55
비만 세포 80
비전형적 늑골 44
비행 261b

ㅅ

산도 70
산성증 69
산소 운반 능력 143b
산소 운반과 전달 74
산소 측정기 142
산염기 균형 72
삶의 질 307
상부 교차 증후군 31
상부 흉추 스프링 검사 122
생각 검사 174
생리적 요인, 운동선수에서 246
Buteyko breathing method 282
서서 광배근 압박하기 299
설문지 158–161
설사, 대사성 산증 72
성대 기능장애 231, 231b, 234f, 239
수면 219
장애 219b
수면 위생 점검표 220
정상 수면 패턴 재형성 220
재훈련 220
수행 결손 101
숨참기 92
스키 점프 검사 254
스트레스 스캔 326
스트레인 게이지 147, 148f
시각 협동운동 194
식이 요소 79
식이 전략과 천식 82b
식품 불내성/알레르기 79, 81b, 81f
신체 인지 치료 267
표준화 Mensendieck 검사의 발달 270
연구 결과 273
심리적 요소 61,89–103
불안민감지수(ASI) 150–151, 150b, 평가 147–155
운동선수에서 246
호흡패턴감시 147–155
Buteyko breathing method 282–283
최면조사 99
정신심리적인 감시 152
호흡성 동성부정맥(RSA) 151
Tai chi Qigong 이점 307
정신적 훈련 224–230
심박수변동 148, 148f
심부 전방선 41
심인성 과호흡 75–78, 76f
심장 재활 229
심혈관 기능, 타이 치 기공의 이점 306

ㅇ

아포지오기법(appoggio technique) 232b
알레르기 증상 54
알칼리화 6b
알코올 83
알파벳 연습 242
압력조절, 생체역학 246
근육 길이 장력관계 247
얼굴 통증 54
역동적 과팽창 248
역동적 신경근 안정화(DNS) 14–24
평가 방법 105–110
횡격막의 자세적 기능 평가 110
기립 자세 평가 105
치료방법 187–191

역동적 초음파 238, 239f
역설적 호흡 119f
연동운동 22
연수 46
영양 요소 79, 218b
오랫동안 지속되는 통증장애 267
  배경 267
  이론 269
외측 확장 평가 117, 117f
요가 315-322
  정의 315
  호흡에 대한 중요성 316
  효과를 일으키는 메커니즘 322
  치료요가에 대한 연구 321
  질병에 대한 이론 316
요가, 프라나야마, 적용 321
  호흡을 참는 319
  입을 통한 호흡 319
  정의 및 타입 317
  호흡률의 변화 317
  호흡의 깊이를 증가시키는 319
  소리를 내면서 숨을 내쉬는 318
  방법 317
  생리학적 영향 319
요통 35
요통 35, 247
우연학습 98
운동217-219, 217f, 218f
  활동투사 92
  과생화학 85
운동선수 245-255
운동유발 과호흡(EIH) 252
운동학습이론 239
울기 334
위장 적응 내성도 80
의도적 과호흡 174
이완, 자율이완훈련법 328
  공황발작 78
  전신이완 215, 215f
인지 결손 101
인지 치료 227
인지훈련 258-259
일과 관련된 호흡 문제들 140b
일차 흡기 근육 41

ㅈ

자가 도움 어프로치 325-335
자기 발견 258
자기 주도 224
자세 17, 30
  노화에서 107
  호흡 32, 33f
  이상적인 30
  말하기/노래하기 234
  기립자세 평가 105
  구조적 고려사항 34
자세 근육 34
자세 이완 기법 202
자세 패턴 21
자세적 안정화 17
자신감 214
자연발생적 배출 187-188
자율 효율 설문지 330
자율신경계 45-46
자율이완훈련법 328
자일리톨 비강 스프레이 55
장 누수 증후군 80
장내 적응 내성도 80
장벽 염증 80
장벽의 의미 124
장요근단축평가 124,125b
저산소 훈련 250
저용량 호흡 278
저탄산혈증 61
  유병율 281
  증상과의 관계 281
저항에 맞서 호기 241b
저항훈련 255
저혈당 334
적응 7-8
정골의학적 치료 194-208
  프로토콜 206b
정골의학적 평가 115-119
  보조 호흡근육의 단축의 평가 123-127
  호흡파동 122
  고관절 외전 검사 120, 120f
  고관절 신전 검사 120, 121f
  외측 확장의 평가 117, 117f
  늑골 촉진 검사 119
  견갑상완리듬 검사 122,
    앉은 상태:HiLo 투핸드 검사 115, 115f
  상부 흉추 스프링 검사 122, 123f
  흡기시 대칭적인 움직임의 촉진 115
  흉요추 움직임 제한 평가 119, 119f
정상 호흡 59
정서적 회상 227
젖산:피루빈산염 비율 83
제한 식이요법 81
조건화된 호흡 반응 95
중탄산염 71
중탄산염 완충 73-74
직업 과사용 증후군 140, 140b

ㅊ

척수 운동 뉴런 47f
척추 바로잡기 189
천식에서 호흡훈련 214
최면조사 99

ㅋ

카페인 84
카프노그라피 143
  치료 257–265
    사례연구 258b
    일반적 임상양상 262
    상황 재훈련 260
    일반적 개념 257
    의도적 과훈련 260
    고강도 스포츠 262
    네거티브 플레이 259
    율/비 재훈련 258
    자기발견/인지훈련 258
    웨이브 플레이 258
카프노그라피 143
  평가169–176
    무산소 검사 프로토콜 175
    의 기초 169–171
    임상적 설정 171–175
    맞춤형 검사 174
    의도적 과호흡 174
    선별검사 해석 171
    운동과 피트니스 175
    표준화 검사법 171
    생각검사 174
케토산증 72
코 식염수 세척 55, 332
코 51–56
  해부학 51
  검사 54
  기능 51
  과거력조사 54
  폐색 54
  문제 138
  호흡에대한저항 52
  식염수세척 55
코골이 139
콧구멍에서의 온도차 148

ㅌ

타이치 기공 305–312
  호흡기능에의 이점 307–312
  에 의한 신체 트레이닝과 호흡 트레이닝 306
  호흡장애 환자에 대한 효과 310
  실험 프로토콜 310
  개요 305
  프로그램 평가 310
  호흡 장애 환자를 위한 프로그램 308
  기술 숙달 310
  호흡을 조절하는 13개 동작 309
  트레이닝의 전달 모드 310
통모양 가슴 107
통증 수치 척도 141b
통합적 신경근 억제 기법(INIT) 204
트루소 징후 62

ㅍ

편도핵 97
폐쇄성 수면 무호흡증 138
폐쇄성 폐질환 66
폐용적 35 37b
폐포환기 71f–72f
포도당과 과호흡과의 관계 84
표준화 Mensendieck Test(SMT) 271, 271t
표준화 Mensendieck 검사의 발달 270
필라테스 296–303
  교육의 적용 302
  호흡과 안정성 302
  미래 302
  Joseph 필라테스 296
  외측 늑골 호흡 297
  호흡 역학 297
  움직임의 방향과 호흡 패턴 301
  강사의 스킬 확립 296
  호흡에서의 다양성 300
  논리와 원리 296

ㅎ

하부 교차 증후군 31, 31f
하부 기도 질환 53
하부식도 괄약근 23
해리 101
해마 98
해변자세 210, 210f
혈액가스 90
호기 35, 근육 41b
호기근육훈련 240
호기말 이산화탄소 148, 148f, 153f, 169, 172f, 227, 264
호르몬 영향 214
호흡 감속 279
호흡 공동 작용 232
호흡 동조 248
호흡 불편감 159
호흡 자가 평가 설문지(SEBQ) 160–161
  니지메겐 설문지와의 비교 161
  실제 사용 161

호흡 자세-기능 검사 105-110
호흡 재훈련 209-214
호흡 조절 중추 44
호흡 조절 훈련 232b
호흡 협동운동 194
호흡의 깊이 91
  작업부하 증가 246
  위치 91
  신경적 조절 45
  정상 59
  최적 90-92
  아주 빠른 262
  불안정한 77
호흡성 동성 부정맥 151
호흡양상 평가를 위한 도수테크닉 162
호흡운동의 도수평가(MARM) 162-165
  호흡의 다른측면의 평가 164
  균형잡힌 호흡 163
  변수계산 163
  호흡기능 평가 164
  수행 162, 163f
  기록 162, 163f
  평가 자료와 정상 수치
호흡의 생화학 69-74
호흡의 수의적 조절 45, 46f
호흡의 신경조절 45, 77
호흡의 화학적 조절 45
호흡증가의 기질적 원인 61
호흡파동 122
호흡패턴의 평가 108
  임상적관찰 138
  교정 190
  이상적 15-17
  최적의 30
  자세적 최적화 188-189
  병리학적 21
  생리학적 관찰 147-150
  앉은 사세 평가 115
  바로 누운자세 평가 119
호흡패턴장애, 병인 61
  습관적인관점 5
  역사적배경 2
  다른질병과의유사 4
  수술전후 67
  증상 2-4
  다양성 2-4
활동투사 92-95
회피활동 96
횡격막 38f,89
  활동투사 92
  호흡의생체역학 35
  출산중 22
  배변중 23
  천장의편평해짐 20
  근전도활동 19
  움직임 20
  운동 335
  하부식도괄약근으로의 연동운동 22, 23
  자세적활성 191
  자세조절 42b
  자세기능 109f, 187
  압력 활동 22
  호흡 기능 108, 109f
  말하기와 노래부르기 235
  괄약근 기능 22
  안정화 기능 190
  내장 기능 22
  구토중 23
횡격막의 내부장기 기능에의 영향 22
후관절의 방향 43
후두 233, 233f, 234f, 235f
후방 골반 교차 증후군 33, 34f
휴식 219
흉곽의 흡기 정렬 106, 106f
흉부-확인 검사 210, 210f
흡기 35
  근육 41b
  대칭적인 움직임의 촉진 115
흡기 근육 훈련 214
흡연 136b
히스타민 80

A

acapella® 188
active cycle of breathing(ACBT) 187
Awareness Through Movement® 286, 286b, 288b

B

blood stealing 249
Bohr effect 65
BradCliff® 각도 검사 212b
BradCliff® 방법 135
BradCliff® 스키점프 검사 254
Breathing Works© 135
BRUGGER 이완자세 328, 328f

C

capnometry 170
Chvostek's sign 62

D

deconditioning 217
Dr. Buteyko의 이산화탄소 이론 280

E

Epworth Sleepiness scale 54

F

Feldenkrasismethod 285–294
- awareness 286, 286b
- 호흡의 윤곽 287
- 구체화 286
- Feldenkrais on breathing 290b
- 신체내부감각 287
- 도수치료 291
- 수업샘플 288b, 289b
- 학생의 경험 290

Functional integration® 285

H

Hering–Breuer reflex 45
HiLo 검사 115, 115f
huffing technique 187–188

J

Janda의 교차증후군 31

L

Lum의 관점 5

N

NANC 신경계 46
Nijmegen Questionnaire 137, 157
- SEBQ와의 비교 161
- 불편감과 호흡 불편감 159
- 정상과 비정상 평가 158
- 치료 반응 159
- 세부항목 160

nitric oxide 52

P

$PaCo_2$ 71t, 169
- 변화 73f

pH 70, 71f, 71t
Ruddy's 파동 근에너지기법 195

S

SpO_2 level 142

T

Tachypnoeic shift 246
Thomas test 125, 125f